# Pain

# 射频镇痛治疗学

## Radiofrequency Pain Management

（第2版）

主审　高崇荣　宋文阁

主编　卢振和　傅志俭　陈金生

河南科学技术出版社

·郑州·

**图书在版编目（CIP）数据**

射频镇痛治疗学/卢振和，傅志俭，陈金生主编 . —2 版 . —郑州：河南
科学技术出版社，2019.8（2024.4 重印）
ISBN 978-7-5349-9461-6

Ⅰ . ①射… Ⅱ . ①卢… ②傅… ③陈… Ⅲ . 疼痛-射频-治疗 Ⅳ . R441.1

中国版本图书馆 CIP 数据核字（2019）第 066796 号

出版发行：河南科学技术出版社
　　　　　地址：郑州市郑东新区祥盛街 27 号　　邮编：450016
　　　　　电话：(0371) 65788613　65788629
　　　　　网址：www.hnstp.cn
策划编辑：李喜婷
责任编辑：邓　为
责任校对：崔春娟
封面设计：张　伟
版式设计：栾亚平
责任印制：朱　飞
印　　刷：河南瑞之光印刷股份有限公司
经　　销：全国新华书店
开　　本：889 mm×1 194 mm　1/16　印张：20　字数：586 千字
版　　次：2019 年 8 月第 2 版　　2024 年 4 月第 5 次印刷
定　　价：198.00 元

如发现印、装质量问题，影响阅读，请与出版社联系并调换。

# 作 者 简 介

**卢振和** 主任医师，硕士研究生导师，广州医科大学附属第三医院疼痛科主任，中国医师协会疼痛分会常委，中国女医师协会疼痛分会会长，中国软组织协会副主任委员，广东省疼痛质控中心主任，广东省康复医学会疼痛分会会长。

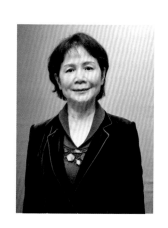

**傅志俭** 主任医师，教授，博士生导师，山东省立医院疼痛科主任，中华医学会疼痛学分会副主任委员，中国医师协会疼痛科医师分会副会长，中国女医师协会疼痛分会副会长，山东省医学会疼痛分会主任委员，《实用疼痛学杂志》副主编，《中国疼痛医学杂志》常务编委。

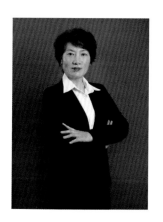

**陈金生** 主任医师，现供职于广州医科大学附属第二医院疼痛科，广东省医学会疼痛学会副主任委员，广东省医院协会疼痛管理委员会常委，广州市疼痛学会常委。

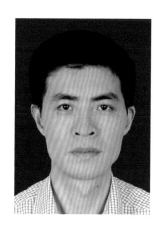

# 编写人员名单

主　审　高崇荣　宋文阁

主　编　卢振和　傅志俭　陈金生

副主编　黄乔东　胡　滨　郑拥军　万　丽

编　委　（按姓氏笔画排序）

| | | | |
|---|---|---|---|
| 于海弛 | 万　丽 | 王君楠 | 方泽臧 |
| 邓铭锋 | 卢振和 | 冯素琴 | 吕亚楠 |
| 刘少颜 | 刘晓明 | 刘雅针 | 孙承红 |
| 李晓宏 | 肖源勋 | 何丽菊 | 何雁冰 |
| 陈金生 | 陈剑毅 | 林有群 | 林楚妍 |
| 罗秀英 | 郑拥军 | 赵自平 | 胡　滨 |
| 钟　丽 | 宫庆娟 | 骆敏玲 | 翁景恩 |
| 高崇荣 | 郭佳妮 | 黄　冰 | 黄　蘋 |
| 黄少媚 | 黄立荣 | 黄乔东 | 黄俊伟 |
| 梁建平 | 梁晓瑜 | 傅志俭 | 薄存菊 |

# 第2版前言

时光飞逝，《射频镇痛治疗学》第一版发行已有十年多了，很欣慰地听到许多医师说把它作为了射频镇痛技术的重要参考书籍，放在了身边或仪器旁边，经常在治疗前后随时翻看。能为推广我国射频镇痛技术发挥一定作用，我与编写组同事们甚感欣慰。

中国疼痛科的诊疗范围是"慢性疼痛"，全部精力专门在为民除痛。在长期实践中获得迅速成长，创新并建立的对因诊疗疼痛、精准松解感觉神经卡压组织、保护神经等的目标、理念与技术得到国内外行业内的广泛认可与推广。

我们正探索并建立了关注感觉神经系统责任组织的理论，红外热成像准确诊断感觉神经损伤位置，超声、X线、MRI导航引导精准穿刺的技术。融合的射频镇痛技术具有能辨别神经、靠近神经、调整神经并能准确进行电流加温的独特性能，大大提高了中国射频镇痛技术的科学性与临床疗效。这也突破了射频消融神经镇痛的原单一功能，已成为疼痛科、骨科、康复科甚至中医科的重要技术。中国在射频镇痛技术方面已赶上甚至可能位于国际先进水平，这离不开并应该感谢我国高质量射频镇痛仪器生产企业的一份功劳。

本书作者们都是临床医师，经常是早6晚8"两头黑"地上班，除了一周5天的繁忙医疗业务之外，周六、周日还积极进行学术活动，许多人戏称自己快将家里变成"宾馆"。在这样的前提下，我的同事们还在百忙中抽出时间分工改写书稿，加入新观点新内容，享受着工作的乐趣。《射频镇痛治疗学》第二版虽然姗姗来迟，但终于与大家见面了，亲爱的同事如您发现书中还有不足之处时，我再次祈求包容。

医学发展日新月异，一个伟大的事业需几代人的努力，有付出就有收获！期望年轻人在实践中继续引进现代科技元素，创造更先进的射频镇痛技术，造福人类。

卢振和

2019 年 3 月 23 日

# 第1版前言

疼痛的本质是"异常的神经信号",射频镇痛治疗就是用物理方法降低或阻滞这种信号的发放、传导或接收。射频技术以其安全、准确和可控的热凝固（也称为消融）的物理性治疗特点被广泛用于各医学临床学科，其中专门治疗疼痛的射频仪具有电流刺激鉴别神经的特殊功能。20世纪80年代已报道用于多种神经和神经节的毁损治疗顽固性疼痛。但神经被破坏后出现的麻木、异感和神经再生疼痛复发等缺点限制了医生和患者选择该技术的热情，射频镇痛治疗适应证的狭窄性与仪器的昂贵性为推广此项技术造成较大难度。

2000年，我的老师高崇荣教授担任广东省疼痛学会主任委员，引进了中国第一台美国著名射频仪品牌中拥有最新的脉冲射频和椎间盘热凝射频功能的 Radionic 3C-PUL 射频镇痛仪。我们参照美国射频镇痛方面的理论和专家经验，开始了影像引导下射频热凝或脉冲射频调整三叉神经、蝶腭神经、舌咽神经、脊神经后支、后根节、交感神经节和脊神经后根入髓区等镇痛技术，拉开了我国疼痛学界射频治疗的序幕。自2002年开始，高教授和我带领年轻医生和研究生们进行了连续数年的脉冲射频机制的实验研究和临床研究，还进行了纤维环双极射频和脑下垂体射频镇痛治疗，我国的射频镇痛技术很快接近了国际水平。

在射频镇痛的临床实践中，我和同事们不断总结经验，为提高疗效而尝试革新技术，我将小针刀和密集型银质针的治疗体会融合到射频技术中，建立了肌筋膜粘连射频热凝松解技术并获得了成功。跟着我将射频镇痛技术精确寻找和毁损神经传导的特点，改变为在神经附近安全距离内热凝、松解神经卡压的新射频镇痛技术。这两项技术革新治愈了许多疑难杂症性疼痛，并因为软组织源性疼痛患者群的广泛性使射频镇痛技术有了新的用武之地，大大增加了仪器开机率，并降低了其医疗成本。我在国内多个疼痛学术讲座上将射频镇痛治疗喻为疼痛科的特征性技术，国内许多医师也逐渐认识了射频镇痛技术并对其有了兴趣。

没有创新就没有发展，今日的创新可能就是明日的传统，医学甚至人类都是在改革和突破中得到进步的。2006年，我倡议"非神经毁损射频镇痛"新理念，即把射频毁损神经镇痛的治标疗法改变为保护神经的治本疗法。我们找到疼痛原因后，首先用射频技术松开卡压神经的软组织或施以脉冲调整神经，神经"松绑"后血流恢复、营养增加，疼痛得到根本上的缓解。经过对十年来临床实践的总结，反思我应用过的治疗椎间盘突出症的11 种微创措施，在今年 6 月我提出了一个旨在保护椎间盘的"不动髓核"新理念，椎间盘靶点射频和纤维环射频热凝固缩技术是支撑该理念的重要成分之一。

我很感激曾邀请我为其疼痛诊疗著作编写"射频镇痛治疗"章节的尊敬的老师和杰出专家们，使我获得一个个珍贵的学习和锻炼机会。但我的老师和朋友们仍觉得不足，鼓励我并愿意与我携手写这本《射频镇痛治疗学》专著，尤其感谢德高望重的宋文阁老师和高崇荣老师在编写本书时给予的鼎力扶持。在 2005 年我就承诺了此事，但很惭愧因种种原因一拖就晃过了大段光阴。感谢始终给予我亲切督促、鼓励和支持的严师、同事、朋友和家人，是他们的大力帮助我才可能在此刻交出这份自己也觉得不大满意的"功课"。我衷心希望本书能给初学射频镇痛治疗的临床医生提供系统的参考材料，对疼痛界同事们的工作起到抛砖引玉的作用，为我国疼痛医学的发展做点微薄贡献。

我内心确实彷徨，深知自己编写水平有限，加之文字表达可能词不尽善，书中肯定有着许多疏漏甚至错误之处，恳请各位专家教授和同仁多多包涵并批评指正。另，我也明白本书并未能将国内许多有才华、有经验的疼痛专家们在射频镇痛方面的真知灼见和先进经验收集进来，只能在这里再表歉意和恳请原谅。如有机会再编写该书的第二版，我一定尽力弥补，以期更加完善。

今年正值中国疼痛科建立元年和奥运大典，我仅以此书的出版作为庆贺祖国确立疼痛科为临床一级诊疗科目和成功举办奥运的一份献礼。

卢振和

2008 年 8 月 28 日

# 目　录

## 第一篇　射频镇痛治疗绪论

第一节　概述 ……………………………………………………………………………（2）

第二节　射频镇痛治疗历史 ……………………………………………………………（3）

第三节　射频镇痛机制 …………………………………………………………………（5）

第四节　射频镇痛设备 …………………………………………………………………（9）

第五节　射频镇痛技术的临床评价 ……………………………………………………（15）

## 第二篇　神经射频镇痛治疗

第一章　概述 ……………………………………………………………………………（20）

第二章　头面部神经痛射频镇痛治疗 …………………………………………………（22）

　　第一节　三叉神经痛射频镇痛技术 ………………………………………………（22）

　　第二节　三叉神经节射频治疗 ……………………………………………………（31）

　　第三节　三叉神经外周支射频镇痛 ………………………………………………（42）

　　第四节　鞸腭神经节射频镇痛治疗 ………………………………………………（54）

　　第五节　舌咽神经痛射频治疗 ……………………………………………………（58）

　　第六节　面肌痉挛的射频治疗 ……………………………………………………（61）

　　第七节　垂体射频热凝镇痛治疗 …………………………………………………（64）

　　第八节　头皮相关神经痛射频治疗 ………………………………………………（67）

第三章　颈神经射频镇痛治疗 …………………………………………………………（70）

　　第一节　颈神经痛概论 ……………………………………………………………（70）

　　第二节　颈神经后支射频镇痛治疗 ………………………………………………（75）

　　第三节　颈部脊神经节射频镇痛治疗 ……………………………………………（85）

　　第四节　颈交感神经节射频治疗 …………………………………………………（89）

　　第五节　颈源性头痛射频治疗 ……………………………………………………（97）

第四章　胸背神经射频镇痛治疗 ………………………………………………………（103）

　　第一节　胸背痛概述 ………………………………………………………………（103）

　　第二节　肩胛上神经卡压综合征射频治疗 ……………………………………（105）
　　第三节　胸神经后支射频镇痛治疗 ………………………………………………（109）
　　第四节　胸部脊神经根射频镇痛治疗 ……………………………………………（115）
　　第五节　胸交感神经节射频镇痛治疗 ……………………………………………（120）
　　第六节　肋间神经外侧皮支卡压综合征射频治疗 ………………………………（127）
第五章　腰骶部神经射频镇痛治疗 ……………………………………………………（130）
　　第一节　腰神经后支射频镇痛治疗 ………………………………………………（130）
　　第二节　腰部脊神经节射频镇痛治疗 ……………………………………………（134）
　　第三节　骶部脊神经节射频镇痛治疗 ……………………………………………（139）
　　第四节　腰交感神经节射频镇痛治疗 ……………………………………………（142）
　　第五节　臀上皮神经卡压射频镇痛治疗 …………………………………………（146）
　　第六节　干性坐骨神经痛射频镇痛治疗 …………………………………………（148）

## 第三篇　椎间盘射频治疗

第一章　椎间盘射频绪论 ………………………………………………………………（156）
第二章　颈椎间盘突出症射频镇痛治疗 ………………………………………………（159）
　　第一节　绪论 ………………………………………………………………………（159）
　　第二节　颈椎间盘靶点射频治疗 …………………………………………………（161）
　　第三节　颈椎间盘等离子射频镇痛治疗 …………………………………………（164）
第三章　腰椎间盘射频镇痛治疗 ………………………………………………………（170）
　　第一节　绪论 ………………………………………………………………………（170）
　　第二节　腰椎间盘靶点射频治疗 …………………………………………………（172）
第四章　腰椎间盘双极射频热凝镇痛 …………………………………………………（180）
　　第一节　概述 ………………………………………………………………………（180）
　　第二节　射频治疗 …………………………………………………………………（180）
第五章　腰椎间盘射频电热治疗 ………………………………………………………（183）
　　第一节　概述 ………………………………………………………………………（183）
　　第二节　椎间盘造影 ………………………………………………………………（184）
　　第三节　椎间盘内电热疗法 ………………………………………………………（185）
第六章　腰椎间盘等离子射频减压治疗 ………………………………………………（187）

## 第四篇　肌肉射频治疗

第一章　绪论 ……………………………………………………………………………（192）
　　第一节　肩臂部肌筋膜疼痛概述 …………………………………………………（196）
　　第二节　肩胛提肌的射频镇痛治疗 ………………………………………………（197）
　　第三节　斜角肌疼痛综合征射频治疗 ……………………………………………（199）
　　第四节　三角肌肌筋膜疼痛综合征射频治疗 ……………………………………（200）
　　第五节　肱二头肌短头肌腱炎射频治疗 …………………………………………（202）
　　第六节　肱二头肌长头腱鞘炎射频治疗 …………………………………………（203）
　　第七节　肱骨外上髁炎射频治疗 …………………………………………………（204）

第二章　胸背部肌筋膜痛 ··············································································· (206)
　　第一节　胸背部肌筋膜痛概述 ······································································ (206)
　　第二节　斜方肌筋膜疼痛综合征射频治疗 ·················································· (210)
第三章　肩背部肌筋膜疼痛综合征的射频治疗 ················································ (213)
　　第一节　冈上肌肌筋膜疼痛综合征射频治疗 ·············································· (213)
　　第二节　冈下肌肌筋膜疼痛综合征射频治疗 ·············································· (215)
　　第三节　菱形肌肌筋膜疼痛综合征射频治疗 ·············································· (218)
　　第四节　胸椎小关节痛射频治疗 ······························································· (220)
　　第五节　肋骨外肌与肋间肌射频镇痛治疗 ·················································· (224)
　　第六节　腹肌筋膜痛射频镇痛治疗 ···························································· (226)
第四章　腰臀部肌筋膜射频镇痛治疗 ···························································· (228)
　　第一节　腰臀肌筋膜疼痛概述 ·································································· (228)
　　第二节　髋关节射频镇痛治疗 ·································································· (230)
　　第三节　腰椎小关节射频镇痛治疗 ···························································· (232)
　　第四节　黄韧带肥厚的射频治疗 ······························································· (234)
　　第五节　骶棘肌下段肌筋膜疼痛综合征射频治疗 ········································· (238)
　　第六节　腰方肌疼痛综合征射频治疗 ························································ (240)
　　第七节　梨状肌综合征射频治疗 ······························································· (242)
　　第八节　骶髂关节痛射频治疗 ·································································· (247)
　　第九节　坐骨结节周炎射频镇痛治疗 ························································ (249)
　　第十节　臀中肌综合征射频治疗 ······························································· (251)
第五章　下肢肌 ······················································································· (254)
　　第一节　股四头肌射频镇痛治疗 ······························································· (254)
　　第二节　股二头肌射频镇痛治疗 ······························································· (255)
　　第三节　髂胫束综合征射频治疗 ······························································· (257)
　　第四节　膝关节周围软组织射频镇痛治疗 ·················································· (259)
　　第五节　腓肠肌射频镇痛治疗 ·································································· (261)
　　第六节　踝关节周围炎射频镇痛治疗 ························································ (262)
　　第七节　跟痛症射频治疗 ········································································ (264)
　　第八节　跖趾关节射频镇痛治疗 ······························································· (266)

## 第五篇　癌肿痛射频镇痛治疗

第一章　概述 ·························································································· (269)
第二章　肿瘤射频镇痛治疗 ········································································· (272)
第三章　癌痛相关神经痛射频消融治疗 ·························································· (275)
第四章　椎体转移癌射频镇痛治疗 ································································· (278)

## 第六篇　射频镇痛治疗护理

第一章　三叉神经痛射频护理 ······································································ (282)
第二章　舌咽神经射频镇痛护理 ··································································· (284)

第三章　翼腭神经痛射频治疗护理·····················································（287）

第四章　面肌痉挛射频治疗护理·······················································（289）

第五章　垂体射频镇痛护理·····························································（291）

第六章　脊神经节脉冲射频手术护理···················································（293）

第七章　周围神经卡压射频治疗护理···················································（295）

第八章　下肢神经射频镇痛护理·······················································（297）

第九章　腰交感神经射频术围手术期护理常规···········································（299）

第十章　肌筋膜射频围手术期护理常规·················································（301）

第十一章　颈椎间盘靶点射频手术前后护理常规·········································（303）

第十二章　腰椎间盘射频热凝术围手术期护理常规·······································（306）

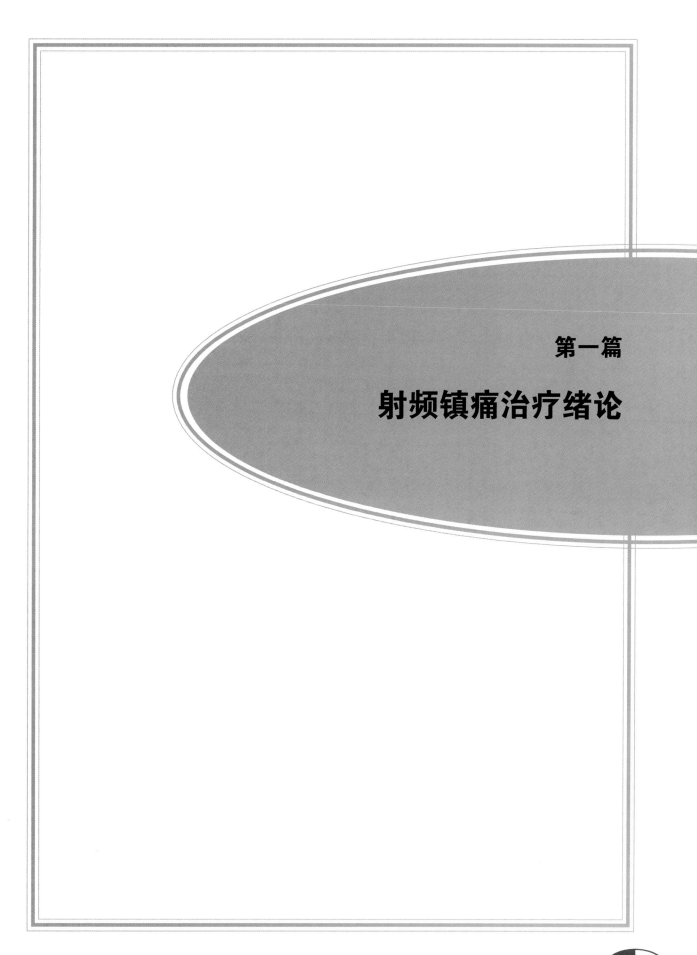

第一篇

射频镇痛治疗绪论

# 第一节　概　述

疼痛，是人体感觉神经系统的组织受到损伤或异常刺激导致大脑不愉快感受和情绪反应。在感觉神经的末梢感受器、传导通路或接受分析的脑组织里出现炎症、卡压、缺血或紊乱，均可发生疼痛。医生针对感觉神经系统受损伤的不同部位及各种原因，使用不同工具包括药物、物理疗法、注射、微创或手术，在病变组织消除局部炎症，去除卡压神经的组织，增加神经血流，阻断、调整或控制感觉神经紊乱状态，大脑皮质消除了痛苦感觉也就达到缓解或消除疼痛的目的（图1-1-1）。

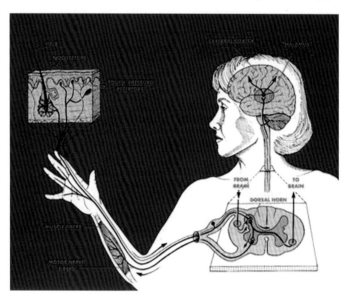

**图1-1-1　头面感觉神经通路**

射频（radio frequency，RF）镇痛技术是物理性微创治疗手段之一，通过特定穿刺针输出仪器发出类似无线电波发射的超高频电流，精确地使针尖周围组织内的离子产生振荡，局部温度增高，起到组织热凝固或切割作用，达到治疗疾病的目的，因此也称为"射频热凝"技术或"射频消融"技术。在所有物理性损伤性治疗模式中，没有一种技术像电这样吸引医学界的注意，也没有一种技术像射频一样经受得住时间的考验。自19世纪开始，已有使用电流损伤神经系统的动物实验研究，经不断研究改进，到20世纪中期制造出了第一台具有商业应用价值的射频发生器，使射频技术付诸临床应用。在疼痛治疗方面应用了射频电流的精确、安全与可控性能，最早用于神经毁损镇痛。射频技术在医疗其他领域中用于心内传导旁束的消融阻断，肿瘤组织的消融破坏，或其他病灶的消融治疗等。用于疼痛治疗的射频镇痛仪器上专门设置了神经刺激功能，不同的频率会激发并准确定位感觉神经和运动神经及距离。用不同的射频电流消融神经组织后，可阻断或改变该神经的传导，达到解除疼痛的目的。这种物理性神经热凝性能可极好地控制热凝灶的温度及范围，治疗后能减轻或消除疼痛且保持本体感觉、触觉和运动功能，也称为"控温射频"技术。

近代出现了非神经毁损治疗作用的"脉冲射频"（pulse radio frequency，PRF）技术，大大发挥了射频技术精确靠近神经，调控甚至松解神经的镇痛优势。21世纪以来的双极射频、多极射频、智能调控等发展，更推动了中国疼痛科医生将射频热凝技术用于感觉神经卡压松解的业务，开拓了射频镇痛治疗的新领域。射频技术在疼痛诊疗领域的临床应用范围正迅速扩大，逐渐成为治疗慢性疼痛的有力工具。经过80多年的不断改进和完善，射频仪器在原有单一用于神经热凝的基础上，出现了调整神经传导物质的脉冲射频、局部形成线性热凝的双极射频、加大髓核固缩减压作用范围的弯形电极、双针冷水循环椎间盘射频热凝电极，以及有组织切割作用的低温等离子射频，以及松解治疗慢性肌筋膜疼痛综合征的多极射频治疗等。

医生必须牢记，射频技术是一个经过穿刺针传导电流到达病变组织，使局部加温或热凝达到组织消融的一个微创技术。如果射频到达非目的性神经，如运动神经、脊髓或肌腱处施行热凝破坏则可能造成严重并发症。射频技术能辨别神经，但不能辨别内脏或血管结构。在重要血管、内脏部位，尤其是有动脉的区域，施行射频治疗时必须加倍小心，原则是要求在超声、X射线或MRI影像引导下穿刺，以避开血管或内脏组织，深部组织治疗还需注射造影剂以排除针尖进入血管的可能性。

（卢振和　胡　滨　黄立荣）

# 第二节　射频镇痛治疗历史

早在19世纪中期就有人提出用电流来毁损中枢神经的设想，Beunis和Fowlie分别利用直流电进行脑毁损动物实验。1905年，Horsley和Clark对电流强度与毁损面积的关系进行研究并做出了大体的量化。1931年，Krischner使用直流电透热装置行三叉神经节热凝法治疗三叉神经痛。但是，由于直流电损伤大小无法预测，边缘也不整齐，所以，Sweet等建议使用300~500Hz的高频电流。20世纪50年代制造出了第一部300~600kHz超高电流频率的，可安全用于人体的医用仪器，因该仪器使用的频率接近无线电发射机的电流频率，故而命名为射频仪。

20世纪20年代，Hunsperger和Wyss最先试验射频热凝技术。1969年，Sweet等首先报道了三叉神经节射频热凝治疗技术，并在20世纪70年代的研究中确认了该疗法的长期效果。1975年，Shealy首次报道应用射频热凝技术治疗小关节病变导致的腰痛，他应用一根14G热敏电极通过一根12G引导针到达脊神经后根内侧支，再将14G热敏电极通过套针接近神经并进行射频热凝，能够高度选择性地热凝支配小关节的脊神经后支的内侧支。随后，许多医师应用此种射频热凝方法治疗了许多慢性小关节源性腰背痛的患者。在此之前使用电流损伤神经系统镇痛的兴起，可追溯至1868年的Beaunis、1873年的Fournie和1895年的Golsinger。1905年，Horsley和Clark提出了依据电流强度和时间可产生预期定量损伤面积的概念，并于1947年进行了立体定向直流电损伤。但直流电损伤疗效并不令人满意。它可导致气体生成，而且受到组织解剖和血供状态的影响，损伤边缘不整齐。1935年，Kirschner率先采用直流电电凝三叉神经节治疗三叉神经痛，后因并发症多而放弃。

但射频毁损脊神经后支治疗腰背痛技术流行了数年后也难于再推广，其中一个主要原因是治疗后会出现新的异感或烧灼痛等，当时称为去传入疼痛综合征。1977年，Uematsu应用射频热凝脊神经节治疗脊椎源性疼痛，他用Shealy设计的电极，针端的加热温度为75℃。由于当时的高温和粗探头导致了脊神经节严重损伤和发生了脊神经毁损后遗症即神经病理性疼痛，以及潜在的运动神经功能损伤等。因此射频技术的进一步开展受阻碍，一度影响了医学界对射频镇痛技术的兴趣。

1981年是射频技术发展的转折点。Sluijter和Mehta采用一种22G的细射频针并内置热偶探头，较过去有很大的进步，减轻了患者经皮穿刺的不适和软组织损伤，更重要的是可避免穿刺过程中对脊神经主干的机械性损伤。随后医学界进行了一系列随机前瞻性大样本临床研究。1990年，Broggi等总结了三叉神经痛射频热凝治疗的临床研究结果：95%以上的患者的爆发性疼痛出现戏剧性的缓解或消除，死亡率为零，并发症发生率为35%，其中10.5%咀嚼肌无力、5.2%需药物治疗的酸麻、1.5%的痛性麻木、0.5%的眼球麻痹、19.7%的非角膜炎的角膜反射异常、0.6%的角膜炎性的角膜反射损伤和0.1%的血管舒缩性鼻出血。大多数属于可处理的并发症，绝大部分患者对射频热凝治疗感到非常满意。其并发症与术前疼痛相比较则被认为相对不重要了。暂时还没有严格的前瞻性研究将三叉神经节射频热凝与颅后窝减压手术的远期效果、有效性、死亡率和并发症进行比较。一般认为，老年人应该使用药物治疗和经皮穿刺射频热凝治疗，而体质好的年轻人可选择开颅手术减压治疗。在经皮穿刺治疗三叉神经痛的方法中，射频热凝技术当然是最有效和最安全的疗法。先进的加温热凝技术能够被医生精确控制，不会发生像药物流动甚至流入到蛛网膜下隙，损伤中枢神经系统那样的缺点。在治疗三叉神经痛的方法中，无论是注射酒精或酚甘油的化学热凝，其神经并发症发生率远远高于射频热凝法。应用细的2mm裸露针尖的射频套针，能够精确地选择热凝三叉神经靶分支而仍然保留其他分支的正常功能，而使用液体性药物毁损时却是无选择地破坏整个神经节。当然射频镇痛的疗效也与诊断的准确性、操作的精确度以及局麻药的应用有关。

1997年，Slappende等发表了射频热凝颈椎脊神经节的随机双盲研究，提出温度为45~67℃时疗效无明显差别，而且45℃以下也与高温损伤效果一样。有人质疑射频热凝镇痛的原理，包括椎间盘内射频热凝技术用于治疗盘源性疼痛。由于低温射频技术可避免损伤重要神经结构和产生去传入疼痛综合征，而能获得较长时间的疼痛缓解效果，但机制尚需探讨。资料显示射频中保持神经组织低温有3种方法：①全功率输出，用冷盐水降低针尖温度；②降低输出功率；③以脉冲形式全功率输出，使组织在间歇期冷却。第1种冷却针尖的方法不可取，因为超高频率引起发热的是组织而非针尖本身，此方法仅可限制紧靠针尖的组织升温，但其周围的组织仍可达到破坏神经的温度。第3种脉冲形式全功率输出方法，比第2种单纯降低输出功率的方法可取，既可使射频电流全额输出，又可限制组织升温，称为脉冲射频（pulsed radio frequency，PRF）。人们开始高度关注脉冲射频治疗技术，其丛集性的超高频电流使组织温度保持低于42℃，Sluijter发现这种非热凝性的脉冲射频可治疗神经性疼痛。脉冲射频电流在神经组织附近形成高电压，但电极尖端温度不超过42℃，不会破坏感觉和运动功能。对禁忌行热凝治疗的神经性疼痛者，运用脉冲射频治疗可取得显著效果并且不出现神经热离断效应，术后不会出现感觉减退、刺痛、灼痛和运动障碍。但多数患者在脉冲射频治疗术后需数小时到数天内方显示疗效，不像神经毁损治疗后即刻获得镇痛反应，影响了其对疗效评价的满意度。

2000年，我国广州医科大学第二附属医院疼痛科引入了第一台脉冲射频镇痛仪，中国疼痛科医生在临床实践中发挥了射频镇痛技术可辨别神经与精确控制组织热凝灶的性能，能做到精确针对疼痛原因治疗的方向。2003年，作者提出"射频镇痛保护神经"的观点，将射频消融技术的优势开始用于肌筋膜粘连点松解和外周神经卡压松解治疗，具有代替小针刀、银质针甚至开放外科手术的作用，能更好地避免误伤神经。从此国内逐渐开展并推广了射频松解外周神经卡压痛的疗法，治愈了多种顽固性疼痛疾病，兴起了射频镇痛技术临床应用的热潮。即使"射频消融三叉神经节镇痛"在形式上破坏了神经组织，但是目的是保护人的尊严即保护了患者

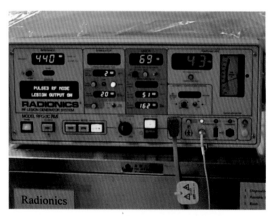

图1-2-1 RADIONIC脉冲射频镇痛仪

大脑高级神经中枢。2008年，作者发现利用射频技术能测试并避开神经的优势，提出"不动椎间盘中央髓核"治疗腰椎间盘突出症的理念，将椎间盘内射频热凝减压技术革新为"纤维环靶点射频热凝减压技术"。多年来，医生们客观地分析不同腰椎间盘突出症病情及针对性地施行射频消融的靶点位置，尤其在髓核突出物较大或脱出的病情治疗中联合其他减压工具，如胶原酶溶解、臭氧注射、突出物钳夹、脊柱内镜钳夹等。

很快，中国生产了自己的脉冲射频镇痛仪（图1-2-2、图1-2-3）并有所创新。2012年以来，作者从"神经病理痛新定义"中受到启发，结合医学已知的神经解剖与病理生理基础，提出将原有"疼痛是组织损伤或异常刺激导致大脑不愉快情绪反应"的定义，明确为"疼痛是感觉神经系统的组织受到损伤或异常刺激导致大脑不愉快情绪反应"。倡导"首选对因治疗"的原则，即在多种治疗手段或治疗

技术中须首先考虑或使用能去除痛因的方法，传统射频热凝破坏神经治疗疼痛放在最后的选择。开拓出一个新的通过射频热凝或脉冲射频松解神经卡压病变，恢复神经血流和调控疼痛物质，保护感觉神经的镇痛治疗新理念。突破了旧的神经破坏治疗疼痛的理念限制，推动了射频镇痛技术的蓬勃发展。

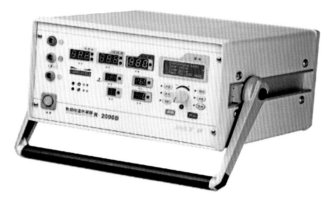

图1-2-2 第一代中国北琪脉冲射频仪

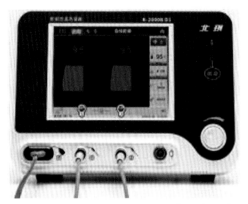

图1-2-3 第三代中国北琪脉冲双极射频镇痛仪

（卢振和 胡 滨 黄立荣）

# 第三节 射频镇痛机制

## 一、物理机制

### （一）有关物理名词

1. 电阻（impedance，I）：指电流在一个环路中的阻力（resistance，R），以欧姆（ohms，Ω）表示。

2. 电流（current，C）：指在过去的每一个单位时间点中所流过的电负荷量，以安培（ampere，Am）表示。

3. 电压（voltage，V）：指电流强度或电流势能差，以伏特（volts，V）表示。

4. 功率（power，P）：指由发电机或电网中获得的能量，以瓦特（watts，W）表示。

5. 交流电（alternatingcurrent，AC）：电压随时间变化，电子从正压到负压然后再到正压等不断交换极性变化的方式移动。

6. 直流电（directcurrent，DC）：电流的电压是恒定的。

7. 频率（frequency，F）：表示交流电电流在每秒内的极性变化中循环正弦波的次数（Hz）。民用交流电的频率为60Hz，人体内传输生物电信息的电流也是低频的。所以当人的手指接触交流电插头时，人的生物电尤其是心脏搏动的生理电流会被严重干扰，即心脏被"电击"。但用于射频治疗的交流电频率大于360kHz，类似于无线电发射的频率。这种超高频的电流不会干扰身体生物电，故较为安全。射频发生器通过针型电极引导连续发射的电流，在温差电偶电极间产生一束高频电流，通过一定阻抗的组织时，使组织内离子在高频电流作用下发生振动，与周围质点相互摩擦而产生热量出现蛋白质消融，即组织发生凝固性破坏。调节射频输出功率的大小，使针形电极处的神经组织局部达到所需高温和形成有限范围的组织凝固灶，可影响痛觉信号的传导和阻止疼痛的发作。

### （二）物理作用

射频镇痛仪配置有监控功能，如自检、神经刺激、电流、电压、功率、温度、阻抗、热凝模式甚至加热曲线图等。医生通过调节发出电流量的大小与持续时间的长短以控制针尖加热的温度、时间，起到控制热凝固面积大小的作用。治疗时，医生先将射频套针穿刺进入目标点，套针除了尖端裸露可通电之外，整根射频套针的针杆包有绝缘层即途中不会漏出电流。再将温差电极放入套针内腔中，该电极含有两部分，一部分可将外传仪器发生的电流到针尖，另一部分将针尖附近的温度反馈传回仪器。通电时，在靶点组织上形成热凝球体，热损伤范围为所用射频套针裸露段的针的直径的 2 倍加针尖前 2mm（图 1-3-1）。

射频针尖通电进行神经刺激时，若电极正好在神经上，引起神经放电的 50～100Hz 频率的最小电流是 0.5mA 左右，相当于在 500Ω 电阻上 0.25V 的电压。电压越低时能获得的感觉刺激越强，表明电极距神经越近，一般认为神经毁损时的热凝电极与神经最适当的距离是 3mm 以内，所以刺激电压应在 0.3～0.5V 内。电压小于 0.3V 诱发出感觉刺激时，电极可能位于神经中；电压增加到 2V 才感受到痛刺激时，电极可能距神经 1cm 以上。低频率的电流会刺激运动神经诱发肌肉搐动，将运动刺激电压调节至感觉刺激阈值的 2 倍以上不出现肌肉搐动，或者 2Hz 频率、2V 电压仍无肌肉运动，推测针尖恰好在脊神经节上，附近 1cm 以内无运动神经经过或运动神经处于髓鞘的保护下。此时加温热凝感觉神经，有效镇痛而不会伤及肌肉运动功能。

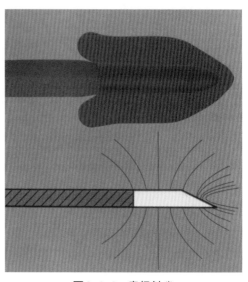

图 1-3-1　电极针尖

射频镇痛仪所产生的射频电流需从电极尖端流向体表回到仪器，需在患者臀部或腿部表面的平坦皮肤上贴弥散电极，将身体内的高频电流引流回仪器中，弥散电极与温差电极之间构成射频治疗的电流回路（图 1-3-2）。一般要求体表弥散电极板接触皮肤的面积大于 15cm²，即推荐放在臀部、背部或四肢的较平坦处。因为弥散电极与身体表面形成低电阻的良好接触时，电流在经过皮肤期间不会引起该处皮肤烧伤。

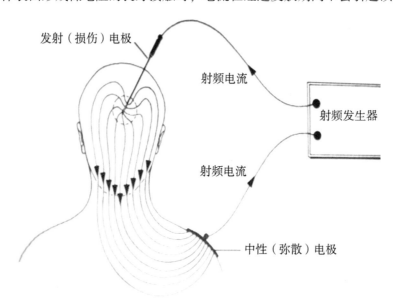

图 1-3-2　射频热凝电回路

射频电极在体外加热至 60～65℃时出现蛋白凝固，80℃时组织起焦痂反而影响热凝的范围，高于 85℃可引起组织细胞的沸腾、脱水甚至烧焦，会缩小热凝的范围，高于 90℃可能引起靶点组织过热和拔出电极时组织撕裂。

## 二、生理作用

### （一）神经纤维直径与射频热凝温度

周围感觉神经存在两类不同直径的神经纤维，第一类是直径 3~4μm 的有髓鞘的 Aδ 纤维和直径 0.5~2μm 的无髓鞘的 C 纤维，主要司痛温觉的传递，它们对热的耐受性差，温度高于 60℃ 时易受破坏。第二类是直径 6~17μm 的 Aα、Aβ 纤维司触觉传递，对热耐受性较强，即使温度高达 75~80℃ 仍能保持其传导功能。1968 年的体外试验显示在射频加热下首先阻断 Aδ 纤维和 C 纤维的神经动作电位，然后才阻断 Aα、Aβ 纤维的神经动作电位，提出热损伤可能破坏传导痛觉的神经纤维而其他神经功能不受影响，奠定了射频治疗疼痛的神经生理学基础。

### （二）神经纤维髓鞘与射频热凝温度

20 世纪 90 年代的试验支持无髓鞘的神经纤维容易受热损伤的理论，原因是无髓鞘神经纤维的表面积/体积比值较大，而且没有神经髓鞘的隔绝和保护。神经纤维在温度为 41~45℃ 时开始出现传导阻滞，60℃ 时较小的感受痛温觉的 Aδ 和 C 神经纤维传导被阻滞，70~75℃ 时这些神经纤维会被破坏，但传导触觉的 Aα、Aβ 纤维的功能被保存下来。运用这种温度射频热凝治疗后，患者既能缓解疼痛又能保留触觉。1992 年，Hoogeveen 等发现神经热损伤最严重的部位是离电极尖端最近之处。热损伤 30min 后，伤害部位的病理组织学改变主要是血管内膜结构的松弛和肿胀变化，8h 后一些轴突结构破裂和表现早期的沃勒变性，24h 后破坏现象更明显，1 周内发生完全脱髓鞘和轴突的沃勒变性，3 周后小纤维会再生，12 周后出现连续的髓鞘再生和轴突变大。在人体行脊神经节射频治疗后有镇痛作用而无运动损伤，肌电图正常，表明射频损伤仅限于小纤维而未涉及大纤维。另外的研究资料显示，射频温度高于 85℃，会无选择性地破坏所有神经纤维。

## 三、射频镇痛机制

### （一）射频消融镇痛机制

当电刺激确定神经的类型和距离后，操作者明确射频套针已到达热凝靶点，针尖与神经的关系是平行方向。启动仪器可调节发出一束高于 300kHz 的高频率电流通过电极，到达针尖旁边具有一定阻抗的组织。高频电流作用下组织中的离子发生振动，与周围质点相互摩擦产生热量，在同质的组织中，射频热能沿着 45℃ 等温线形成光滑的边缘而产生组织损伤。调节射频仪射频电流电压输出功率的大小，可使针尖旁组织达到所需要的温度，并形成一定范围的蛋白凝固灶。究竟是射频电流还是高温产生镇痛的效果一直存在争议，Letcher 等认为射频电流通过产热致组织变性，所以射频电流和热能对神经纤维动作电位的影响是一致的。

针尖位于感觉神经系统组织时，如在神经节或神经支上的热凝灶可影响痛觉信号的传导，达到阻止疼痛传导的快速镇痛目的。如果目的是松解神经卡压或仅治疗非神经组织病灶时，离开神经的位置或重要脏器或血管时即可施加热凝。

### （二）脉冲射频镇痛机制

由射频镇痛仪间断发出的脉冲式电流传导至针尖前方，脉冲射频电流在间隙期会自动降温，射频电流仅在针尖旁或附近的组织形成高电压，电极尖端温度不超过 42℃。因此脉冲射频的能量传递不会破坏运动神经功能，针尖加热温度的高低及持续时间、脉冲频率及持续时间均可调整。对禁忌行热凝治疗的神经性疼痛患者，运用脉冲射频治疗可取得镇痛效果并且不出现神经热离断效应，术后不会出现感觉减退、酸痛或灼痛，更不会损伤运动神经。

Sluijter 发现脉冲射频可治疗神经性疼痛，脉冲射频电流在神经组织附近形成高电压，但电极尖端温度不超过 42℃，不会破坏感觉和运动功能。有作者研究发现，在兔的福尔马林致痛模型中脉冲射频可有效抑制疼痛，增加脊髓后角和脊神经神经节 SP 及脑组织 β-内啡肽等镇痛物质，抑制大鼠脊髓背角 C 纤维诱发电位的长时程反应。提示这种技术很可能是通过改变中枢镇痛物质或神经髓鞘中的传递结构而发挥镇痛作用。脉冲射频是间断射频电流，电极尖端温度不超过42℃。

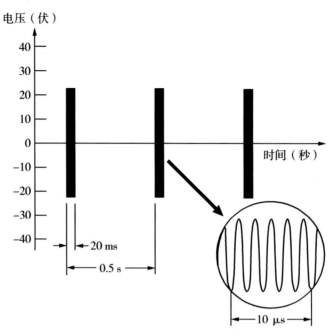

图1-3-3 脉冲射频输出的簇样电流

对禁忌行热凝治疗的神经性疼痛患者，运用脉冲射频治疗可取得镇痛效果并且不出现神经热离断效应，术后不会出现感觉减退、酸痛或灼痛，更不会损伤运动神经。脉冲射频的止痛作用机制尚不清楚，有报道推测其机制可能如下。

1. 射频电场的神经调节作用，激发了处理疼痛信号传入的中枢性疼痛通路可塑性改变，如激活后角浅层的神经元。

2. 上述作用还可能激活了减少疼痛感受的脊髓抑制机制。数据表明，暴露在脉冲射频下的鼠背根神经节脊髓第Ⅰ、Ⅱ板层c-fos表达增加，这提示可能有更多的中枢神经元发生继发性改变，该实验未能证实射频对小纤维的选择性。

3. 射频电场的生理学效应成为瞩目的焦点，类似于电流击穿了电容器，改变了神经髓鞘细胞的功能而对神经纤维传导电生理产生抑制作用。射频静电场可用于分离不同类型的培养细胞，观察发现应用射频静电场的恒温可诱导培养细胞的c-fos表达，后者标志着基因早期表达。

4. 调整了中枢神经中的疼痛介质如P物质和内啡肽的含量等。所以有人称脉冲射频为射频神经调节治疗，或比喻为神经上的针灸治疗。

5. 电流在局部的加温，松动了神经周围的粘连物质，改变了病理性的神经偶联现象。

（三）影响射频镇痛的有效性和持久性因素

1. 工作电极与神经的距离：距离越大损伤越小，是射频消融效果的决定因素。若电极正好在神经上，50～100Hz的高频电流可刺激神经放电的最小电流是0.5mA左右，相当于在500Ω电阻上有0.25V的电压，越低的电压获得越强的感觉刺激则表明电极距神经越近。资料显示神经毁损的最适当的针尖与神经距离是3mm以内，射频消融灶能覆盖神经，所以刺激电压应在0.3～0.5V以内。<0.3V可诱发出所支配神经部位的疼痛、麻木等异常感觉或肌肉搐动时，说明针尖进入了神经根或脊神经节内，0.5～0.7V引出异感时针尖贴着神经旁，>0.8V还未能发生神经反应表示针尖旁组织间隔>5mm才有神经。在毁损神经时要求高频率微小电压能复制出平时的疼痛，说明当电极位于靶感觉神经中或很接近，此时施行射频消融治疗才能达到镇痛作用。如果电刺激时电压增加到1V以上才有少许感受时，电极距离神经已经>5mm，即射频消融灶不能作用于感觉神经，射频治疗不会毁损神经。医生需根据治疗目的来选择针尖与神经的距离，神经刺激、电流、电压的大小是一个重要的参数。

2. 穿刺针的非绝缘段的长度与直径：单独的一次性使用 1~1.5mm 直径的射频套针，穿刺套针整根针杆外面包有电绝缘层，只在针尖有一小段裸露部可传递电流，也称为工作端。套针中空，能插入相应的温差电偶电极。射频消融范围只限于围绕非绝缘的套针工作端附近，一般是工作端直径的 2 倍及针尖前沿 2mm，即射频的热凝灶外观为椭圆形。射频损伤大小与针的非绝缘段的长度、电极的直径、加热的温度、电流通过的时间、电极周围组织的特点等因素有关。当温度固定时，所用射频电极裸露针尖的大小或针直径的大小与损伤范围的直径成正比（图 1-3-4）。

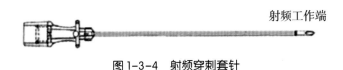

射频工作端

图 1-3-4　射频穿刺套针

3. 神经的体积：神经根或神经节的大小，射频消融的体积是电极直径的 2 倍，神经体积较大时仅发生部分破坏。

4. 加热温度：50℃以上开始出现蛋白凝固，但 70℃以上才出现神经毁损，80℃以上组织出现焦斑，再增加温度也不会增加镇痛效果。

5. 加热时间：神经表面短暂的高温不会引起神经破坏，但时间长于 20s 以上神经组织出现凝固即毁损现象，Kleef 等发现温度大于 45℃时即可开始引起神经传导不完全阻滞，持续加温 60~120s 以上组织破坏较均匀，有较好的神经毁损镇痛效果，但过长的加热时间并不增加毁损程度。

6. 局部脑脊液或血液：因脑脊液可作为绝缘体和散热体，血流可带走热能，但也有认为脑脊液可使热损更均匀，热凝效果更好。

7. 局部硬脊膜或神经鞘膜：具有绝缘作用，与射频消融体积的大小、加热的温度、电流通过的时间、电极周围组织的特点等因素有关。

8. 针尖与神经的轴向：连续射频时的作用点在针的周围，所以针尖应与神经平行加温。而脉冲射频的作用点是针尖的前方，针尖与神经轴走行方向的关系应该是垂直的。

（卢振和　胡　滨　黄立荣）

## 第四节　射频镇痛设备

临床使用的射频仪种类较多，主要依据各学科和治疗的组织而区别，如专用于心脏传导系统、肝脏肿瘤系统、耳鼻喉科系统等。应用于疼痛治疗的射频仪器在其精确控制热凝温度和范围的原则上，增加了神经刺激功能，近几年发展了双极、多极射频模式、调整神经作用的脉冲射频模式、椎间盘热凝模式，以及仪器调控的智能化。射频治疗技术除了具有精确神经定位作用之外，大大增加了射频热凝镇痛治疗的适应证及减少了治疗并发症。射频镇痛设备的发展，使其针对和去除疼痛原因的优势更突出，治疗范围得到很大的拓展。目前射频镇痛仪主要使用在卡压组织松解、神经毁损、椎间盘纤维环靶点射频、肌筋膜松解、肿瘤消融等业务（治疗）。我国市场上供应的射频镇痛治疗仪有很多种，最早进入疼痛临床的射频镇痛仪是已具有 40 年历史的美国 RADIOFRENCE 和 SMITH&NEPHEW 品牌，现在常用的有美国的 COSMAN、加拿大的 BAYLIS 和瑞士的 Leksell。中国生产的射频镇痛仪越来越好，其中以专注疼痛治疗的"北琪"品牌为龙头，其现代的新产品已在某些功能上超过了美国产品，国产射频镇痛仪还有安科、锦江、西洁等多种品牌。

## 一、射频镇痛仪组成

射频镇痛仪主机基本配置分为两大部分：主机，电偶电极、副极板。

### （一）射频镇痛仪主机

与医生有关的功能主要是仪器的电流输入、输出接口，调节旋钮或开关、仪器的显示面板（仪器内部配置除外）。

1. 电流输出与回流接口：电源接入插口，治疗电极输出（含监测参数回馈）插口，治疗时接收患者电流回路的负电极板线的连接插口。

2. 与治疗相关的开关、调节旋钮：如总电源开关，射频各种功能开关，治疗输出电压旋钮，治疗启动或停止功能开关等。

主机显示面板：是仪器的最重要配置，因各仪器设计不同，配置在仪器的正面上，可分屏或共屏的逐级显示。高级配置的现代射频仪已基本在显示面板上用屏幕触摸功能控制大部分的开关、旋钮等功能。包括了仪器所检测到的、正输出和现时实施的参数，以及调节功能、仪器内部工作的状况等（图1-4-1）。

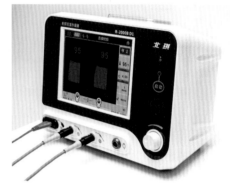

图1-4-1　射频镇痛仪面板

### （二）射频镇痛仪配件

1. 总电源线：是所有电子仪器必须配置的供应仪器工作能量的配件，根据不同的国家或地区需要、不同的电压输出而需配置相应的电源线插头。

2. 射频电偶电极：射频电偶电极从仪器的专门插入口连接仪器，传输仪器的射频发生器上的电流传输到患者身体，同时将针尖监测到的阻抗和温度返回仪器，所以称为温差电偶电极。早期神经外科用于脑内热凝病灶用的射频热凝电偶电极与射频套针是作为一体的，直径粗达3mm。20世纪，改进了射频电偶电极为精细的仅0.1~0.3mm直径的单独针体，可反复消毒使用。另配套有单独的一次性使用的1~1.5mm粗的射频套针，当射频套针穿刺到达治疗位置后，电偶电极从套针中伸进再通电治疗（图1-4-2）。

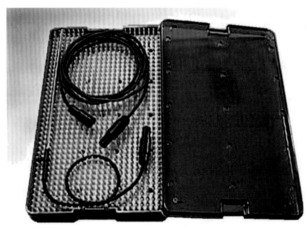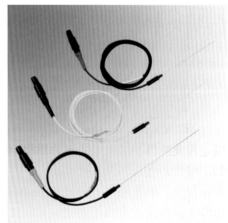

图1-4-2　射频电偶电极

3. 射频穿刺套针：用于疼痛治疗用的射频套针均设计为直径较细小的一次性使用品，减少治疗患者相互间感染的可能。穿刺套针整根针杆外面包有电绝缘层，只在针尖有一小段裸露部可传递电流，也称为工作端。套针中空，能插入相应的温差电偶电极。射频消融范围只限于围绕非绝缘的套针工作端附近，一般是工作端直径的2倍及针尖前延2mm，即射频的热凝灶外观为椭圆形。射频损伤大小与针的非绝缘段的长度、电极的直径、加热的温度、电流通过的时间、电极周围组织的特点等因素有关。

根据临床治疗需要，射频穿刺套针设计为各种规格，常用针杆直径是 0.7 ~ 1.5mm，长度是 5 ~ 20cm，针尖裸露段位为 2~10mm。当温度固定时，所用射频电极裸露针尖的大小或针直径的大小与损伤范围的直径成正比。根据病情轻重可选用不同长度的裸露针尖，使针尖端精确形成不同规格的椭圆形组织消融灶，如果行神经射频消融时能尽量将套针与神经走向平行，可使神经纤维消融灶更充分些（图1-4-3）。

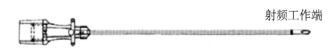

图1-4-3　射频穿刺套针

4. 弥散电极板：与人体表面有较大接触面的一片无关电极板，也称为负极板。约 5cm×10cm 大小的可导电的金属板，也可使用涂有导电剂和黏胶的软贴板，有一电缆插入并连接到仪器的主机上。负极板贴在患者皮肤上并连接到主机上，引导仪器经射频针输入人体内的治疗用射频电流从体表弥散并回到仪器，以使在热凝治疗中电流回流时均匀弥散，不会因为过于集中的电流引起该处皮肤的烧伤。负极板可放在臀部、背部或四肢的较平坦处，需保证其与身体有一个低电阻的全面的良好接触（图1-4-4）。

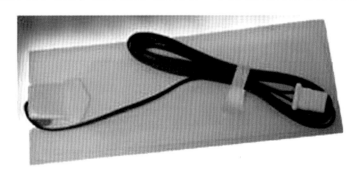

图1-4-4　弥散负极板

## 二、射频镇痛仪功能

### （一）射频电回路

在射频治疗期间，人体成为射频电循环中的一部分，仪器构成了另一部分，即称为射频治疗的电回路。人体回路是当套管针穿刺到位，仪器的温差电偶电极放入绝缘的套管内时，射频仪产生的射频电流从电极尖端流向置于患者臀部或腿部表面的弥散电极。温差电极与弥散电极之间构成射频发生器的电压，人体组织和两个电极构成回路，射频电流流过组织产生电场，此超高频的电场对组织电解质离子产生电作用力，使它们以很快的速度前后移动，离子流在组织内摩擦引起组织生热。仪器的电回路部分包括：射频电流发生器、电偶电极和弥散电极板（图1-4-5）。

### （二）监测功能

仪器面板上有监测并显示治疗时针尖周围的组织阻抗，神经刺激时的输出脉冲频率、电压或电流，所选择的射频工作模式，输出的电流或电压，针尖的实际温度，实际治疗时间。高级些的仪器会显示射频中组织加热的曲线图等。

仪器上的电阻监测表可显示电极针尖端的电阻读数，电阻监测显示射频针尖处的组织性质，具有定位参考功能，尤其在非影像引导下穿刺操作时，在一定程度上可增加患者的安全。在中枢神经附近治疗操作，比如在椎管内、椎间孔、椎管周围、卵圆孔或较深部的组织中穿刺治疗时，操作过程中可参照电阻的数值估计射频套针针尖的位置。

神经的电阻抗值为 250~260Ω，硬膜外组织的电阻抗值为 400~600Ω，脑脊液的电阻抗值为 190~

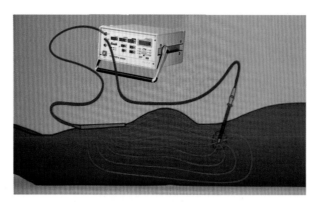

图1-4-5　射频电回路

$200\Omega$，脊髓的电阻抗值为 $700\Omega$，骨组织或椎间盘内的电阻抗值为 $400\Omega$。

**（三）调节功能**

根据具体病情及治疗目的预设置仪器的输出参数，如刺激神经的类型、治疗靶点与针尖距离的要求，射频镇痛治疗模式、治疗需要达到的温度、计划射频的持续时间等。

1. 神经刺激电频率：为射频镇痛技术的重要部分，也是与其他射频治疗仪区别的关键功能。操作者根据不同输出电刺激的结果，判断并调节射频穿刺套针的位置。使热凝治疗过程中保护除了靶组织以外的其他神经，尤其是运动神经。

利用 X 射线影像技术的指引，确认射频套针到达靶区位置后，从套针中插入温差电偶电极。射频仪器可调节电流的各种频率和电压，用于刺激和测试针尖附近的不同神经类型以及针尖与神经的距离。

（1）感觉神经电刺激：射频镇痛的基本功能是作用在感觉神经上，调节、松解或毁损致痛的感觉神经纤维或细胞。高频率电流刺激识别的是感觉神经，即 $50\sim100Hz$ 会引发患者疼痛或异常感觉。因为射频范围非常小而精确，所以需要将射频电极靠近病变神经才能起效。在射频消融之前一定要在射频套针中通电刺激以辨别及调整针尖的最佳位置。

（2）运动神经电刺激：低频率电流刺激的是运动神经，$2Hz$ 频率电刺激识别的运动神经可诱发肌肉搐动。这是重要的一个神经定位功能，因为躯体神经即脊神经在椎间孔以外均为混合神经，包括神经前后支、神经丛、神经干等。外周神经中的感觉、运动与交感神经三者伴行，直至所支配的躯体表面，高温消融了感觉神经时会出现运动神经功能障碍，即皮肤麻木的同时肌肉无力。现代基础研究中发现，运动神经损伤的另一缺陷是容易反馈性刺激感觉神经的脊神经节或脊髓后角附近的神经组织，发生新的外周或中枢性神经紊乱即神经病理性疼痛。用 $2Hz$ 频率的电流刺激运动神经以诱发出可见的肌肉运动，以使射频针尖辨认、避开且不损伤运动神经，临床可用于两个目的：

1）穿刺过程中启用大功率的运动刺激，可根据肌肉搐动情况与程度判断针尖距神经的远近及方向，医生参考具体情况可及时调节针尖前进的方向及速度。

2）在行脊神经节毁损时，须认真确认针尖在感觉神经节内并能够与运动神经根分离。使加热后仅消融感觉神经节而不影响运动神经功能，即射频治疗后只有所支配神经的皮区麻木疼痛消失但肌肉力量正常。

2. 射频输出电流电压：治疗中，用影像学引导穿刺针到位后，经过套针内的电偶电极通电，仪器输出电流电压进行神经刺激。启动不同的电频率辨认出感觉或运动神经时，还需用诱发神经反应的电流、电压的大小来判断针尖与神经的距离。越低的电压获得越强的感觉刺激则表明电极距神经越近，在毁损神经时要求高频率微小电压能复制出平时的疼痛。如果电刺激时电压增加到 $1V$ 以上才有少许感受时，电极距离神经已经大于 $5mm$，即射频消融灶不能作用于感觉神经，射频治疗不会毁损神经。

（1）神经毁损镇痛：需要的高频电刺激需小于 $0.5mm$ 就能引发出原疼痛部位的异感。

（2）脊神经节毁损镇痛：需用电压数值来辨别及调整针尖位置，判断可否在治疗后达到疼痛消失而与肌力无损，也称为感觉运动分离的目的。套针穿刺到位时，先用 50Hz 高频、0.5mm 内的感觉刺激确认针尖在脊神经节内，再用 2Hz 低频电流刺激运动神经。运动刺激的电压需调节至感觉刺激阈值的 2 倍以上，或 2Hz 频率，大于 1V 电压仍无肌肉搐动，可推测针尖附近至少 5mm 以内无运动神经，或离开运动神经根有足够远，或运动神经处于髓鞘的保护之下。

（3）神经松解镇痛：如施行射频热凝椎间盘纤维环或射频外周松解神经卡压组织或射频松解肌筋膜等治疗。为保证病变组织热凝治疗后不累及附近的神经，穿刺中或加温前需排除针尖附近有否重要神经。常在针尖穿刺过程中就给予大于 1V 电压的神经电刺激，或在针尖到位后加温热凝前进行运动神经刺激，达到安全标准后方施行射频热凝治疗。

（4）脉冲射频镇痛：要求针尖靠近神经即可，感觉电刺激的电压最佳参数是 0.5~0.7V。

3. 射频加温程度：物理上温度高低决定组织毁损的程度，而加温时间的长短影响神经毁损的深度。射频电极在体外加热至 45~50℃ 开始蛋白变性，60~65℃ 时出现蛋白凝固，并随温度增加而明显，但到达 80℃ 时组织起焦痂反而影响热凝的范围，高于 85℃ 可引起组织细胞的沸腾、脱水甚至烧焦，出现热凝范围缩小现象，高于 90℃ 可能引起靶点附近组织过热性损伤，拔出电极时可引起针尖旁粘连的焦痂组织撕裂。

4. 射频电流输出时间：温度使组织蛋白的变性会随加温时间的延长而完全，短暂的加温时间如 1~2s 时组织仅仅是被强刺激了，还未形成损伤。20s 以内的加热，神经组织表浅损伤容易修复，加温时间达到 20s 以上，神经才会出现传导阻滞现象。神经毁损性治疗应该持续 60~120s，但同一温度大于 120s 并不会增加组织毁损即镇痛的效果。即在一个特定的温度下，热凝范围的大小与持续加热的时间成线性关系，但到达一定水平后即不再提高。资料显示神经射频毁损中电极尖端温度为 75℃ 时最大损伤发生在 40s，超过 60s 后损伤面积不会再进一步增加。在调控性射频热凝治疗中希望热凝面积达到最大范围时，主张逐步提高加热的温度，每一档温度维持 30~60s，到达预定温度后再持续 60~120s。

**（四）射频镇痛治疗功能**

射频镇痛治疗主要为热凝射频模式、脉冲射频调控模式两大类。

1. 热凝射频镇痛：仪器可调节发出一束高于 300kHz 的高频率电流通过电极，到达针尖旁边具有一定阻抗的组织。高频电流作用下组织中的离子发生振动，与周围组织的质点相互摩擦产生热量，在同质的组织中，射频热能沿着 45℃ 等温线形成光滑的边缘产生组织损伤。调节射频仪射频电流、电压、输出功率的大小，可使针尖旁组织达到所需要的温度，并形成一定范围的蛋白凝固灶。调节电流量的大小与持续时间可以控制针尖加热的温度、时间，起到控制热凝面积大小的作用。仪器上的温度监测可显示电极尖部的组织温度。针尖位于感觉神经组织系统时，如在神经节或神经支上的热凝灶可影响痛觉信号的传导，达到阻止疼痛传导的快速镇痛目的。如果目的是松解神经卡压或仅治疗非神经组织病灶时，离开神经的位置或重要脏器或血管时即可施加热凝。

2. 脉冲射频调控镇痛：由射频仪间断发出的脉冲式电流传导至针尖前方，脉冲射频电流在间隙期会自动降温，射频电流仅在针尖旁或附近的组织形成高电压，电极尖端温度不超过 42℃。

**（五）射频电极模式**

电流是有方向的，即进入点与出口点，依据射频发生器产生的电流从作用电极尖端向被动传导端的差异，产生热凝灶的形态及治疗目的有所不同，目前射频镇痛治疗的电极模式主要分为 4 种模式，即单极射频镇痛、双极射频镇痛、多极射频镇痛、单针双极射频镇痛等。

1. 单极射频镇痛：射频仪所产生的射频电流从电极尖端流出组织时，引发针尖周围组织的质点摩擦并生热产生治疗作用。电流引起组织变性的作用与针的直径、裸露端长度及发出电流的强度和时间有关，称为单极射频。电流离开针尖一定距离后弥散开不再对组织产生形态学的影响，会流向患者皮肤上贴着的 15cm 宽的弥散电极并被引流回仪器中，弥散电极与针尖的温差电极之间构成射频治疗的电流回路。

2. 双极射频镇痛：双极射频是在同一个治疗组织中插入 2 根射频套针与电偶电极，两针分别行神经电测试保证安全之后，同时在两针进行射频加热。在双极射频中，另一根的电偶电极担负了单极射频时的皮肤弥散电极，也就是在治疗患者身上不需要放置另外的体表弥散电极板了。当射频电流进入一根针周围的组织产生摩擦生热后，电流同时从邻近的另一根同样小直径的电偶电极中引出。并由于两个电极点上的电流密度足够大，产生的线性热凝灶比单极射频热凝范围大得多，对两针之间的组织消融的效果较均匀并完全。双极射频适合较容易变异的神经毁损治疗如脊神经后支消融，以及较宽的软组织病灶治疗如肌筋膜松解等（图1-4-6）。

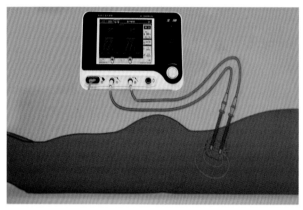

图1-4-6　双极射频

3. 多极射频镇痛：21世纪逐渐出现了多极射频模式即4极以上的射频镇痛模式。与双极射频的原理大致相同，但射频仪器发出的电流可在1根、2根、4根电偶电极之间同时或单独产热。尤其适用于多节段的神经镇痛治疗如同时两节椎间盘热凝治疗或神经根射频治疗，或较大面积的软组织治疗如骶髂关节治疗或肿瘤治疗等。医生可根据治疗目的选用不同模式治疗，节省了治疗时间和提高了疗效。

4. 单针双极射频镇痛：在一根射频电偶电极中的裸露段中，同时设计了进入射频电流的发出点及回流点，一般是针尖远端为电流发出点，距其0.2~5cm是电流回收点，电流通过针内的阻力线圈产生，在两点之间可产生高温热凝固灶。单针双极射频模式也不需要体表弥散电极了。最早的椎间盘温控热凝模式就是单针双极射频电极的代表。根据不同的治疗目的，设计有各种单针双极射频电极，包括椎间盘内成型用的直针双极射频热凝电极、纤维环成型用的可弯双极射频电极、脊柱内镜用的镜下双极射频电极等。单针双极射频电极多是针对某疾病治疗，发挥了射频电流精确加热凝固的优势，但没有了神经刺激功能与脉冲射频功能，并多有专门配套的射频发生器（图1-4-7、图1-4-8）。

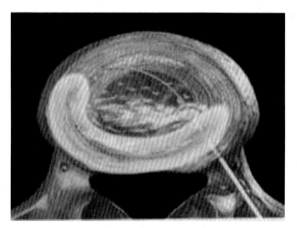

图1-4-7　椎间盘纤维环射频热凝电极

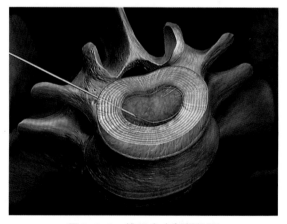

图1-4-8　椎间盘内射频热凝

（卢振和　胡　滨　黄立荣）

## 第五节　射频镇痛技术的临床评价

在疼痛诊疗实践中，对解决不了原因的中重度疼痛，传统治疗可考虑神经毁损阻断传导而镇痛。但损伤或刺激神经的原因大多数是神经周围的组织受到压迫所致，所以解除神经卡压、改善血流是治疗疼痛的根本方法。射频特有的神经监测和温度调控功能，可精确辨认和接近靶神经进行高温消融治疗，更可准确给予病变组织尤其是神经旁的病灶实施切割、松解治疗，是一个较科学、安全和有效的方法，代替了许多传统的开刀手术，避免了大的创伤。经过80多年的不断改进和完善，射频温控热凝术的临床适用范围不断扩大，成为治疗各种顽固性疼痛及疾病的一种有效手段。医生敬畏生命，施行任何治疗都需尽量明确诊断病因及理清各种治疗的目的及利弊，努力发挥每个治疗技术的优点，避免或减少其缺陷。

### 一、穿刺性微创镇痛治疗技术

射频热凝技术属于穿刺性微创治疗方法，仅需使用1mm直径的套针经皮穿刺进入病灶，应用射频技术具有电刺激寻找神经与鉴别神经功能的作用，接近受损神经周围的病变组织施行治疗。根据临床控制仪器发出的电刺激或热凝电流的大小，形成计划性的精确局限热凝灶。射频治疗穿刺过程损伤小，并发症少、死亡率极低，术后恢复快并可重复进行。为此射频技术较早就涉及脊髓后角、颅底脑垂体等中枢神经镇痛区域的热凝治疗，现在还可部分代替开放性手术的疼痛疾病有椎间盘源痛、肌筋膜疼痛、外周神经卡压痛、肿瘤卡压神经痛等。能缓解人体从浅表的末梢神经痛、肌筋膜瘢痕粘连痛、外周神经卡压痛，到脊柱周围的交感神经节、神经干、神经根、椎间盘和肿瘤等多种原因引起的疼痛。射频治疗属于穿刺性技术，患者愿意接受、医生也容易开展，适合推广为顽固性疼痛患者解除疼痛的主要手段。

为了使射频套针理想进入人体深部的治疗目标，提倡使用弯针技术，即在穿刺前将射频套针的针尖5~10mm处弯曲5°~10°，但不能屈折，以保证射频电偶电极的插入。射频套针的针尖是斜面型，针尖的斜面侧与组织的接触面积较直面侧大，故摩擦面较大，穿刺针会倾向于阻力较小的方向即针尖直面的方向前进。弯针的斜面型针尖有助于控制穿刺套针置入的方向，当斜面型穿刺针笔直地刺入软组织结构时，针尖将以稍背离斜面即向直面的方向前进，如当斜面向左侧时针尖会偏向右侧。针座一侧设计有一凹口，其方向常与针尖斜面的方向一致，即针尖是偏向针座凹口反方向的。记住这一点很重要，知道了进针时的针尖方向应向针座凹口的对面。在深部组织内穿刺时，需要间歇地调整穿刺针方向，减少其偏离预期的路径。无论针尖朝任何方向，射频套针的针座凹口均应旋转180°，与预定的穿刺方向相背。弯针技术可灵活地控制穿刺针的前进方向，即推动针尖偏向斜面的反方向。在间断透视引导下，穿刺时弯针针尖的直面锐缘是进针的方向，利于调整穿刺针方向较快进入椎间隙中的椎间盘、椎体旁的交感神经节、椎间孔内的脊神经节等。

### 二、精确性热凝神经快速镇痛治疗

应用现有的技术，射频技术可到达靶神经，施行定量的可预见的热凝，疗效远比传统的多种治疗好。即使顽固的无法去除原因的疼痛，如血管压迫三叉神经痛致痛的患者，应用射频技术精确进入神经节进行热凝消融毁损镇痛，具有安全、准确的优点，成功率达95%以上而并发症大大减少。现在已基本代替了传统的冷冻神经镇痛、注射乙醇、酚甘油等化学性神经破坏技术。因为冷冻毁损神经镇痛技术，要求一个相当大尺寸的探头和笨重的把手，需要术者徒手扶持设备以保证在冻融周期中探头尖端不移位。其穿刺针较粗，尖端形成的冰球体积较大，靠近椎管的操作有一定风险。而注射性神经损毁中使用的药物如苯酚和乙醇，由于药物的流动性容易缺乏精准性发生较大的不良反应。乙醇术后容易发生神经瘤，一般仅用于生命预期有限的患者。苯酚起效慢并对血管有腐蚀作用，常需要反复注射方能达到镇痛效果。射频镇痛技术不像直流电那样造成组织粘连或烧焦，也没有气体生成。由于射频针较细小，在治疗中能监测感觉和运动神经，增加了精确性和安全性，适宜在 X 射线或 CT 引导下操作。30 多年来，大量的文献和数据报道了射频热凝治疗三叉神经痛的技术和远期效果，资料显示只要正确控制好射频温度，就可以很好地在消除爆发性疼痛的同时保留三叉神经支配区的触觉，神经毁损后保持了进食时的感觉、味觉及咀嚼肌力量，大大提高了患者的生活质量。作者应用腰交感神经节射频治疗了近 1 000 例下肢慢性痛、顽固性溃疡及脉管炎等缺血性疼痛患者，应用胸交感神经节射频治疗了胸腹壁带状疱疹后遗痛患者，镇痛效果也是明显的。

### 三、脉冲射频调节神经缓解疼痛

脉冲射频（PRF）是射频技术在临床应用方面的新发展，它可显著降低组织温度而降低不良反应的风险。脉冲射频松解卡压可避免神经热凝的弊病并且可反复进行，不会造成患者新的皮肤麻木或异感，成为神经疼痛射频非毁损治疗的首选方法。进入 21 世纪以来，PRF 在非神经毁损治疗方面有了突破性进展，我院应用 PRF 治疗外周神经卡压痛患者，发挥了射频针靠近神经，松解卡压神经的软组织，增加神经血流与营养的作用，疗效持久且不出现神经热凝后的皮肤麻木或异常感觉。PRF 具有操作简单和安全性高的特点，使得浅表神经卡压松解治疗不伤皮肤，深部神经卡压松解治疗不伤脊髓。在脉冲射频治疗之前首先明确病因，射频针一定要准确到达病变处才能取得好效果。作者发现在早期的带状疱疹性神经痛，PRF 能调节或阻断后遗神经痛的形成或减轻其疼痛的严重程度。推测其镇痛机制除了高电场效应之外，还有增加神经局部血流，松解神经周围粘连组织，减少神经病理性痛发生的作用。PRT 的优点有：①激发处理疼痛信号传入中枢的可塑性改变，如激活后角浅层的神经元。②激活脊髓抑制机制。③类似局部电磁场作用，改变神经纤维髓鞘细胞的血流与神经营养。④调节中枢神经疼痛介质如 P 物质和内啡肽的含量。所以有人称 PRF 为"神经调节"（neuromodulation）治疗。

近十年来，我国疼痛科医生将射频镇痛技术的神经辨别和可调控性毁损功能提高到了一个新水平。使射频热凝从被动的毁损神经治标技术，转变为主动去除神经受压的对因治疗，使 PRF 调节神经传导，成为保护神经的新技术。非神经毁损射频治疗理念，显著丰富了射频镇痛疗法的内涵和应用范畴，是一个很有发展前途的核心技术。

### 四、射频消融松解神经卡压去除疼痛原因

发挥射频镇痛技术所具有的精确辨别和热凝神经的功能，扩展其为有效避开神经并热凝松解病变区周围软组织，改善神经和肌肉血流的新技术。慢性疼痛患者中有大部分是颈肩腰腿痛，感觉神经支配的区域很清楚。传统上应用射频热凝破坏脊神经后支或脊神经节治疗相应支配区域或肢体的疼痛，但神经毁损的缺点是会出现新的神经病理痛或 6 个月左右神经重新生长而疼痛复发。我们在临床中发现，只要明确了后支或前支走行途中卡压的位置，用射频技术靠近神经旁边卡压性肌筋膜瘢痕组织，施行热凝或脉冲射频松解治疗均可起到根治疼痛的作用。

肌筋膜疼痛综合征是疼痛门诊的常见疾病，作者应用射频热凝松解肌筋膜瘢痕或粘连，也能替代外科手术切开的松解治疗。如臀肌卡压坐骨神经痛、斜角肌卡压臂丛神经痛、竖脊肌卡压肋间神经痛、臀上皮神经卡压大腿痛、隐神经或腓总神经卡压小腿痛和胫神经卡压痛、足底痛等顽固性或疑难杂症疼痛等。射频热凝代替小针刀和密集型银质针，尤其在松解颈部的斜角肌治疗卡压性臂丛神经疼痛或膈神经痉挛症，松解梨状肌或上、下孖肌缓解卡压性坐骨神经痛方面取得了立竿见影的疗效。应用了射频松解根治肌筋膜疼痛综合征的疗法，体现了射频镇痛技术的科学性和安全性，射频仪的使用率比单纯用于神经热凝增加了十几倍以上，带来了极好的社会效益。

### 五、热凝固缩椎间盘镇痛治疗

椎间盘突出症是疼痛科的常见病种，以射频技术为主，临床已有多种椎间盘内射频电极和开创技

术。如用于热凝固缩椎间盘髓核减压的盘内单针双极射频电极、冷水循环双极射频电极、固缩纤维环的可弯曲双极射频电极，以及普通的单极射频、双极射频、镜下用的单针双极射频电极、低温热凝汽化切割减压用的等离子射频电极等。在颈、腰椎间盘源性疼痛的治疗领域，射频技术受到不愿接受手术治疗的患者欢迎。当椎间盘造影复制出疼痛及明确纤维环裂缝后，将相应射频穿刺针进入到突出椎间盘内加热以修补和凝固病变的纤维环裂缝以缓解盘源性腰痛而不破坏髓核的弹性与功能。作者应用椎间盘突出物内射频固缩减压的方法称为靶点射频，起到快速缓解症状而保护盘中央髓核功能的作用。对于巨大或脱垂型椎间盘突出症，同时结合脊柱内镜或盘外溶盘治疗取得了较好效果。我国疼痛科医生在大量临床研究中发挥了射频套针仅有 0.7mm 直径和仪器能辨别针尖与神经距离的优势，将射频套针的针尖进入到椎间盘纤维环的髓核突出物内加热，直接热凝以缩小压迫神经的局部病变髓核和封闭纤维环裂缝，在快速解除突出物卡压脊神经根疼痛的同时，最大限度地保存了椎间盘的高度和生理作用，减轻了术后椎间隙变窄的程度及其所导致的一系列并发症。

## 六、射频消融肿瘤镇痛治疗

在癌症晚期疼痛患者中，首先可用射频技术准确热凝神经缓解疼痛。体壁肿瘤或脊椎转移癌压迫神经导致的顽固疼痛常对吗啡类药物效果不佳，在 CT 引导下应用射频针到达肿瘤内进行加热热凝可同时热凝神经和肿瘤，很受患者和家属的欢迎。对于性腺依赖性癌痛和广泛骨转移癌痛施行经鼻蝶窦穿刺脑垂体射频热凝镇痛，其近期有效率达到 98%，优良率为 75%，在接受过射频热凝的 11 例患者中只有 1 例发生尿崩症，安全性高是其明显的优点。但只有 50% 的患者镇痛时间超过 3 个月。垂体射频热凝同酒精注射一样遇到了远期镇痛效果不佳的难题，还值得继续探讨。射频热凝以前曾被神经外科用于第二级和第三级感觉神经元的热凝，如经皮脊髓前侧柱切除和立体定向热凝垂体、神经核、中脑脊髓丘脑束等，由于可能出现肠或膀胱运动减弱或失禁以及永久性中枢神经后遗症等严重并发症，现已极少应用。

## 七、射频镇痛治疗需注意

但凡有物体进入人体就会造成创伤，射频穿刺套针虽然很小属于微小创伤，但进入了体内还给组织局部高温，所以不可避免地给患者带来一定的并发症。

**（一）术前准备充分**

1. 诊断明确：疼痛诊疗是一个很复杂的过程，射频技术是其中一个精准治疗靶点的工具。用好射频技术的前提是医生需清楚疼痛的原因，射频治疗的目的、作用与并发症。射频是穿刺性治疗，只有到达病变原因部位才能有良好的效果。常有患者的疼痛是多重神经卡压引起的，所以射频治疗一个部位仅缓解其中一部分疼痛而没有全部解决。

2. 患者知情同意：在射频治疗尤其是神经毁损镇痛之前，应与患者及家属说明病情、治疗目的及相关并发症。取得其充分理解并签署知情同意书。

3. 尽量诊断性阻滞：尽量在术前施行诊断性阻滞，可直接让患者体验及医生观察其短暂的反应状况，医患双方更好地评估射频治疗后的效果与并发症，有较充分的思想准备。经诊断性神经阻滞有效，疼痛缓解>50%，患者体验并愿意接受神经阻滞麻醉后的异常感觉。

4. 遵守射频治疗手术分级：不同部位及治疗项目均纳入了手术风险分级，对各级医生的准入资格均有所要求。要求操作者熟悉人体的解剖生理，包括全身及各部位的神经走行、脏器、血管、肌肉、骨骼等，保持有潜在解剖变异的风险意识。具有熟练的医学理论、临床实践基础、穿刺性微创治疗的资质，以及处理并发症的能力与条件，并经过射频镇痛技术培训。超越手术资质施行射频镇痛治疗，一旦发生并发症而且出现医疗纠纷时，医生属于违规治疗。

5. 准备治疗用配件：根据治疗目的及部位，准备好 2~3 套射频穿刺套针，注意：①穿刺套针及电偶电极的长度配套。②穿刺套针的直径与工作端的长度配套。③多准备 1~2 根针，以防意外时能及时补充使用。

**（二）射频镇痛治疗禁忌证**

1. 凝血功能障碍：穿刺会损伤机体组织的小血管，如果出血不能自动凝固而发生大血肿时，将发生新的压迫症或出血性休克。在中老年人中需注意有否使用抗凝药物，尤其是心、脑血管支架植入者，正在长期服用抗凝药时需将其换为肝素皮下注射，5天以上凝血功能正常才能选择在肝素作用消退的间隙期施行深部穿刺治疗。

2. 植入起搏器者：警惕射频治疗的电流会干扰起搏器，可能发生术中心搏骤停，一般列为射频治疗禁忌证。所以在选择射频之前，要认真询问患者相关病史及慎重比较两者的风险与效益。对一些在起搏器说明书上已注明具有不受射频仪器干扰性能的起搏器产品（如美敦力品牌），施行射频治疗者需在术前请心脏内科医生协助评估，准备好临时起搏器与除颤器。联系并需术中有起搏器生产商协助控制。

植入脊髓刺激器者射频治疗前需评估并设计好电流的走向，即射频针尖与负极板的位置不要跨过脊柱。预防电流会沿着脊神经刺激器的方向通过而牵连脊椎神经索，尤其在颈部射频操作时需注意避免。

3. 老年患者：血流动力学不稳，语言交流不畅，以下治疗列为相对禁忌证。

（1）双侧腰交感神经射频消融，老年人行腰交感神经节毁损后，全身血流动力学的重新调整需一段时间，术后容易出现心脑缺血症状。术后注意起站动作需缓慢，双侧治疗者应相隔3天以上分次施行。

（2）行脊神经后根（节）射频消融治疗，高温可能影响局部血流的改变，减少临近脊髓的氧供，出现射频部位对侧的不全麻痹。

（3）以前曾被神经外科用于第二级和第三级感觉神经元的射频热凝术，如经皮脊髓前侧柱切除和垂体、神经核、中脑脊髓丘脑束热凝等。由于可能出现肠或膀胱运动减弱或失禁以及永久性中枢神经后遗症等严重并发症，现已极少应用。

4. 神经毁损后并发症：神经射频消融术后感觉神经传导阻断，常遗留以下问题。

（1）神经支配区的皮肤麻木。

（2）运动神经同时阻断时，会出现肌肉无力、运动障碍等。

（3）部分人出现蚁咬样、烧灼样痛等神经病理性疼痛。这些都成为选择使用射频神经毁损治疗的最大顾虑和限制，在术前应与患者及家属说明并取得知情同意，尽量施行诊断性阻滞让患者体验并有思想准备。

**（三）射频术中预防并发症**

射频电刺激虽然能精确辨认神经，但不能鉴别血管和其他管道，在穿刺、高温治疗过程中，均可发生预料的或未预料到的问题。为避免或减少对患者的伤害，我们建议：

1. 影像引导下穿刺：现代医学上已有多种工具可供医生使用，包括皮肤下使用超声引导，骨骼下使用X射线引导，胸段穿刺使用CT引导，甚至可用MRI引导等。尽量避免穿刺误伤大血管或重要脏器如肾脏、输尿管、肠道等。

2. 注射造影剂：任何人均有器官变异的可能，穿刺针在影像引导下凭骨骼判断到达躯体深部组织，但无法判断针尖周围组织有否接近或靠近神经鞘、大血管、脏器或脊髓。所以常规在射频加温之前给予注射造影剂，排除针尖附近的组织。

3. 随时停止治疗：生命至上，疼痛治疗的前提是安全第一。在射频治疗中医生须守候在患者旁，不能离开。一旦患者有异常反应，无论什么原因都应暂停加温，或先拔出套针中的电偶电极，问清情况后再考虑是否继续通电治疗。尤其下列情况需立即停止治疗：①患者表现呼吸、循环严重紊乱。无论是否是射频治疗引起均需中止治疗，积极抢救。②松解神经或椎间盘治疗中出现疼痛或根性神经痛，应立即拔出电偶电极，停止仪器加温，重新测试评估针尖位置。

4. 遵守无菌原则：虽然射频热凝本身就有灭菌的性质，但针杆周围及穿刺过程中的相关组织是不加热的。在治疗时需严格无菌手术原则，预防感染。

第二篇

# 神经射频镇痛治疗

# 第一章 概 述

　　神经射频镇痛是临床中治疗疼痛的常用治疗方法之一。1981年，Sluijter采用22G热耦电极进行射频毁损，减少了患者的不适感和软组织损伤（组织毁损灶直径约2~4mm）。一根0.5mm直径的电偶电极可同时监测组织的阻抗、针尖温度和针尖输出电流、频率和时间等。通过监测阻抗，医生可辨别针尖周围组织的性质。射频仪还具有神经刺激功能，在50Hz频率、0.5V以下的电压引出疼痛，但在2Hz频率、大于感觉刺激阈值1倍的电压或达到1.2V电压仍不出现肌肉运动时，可推测针尖附近3mm以内无运动神经通过，此时加热不会伤及运动功能；通过调节电压、温度、频率和时间，可控制针尖加热的程度或毁损面积的大小。体外试验显示：射频加热至41~45℃时开始出现神经传导阻滞；至60℃时，较小的感受痛温觉的Aδ和C纤维传导被阻滞；60~65℃时出现蛋白凝固；70℃~75℃时神经纤维被破坏；80℃时组织起焦痂，但传导触觉的Aα、Aβ纤维的功能仍被保存，可达到既缓解疼痛又能保留触觉的效果；但温度高于85℃将无选择性地破坏所有神经纤维。Cosman对现代射频发生仪的发展历史、基本原理及治疗技术参数做了全面描述，此后包括三叉神经痛在内的射频热凝治疗的临床应用逐渐增多。

　　20世纪90年代以前，射频技术应用于疼痛治疗的主要方式是神经毁损，包括脑神经、脊神经干、脊神经后支、交感神经和脊髓传导束等的射频毁损均在临床疼痛治疗中得到广泛的应用。临床研究结果表明：射频热凝神经的物理性阻滞镇痛效果比注射酒精、苯酚、甘油或阿霉素等化学性破坏性神经阻滞好，没有药液的毒性、流动性、扩散方向和范围难以控制的缺点，并发症少和死亡率很低，因此，公认神经射频毁损技术比化学性破坏神经的方法更安全有效。特别是近年来，疼痛科医生在射频治疗过程中，应用静脉麻醉等无痛技术，加上耐心、仔细地控温消融，可达到整个治疗过程患者基本无痛，治疗结束后能达到确保治疗效果的同时，保留触觉和运动功能的完美效果。

　　虽然神经射频镇痛技术是一种安全有效的破坏性阻滞镇痛法，但其仅仅是对顽固性神经痛的一种无奈的治疗方法，而且，传入神经破坏后会产生皮肤麻木、异感甚至神经病理性疼痛以及运动神经损伤等多种风险和弊端，所有这些都严重限制了射频消融技术的使用范围及进一步推广应用。

　　20世纪90年代后期，非神经毁损射频应运而生。1997年，Slappendel等在研究中发现40℃与67℃连续射频具有同样的治疗效果，说明低温射频也能达到长时间的镇痛效果。在此基础上，1998年，Sluijter等报道了另一种非毁损性射频治疗神经痛的技术——脉冲射频，应用尖端发出的丛集性射频电流，控制局部治疗温度在38~42℃。脉冲射频对疼痛的治疗机制与连续高温射频不同，它不破坏神经结构，不产生任何感觉和运动的缺失，因而避免高温射频的诸多并发症，对神经病理性疼痛的射频治疗由神经毁损向神经调节转变，具有重要意义。

　　进入21世纪以后，随着双极射频、多极射频、智能调控等技术的应用和发展，更进一步推动了疼痛科医生将射频技术用于感觉神经卡压松解的业务，开拓了射频镇痛治疗的新领域。疼痛科医生们近些年对射频热凝松解肌筋膜瘢痕粘连或挛缩的技术进行了研究，结果表明可有效治疗肌筋膜疼痛综合征，尤其在卡压性外周神经痛松解治疗中，充分将射频技术的消融神经功能变为准确避开神经的有效手段，使原来破坏神经的被动的治标疗法改为松解神经卡压，改善神经血供的扶本性治疗，突破了射频消融一定会破坏神经的传统观念，丰富了射频镇痛的应用范畴。

　　目前，射频技术在疼痛诊疗领域的临床应用范围正迅速扩大，逐渐成为治疗慢性疼痛的有力工具。射频热凝除了可广泛用于治疗一些顽固性神经痛，如脊神经痛、三叉神经痛、交感神经依赖型疼痛等，非神经毁损射频技术因为能达到去除致痛原因而不毁损神经的作用，更为临床医生和患者所欢迎，此技术尤其在治疗外周神经卡压性疼痛方面有独特的作用。为此，射频镇痛治疗技术已覆盖了从人体浅表的末梢神经痛、肌筋膜粘连，中层面的脊神经后支、坐骨神经卡压，到深部的神经根、交感神经节和体内肿瘤引起的疼痛，以至中枢部位的脊神经节、三叉神经半月节以及脑垂体等多层面的疼痛治疗。

但是，我们必须牢记：神经射频是一个经过穿刺针传导电流到达病变组织，通过局部组织消融或神经调节达到镇痛效果的一项微创治疗技术。如果射频穿刺到达非目的性神经，如运动神经或脊髓，则可能造成严重并发症。此外，射频技术能辨别神经，但不能辨别胸膜、血管和内脏等组织或脏器。所以，为了安全起见，原则上要求在 B 超、"C" 型臂或 CT 引导下进行操作，必要时还需注射造影剂以排除针尖进入血管的可能。

后续章节将对神经射频镇痛技术、可能并发症以及注意事项等进行详细地阐述。

（卢振和　黄乔东　刘少颜）

# 第二章　头面部神经痛射频镇痛治疗

## 第一节　三叉神经痛射频镇痛技术

### 一、概述

三叉神经痛（trigeminal neuralgia）是一种严重的慢性疼痛性疾病，可以分为原发性和继发性两大类型。原发性三叉神经痛系指原因不明的三叉神经分布区短暂的、严重的、阵发的、反复发作的电击样疼痛，占三叉神经痛的绝大部分；继发性三叉神经痛系肿瘤、炎症等器质性病变引发的疼痛。三叉神经痛的发病率在12.6/10万和27/10万之间，发病与年龄呈正相关。

**【病因及发病机制】**

典型的三叉神经痛是在三叉神经一支或多支分布区域反复发作的、突发性的、尖锐的癫痫样疼痛，轻微的触摸就能触发疼痛突然发作。三叉神经痛在病因上通常可分为原发性和继发性两种。继发性三叉神经痛又称症状性三叉神经痛，是指由三叉神经本身或临近组织的病变而引起疼痛的发生，同时伴有神经系统体征，其病因多种多样，有血管性病变、肿瘤性病变、颅骨的畸形及多发性硬化等。原发性三叉神经痛在临床上更为常见，病因尚不明确，较认可的说法是患者在血管或神经畸形的基础上，发生了血管硬化压迫了神经。关于其发病机制存在以下几种假说。

1. 三叉神经的中枢轴突受血管压迫，特别是神经根入脑桥处受压迫，被推断为大多数三叉神经痛可能的病因，神经脱髓鞘可能改变了三叉神经的电活动。血管压迫合并神经脱髓鞘或神经损伤几乎见于所有三叉神经手术的患者。当血管（大多数是动脉，偶尔是静脉）由神经处分离或去除微血管压迫，患者的阵发性疼痛几乎立即消失。磁共振成像研究术前血管神经关系，显示需外科手术患者的血管和三叉神经有接触的比例很高。研究同时显示，无症状的对照组中有6%～32%的神经血管有接触，但研究不能证实接触是否就造成神经压迫性损伤。原发性三叉神经痛病因目前尚不完全清楚，根据临床观察和治疗，颅脑手术所见，病理检查及动物实验，为大家所广泛支持的是微血管压迫学说及癫痫样神经痛学说。

（1）微血管压迫学说：从三叉神经末梢到脑干核团的任何部位病变都可能引起本病。Cushing（1920）于手术中发现肿瘤的机械性压迫可引起三叉神经痛。Jennetta（1966）提出在三叉神经的脑桥入口处90%以上有异行扭曲的血管压迫在三叉神经后根上，导致神经根局部脱髓鞘变化，有研究表明，85%的三叉神经痛患者，其三叉神经在脑桥附近被血管压迫（图2-2-1-1），最常见的是动脉压迫，静脉少见。最多见的是小脑上动脉压迫三叉神经的头侧外部，引发第2、3支疼痛，小脑下前动脉压迫三叉神经尾侧下部时出现第1支疼痛，Gardner认为脱髓鞘局部的相邻纤维之间产生短路，轻微的触觉刺激可通过此"短路"传入中枢，而中枢传出的冲动经此"短路"转变成传入冲动，如此叠加，达到阈值以上强度，产生症状。但是5%～10%的三叉神经痛患者并未发现三叉神经外部有可见的压迫征象。另外，由于未罹患三叉神经痛者不能进行外科手术探查三叉神经进入脑桥的轴突，所以，很难估计无症状时血管和三叉神经脑桥进入区的联系。因此，有必要证实是否单纯血管压迫就能产生三叉神经痛。即使有证据支持血管压迫是三叉神经痛的重要因素，也没有正式的实验证据证明这种压迫会导致异常兴奋。

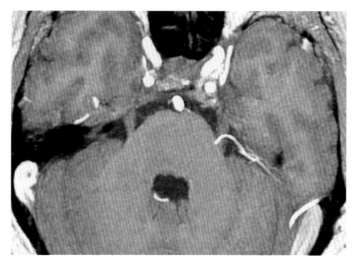

图 2-2-1-1　左侧可见血管压迫神经

（2）癫痫发作学说：三叉神经痛的发作具有触发点、突然发作、持续时间短、抗癫痫药物有效支持这一特点，因此提出了"折返环路"（reverberating circuit），神经元间接触和传出神经阻滞导致中枢神经功能异常等的观点，但该学说无法解释绝大多数病例为单侧，疼痛长期局限于某一两支范围内无发展，脑干病变不产生三叉神经痛等现象。

（3）其他假说：结构损伤假说、三叉神经节病变假说、受体异常假说和炎性介质改变假说、多发性硬化假说、中枢病原学说、生物共振学说等。

2. 继发性三叉神经痛

（1）颅内病变：主要是颅中窝和颅后窝的病变，包括颅内肿瘤、脑血管动脉瘤以及颅底部蛛网膜炎等。

（2）感染：多见于拔牙后损伤、手术后颊部囊肿等。

（3）其他：三叉神经麻痹、Tolosa-Hunt 综合征、头部外伤等。

3. 病理改变：主要病变为局灶性节段性脱髓鞘，部分髓鞘受压变薄，相邻裸露轴突紧密接触，神经胶质细胞消失，病灶中极少出现炎性细胞浸润，巨噬细胞少见，轴索常无明显变化。假如病变严重，可伴随有轴索缩短和消失。病程较长时还可能存在复髓鞘现象，表现为较薄的髓鞘，雪旺（又名施万）细胞增生，炎细胞浸润等。

【临床表现】

1. 疼痛部位：右侧多于左侧，以第2支、第3支发病最为常见，第1支者少见。其疼痛范围绝对不超越面部中线，亦不超过三叉神经分布区域。偶尔有双侧三叉神经痛者，占5%；双侧三叉神经痛患者多有家族史，且双侧疼痛不会同步发作。

2. 疼痛性质：短暂、剧烈，如刀割、针刺、撕裂、烧灼或电击样剧烈难忍的疼痛。

3. 疼痛发作的规律：每次疼痛发作时间由仅持续数秒到1~2min骤然停止。初期起病时发作次数较少，间歇期亦长，数分钟、数小时不等，随病情发展，发作逐渐频繁，间歇期逐渐缩短，疼痛亦逐渐加重而剧烈。夜晚疼痛发作减少。间歇期无任何不适。

4. 性别与年龄：年龄多在40岁以上，以中、老年人为多。女性多于男性，约为3∶2。

5. 诱发因素与扳机点：说话、吃饭、洗脸、剃须、刷牙以及风吹等均可诱发疼痛发作。扳机点亦称"触发点"，多发生于上唇、鼻翼、牙龈、口角、舌、眉等处。轻触或刺激扳机点可激发疼痛发作。

6. 神经系统检查：无异常体征，少数有面部感觉减退。此类患者应进一步询问病史，尤其询问既往是否有高血压病史，进行全面的神经系统检查，必要时包括腰穿、颅底和内耳道摄片、颅脑 CT、MRI

等检查，以助与继发性三叉神经痛鉴别。

**【诊断】**

三叉神经痛诊断主要依据患者的临床表现，当怀疑为继发性三叉神经痛时，应有针对性地进行病因检查。根据国际疼痛协会 2013 年的指南，单侧面部疼痛发作至少 3 次且满足以下标准，可对三叉神经痛做出诊断，即可进行射频镇痛治疗。三叉神经痛的主要诊断要点如下。

1. 疼痛部位为三叉神经的一支或多支，局限于三叉神经的分布区内。95%以上的三叉神经痛患者为一侧性。

2. 至少满足以下四点疼痛特征中的三点。

（1）反复发作的阵发性疼痛持续时间从 1s 至 2min；多为突然发作的阵发性剧痛，不发作时绝大部分患者完全不痛，仅极少数患者仍有轻度疼痛。

（2）疼痛强度剧烈。

（3）疼痛性质为电击样、放电样、针刺样或刀割样；疼痛发作时不伴有恶心、呕吐。

（4）大多数患者有"扳机点"，即触发点，刺激这些点可引起疼痛发作，但发作刚过去，再刺激"扳机点"则不引起发作。

3. 抗癫痫药卡马西平镇痛治疗有效。

4. 无明确的器质性神经功能缺陷存在，且排除其他可能引起面部疼痛的疾病。脑 MRI 排除了继发性三叉神经痛。

**【鉴别诊断】**

1. 舌咽神经痛：易与三叉神经第 3 支痛相混，舌咽神经痛的部位不同，为软腭、扁桃体、咽舌壁、舌根及外耳道等处。疼痛由吞咽动作诱发。用 1%可卡因等喷咽区后疼痛可消失。

2. 鼻窦炎：急性鼻窦炎之颜面部疼痛较为剧烈，如筛窦炎、额窦炎、上颌窦炎等，为局限性持续性痛，可有发热、鼻塞、流浓涕及局部压痛等。

3. 肿瘤：最常见为鼻咽癌、颅内听神经瘤，常伴有鼻衄、鼻塞，可侵犯多数脑神经，使颈淋巴结肿大，做鼻咽部检查、活检、颅底 X 射线检查，CT 及 MRI 检查可确诊。

4. 青光眼：单侧青光眼急性发作误诊为三叉神经第 1 支痛，青光眼为持续性痛，不放射，可有呕吐，伴有球结合膜充血、前房变浅及眼压增高等。

5. 牙痛：牙病引起的疼痛为持续性疼痛，多局限于牙龈部，有压痛，局部有龋齿或其他病变，X 射线及牙科检查可以确诊。

6. 颞下颌关节炎：疼痛局限于颞下颌关节腔，呈持续性，关节部位有压痛，关节运动障碍，疼痛与下颌动作关系密切，可行 X 射线及专科检查协助诊断。

7. 其他：颈源性头痛、偏头痛等，需仔细询问病史以资鉴别。

**【有关解剖】**

1. 头面部疼痛传导的感觉神经通路：

（1）第一级感觉神经元：位于三叉神经节，周围突组成三叉神经分支，分布于头面部皮肤及眼、口、鼻腔黏膜，中枢突组成三叉神经根传入脑桥的第二级神经元。

（2）第二级感觉神经元：位于三叉神经脊束核（司痛、温觉），经丘系交叉到对侧脑桥被盖腹侧，传入第三级神经元，形成三叉丘系。

（3）第三级感觉神经元：位于丘脑腹后内侧核，经内囊后肢沿丘脑中央辐射到达中央后回下部的感觉中枢。

2. 三叉神经周围分支：三叉神经自三叉神经节发出，三大分支分别为眼神经、上颌神经和下颌神经。三叉神经节位于颅中窝的内侧面，在卵圆孔的内后上方，其周围包裹有 Meckel 腔的硬膜囊，内侧毗邻海绵窦和颈内静脉。卵圆孔孔口直径 5~10mm，孔道长度 5~8mm。从透视影像角度看，进行前路穿刺三叉神经节射频毁损时，卵圆孔最内侧是三叉神经节的第 1 分支，中央部分是第 2 分支，外侧部分是第 3 分支。在进入卵圆孔和 Meckel 腔深部的末端时，应注意第 3 分支最为表浅，第 2 分支居中，第 1 分支最深（图 2-2-1-2）。

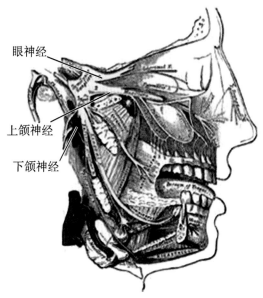

图 2-2-1-2　示三叉神经节发出三大分支

（1）眼神经：是三叉神经节分出的一个最小分支，属于感觉神经。从三叉神经节前上内侧分出，向前穿经海绵窦外侧壁，经眶上裂入眶，入眶前分为额神经、泪腺神经和鼻睫神经。眼神经还有与动眼神经、滑车神经和展神经等其中的感觉纤维的交通支，特别是在滑车神经分布区患带状疱疹时，常表现与三叉神经痛相似的剧烈疼痛。额神经入眶后前行，经上睑提肌和骨膜间分为眶上神经和滑车上神经，分布于额部、上眼睑头皮前部的皮肤，眶上神经纤维末梢可延伸至颅顶部。眼神经最内侧的分支是鼻睫神经，出眶后发出睫长神经、滑车下神经，终支是筛前神经。睫长神经自鼻睫神经发出，从视神经的内、外侧入眼球，它包含鼻孔开大肌的交感纤维、虹膜的感觉纤维。筛前神经穿筛前孔到颅窝，分布于硬脑膜后穿筛板入鼻腔。

（2）上颌神经：由三叉神经节前部经圆孔出颅，入翼腭窝，穿眶下裂入眶，终支为眶下神经。上颌神经在翼腭窝内发出数支神经分支，有翼腭神经、颧神经、眶下神经和上牙槽神经后支。与面部疼痛相关的上颌神经分支有：①下睑支（分布于下睑的皮肤及黏膜）；②鼻外支（分布于鼻外侧皮肤）；③鼻支（分布于鼻前庭皮肤）；④上唇支（分布于上唇及附近颊部皮肤和黏膜）。上颌神经最大的终支为眶下神经。

（3）下颌神经：主要是感觉神经纤维，包括属于感觉的舌神经、耳颞神经和只含一小束运动纤维的下牙槽神经。舌神经终支分布于舌黏膜深层，支配舌体的前 2/3 黏膜感觉。下行时与面神经的鼓索神经分支相交通。下牙槽神经为下颌神经后股最大的一支，在下颌骨的内侧面进入下颌管，向前分出分支到尖牙、切牙、下磨牙和前磨牙。在出颏孔前分为两支：一支为颏神经出颏孔，另一支仍在下颌管中前行，称为切牙支，形成下牙丛和较小的下唇支，支配下唇部的感觉。颏神经末梢分布于下唇及相应的口角至中线的牙龈。耳颞神经分出耳支和颞支，分布于颞区和头皮的外侧皮肤，走行中也发出小分支到外耳道、鼓膜、耳屏、耳郭上部、颞下颌关节、腮腺以及颞顶部的皮肤（图 2-2-1-3）。此外，还有分支支配汗腺分泌、小血管运动和腮腺分泌功能。

## 二、治疗

原发性三叉神经痛的治疗目的主要是解除疼痛，继发性三叉神经痛治疗主要是对因治疗，这里重点

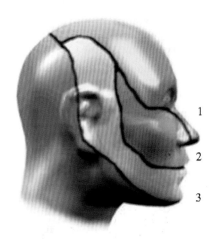

图 2-2-1-3　三叉神经三大支与皮肤分布区

论述原发性三叉神经痛的治疗，大体可分为三类。

1. 药物治疗：主要指的是抗癫痫药物治疗，是三叉神经痛的基本治疗方法。它既是初发三叉神经痛患者的首选方法，也是必要的鉴别诊断手段。但是，由于长期用药后逐渐增加的耐药性，控制疼痛的药量也逐渐增大，最终会因为难以耐受药物的不良反应，而被迫转求其他治疗方法。

（1）卡马西平：常为首选，该药治疗机制在于对三叉神经脊束核及丘脑中央内侧核部位的突触传导有显著的抑制作用。可使70%以上的患者完全止痛，此药需长期使用才能维持疗效，但大约1/3的患者不能耐受其嗜睡、眩晕、消化道不适等不良反应，停药后疼痛多复发。

（2）苯妥英钠：可抑制三叉神经痛的癫痫样放电，疗效不如卡马西平。

（3）其他：普瑞巴林（Pregabalin），该药是一种新型 γ-氨基丁酸（GABA）受体激动剂，能阻断电压依赖性钙通道，减少神经递质的释放，临床主要用于治疗外周神经痛以及辅助性治疗局限性部分癫痫发作。

2. 去除病因治疗：主要指的是三叉神经显微血管减压术（microvescular decompression，MVD），三叉神经显微血管减压术是原发性三叉神经痛首选的手术方法，也是目前唯一能够根治三叉神经痛的手术。

（1）发展历史：1934年Dandy报道了三叉神经痛患者小脑脑桥脚的解剖和异常，未用手术显微镜的条件下，发现血管压迫神经根占44.7%，肿瘤占5.6%，许多学者后续报道了三叉神经解剖学研究和临床治疗经验，1966年美国Jennatta教授在前人研究基础上，发展和完善了显微血管减压术，并在面肌痉挛、三叉神经痛、舌咽神经痛等疾病治疗上进行了广泛应用。

（2）减压术的基本原理：是对责任血管和神经的粘连进行分离，两者之间置入减压材料，如Teflon棉垫，可能的责任动脉为小脑上动脉、小脑下前动脉、小脑下后动脉、脑桥横静脉等。术前行磁共振体层成像脑血管显影术（MRTA）发现神经根附近有血管和神经密切接触者疗效最佳。

（3）适应证：原发性三叉神经痛患者，伴有面肌抽搐（痉挛）者，不愿遗留面部麻木者，年龄在65岁以下，全身重要脏器无严重疾病且全身情况良好者。本术式的优点在于患者颜面部感觉功能得以保留，但是手术存在脑脊液漏、脑神经损伤，甚至死亡的严重并发症，也存在一定的复发率（图2-2-1-4A、图2-2-1-4B）。

3. 神经阻断：也称为神经毁损，指的是采用物理或化学性方法破坏三叉神经周围支、神经干、神经节使治疗部位神经组织发生坏死以达到止痛的方法。

（1）非破坏性阻断（Non-destructive block）：即神经封闭，是治疗三叉神经痛常用的有效方法，此外，也可用于可疑三叉神经痛患者的诊断性治疗，除少数可获得长期的镇痛效果外，很少有患者镇痛期超过1年。

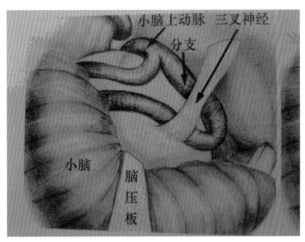

图 2-2-1-4A　血管压迫模式

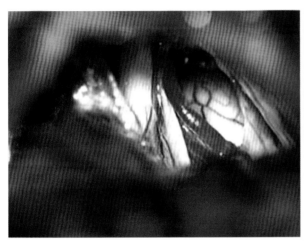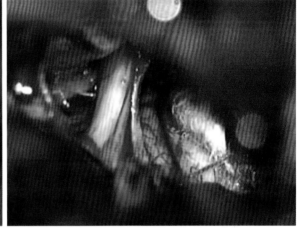

图 2-2-1-4B　血管减压术前后对比

（2）化学破坏性阻断：指用某种化学药物（如无水酒精或甘油）直接注射于受累的三叉神经周围支、神经干，使注射部神经组织发生凝固性坏死，从而达到治疗目的，且经济实惠。但注射药物容易流动对神经毁损范围可控性较差，容易发生神经炎或其他组织破坏的并发症。仅用于外周神经阻滞且容易疼痛复发，逐渐被能精确定位的射频消融方法替代。

1）无水乙醇注射：应用无水乙醇注射法包括经皮三叉神经外周支注射法。适用于老年体弱难以耐受较大手术的患者。当无水乙醇注射到三叉神经周围支神经组织上，神经髓脂发生溶解，并凝固神经纤维的蛋白结构，造成神经纤维的远端变性，是一种经济方便的方法，一般注射后数分钟患者出现疼痛明显缓解。

2）亚甲蓝注射：亚甲蓝本身系氧化剂，一种鸟苷酸环化酶抑制剂，并不是一种神经毁损药物，对神经造成的损害具有可逆性，机制在于可通过影响脊髓内的一氧化氮/环鸟核糖单磷酸盐系统（NO-cGMP）的兴奋性，起到阻断痛觉传导的作用。一般联合甘油或布比卡因使用，很少单独应用。

3）甘油注射：无水甘油注射法是 20 世纪 70 年代，瑞典医生尝试伽马刀治疗三叉神经痛，穿刺三叉神经节 Meckel 氏囊后甘油造影定位，无意中发现患者疼痛消失，Hankanson 率先使用此技术治疗三叉神经痛获得一定的效果。但关于其治疗机制目前仍有较大的争议，尚无市场正式销售的制剂。甘油可能是通过对粗无髓纤维的损害，影响了疼痛的触发机制，减少引起三叉神经痛的冲动传导，多数在治疗 10~20min 后起效。

4）阿霉素注射：阿霉素属于蒽环类抗肿瘤药物，它能干扰 DNA 复制，抑制 RNA 合成，具有轴浆逆流特性，可由外周神经干或神经末梢经轴突逆行向上转运到三叉神经节细胞，能使感觉神经元发生永久性毁损。临床上使用阿霉素治疗三叉神经痛主要就是利用其轴浆逆流特性和细胞毒性作用，感觉神经元在1周内经历亚急性变性，注射后起效较慢。

（3）机械性切断术（Mechanical blocking）：是指用器械的力学直接将三叉神经周围支、后根以及三叉神经脊髓束进行离断破坏，阻断疼痛传导而达到镇痛的治疗方法。

1）三叉神经周围支切断术（Peripheral branch of trigeminal nerve transection）：是常用的手术方法之一，将三叉神经周围支的末端切断并撕脱一部分，使该神经分布区域感觉消失达到止痛目的。此种手术操作简单，并发症少，但易于复发，适用于年龄较大、不能耐受更彻底的开颅微血管减压手术，且疼痛范围较为局限的患者。包括以下几种手术类型：①眶上神经切断术：适用于三叉神经第1支痛局限于额头疼痛者。②眶下神经切断术：适用于三叉神经痛第2支痛局限于上唇部位疼痛者。③经眶底三叉神经第2支切断术：适用于疼痛发作于面颊部、眶下、眶旁、鼻下部、上颌牙和牙龈、口腔前庭黏膜等三叉神经第2支分布区域的患者。④下牙槽神经切断术：适用于治疗三叉神经第3支痛下牙龈及相应面部疼痛者。

2）三叉神经感觉根切断术：是神经外科最常用的手术镇痛方法之一。其作用原理是切断三叉神经的感觉根，使刺激冲动不能向上传导而镇痛。根据不同部位的手术入路及方法有以下几种：①经颞入路三叉神经感觉根切断术（Spliller-Frazier手术）：1901年Spliller首先提出，适用于三叉神经疼痛限于第2、3支痛为主（图2-2-1-5）。②经枕下入路三叉神经感觉根切断术：1925年由Dandy首次应用获得成功，适用于年纪较轻的三叉神经所有分支的疼痛，尤其疑有脑桥小脑角的继发性病变，如肿瘤等患者。③耳后小切口三叉神经感觉根切断术：我国学者刘学宽对Dandy的术式进行改良而成，提高了手术安全性。④迷路后入路三叉神经感觉根切断术：适应证与Dandy手术相同。

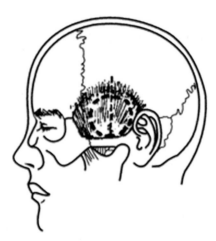

图2-2-1-5 经颞入路三叉神经后根切断术

以上四种手术方法至今仍被广泛应用，短期疗效较好，但是复发率较高，同时容易出现颅内出血、面瘫等多种严重并发症，因此逐渐被更为安全可靠的方法所取代。

3）三叉神经脊束切断术：为Sjoqvist在1936年首先报道。其解剖生理基础是三叉神经三个分支的痛、温及部分触觉纤维均通过三叉神经脊束，终止于三叉神经脊束核的尾侧亚核。当三叉神经脊束下行经过延髓下段时，位于延髓脊束外侧的表浅部位。在延髓切断三叉神经脊束可以治疗三叉神经痛，最大的优点是触觉不受影响，不影响运动支。术后不产生营养性角膜炎，食物不会残留颊部。适应证包括双侧三叉神经痛，疼痛对侧失明者，伴有眼支疼痛者，因癌肿影响到第Ⅴ、Ⅸ、Ⅹ对脑神经及中间神经者。但手术存在一定的风险，同时可引起中间神经、舌咽神经和迷走神经分布区域的痛温觉障碍。

（4）物理性阻断：主要指用温度或压力使三叉神经细胞或纤维变性，阻断神经冲动传导的镇痛治疗方法。现在主要有射频热消融治疗（Radiofrequency thermocoagulation）和经皮穿刺微球囊压迫治疗。

1）三叉神经节射频镇痛治疗：射频消融这种微创伤性神经毁损疗法最早用于三叉神经痛，是利用可控温度作用于神经节、神经干和神经根等部位，使其蛋白质凝固变性，使得神经膜电位短路、消失，使整个神经不能产生去极化，该神经感觉冲动也即无法产生，从而达到止痛目的。由于三叉神经节是发出三叉神经根及支的发源部位，毁损了神经节就能中断神经根的异常冲动向中枢发放，现代影像技术能引导很小的射频电极进入神经节进行选择性消融治疗或脉冲射频治疗，具有一次性镇痛疗效达 95%，而复发后容易再重复治疗的优点。克服了三叉神经外周支毁损容易复发甚至麻木与疼痛同时存在和三叉神经根毁损治疗因为靠近脑桥具有风险较大和疼痛复发后不容易再次治疗的缺陷。三叉神经节射频消融治疗成为现代三叉神经痛疗效最确切，维持时间最长的镇痛技术。传导痛觉的无髓鞘细纤维在 70~75℃ 时就发生变性，而传导触觉的有髓鞘粗纤维能耐受更高的温度，射频技术能利用不同神经纤维对温度耐受的差异性，有选择性地破坏三叉神经节内传导面部痛觉的细纤维，而保存对热力抵抗力较大的传导触觉的粗纤维。因此，利用温控射频热凝技术，可选择性控制性破坏感觉神经的痛觉纤维而相对保存触觉纤维和运动纤维，达到既可以解除疼痛又可部分或全部保留触觉及运动的目的，提高了患者的生活质量。

目前，三叉神经节射频镇痛技术在临床疼痛治疗领域发展很快，疗效确实可用于三叉神经第 1~3 支的疼痛，成为治疗三叉神经痛的经典技术。射频镇痛技术适用于特别是年老体弱及多病的患者，目前尚无死亡的病例报道，并发展到几乎所有神经痛的治疗。射频镇痛虽然复发率较高，但由于操作方便，可重复实施，绝大部分能达到满意镇痛的目的。而乙醇等化学毁损术潜在药物流动的并发症，治疗三叉神经痛仅限于外周支，以及特殊的癌痛的外周神经痛。射频消融治疗三叉神经痛详看本章的第二节。

　　2）经皮穿刺微球囊压迫治疗：经皮穿刺微球囊压迫三叉神经节是一种治疗原发性三叉神经痛的组织介入的方法，此方法为 Mullan 和 Lichtor 于 1983 年发明，具体方法是经皮穿刺卵圆孔，将 Fogarty 血栓切除球囊导管置入 Meckel 腔（图 2-2-1-6），行神经节的微球囊加压，通过外压力改变三叉神经节的解剖位置，并降低了感觉神经的敏感性。神经节经过球囊压迫之后，会出现序列性的神经组织学改变，对于大的有髓神经纤维选择性地受到破坏、脱髓鞘。压迫对于小的有髓神经纤维及无髓神经纤维不产生明显作用（图2-2-1-7）。但本法可引起很多并发症，包括面部感觉减退、感觉迟钝、咀嚼肌无力、角膜感觉缺失、展神经麻痹、滑车神经麻痹等，对术者技术水平要求较高，同时存在一定程度的复发率，10 年有效率为 70% 左右。

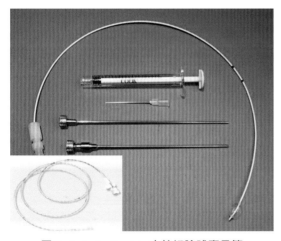

图 2-2-1-6　Fogarty 血栓切除球囊导管

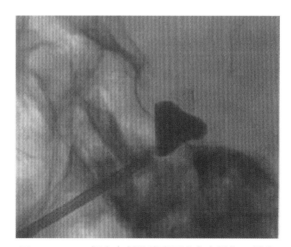

图 2-2-1-7　经皮穿刺微球囊压迫术中侧位 X 线片

　　（5）放射科治疗：包括伽玛刀治疗和赛博刀治疗。

　　1）原发性三叉神经痛的伽玛刀治疗：伽玛刀又称立体定向伽玛射线放射治疗系统，是一种融合现代计算机技术、立体定向技术和外科技术于一体的治疗性设备，它将钴-60 发出的伽玛射线几何聚焦，集中射于病灶，一次性、致死性地摧毁靶点内的组织，而射线经过人体正常组织几乎无伤害，并且剂量锐减。治疗三叉神经痛的确切机制还不明确，并不单纯为三叉神经放射性毁损，因为经过治疗的患者疼痛缓解病程长短不一，可能是放射能量功能性地阻断了神经信号的"短路"传递，但不影响正常的突触传递，同时可使异常接触结构的体积回缩，并改变神经伪突触分子孔道的结构。1953年瑞典医生LarsLecsell使用立体定向X线束治疗原发性三叉神经痛获得成功，20世纪90年代随着立体定向放射外科设备的改进和神经影像技术的发展，原发性三叉神经痛的伽马刀治疗才真正开始应用，适应证主要为原发性三叉神经痛，经保守治疗无效且不能接受手术者，其有效率高达90%，完全无痛率可达75%。起效时间多为1~2个月，同时存在10%左右无效率，长期复发率有待观察，结合我国国情，治疗费用也是影响其推广的一个原因。

2）三叉神经痛的赛博刀（Cyberknife）治疗：1988年，从事放射外科治疗与研究的医生JohnAdler提出了影像引导无框架立体定向放射外科的概念（image-guided framelesss tereotacticradio surgery），1992年Adler及同事研制出最原始的无框架立体定向放射外科治疗设备，即赛博刀的雏形，是新一代4D放射外科设备，1994年赛博刀开始治疗脑转移瘤患者。之后赛博刀得到了不断的改进和完善，1999年美国FDA正式批准赛博刀放射外科治疗系统（Image-guided Cyberknife Radiosurgery/Radiotherapy System）用于治疗头部疾病，2001年美国FDA批准赛博刀用于治疗全身肿瘤及三叉神经痛，我国于2007年由吴承远教授最先引进，获得满意效果，但长期疗效还有待时间的检验。

（6）三叉神经痛电刺激治疗：目前已有脊髓电刺激和脑刺激初步报告应用到了三叉神经痛的治疗中。

1）脊髓电刺激疗法（spinal cord stimulation，SCS）：脊髓电刺激疗法是采用脉冲电流刺激临近脊髓以达到减轻疼痛的技术，将电极植入脊柱椎管内硬膜外腔，经造影证实其确切位置后，在神经通路上制造电场以产生感觉异常区域，以脉冲电流刺激脊髓神经治疗疾病的方法（图2-2-1-8）。这一技术始于1965年Melzack和Wall提出疼痛的门控理论开始应用于临床。SCS的神经生理学机制目前尚不完全清楚，最初认为SCS治疗疼痛的机制是对脊髓的刺激，现在认为主要是局部效应和脊髓上位效应，并与背角中间神经元和神经化学机制有关。SCS的主要适应证包括：其他方法治疗无效的、不能或不宜手术治疗的腰背痛，颈椎手术失败者，四肢神经痛综合征，双侧脊神经根疼痛综合征，不能立即手术的顽固性心绞痛者，肢体缺血性疾病者等。

美国学者发现SCS通过在颈椎植入电极，刺激三叉神经脊束核的尾侧亚核，可使部分三叉神经痛患者缓解疼痛，同时并不损害患者三叉神经的正常感觉和运动神经功能，是一种新的治疗途径，远期疗效还有待进一步观察。因费用较高，而且存在神经损伤、绝缘体折断等多种并发症，通常不作为首选的治疗方法（图2-2-1-9）。

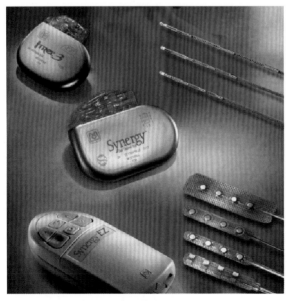

图2-2-1-8　脊髓电刺激治疗系统组成

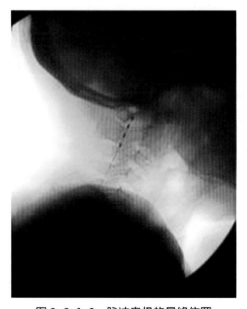

图2-2-1-9　脉冲电极的最终位置

2）运动皮质区刺激（motor cortex stimulation，MCS）和深部脑刺激（Deep brain stimulation，DBS）：1991 年，Tsubokawa 医生首先报道了反复的运动皮质区刺激成功应用于难治性三叉神经痛的治疗。后续的报道进一步证实了 MCS 在三叉神经痛治疗中的作用，75%～100%的患者在接受功能电刺激后疼痛明显缓解（图 2-2-1-10）。另一方面，深部脑刺激于 1997 年便应用到了疼痛治疗中，Franzini 医生最初报道了 DBS 在三叉神经痛上的应用，患者接受 DBS 治疗后，疼痛的频率和强度都显著地降低（图 2-2-1-11）。下丘脑后部在调节疼痛行为有关的神经传递过程中意义重大，因此常作为脑深部刺激治疗疼痛的主要靶点。直接针对下丘脑后部的电刺激在治疗如丛集性头痛中易收到良好效果。

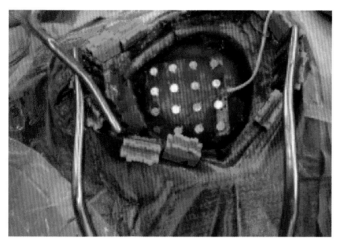

图 2-2-1-10　运动皮层刺激图

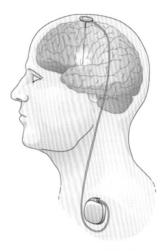

图 2-2-1-11　深部脑刺激

4. 保守治疗：包括针灸、理疗、间动电流等，镇痛机制是神经反馈性，仅作为初发者首选疗法。优点是经济、方便、较安全，缺点是常常复发，对顽固性疼痛患者疗效不佳。

（于海弛　郑拥军　卢振和）

# 第二节　三叉神经节射频治疗

## 一、概述

1935 年，Kirschner 率先采用直流电电凝三叉神经节治疗三叉神经痛，后因并发症多而放弃。1974 年 Sweet 和 Nugent 开始用射频电流经皮温控热凝三叉神经节技术治疗三叉神经痛，取得了满意的治疗效果，在临床上沿用至今。1983 年王忠诚等开始报道应用该技术，之后临床报道逐渐增多。近年来，影像医学、射频技术和计算机技术的发展，为影像介入引导下包括"C"型臂 X 射线机、计算机断层扫描（CT）、磁共振成像（MRI）、数字减影造影（DSA）等，为准确地微创治疗三叉神经痛提供了条件，射频热凝毁损术已成为治疗三叉神经痛的重要方法。射频温控热凝治疗的近期效果非常好，96%以上的患者治疗后可达到疼痛消失，复发后经再次射频治疗有效。复发率与热凝的范围与程度有关，热凝的面积越小，程度越轻即保留的范围越多，复发率就越高。有报道在 1 年内复发率中，轻微感觉缺失的患者为 55%，明显感觉缺失患者为 25%。吴承远等报道的 1860 例治疗结果中有效率为 96.3%，8 个月至 2 年远期随访 1 052 例，1 年复发率为 11.1%，2 年复发率为 24.8%，无严重并发症发生。文献荟萃分析表明，患者近期都能达到疼痛消失，5 年内的复发率为 25%～55%。早期出现的三叉神经区域感觉减退以及可逆的咀嚼肌轻瘫是正常的，80%的感觉障碍会消失，但有 5%的患者存留令人不愉快的感觉缺失或者减退。

**【有关解剖】**

　　人体全身体表的感觉神经支配即痛觉感受的责任神经很清晰，面部是三叉神经管理，其一级神经元构成三叉神经节，神经节细胞的周围突组成三叉神经分支，接受头面部皮肤及眼、口、鼻腔黏膜的痛觉，中枢突组成三叉神经根上传入脑桥及上颈脊髓的三叉神经脊束核，再传入丘脑腹后内侧核的第三级神经元，辐射到达中央后回下部的脑皮质感觉中枢。

　　1. 三叉神经节：如同脊神经节一样，三叉神经节是假单极神经元，是外周三叉神经支信号传入及中枢侧三叉神经根信号输出的母体。三大分支分别为眼神经、上颌神经和下颌神经，所以毁损了三叉神经节能快速并较长时间地缓解三叉神经痛。三叉神经节呈弯弧状所以又称为半月神经节，在颅底位于颅中窝的内侧面及卵圆孔的内后上方，约150～250mm宽。三叉神经节的周围包裹有Meckel腔的硬膜囊，内侧毗邻海绵窦和颈内静脉。三叉神经外周支穿出颅底的途径是，第一支眼神经的末端从眶上裂穿出形成眶上神经，第二支上颌神经从圆孔出颅和第三支下颌神经从卵圆孔穿出（图2-2-2-1）。

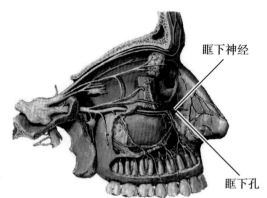

图2-2-2-1　半月节示意图

　　2. 卵圆孔的解剖和定位：卵圆孔位于蝶骨大翼的后部，大多数在蝶骨翼突外侧板后缘的后侧或后内侧，三叉神经节分出的第3支从卵圆孔穿出（图2-2-2-2）。卵圆孔口直径5～10mm，孔道长度5～8mm。从透视影像角度看，进行前路穿刺三叉神经节射频毁损时，卵圆孔最内侧是三叉神经的第1分支，中央部分是第2分支，外侧部分是第3分支（图2-2-2-3）。在进入卵圆孔和Meckel腔深部的末端时，应注意第3分支最为表浅，第2分支居中，第1分支最深。在一组1284个国人颅骨卵圆孔及其周围结构的观察与测量结果表明，卵圆孔的长径最小者为4mm，最大者为13mm（左侧平均为6.4mm，右侧为6.6mm），6～8mm者占80%。卵圆孔的短径最小为1mm，最大为7.5mm，平均为3.2mm，3～4mm者占86%，<2mm者占2.8%。卵圆孔为圆形或类圆形者占6.8%。卵圆孔与翼突外侧板后缘根部延长线一致者占48.4%。卵圆孔外口向前外倾斜占94.2%，向后内倾斜占5.8%（穿刺不易成功）。卵圆孔与棘孔相合为一者占1.8%，与颞岩裂相合为一者占1.9%，三者相合为一者有6例。

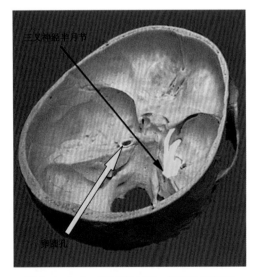

图2-2-2-2　颅骨底内面，黄箭头所指是左侧卵圆孔，右侧是三叉神经节及分支出孔的位置

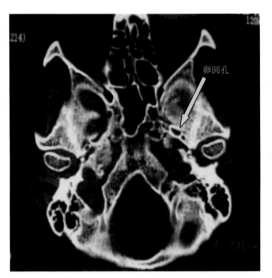

图2-2-2-3　X射线颅底外，箭头所指是卵圆孔，外下方是棘孔

**【射频适应证与禁忌证】**

1. 适应证：

（1）诊断明确：

1）面部癫痫样神经痛：局部的剧烈疼痛，表现为阵发性的放射状痛、阵发性针刺样痛、闪电样痛、刀割样痛、烧灼样痛，有扳机点，严重影响生活，包括颌面部恶性肿瘤的疼痛。

2）抗癫痫药效果欠佳：卡马西平有镇痛作用，但效果逐渐减弱。或长期服用较大剂量的卡马西平或和苯妥英钠，疼痛控制不满意或不良反应不能耐受的患者。

3）不适合外科手术：年老体弱，或不愿接受手术治疗的三叉神经痛患者。尤其是具有开颅手术禁忌的老弱及慢性病患者。

4）术后复发者：温控射频热凝术治疗后复发，或外科手术后复发者。

5）头 MRI 排除继发性因素：明确排除穿刺途中颅内或颅底的占位性病变。

6）体格检查有或没有阳性体征：在疼痛发作的间歇期无阳性体征，发作期可在皮肤、黏膜上有超敏痛样的扳机点。患者身体状态可安全接受治疗。

7）诊断性阻滞试验阳性：行疼痛相关的三叉神经外周支神经上诊断性局麻药阻滞，疼痛区的皮肤麻木期间疼痛缓解>50％。

（2）患者与家属理解并同意。

1）理解及接受该治疗仅为镇痛的目的：良好的镇痛效果有利于改善患者的生活质量，但并不能根治其病因，故会复发并需定期反复地补充神经射频毁损治疗。

2）理解并愿意承担微创治疗的风险。

2. 禁忌证：

（1）病情不适宜微创治疗。

1）血液检查明显不正常：血常规中白细胞及中性粒细胞升高明显并血沉及 C 反应蛋白升高；凝血功能严重异常，有出血倾向或正行长效抗凝药物治疗未替换者。

2）全身状况不稳定：严重心、脑、肺功能疾病，急性衰竭者或不稳定者。

3）严重代谢紊乱：尤其是低血钾者或高血糖酮中毒者。

4）治疗部位不安全：穿刺部位或路径上有感染或肿瘤病灶者。

（2）患者或家属不配合。

1）患者不能沟通，坚决抵触治疗者或精神状况不稳定者。如果语言不通无法交流但愿意合作者为相对禁忌证，需患者与家属理解射频术中需测试肢体动作反应来判断射频效果。所以不能良好沟通者会存在非疼痛神经消融毁损或病变神经面积不足、镇痛效果不佳的风险。

2）患者或家属不理解或者对该治疗有意见分歧者，可推荐进行伽玛刀的放射治疗镇痛。

3）没有签署知情同意书。

**【注意事项】**

1. 老年患者：三叉神经痛多见于老年人，其机体退变与血管硬化、全身器官的功能及应激功能较差有关，加之对射频治疗的惧怕心理，在手术应激状态下可能发生各种并发症。因此，对于已有心血管疾病的老年人，要充分做好射频治疗前的准备工作，避免或减少严重并发症的产生。

2. 合并心脑血管病：原发三叉神经痛的病理生理基础就是血管变异加硬化。剧烈的疼痛更加重了动脉硬化的心脑并发症，所以三叉神经痛的患者绝大部分合并心脑血管的疾病。要做好患者围术期的监测工作，术前应详细了解病情，针对不同病种酌情处理，术前应了解患者的心功能状态、长期用药、有否用抗凝剂或安装心脏起搏器等。术中专人密切心电监护，如果出现室性二联律或三联律、频发性室性早搏、多源性室性早搏、RonT 现象、完全性房室传导阻滞等应立即停止手术。术中如出现室上性心动过速、房颤、房扑应立即用药处理。准备好静脉快速降压药，一旦血压升高需立即给药，控制血压在

170/95mmHg 以下。术后 3 天内是手术应激反应期也常发生心脑血管意外，还需严密观察及时处理，主张继续给予疏通血管的治疗。

3. 影像引导下穿刺：提高穿刺准确性是规避并发症的主要途径，目前尚未有 X 射线或 CT 引导下射频热凝毁损术发生死亡的报道。射频的毁损灶只有 5mm，所以射频镇痛治疗三叉神经痛的关键在于穿刺针能准确地到达三叉神经节。虽然可用电刺激证明针尖位置，但需首先让针尖到达神经的附近。三叉神经位置所处的颅底解剖较复杂，容易存在误伤其他重要神经或血管的危险。现代医疗主张深部的穿刺性均需在影像引导下进行，浅表神经穿刺可在 B 超引导下，所以三叉神经节射频治疗应在 X 射线或 CT 引导下进行，以尽量保护患者安全。针尖到达预定的正常位置后，再启动电生理监测微调针尖位置、限定毁损区域和判断毁损程度。

**【常见并发症防治】**

医生要掌握三叉神经节射频镇痛后的并发症相关知识，做好术前、后的防治和患者及家属的工作。

1. 面部感觉减退和麻木：三叉神经节射频毁损术后必会发生不同程度的面部感觉减退和麻木。操作者须术前向患者交代清楚，包括首次治疗前的诊断性阻滞体验，让患者能理解为治疗后的正常反应。

2. 咀嚼无力或张口受限：射频热凝毁损了有关三叉神经第 3 支伴行的运动纤维，一般 3~6 个月会恢复。医生需术前向患者交代清楚，术后注意进食软食物和以健侧咀嚼为主，防止口腔黏膜咬伤，以及术后 3 个月内肌力恢复之前的咀嚼肌力的锻炼。

3. 角膜反射迟钝：是三叉神经节第 1 支射频热凝术的常见并发症。需注意术后的角膜保护，有些术者报道了术后发生麻痹性角膜溃疡，提出三叉神经节的眼支射频是禁忌证。作者团队学习国际先进经验并总结了 2003 年以来所施行的三叉神经节第 1 支射频热凝镇痛病例 300 多例，术后至今未发生角膜溃疡病例。防治三叉神经第 1 支术后角膜溃疡的经验有以下两种。

（1）术后角膜溃疡的主要原因：分析术后角膜反射消失或减退后：①容易导致部分患者因内眦的轻微异感（滑车神经支配，未毁损）时自己用力搓擦而损伤角膜；②外来异物进入眼内不被察觉，当异物存留时间较长时致感染。

（2）有效防治角膜溃疡的关键措施：改革了三叉神经射频术后护理常规。①重视了患者教育，包括眼有异感是正常反应，不准自己用手擦。因这种痒感本来就是正常感觉，仅是在角膜麻木了的时候突出了的感受并不疼痛，患者理解后完全能很好适应甚至忽略。②不到空气污染或风尘大的环境，室外活动时佩戴平光眼镜保护眼睛进入异物。③取消了每天检测角膜反射的传统护理措施，我们发现术中角膜反射已消失了，术后再反复检查时很容易损伤角膜。④取消了缝合眼睑或角膜裂隙灯检查的传统主张。因为执行了以上四项措施，我科没有发生半月节第 1 支射频镇痛术后的角膜溃疡并发症。

4. 视力减退、复视：多由于射频治疗操作中的盲穿，或穿刺方向偏内、偏深误伤视神经引起视力减退、误伤动眼神经或滑车神经引起复视等。不排除患者存在神经变异而在正常操作中引起损伤的可能性。作者团队施行 X 射线影像引导下穿刺治疗三叉神经半月节镇痛 17 年来，基本不发生此类并发症。

5. 口角流涎：是三叉神经第 3 支射频毁损后皮肤触觉缺失和咀嚼肌无力，口内涎积存流出而不能察觉，与脑血管意外或面神经问题的肌肉瘫痪机制不同。教育患者这是正常的不良反应，当神经逐渐再生长后此现象就消失。术后带个小镜子与小纸巾，或用手机功能经常照照面部及时擦拭即可。预防方法是三叉神经节射频毁损的程度不要过深，最合适的神经毁损是痛觉消失但保留触觉以预防面部全部触觉消失的不良反应。20 世纪 90 年代以来，不少国内外疼痛科专家主张三叉神经节射频镇痛中，注意保留面部触觉以提高患者生活质量。虽然这样的毁损程度术后有 1~2 周才能停用术前镇痛药，但镇痛效果能保持 3 年左右，疼痛复发后可以重复进行射频治疗。

6. 术区后患异感：极少数患者的面部术前剧痛消失后，出现面部异样不适如窜跳感、针刺感或虫咬感。这些是感觉神经损伤后的交感神经紊乱反应即中枢敏化表现，文献报道的发生率大约为 3%。严重者可口服普瑞巴林、加巴喷丁或阿米替林等调节神经镇痛药。

## 二、三叉神经节射频镇痛术

**【术前准备】**

1. 家属知情同意：治疗前需要向家属详细地交代治疗方法、预期效果和可能发生的并发症等问题。尤其需告知以取得其同意与配合。履行神经毁损术知情同意书的签字手续。

2. 关注患者情况：注意口腔、呼吸道、耳、眼的感染情况，以及血压、心电图、出凝血时间和水、电解质尤其是血钾等数据。

3. 足够的手术时间：预先安排有足够的治疗时间，至少2h以上以备神经有变异时能从容处理。

4. 准备射频仪器及套针：准备射频仪器及10cm长的相应数量的射频穿刺套针，有条件的时候应常规准备双极射频电偶电极，并多准备1~2根射频套针，防术中针尖穿透口腔黏膜时换针用。根据毁损目标神经准备针尖的非绝缘段也称为工作针尖段，凡涉及第3支时用10mm长工作针尖，仅第2支时用2mm长工作针尖，第1+2支时用5mm工作针尖。推荐弯针技术，有助于灵活调节针尖穿刺及扩大射频热凝的范围。如果是直针可在穿刺之前将其针尖的前裸露端向直面方向稍弯5°。因为射频范围是精确但有限的，三叉神经节中的神经位置容易有变异，所以在术前需备好双极射频，一旦单极射频消融效果不理想时，双极射频能弥补并提高整体效果。

5. 检查急救药物与仪器：常规需要多功能生命体征监测仪，麻醉药物以及加压人工呼吸供氧设施。强调需充分准备急救药及器械，包括静脉快速降低血压的药物如压宁定、硝酸甘油、硝普钠等，处理心律失常的药如阿托品、利多卡因等。

6. 执行核对制度：从病房、治疗室、穿刺前及治疗后，均需认真执行三核对制度，极力避免治疗部位的错误。

7. 体位：患者仰卧在"C"型臂X射线透视机检查台上，肩后垫小枕使颈后伸和下颌抬高，用宽胶布固定额头，四肢用约束带固定。

8. 监测生命体征：需有专人监测患者的生命体征，包括鼻导管高流量4L/mim吸氧，连续监测心电图、血氧饱和度与血压。

9. 无菌操作：三叉神经节射频时，针尖已进入了颅内，注意遵守治疗环境、器械、布类、消毒铺巾、医生洗手、穿无菌衣等原则。消毒范围包括患者整个面部，下至胸壁乳头连线，将射频电偶电极的连接线交台下助手连接到射频仪的接口上。

10. 注意镇痛：三叉神经节射频因为穿刺针须从下颌神经中穿过，以及直接热凝神经，期间产生的疼痛非常剧烈，个别患者甚至难以忍受和完成治疗，所以必须充分镇痛。又因为现在的射频消融效果仍靠术中患者的自我体会并告知，我们推荐使用唤醒静脉麻醉。我们应用现代的静脉麻醉技术使患者在短效麻醉药下进行穿刺和全部的热凝毁损，在无重度痛的方式下接受此治疗技术过程。当疼痛复发时，患者才会再次来接受射频治疗。

**【唤醒静脉麻醉方法】**

（1）需要一位有麻醉资质的医生：负责监测、给药、处理高血压或心律失常。注意治疗的医生应该集中精力进行操作而不要包揽麻醉工作。一个人做射频操作的同时又要管理患者麻醉是不安全的。在监测生命体征平稳后和高流量鼻管吸氧，保证血氧饱和度高于96%的前提下，方可应用麻醉药。

（2）舒芬太尼基础镇痛：在摆放患者体位时就开始分次小量静脉注射舒芬太尼1~2μg/次，每次相隔5min以上，总量约4~8μg。

（3）长效局部麻醉：1%利多卡因+0.5%罗哌卡因充分浸润皮肤和皮下组织直到颅底组织。

（4）短效丙泊酚静脉麻醉：针尖进入卵圆孔前、首次射频加热前等强烈刺激前，快速静脉注射丙泊酚0.8~1.2mg/kg。一般注射单次丙泊酚后患者会在1min内入睡，5~10min内苏醒。苏醒后可进行神经刺激或射频镇痛效果的测试。

穿刺针推进或拔出的操作可引起患者非常疼痛，最好能再静脉注射1次丙泊酚，以使患者不觉得疼痛。

**【穿刺操作方法】**

三叉神经节阻滞的穿刺途径有侧面入路法和前侧面入路法，较多采用前侧面入路法。颅底重要孔隙较多，原则上需要"C"型臂X射线或CT引导下进行穿刺，尽量保证安全。

1. 前侧面穿刺入路法：也称为Hartel前入路法，在临床上最常用。前侧面入路法的主要标志为正视位的瞳孔及颧弓中点，颧弓中点相当于颞骨的颧结节的前方，刺入点是在冠突前方，正对第2磨牙处。

（1）确认卵圆孔：

1）调节"C"型臂：取颅底颞骨斜透视位，投照器对着颧骨下边的方向并向患侧旋转15°~25°，调节到能清楚地看见卵圆孔的图像，一般位于最后磨牙根部与下颌骨切迹的连线上。将卵圆孔调节到恰好在下颌骨上1/3交界水平处的内侧（图2-2-3）。"C"型臂透视下，球管向头端倾斜约15°~25°，同时向健侧倾斜15°~25°，显示卵圆孔（图2-2-2-4）。

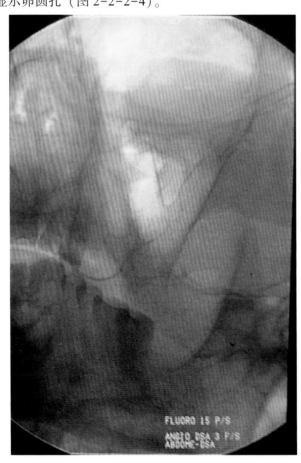

图2-2-2-4　X射线前外下斜位透视显示卵圆孔

2）如果不能清楚辨认卵圆孔时，再将X射线投照仪向尾侧倾斜直至从患者的颞骨底下对向颅底，即取颅底颞骨抬高透视位，辨认卵圆孔和破裂孔、颈静脉孔的关系。再操纵投照仪将卵圆孔逐渐调节到下颌弓内侧中上1/3处，记录X线球管角度的数值。

3）标志皮肤穿刺点：X射线下确认卵圆孔后，患侧唇旁对准卵圆孔开口处放置的脸上贴定位或金属标志物，大约为口角外2cm处向下1cm左右，相当于第二磨牙处。原则上卵圆孔的中央适合第2支和第3支的联合毁损治疗，但第1支的进针点主张在口角外3cm即卵圆孔的外侧使电极针能斜向插到卵圆孔的内上侧部位。皮肤上用记号笔标志穿刺点。

（2）管状位穿刺：

1）向卵圆孔穿刺：静脉麻醉加局部麻醉后，射频针对着卵圆孔并同时与X射线投照光束中心平行推进，可连续透视下引导穿刺或间断透视下每次推进 3cm 左右，不断调整修改针尖方向。原则上进针的方向要与 X 射线投照器平行，医生准确地让穿刺针跟着 X 射线投照的方向到达靶点，减少患者在穿刺中的不适感和创伤（图 2-2-2-5A、图 2-2-2-5B、图 2-2-2-5C）。

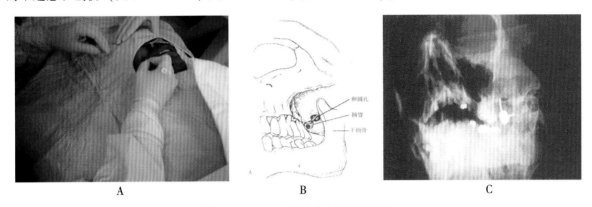

**图 2-2-2-5　穿刺方向与卵圆孔平行**
A. 穿刺方向；B. 结构图；C. X 射线透视下射频针与投照方向平行

2）针尖方向：第 2 支和第 3 支联合毁损治疗时针尖到达卵圆孔中央，第 1 支治疗射频针到达卵圆孔的内侧，第 3 支毁损时射频针进入卵圆孔中央或稍外侧。

3）到达卵圆孔外口：射频针直接进入卵圆孔时会有一种从疏松皮下组织进入致密结缔组织和针尖似乎被致密组织吸住的感觉，清醒患者会诉疼痛或出现肢体疼痛反应。进行射频电刺激运动测试。此时应询问患者口腔是否有针，或术者伸手进入患者口内检查口颊内壁。发现有针杆或口角内血迹时应拔出针再更换一根新的射频针。

4）进入卵圆孔：将 X 射线球管转为侧位，从侧位 X 射线片上能辨认岩骨和斜坡影像，操作者在 EKG 监测下小心将针尖缓慢推进 0.6~1cm 直至接近岩骨突与斜坡线侧面看射频针接近相交点下 2mm（图 2-2-2-6）。

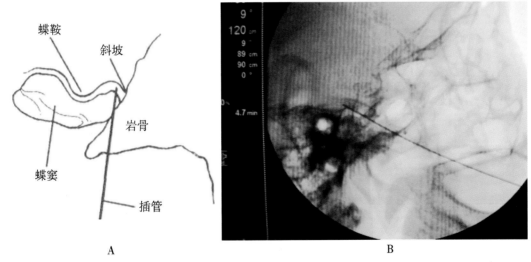

**图 2-2-2-6　侧位下射频针到达斜坡线**
A. 结构图；B. X 射线透视图

5）注意迷走反应：针尖一旦进入卵圆孔再往前推进要非常小心，患者会非常疼痛，常常突然发生心动过缓。如果是清醒的患者应静脉注射麻醉药，每分钟心率<70 次时应静脉注射阿托品 0.5mg。

6）针尖深度：侧位透视下以斜坡线为参照物，斜坡线是指颅中窝的斜坡骨左右侧缘重叠线。调节斜坡线标准位置的判断参考物为三个左右侧骨影的重叠：双侧颅底线、双耳郭、第一颈椎板。需注意人体结构常有变异，包括上述各骨的形态或位置，所以它是一个重要参考线但不必强求。

毁损第 3 分支时针尖进入斜坡和岩突骨线的连接线下 3mm，第 2 分支时针尖恰好位于斜坡线上，第 1 支时是斜坡和岩突骨线的连接线上 3mm，但不能超过该线 5mm。一般针尖在蝶鞍底下方 5~10mm 处进入神经节，最终的位置和定向因不同的靶分支而异。

如果把针芯拔出时可看到脑脊液缓慢滴出，表示已经穿过 Meckel 腔里的硬脊膜，这种现象是正常的，有些学者认为脑脊液可让热凝毁损更均匀。X 射线透视下针尖到位后，进行电刺激测试。

3. CT 定位引导穿刺法：

（1）体位：患者仰卧于 CT 床上，头后仰，监测生命体征，进行静脉镇痛操作。肩下垫枕，胶带固定额部，患侧唇旁的脸上贴定位或金属标志物。

（2）CT 定位：CT 扫描颅脑矢状位后，取冠状位扫描框的角度是鞍区下至第 3 上牙，层厚为鞍区下 2mm 至斜坡，CT 球管倾斜角度后行薄层扫描。在眦齿扫描层面中选择颅底卵圆孔最清楚的层面，在冠状位片上注意辨别卵圆孔，卵圆孔在颅底骨上稍靠内约 8mm 宽，内方是扁方形的斜坡骨。CT 扫描定位患侧卵圆孔口后，取与卵圆孔为直线的点为皮肤进针点（多在口角外约 2.5cm）（图 2-2-2-7~图 2-2-2-9）。

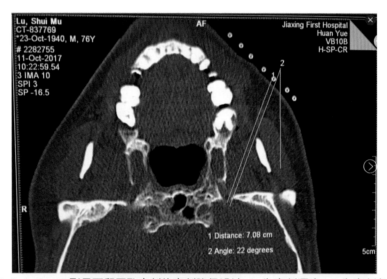

图 2-2-2-7 CT 引导下卵圆孔穿刺的穿刺路径设计（1 为穿刺深度，2 为穿刺角度）

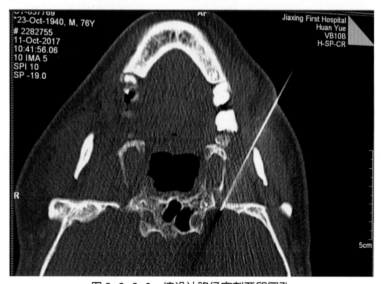

图 2-2-2-8 按设计路径穿刺至卵圆孔

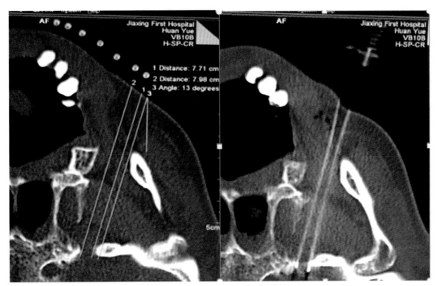

图 2-2-2-9　双极射频

　　微调节的原则是：第 2 支痛的射频消融时皮肤进针点与卵圆孔径的中点垂直，第 1 支痛的进针点稍向孔的外下方，使针尖能向着及靠近斜坡骨前进，第 3 支痛的进针点是在孔口稍内上方，针尖对着孔内口的外下方穿刺。测量该层面上卵圆孔与垂直相对应脸面上金属标志物的距离为穿刺深度，在面部该金属标记物上用笔做标记。

　　（3）穿刺：皮肤局部麻醉后，射频套针与切层面平行穿刺，约 3cm 深再扫描一次。皮肤及皮下局麻后穿刺针向卵圆孔方向前进约 3cm 并固定针杆，行间隙 CT 扫描，根据 CT 影像上显示的针尖位置与卵圆孔的偏差调整进针方向，引导调节针尖分次向卵圆孔前进，至卵圆孔外口时会出现下颌神经异感（图 2-2-2-10）。

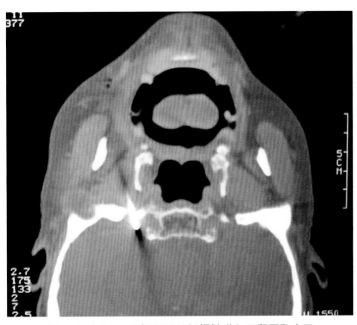

图 2-2-2-10　CT 扫描显示射频针进入了卵圆孔内口

　　临床实践显示，阻滞的范围大小和刺入卵圆孔内的深度具有直接关系，如需阻滞三叉神经第 2、3 支，深入 0.3cm 即可，若进入卵圆孔内 0.5cm，阻滞范围可扩大到第 1 支。刺入卵圆孔的动作不可以过猛、过深，一般认为不应超过 1~1.2cm。刺入卵圆孔过深有损伤血管，形成颅内血肿的危险。在穿刺针进入卵圆孔后应随时回吸，若有血液可将穿刺针轻轻推入 0.2cm 或退出少许，直到回吸无血为止。

**【射频热凝操作】**

1. 电刺激：当射频套针进入卵圆孔后的预定位置后，让患者从丙泊酚麻醉中清醒，进行有关的电刺激。

（1）异感：50Hz、低于0.5V的刺激，能产生明显的三叉神经分布区酸麻感觉。如果进行三叉神经第1分支或第2分支毁损时，最好能确认将被毁损的神经分支在2Hz、0.4~1.0V电刺激下没有产生咀嚼肌收缩。

（2）运动反应：第3分支是混合神经，毁损时理想的针尖位置是2Hz、0.3V左右的电流引起下颌感觉刺激和咀嚼肌运动收缩，此支毁损后将不可避免地发生不同程度的咀嚼无力。

（3）调节针尖位置：当0.5V以上没有诱发出有关神经刺激的疼痛或运动反应时，应根据影像学上显示，将针尖稍向后退或向上进1~2mm。

（4）电测试无反应：首先应将针尖后退1mm测试，直至退3mm都无反应者往前进2~3mm再测试。如果行第2支毁损但仅有或合并有第3支反应时应将针向前稍推进，如仅出现第1支反应则应稍往后退。均无阳性结果者需要重新按照进针前X射线的参数调节投照球管为前后斜位，清楚看到卵圆孔三叉神经根据穿刺针在孔中的位置和本次毁损目标的三叉神经分支关系。即三叉神经第1、2、3分支的正常排列分别是在孔的内侧、中间和外侧。也可退针重新评估穿刺角度，重新穿刺。Radionic公司专门设计有一种半月神经节射频的套针，套管穿刺到达斜坡和岩突连接线下2mm后，经套管针插入可上下调节深浅度的有弹性弯头的射频电偶电极，医生可操纵其向套针外侧各方向探测，避免了重新穿刺的麻烦。

2. 射频加温消融电刺激：一旦患者出现明显的沿着靶神经分支神经区域的酸麻感或异感，则可在此位置进行第一次毁损。加温前再静脉注射1次丙泊酚，使患者意识短暂消失。

（1）热凝温度选择：一般主张以65℃开始热凝，因为使用太高的射频温度会产生明显的手术后并发症。如果有潜在的多发硬化病的患者，第一次毁损的温度要<60℃。

（2）第1支消融：关键是每次稍微提高热凝的温度以增加神经毁损的程度，需额部的感觉明显减退而未消失，角膜反射仅仅非常轻微的减退即可。一般到达67℃和70℃后可各持续60s，超过72℃以后每次加温热凝30s后均让患者清醒，用小棉片检查角膜反射，争取确认额部皮肤麻木的前提下，角膜还保留部分感觉功能。

（3）第2、第3支消融：射频热凝时根据患者对脸部感觉保留的要求调节热凝温度，可加热至72~80℃，当到达目标温度后维持平台温度2~4min。如果部分位置的感觉麻木仍不理想时，可在加温热凝期间缓慢转动针尖，遇到明显疼痛时停下继续加温。

3. 脉冲射频：针尖到位并测试定位后，应用4~8Hz，20~30ms，调节电流至针尖温度为42℃或者45℃为止，加温时间为4~10min。脉冲射频时患者完全无痛苦，但临床发现仅对半年内的新发三叉神经痛有效，顽固剧烈的三叉神经痛患者主张高温消融以保证镇痛。

**【注意事项】**

1. 首先需辨认卵圆孔：辨认了卵圆孔是三叉神经节射频治疗的重要一步，不正确辨认卵圆孔可能导致穿刺失败，而且是重要并发症的主要原因，如果穿刺针太向上方，可能会把电极针穿刺到眶下裂，位置太靠后、靠内可能进入破裂孔，过后、过下则可能进入颈静脉孔或颈动脉管。我们总结了X线下辨认卵圆孔的规律，即在颅底X线照片上和术中调节X线患侧斜位时，90%以上的卵圆孔位于上颌骨第2磨牙与双侧颧弓（即上颌骨切迹）的连线上，岩骨的内上方、外下方有圆的小棘孔。当明确卵圆孔位置后，保持穿刺针始终与X射线投照仪中点的方向直接对着卵圆孔进针，可减少盲探进针引起的误穿并发症。

2. 中止操作：针孔的大量出血说明穿刺了大血管，要终止操作和及时处理。如果电刺激时有眼球转动异常或面部抽搐，就不能加温热凝，否则可能会破坏海绵窦或其他脑神经。

3. 避免温度过高：温度过高容易导致传入神经性痛即新的紊乱性神经痛。三叉神经射频镇痛的最佳境界是疼痛得到很好解除的同时，能保留充分的舌部、颊及面部的触觉、咀嚼肌力及角膜反射。

**【术后处理】**

1. 术后留院观察：本市患者可 1 天后出院，有特殊情况再回院。外地患者应观察 7 天，以及时发现与处理颅内其他神经损伤或颅内感染反应。

2. 渐停术前镇痛药：保留面部触觉者，80% 以上在治疗后原面部疼痛未完全消失，疼痛程度降低 30% 以上者其疼痛会随神经的变性而逐渐消失。原使用的卡马西平等镇痛药应继续服用，在完全不痛的前提下逐渐停药，在 2 周间逐渐减量停药。

3. 三叉神经第 1 支射频毁损后禁止刺激角膜：伴有角膜反射消失者，术后禁止再行角膜反射检查。应告知出行需戴平光眼镜，防异物进入引起角膜感染。少数患者有患眼内侧干燥异感症状是滑车上神经感觉，是正常反应，禁止用手擦拭。

4. 告知术后可能疼痛复发：术前应告知患者，术后极可能数年后神经会修复而出现疼痛，可行第二次射频毁损镇痛，操作与首次热凝治疗时同样的有效和安全。

**【并发症及其防治】**

1. 面部感觉障碍：90% 以上患者术后能达到高水平的疼痛缓解，但伴有皮肤感觉减退。少部分患者有皮肤麻木区持续的酸麻感或虫咬感，是神经破坏后的交感神经紊乱症状，应用抗抑郁药可缓解症状。有的患者在治疗结束后 1~2 周内患区有窜跳感，有的可持续很长时间；大多数患者治疗后可有不同程度的面部感觉障碍。治疗后大约 93.1% 患者面部有不同程度的麻木感。在治疗前，应耐心向患者及家属说明治疗的目的、方法和可能产生的不良反应。

2. 头晕、恶心、呕吐反应：注意鉴别是术中静脉麻醉药反应、术中头过后仰引起的颈椎病发作还是手术的应激性血管收缩导致短暂脑缺血反应。给予相应处理，数小时后可消失。

3. 术后头痛：静脉给予 20% 甘露醇 125~250mL，加地塞米松 5~10mg，2~4 天，减轻穿刺或热凝所波及的颅内其他神经的水肿反应。

4. 咀嚼困难：这是三叉神经运动根受侵犯引起的。患者表现为同侧咀嚼无力，牙齿咬合不紧，有些患者易发生颞下颌关节脱位，有些患者可出现张口困难。经数日或数月后恢复。本方法需取得患者配合，术后避免硬食。治疗前应讲清楚，在局部麻醉下施行此种治疗具有一定的痛苦，必须取得患者的理解和配合，并注意从 60℃ 开始缓慢加热，可减少突然高温所带来的痛苦。

5. 颅内出血：三叉神经节内侧邻近海绵窦和颈内动脉，穿刺不慎或进入卵圆孔过深易损伤而出血，严重者可形成颅内血肿，术后应及时处理。

6. 脑神经损害：第Ⅲ、Ⅳ、Ⅵ对脑神经受累时，出现上睑下垂、复视及瞳孔散大等。不排除患者有神经变异的可能性，但多发生在盲穿方法中可能穿刺针进入过深、过内侧的情况。

7. 颅内感染：严格无菌操作可防止颅内继发感染。特别需要注意防止穿刺针穿破颊黏膜将细菌带入颅内，当针尖到达卵圆孔口时应检查针尖有否穿出口颊，发现口角血迹应拔出更换新的射频针。

8. 带状疱疹：可在手术后数日出现在患区，其机制尚不清楚。局部可涂甲紫或可的松软膏，数日即可愈合。

9. 角膜溃疡：以往有人提出三叉神经节热凝术的一个较为严重的并发症是角膜反射消失，患者可引起麻痹性角膜炎或溃疡，最终导致失明。我们多年来的临床实践证明，发生角膜反射丧失者，只要嘱患者外出佩戴眼镜，避免异物进入眼内，即可避免感染。因滑车神经的感觉有时会有眼角轻度异感，告知患者这是正常反应，不用手擦拭眼则可避免。

10. 术后失明或重影：多是操作不慎，针尖进入卵圆孔过深或过内侧，或射频能量过大，或患者的神经有较大变异，致射频损伤了邻近的视神经或动眼神经所致。

**【术后护理】**

1. 严密观察患者术后生命体征，血压高者，持续监测血压至病情稳定。

2. 术后尽量卧床休息，无特殊反应者可进温凉流质饮食和软饮食。

3. 术后部分患者可能出现轻微头痛、头晕、恶心、呕吐等症状，为术中麻醉药反应，可给予穴位电刺激治疗。严重者报告医生给予药物处理，警惕颅内其他不良反应。

4. 术后密切观察神志、瞳孔、生命体征的变化，有无颅内其他神经损伤的症状，如上睑下垂、复视及瞳孔散大、面瘫或头痛、呕吐、发热等颅内症状。要密切观察并及时报告医生，按医嘱予抗感染、脱水药物对症治疗。

5. 治疗后有无面颊部血肿，局部可用冷敷。发现异常肿胀或进行性肿胀时报告并及时配合医生处理。

6. 每天记录患者疼痛评分的变化。镇痛而保持触觉者在术后2周内患区仍有部分疼痛，该现象是神经逐渐变性坏死的过程，保持术前镇痛药至无痛可予停药。应向患者及家属做好解释工作，消除其不必要的思想顾虑。

7. 面部感觉减退：因神经传导阻断会出现面部麻木。向患者解释麻木的原因，告知患者这属神经毁损的正常现象。注意保护面部皮肤，防止冷、热刺激。

8. 咀嚼无力：表现为手术一侧咀嚼无力，牙齿咬合不紧，可指导患者使用健侧咀嚼，练习咀嚼动作，并告知患者数日或数月后会逐渐好转，减轻不良情绪。指导患者每天睡前醒后坚持做30~50次张口鼓腮锻炼，每天3~4次。指导患者使用温水洗脸，按医嘱给予患者生理盐水漱口，餐前、餐后漱口以保持口腔清洁。清淡饮食，勿食辛辣、刺激、过硬、过烫食物，健侧进食。

9. 第1支射频的患者若眼部出现不适时，要嘱患者这是正常反应，禁止揉搓眼睛。

【出院指导】

1. 防治动脉硬化的健康教育。告诉患者及家属需保持良好心情的重要性，应保持情绪稳定，心胸开阔、情志舒畅，避免紧张、激动不良情绪刺激，忌冲动、生气，避免猛烈咀嚼和大声说话。适当体育锻炼，积极配合医生的治疗。

2. 避免面部寒冷或热刺激，饮食宜进温软；绝对禁酒，保持大便通畅，告知患者正确的洗漱方法，用温盐水漱口，保持口腔清洁，以防口腔感染。

3. 指导患者在日常生活中，对面部麻木、无力等并发症的防治方法。

4. 嘱患者出院后1周、1个月、3个月和半年后定期到门诊复查，若有疼痛加剧时应随时就诊。

（于海弛　郑拥军　卢振和）

# 第三节　三叉神经外周支射频镇痛

## 一、上颌神经痛射频镇痛治疗

【有关解剖】

上颌神经由三叉神经节发出，神经纤维从前部的圆孔出颅入翼腭窝，在翼腭窝内发出数支神经分支，有翼腭神经、颧神经、眶下神经和上牙槽神经后支。与颜面部疼痛相关的上颌神经分支有：①下睑支（分布于下睑的皮肤及黏膜）；②鼻外支（分布于鼻外侧皮肤）；③鼻支（分布于前庭皮肤）；④上唇支（分布于上唇及附近颊部皮肤和黏膜）；⑤上颌神经最大的终支为眶下神经。

1. 翼腭神经：又称神经节支，上颌神经在翼腭窝内发出2~3支神经分支，自上颌神经干下降至翼腭神经节，直接加入神经节的眶支、鼻支和腭支。

2. 颧神经：在翼腭窝内分出，经眶下裂入眶，沿眶内侧壁向前又分两支：颧面支分布于颊部皮肤；颧颞支沿眶外壁向上行，入颧眶孔进颞窝，在颧弓上2.5cm处穿出至皮下，分布于颞区前部皮肤。眶下神经经眶下裂入眼眶，出眶下孔而分布于一侧的下眼睑、鼻、上唇和颊部。

3. 上牙槽神经后支：在翼腭窝发出 2~3 支分支，循上颌骨的颞下面到牙槽孔，入牙槽管，分布于上颌窦、后磨牙及其颊侧的牙龈。上颌神经在眶下沟及管内的分支还有上牙槽神经中支和上牙槽神经前支。由于穿刺圆孔非常困难，而且易发生严重并发症，故上颌神经阻滞通常在翼腭窝处进针。

4. 翼腭窝：位于颅底下面，眼眶之后，颞下窝的内侧。内有上颌神经、翼腭神经节、上颌动、静脉以及填充的脂肪组织。此窝是一个宽 0.3~0.4cm、深约为 1cm 的裂隙，呈漏斗状，尖端朝下。

（1）其前壁由上颌骨后面的内缘与腭骨眶突构成，经此处的眶下裂向前通眼眶。

（2）后壁为蝶骨翼突及大翼，上端有圆孔向后通颅腔，另有翼管通破裂孔。

（3）内壁是腭骨垂直板，借上面的蝶腭孔向内通鼻腔。

（4）外侧为空隙，即翼上颌裂，经此处向外与颞下窝相通。

（5）顶盖是蝶骨体和大翼根部。

（6）翼腭窝的下端则缩窄成翼腭管，向下经腭大孔和腭小孔通口腔。

上颌神经位于翼腭窝的上部深处，翼腭神经节在神经干下方约 2mm 处。翼上颌裂，又称镰状裂，为翼腭窝外侧的开口，上宽下窄，长约 1.5cm，最宽处约 0.5cm。此裂距离颧弓的颧颞缝（相当于颧弓中点）下缘约为 4cm。腭大孔位于硬腭后部，上颌骨牙槽突与腭骨之间，在最后一个磨牙的内侧，即生有第三磨牙者在该齿内侧，否则在第二磨牙内侧。该孔距硬腭的后缘约为 0.5cm，距腭正中缝和上磨牙牙槽缘大约相等。由腭大孔经翼腭管至圆孔的距离约 3cm，翼腭管的长度多在 0.8~2cm。最窄处横径仅为 1.5~3mm，其轴向几乎在矢状面上，与上磨牙咬颌面（管轴向后上方）成角约为 135°（图 2-2-3-1）。

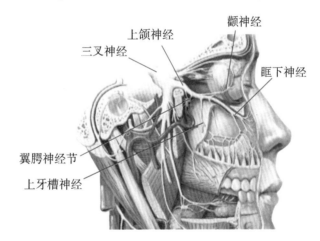

图 2-2-3-1 三叉神经主要分支

**【适应证】**

1. 三叉神经第 2 支支配区的癫痫样痛患者用毁损性射频镇痛。

2. 持续样痛患者适合脉冲射频调控镇痛。

**【操作方法】**

1. 侧路穿刺法：该方法为盲探法。多用于诊断性阻滞。

（1）体位：患者取仰卧位，头转向健侧。

（2）进针点：在颧弓下缘中点的下颌切迹处，约为眼眶外缘与外耳道连线的中点下方。

（3）穿刺：以 10cm 长的射频穿刺针自该点垂直刺入，深 4cm 左右即可触及蝶骨翼突外侧板的骨面，记录进针的深度，然后退针 2cm，稍改变方向向前上方重新刺入，直至针尖滑过翼突外侧板前缘。

（4）电刺激：拔出针芯，接射频电极，启动射频感觉神经电刺激电压为 1V，小心调节针尖方向继续深入 0.5cm 即进入翼腭窝内。当出现上牙、上唇或鼻旁异感时，将电压逐渐降低，调节针尖方向至 0.5V 以下；当还有异感时，提示靠近了神经。拔出电极回抽无回血。

（5）注意：切忌过深，以免刺入鼻腔或眶下裂。

2. 前侧路穿刺法：主张CT引导下穿刺。

（1）体位：患者取平卧头后仰，监测生命体征和静脉镇痛。

（2）扫描：CT扫描颅脑矢状位后，取冠状位扫描框的角度是鞍区下至第3、4上牙，层厚为鞍区下至斜坡，CT球管倾斜角度后行薄层扫描。在冠状位片上注意辨别眶上裂、圆孔及卵圆孔。其排列是眶上裂最内上方较宽长至颅内，卵圆孔最下方的颅底骨上稍靠外较大，圆孔在两者之间较小且孔口有一微形骨突起。主要是圆孔与眶上裂的辨别，因为两者较靠近并且误入眶上裂会影响动眼神经致重影。

（3）皮肤定位患侧圆孔外口后，进针点取眼眶外缘垂线与颧骨下缘1cm相交叉点。

（4）穿刺皮肤及皮下局麻后，穿刺针向颧弓下缘中点的方向前进约3cm，间歇CT扫描引导下调节针尖分次向圆孔前进，至圆孔外口时会出现下颌神经异感。

3. CT引导下圆孔穿刺：

（1）圆孔的解剖：眶上裂、圆孔与卵圆孔同在蝶骨大翼上，分别为三叉神经第1、第2、第3支的出颅孔洞（图2-2-3-2），其中圆孔为一直径为2~4mm的骨性管道，管道长3~7mm（图2-2-3-3）。圆孔外口位于翼腭窝，内口位于颅中窝，紧贴蝶窦边缘，少数患者以骨性廊桥形式穿行于蝶窦中。从圆孔内口至外口，圆孔管走行方向多为内后下方指向前外上方。从这一解剖特点看，穿刺针要想进入圆孔管内，最好顺着圆孔管方向进行，即侧入路时因穿刺方向与圆孔管的走行方向几乎垂直，穿刺针只能到达翼腭窝内的圆孔外口，不可能进入圆孔管内。只有采用前入路（经眶入路）或侧前入路（经颧弓下入路）才能进入圆孔内进行射频。

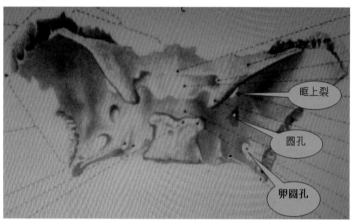

图2-2-3-2　三叉神经三个分支出颅孔洞的分布

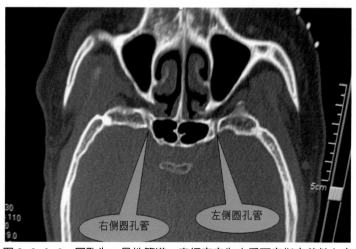

图2-2-3-3　圆孔为一骨性管道，走行方向为内后下方指向前外上方

（2）穿刺体位：患者仰卧于 CT 台上，肩后垫薄枕，头部自然平放并稍后仰，可给予安放吸氧鼻导管，患侧面颊部放置 CT 定位栅后，用宽胶带绕下颌尖将头部固定在 CT 台头架上。

（3）CT 定位：先对患者头部进行定位像 CT 扫描，再以鼻旁窦模式对患者圆孔区给予半冠状位 CT 扫描：将扫描框下缘平行重叠于外耳孔与下颌第 2 前磨牙牙冠连线，扫描框上缘达颧弓上缘（图 2-2-3-4），以层厚 2~3mm 对翼腭窝进行半冠状位扫描，回放所得图像。选取包含颧弓下缘及圆孔的 CT 图像作为穿刺路径设计层面：将患侧圆孔管中点设定为穿刺靶点，由该点紧贴上颌窦外侧壁向外拉直线到面部皮肤，将此处标记为皮肤穿刺点。若皮肤穿刺点与靶点连线上无圆孔外口的蝶骨阻挡，在 CT 分次扫描引导下将穿刺针进入圆孔（图 2-2-3-5）。可用 CT 自带测量软件工具尺测量穿刺深度（穿刺点至穿刺靶点的长度）和穿刺角度（皮肤穿刺点-穿刺靶点连线与矢状面的夹角）后直接用普通直射频针穿刺到位即可（图 2-2-3-6）。

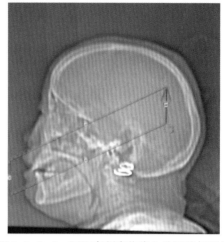

图 2-2-3-4　圆孔穿刺定位像上选取的扫描框（扫描框下缘平行重叠于外耳孔与下颌第 2 前磨牙牙冠连线，扫描框上缘达颧弓上缘）

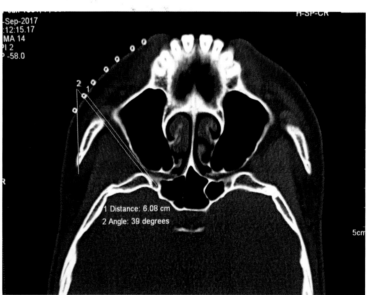

图 2-2-3-5　皮肤穿刺点与靶点连线上无圆孔外口的蝶骨阻挡

（4）弯针穿刺技术：当圆孔管走行方向与前侧入路方向不一致，圆孔开口偏向矢状面时，穿刺路径上会有圆孔外口蝶骨阻挡，直射频针无法进入圆孔内的穿刺靶点。此时可由圆孔外口沿上颌窦外壁向皮肤穿刺点拉一直线，测量该直线与圆孔外口-穿刺靶点连线夹角 α，则 α 角即为直射频针改为弯针所需塑型弯折的度数，穿刺角度和深度的测量则以圆孔外口-皮肤穿刺点连线为准（图 2-2-3-7）。

经皮颧弓下入路圆孔穿刺三叉神经第 2 支射频时，有 30.2% 的患者因蝶骨大翼阻挡而使直射频针难于穿刺进入圆孔内的穿刺靶点。将射频穿刺针折弯可实现对直射频针的个体化塑型，从而帮助射频针尖能越过圆孔外口的蝶骨阻挡，进入圆孔内与三叉神经第 2 支紧密接触而达到理想的射频治疗效果（图 2-2-3-7）。

随后在 CT 引导下按设计的穿刺路径穿刺，进入皮肤后弧度向下穿刺，使针尖避开上颌窦外壁（图 2-2-3-8），针尖抵达圆孔外口时，逆时针旋转针身180°，使弯针针尖弧度转向前上方（图 2-2-3-9），

图 2-2-3-9　针尖

图 2-2-3-11　弯针

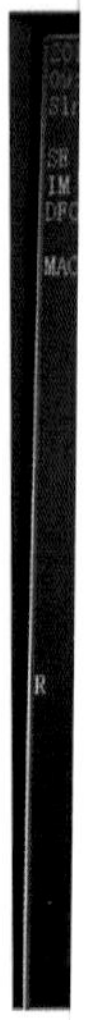

再推进针身使针尖越过圆孔
刺靶点（图2-2-3-11）。

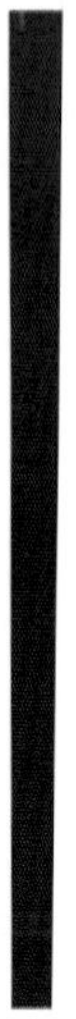

图2-2-3

## 二、下颌神经痛射频镇痛治疗

### 【有关解剖】

下颌神经是三叉神经中最大的一条分支，由三叉神经节的较大的次级分支和一个细长的运动神经纤维融合而成。神经纤维束自卵圆孔出颅腔入颞下窝，发出分支到硬脑膜、翼内肌、鼓膜张肌和腭帆张肌。下颌神经干位于翼外肌和腭帆张肌之间，前侧邻近翼内肌后缘，后侧靠近脑膜中动脉，内侧与耳神经节相连，进一步分为以下几个分支。

1. 脑膜支：又称为棘孔神经或返支，由下颌神经干发出后，经棘孔穿入颅内，分布于硬脑膜和乳突小房黏膜。

2. 翼内肌神经：主要是运动纤维，由下颌神经干内侧发出，分布于翼内肌。下颌神经前主干包括支配咀嚼肌功能的颞肌、咬肌和翼外肌神经的运动纤维与含有感觉纤维的颊神经，因此临床多见颊神经痛。

3. 颊神经：为感觉神经，由下颌神经前主干发出后，走向前下外侧，穿颞肌鞘下部入颊肌，分布于口角、颊部皮肤和颊黏膜，以及第1磨牙附近的颊侧牙龈。颊神经的运动神经纤维来自面神经。

4. 咬肌神经：常与颞深神经后支共干，当颞深神经分出后，咬肌神经行向外侧，经翼外肌上缘与咬肌动脉并行，在下颌关节与颞肌之间跨过下颌切迹，与咬肌动、静脉一起分布于咬肌，并发出细支至下颌关节。咬肌神经损伤也可表现为下颌关节疼痛。

5. 下颌神经后主干：主要是感觉神经纤维，包括属于感觉的舌神经、耳颞神经和只含一小束运动纤维的下牙槽神经。舌神经走行于下颌最后磨牙的稍后侧、下牙槽神经的前内侧，仅被口腔黏膜覆盖，术者可以用示指伸进口内压迫下颌骨内侧面触及该神经。①舌神经，经翼外肌和翼内肌之间下降，呈弓形向前弯入口腔底部，经下颌下腺深面上方和舌骨舌肌的外面延伸至舌尖，终支分布于舌黏膜深层，支配舌体的前2/3黏膜感觉。在沿着下颌骨的内侧面下行时与面神经的鼓索神经分支相交通。②鼓索神经，内有传入和传出神经纤维，传入纤维为味觉传导纤维，传出纤维为分布于下颌下腺、舌下腺的副交感纤维。③下牙槽神经，为下颌神经后主干最大的一支，在下颌骨的内侧面进入下颌管。在第2前磨牙下方出颏孔前分为两支：一支为颏神经出颏孔，另一支仍在下颌管中前行，称为切牙支，形成下牙丛和较小的下唇支，支配下唇部的感觉。

6. 颏神经：经颏管于颏孔穿出，末梢分布于下唇及相应的口角至中线的牙龈。

7. 耳颞神经：起自下颌神经的后主干，由下颌神经出卵圆孔后分出，在颞下窝内向下斜越过下颌关节突颈部的后内侧，走行于翼外肌和腭帆张肌之间，再经蝶下颌韧带与颞下颌关节之间入腮腺上部，上行过颧弓根部分为耳支和颞支，并与颞浅动脉伴行。耳颞神经分布于颞区和头皮的外侧皮肤，走行中也发出小分支到外耳道、鼓膜、耳屏、耳郭上部、颞下颌关节、腮腺以及顶部的皮肤。此外，还有分支支配汗腺分泌、小血管运动和腮腺分泌功能（图2-2-3-12）。

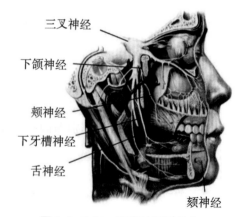

图2-2-3-12　下颌神经及分支

### 【适应证】

1. 三叉神经第3支痛，特别是痛区较广泛，或颏神经及下牙槽神经阻滞有短时间镇痛效果者。

2. 三叉神经第3支分布区的癌痛、带状疱疹后遗神经痛。

### 【穿刺方法】

在颅底卵圆孔口施行下颌神经射频镇痛，可使该神经司理的局部感觉丧失。但卵圆孔的后外侧为棘孔，硬脑膜中动脉即经此孔进入颅腔。其内侧有咽鼓管及破裂孔，后者乃是颈内动脉进颅腔的通道。强烈推荐X射线引导下穿刺较准确及安全。

1. 侧路穿刺法：该方法多为 2000 年代早期使用，依靠医生的手感与临床经验的盲穿法，现在仅在诊断性阻滞时使用。该穿刺法的重要标志为下颌切迹，此切迹之后方为下颌骨髁突，前方为下颌骨冠突，穿刺点是在冠突后方，当半张开口时髁突大约向下移位 1cm，此位置有时可使侧面入路法易于成功。

（1）体位：患者取仰卧，面转向健侧。操作者位于患者的头部方向，或立于患侧。先确认颧弓中点及下颌切迹的位置。

（2）先遇骨板：以 22 号长 10cm 射频穿刺套针并稍弯曲针尖，在颧弓中点下方 1~1.5cm 处做一局部麻醉药皮丘（相当于耳垂与鼻翼下缘的连线上，大约在耳垂前方 3cm 处），并浸润较深部组织。皮丘要比下颌切迹上缘略低。从穿刺点垂直方向刺入皮肤，并徐徐推进约 4cm，即可触及翼突外侧板根部的骨面，此深度相当于由穿刺点至卵圆孔的距离，记住进针深度标记。

（3）调整针尖：退针尖至皮下，使针尖向后（向耳侧）做 15°~20° 并略微向上重新刺入同样的深度。针尖的穿刺方向按前后（冠状）平面，要正对颧弓中点（使针蒂、穿刺点与颧弓中点处于同一冠状平面内），按上下面来说，针头要微向上偏斜，与颅底平面成 15°~30°。针尖越过下颌切迹后，照上述方向再推进约 3cm，则可触及颅底卵圆孔附近。针头微向上斜，以便紧靠下颌切迹上缘刺入颅底下方的软组织内。拔出针芯，接射频电偶电极，启动射频运动神经电刺 1.5V，小心调节针尖方向继续深入 5cm 即进入翼腭窝内。当出现下牙、下唇或下颌运动或有异感时，将电压逐渐降低，调节针尖方向至 0.5V 以下还有异感时，提示靠近了神经。拔出电极回抽无回血。

（4）注意：部分患者因穿刺针触到或刺到下颌神经，而述下唇和舌内有闪电样急痛，或述针尖深处急痛，有时针尖触及下颌神经的耳颞神经而诉耳痛。可将针再慢慢推入卵圆孔。若针被骨质挡住不能前进，则需轻轻改变针尖的位置寻找卵圆孔。用针尖寻找卵圆孔时，不应使针与颅底平面相平行，以免针尖进入咽腔内。自皮肤穿刺点到咽腔约深 5cm。找到卵圆孔后，慢慢将针再推入约 0.2cm，则针头可能已刺入三叉神经节内。

2. 前侧路穿刺法：穿刺方法同三叉神经节射频消融法，但针尖不进入卵圆孔内，仅在孔径以外的位置加温消融。

（1）X 射线引导下穿刺：X 射线向患侧及足侧旋转 15°~25°，看到卵圆孔并将其调到上颌骨旁上 1/3 处。以 22 号长 10cm 射频穿刺套针并稍弯曲针尖，在间歇透视下分次推进穿刺针正对左卵圆孔前进。患者有异感时停止进针，拔出针芯回抽无血后插入电偶电极。启动 2Hz，1V 的运动神经电刺激，观察患者有下颌运动明显者，降低电压至 0.3V 并小心前进，可转动针尖寻找运动最明显处为靠近下颌神经点。

（2）CT 引导下穿刺：取 CT 扫描颅脑矢状位后，取冠状位扫描框的角度是鞍区下至第 3 上牙，层厚为鞍区下 2mm 至斜坡，CT 球管倾斜角度后行薄层扫描。即在眦齿扫描层面中选择颅底卵圆孔最清楚的层面，在冠状位片上注意辨别卵圆孔，卵圆孔在颅底骨上稍靠内约 8mm 宽，内方是扁方形的斜坡骨。定位卵圆孔外口垂直至皮肤的进针点，局麻后穿刺针向卵圆孔口前进 3cm。在分次间歇 CT 扫描引导下，调节针尖分次推进至圆孔外口时会出现触电感。

**【射频镇痛操作】**

1. 神经电刺激：穿刺成功后接射频机，施行运动神经电刺激，0.5V 以上没有出现下颌搐动时小心转动针尖方向，至出现最明显异感位置。0.5V（或 0.5mA）以下的感觉刺激即可引出强烈的下颌支异感。

2. 射频热凝：静脉麻醉后，启动射频热凝 65℃、70℃、75℃、80℃各 30s，然后 85℃，120s，再启动 120s 重复热凝并缓慢转动针尖 360°，仔细观察患者，当出现表情或肢体微动的位置时，停留该针尖方向完成热凝。主张用逐渐升温方法，使神经变性毁损较完全，直接使用 90℃，180s，容易发生局部焦痂而神经变性不完全的现象。

3. 双极射频：患者清醒后测试皮肤麻木情况，如果原痛区已麻木则达到目的。发现神经毁损不完全时，宜再穿刺一根射频针进行双极射频，加大毁损体积（图2-2-3-13）。

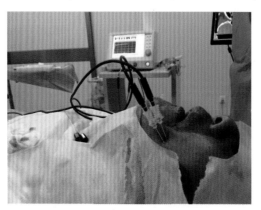

图2-2-3-13　下颌神经射频的双极射频

【并发症】

三叉神经颅外段射频治疗时，已将治疗靶点从颅内的三叉神经节转移到颅外的三叉神经出颅孔洞，理论上操作简单，可避免颅内手术后或有病变者的穿刺损伤风险，但仍有以下并发症可能发生。

1. 麻木：下颌神经分布区麻木，或异样不适感觉，是触觉神经纤维损伤后的表现，患者多能理解为治疗反应，但须术前向患者交代清楚。

2. 咀嚼无力或张口受限：是射频热凝影响了伴行的三叉神经运动纤维的功能，数月后可以自行恢复。

3. 新神经病理性疼痛：外周支毁损后发生紊乱性神经病理痛可能性稍高，即术后原闪电痛消失，但出现新的跳动感、蚁咬感、灼热感。患者常描述疼痛即将会发作，但就是发作不出来。可能与运动神经损伤有关，严重者可用些阿米替林镇痛。

4. 面部血肿：穿刺路径上的出血可引起面部血肿，即刻按压止血和随后的序贯冷热敷则数日内消退。

## 三、眶上神经痛射频治疗

【有关解剖】

眶上神经由额神经发出，前行于上睑提肌和眶上壁之间，经眶上切迹或眶上孔穿出，并发出分支支配眼睑、前额和头皮的前部，末梢可延伸至颅顶部（图2-2-3-14、图2-2-3-15）。

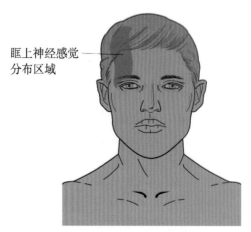

眶上神经感觉
分布区域

图2-2-3-14　眶上神经感觉分布区域示意

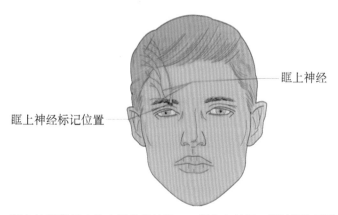

眶上神经

眶上神经标记位置

图 2-2-3-15　眶上神经和较小的内侧分支神经——滑车上神经，伴随眶上动脉经由眶上孔出眼眶

**【适应证与禁忌证】**

眶上神经射频治疗适用于三叉神经第 1 支的额顶痛者，也可用于前额部带状疱疹后遗神经痛。禁忌证有发热者、局部感染灶者、不合作者（包括精神障碍患者）等。

**【操作方法】**

1. 采用徒手穿刺法。

（1）定位：患者取仰卧位，在眶上眉弓处，眼眶上缘中、内 1/3 交界或离正中线 2.5～3cm 处摸到切迹或用棉签触压眶缘找到放射性痛点的位置为进针点。

（2）穿刺：皮肤消毒及局部麻醉后，采用 5cm 长、裸露针尖 2mm 的短射频针，自切迹或压痛点垂直刺入皮肤并直达骨面。如果有探测皮下 2cm 深度的超高频的超声波探头，主张超声引导下可看到皮下的眶下孔而准确进针。

（3）电刺激：若无触电样感，则插入射频电偶电极，启动射频感觉神经电刺激 1V，小心调节针尖方向寻找异感。当出现额头异感时，将电压逐渐降低并调节针尖方向至 0.5V 以下，还有异感时提示靠近了神经。针尖进入眶上孔 3mm，拔出电极回抽应无血时，注射 2% 利多卡因 0.5mL。

2. CT 引导下眶上孔穿刺（图 2-2-3-16）。

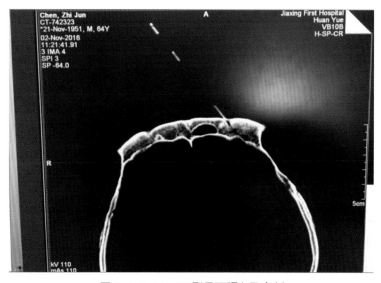

图 2-2-3-16　CT 引导下眶上孔穿刺

3. 射频消融：接射频电极，启动射频热凝 65℃、70℃、75℃ 各 30s，然后 80℃，120s。拔出穿刺针，压迫穿刺点 2～3min。

【并发症】

常有上眼睑水肿及局部血肿，偶可引起上眼睑下垂，会很快恢复。

## 四、眶下神经痛射频治疗

【有关解剖】

眶下神经为上颌神经直接延续的主支和最大的终支，经眶下裂入眼眶，穿过眶下沟和眶下管出眶下孔而分布于一侧的下眼睑、鼻、上唇和颊部，也是三叉神经第2支疼痛的常见表现部位。眶下神经痛还诱发下述分支的神经痛。

1. 上牙槽神经中支：从眶下管发出后沿上颌窦的侧壁下降，加入上牙丛。此神经丛部分终止于前磨牙、牙龈及上颌窦黏膜。

2. 上牙槽神经前支：从眶下管发出后经上颌窦前壁的牙槽管下降，加入上牙丛。前部分支至尖牙、切牙、牙龈及上颌窦黏膜。因此三叉神经痛第2支可以表现为上述神经痛。

【适应证与禁忌证】

适用于三叉神经第2支痛局限于眶下神经分布区者。禁忌证有发热者、局部感染灶者、不合作者（包括精神障碍患者）等。

【操作方法】

1. 穿刺：较常用直接刺入眶下孔法，经口腔穿刺法使用较少。患者取仰卧位。局部消毒后，操作者戴无菌手套，先在过瞳孔的鼻中线平行线上摸出眶下孔。或采用另一种定位方法，由眼外角到上唇中点连一线，再由眼内角外1cm处向同侧口角连一线，两线的交叉点即为眶下孔的体表投影位置。在眶下孔标志的内下方，大约位于鼻翼旁1cm处以细短针头刺入皮肤，同时采用另一手的示指压住眶下缘，以防针尖滑脱而伤及眼球。然后使针尖向上、后、外方倾斜，直达眶下孔附近骨面，注入少量局部麻醉药，采用针尖在周围轻轻试探并寻找眶下孔。如果有探测皮下2cm深度的超高频的超声波探头，超声引导下可看到皮下的眶下孔而准确进针。当针尖滑入骨孔时应当有落空感，患者随即出现放射痛。然后使针尖向外、上、后方呈40°~45°沿眶下管缓慢深入8~10mm，回吸试验无血，拔出针芯，接射频电极。

2. CT引导下眶下孔穿刺（图2-2-3-17）。

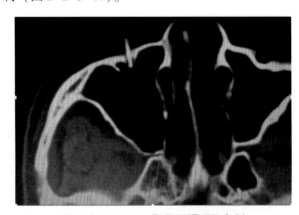

图2-2-3-17 CT引导下眶下孔穿刺

3. 射频消融：接射频电极，启动射频热凝65℃、70℃、75℃各30s，然后80℃，120s。拔出穿刺针，压迫穿刺点2~3min。

【并发症】

可有下眼睑水肿及局部血肿，多在数日内消退。穿刺入眶下孔过深时可影响眼球而出现复视。

### 五、颏神经痛射频治疗

**【有关解剖】**

颏神经管于前磨牙下方或尖牙下方的颏孔穿出，形成一个急转弯。颏孔纵深 4.58~4.78mm，横径为 3.45mm。颏神经末梢分布于下唇及相应的口角至中线的牙龈。

**【适应证】**

适用于原发性三叉神经第 3 支痛，特别是其主要痛区及触发点位于下颌、下唇及其附近黏膜者。

**【操作方法】**

1. 患者取仰卧位，头转向健侧。按上述标志找出颏孔的位置。皮肤消毒和局部麻醉后，由标记点的后上方并与皮肤成 45°向前下方刺入直达骨面，多可立即刺入颏孔并出现触电感，否则可退针少许，用针尖在附近骨面探刺，直至进入颏孔内，针尖可进入颏孔内 0.5~1cm，出现放射痛时固定针头，拔出针芯，回抽无血，接射频电极。如果有探测皮下 2cm 深度的超高频的超声波探头，主张超声引导下可看到皮下的颏孔而准确进针。

2. 射频消融：接射频电极，启动射频热凝 65℃、70℃、75℃各 30s，然后 80℃，120s。拔出穿刺针，压迫穿刺点 2~3min。操作完毕，拔出穿刺针，压迫穿刺点 2~3min。

**【并发症】**

局部出血、血肿形成及颏神经分布区麻木。

### 六、耳颞神经痛射频治疗

**【有关解剖】**

耳颞神经自下颌神经后主干发出，起始部为两根，包绕脑膜中动脉，至该动脉的后方合成一干，位于翼外肌与腭帆张肌之间，继经蝶下颌韧带与颞下颌关节之间，紧依髁突颈部及颞下颌关节，向外进入腮腺的上部，转向外上方，出腮腺上端，末支为颞浅神经，向上跨过颧弓根至颞部，沿颞浅动、静脉后方上升，分布于颞部皮肤。耳颞神经在转向外上处分出两条耳支至耳屏及耳郭的上部前面，分出两条外耳道支至外耳道前上部与鼓膜的前上部，分出关节支至颞下颌关节。耳颞神经在此处尚有交通支与面神经相吻合。

**【适应证】**

适用于耳颞神经分布区疼痛者。也可用于耳颞神经区带状疱疹后遗神经痛患者。

**【操作方法】**

1. 患者取仰卧位，头转向健侧，患侧向上，口半开使颞下颌关节与外耳道之间的间隙加大。在耳前触及颞浅动脉后，在血管后方及颧弓下方，紧贴下颌骨髁突颈部后面与颞下颌关节囊在皮肤上做一标记，消毒后从此处垂直向深处进针，深约 2cm 为止。回抽无血，则固定针头，拔出针芯，回抽无血，接射频电极。

2. 射频消融：接射频电极，启动射频热凝 65℃、70℃、75℃各 30s，然后 80℃，120s。拔出穿刺针，压迫穿刺点 2~3min。

**【并发症】**

局部出血、血肿形成及耳颞神经分布区麻木。因耳颞神经与面神经存在交通支，刺激面神经时可能出现面肌痉挛，在刺激消除后可自愈。

### 七、多支神经联合射频

三叉神经痛常非只孤发于某一属支，往往有 V1+V2、V2+V3 或 V1+V2+V3 同时发作。所以在外周神经射频治疗时，除要鉴别原发性、继发性三叉神经痛外，还要明确病变属支具体是某个单独分支还是多支联合。若确定为多支联合发病时，可以在 CT 引导下行多个出颅孔洞的联合穿刺射频。同时有两个或两个以上属支发生疼痛时，还应分清疼痛责任属支的主次，疼痛剧烈者所在的属支为主要责任支，射频时应优先处理，若主要责任支射频后从属责任支支配区也不痛了，则无需再对从属责任支进行射频损毁。当 V2、V3 支均有疼痛，优先对 V2 支进行圆孔射频治疗。如果治疗后 V3 支支配区也不痛了，则可保留 V3 支，这样不会影响患者的咀嚼肌功能，当 V2 支射频后发现 V3 支仍有疼痛发作可再做第 3 支射频毁损（图 2-2-3-18、图 2-2-3-19）。外周支的射频容易出现疼痛复发，因为在眶上孔、眶下孔、圆孔和卵圆孔进行射频热凝的是三叉神经颅外段的外周干支，并非针对三叉神经节内的神经元胞体进行毁损，理论上发生疼痛的三叉神经根及节细胞随时可能发生疼痛，且与射频温度和时间无关。即使外周神经撕脱术，也常见外周皮肤麻木，但疼痛复发的现象。

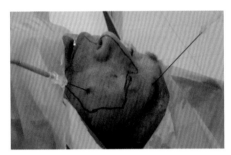

图 2-2-3-18　眶上孔、圆孔同时射频治疗

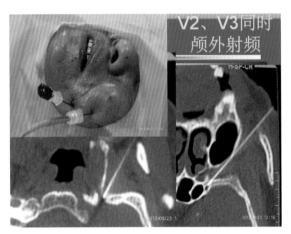

图 2-2-3-19　CT 引导下圆孔、卵圆孔同时射频治疗

（郑拥军　于海弛　黄　冰）

## 第四节　蝶腭神经节射频镇痛治疗

### 一、疾病概述

蝶腭神经痛又称 Sluder 综合征，是一种临床比较少见的非典型性面神经痛，临床表现复杂且不典型，诊断比较困难。蝶腭神经痛源于蝶腭神经节的疼痛，所以有人称之为"蝶腭神经节神经痛"。

**【有关解剖与病理生理】**

1. 蝶腭神经是三叉神经上颌支的分支，在上颌神经干下方约 2mm 处与翼管神经一起进入翼腭神经节，参与蝶腭神经节的构成。

2. 蝶腭神经节，是人体最大的副交感神经节，位于蝶腭窝内、上颌神经下方，距离鼻腔外侧壁 1～9mm，靠近蝶腭孔，位于翼管和圆孔的前方，形状扁平，大小为 4.22mm×3.66mm，呈粉红色或灰色。蝶腭神经节作为一个复杂的神经中心，同三叉神经、面神经及交感神经系统有多处联系，其包含本体感觉、交感神经和副交感神经纤维，同时接收感觉、运动和交感及副交感神经信号等。

（1）蝶腭神经节的大多数神经来源于上颌神经感觉纤维（含翼腭神经），来自腭、鼻、咽部的黏膜及眼眶的神经末梢，这些感觉纤维穿过神经节，不交换神经元，纤维进入上颌神经。

（2）蝶腭神经节的运动根可能由通过岩大神经的中间神经分出，并可能包含来自髓质的交感发出纤维，其节后运动纤维汇入了三叉神经的深支，分布于鼻、软腭、扁桃体、腭垂、口底、上唇、牙床和咽上部的黏膜。

（3）蝶腭神经节的副交感根是翼管神经，此神经从后方进入神经节，起自脑桥下部的上泌涎核的节前纤维与面神经的感觉根一起形成岩大神经，后者与岩深神经一起形成翼管神经，节内交换神经元，节后纤维加入上颌神经颧神经支，进入颧颞神经，最终加入眼神经的分支泪腺神经，为泪腺提供分泌纤维。对于腭、咽、鼻黏膜腺的分泌纤维（起源未确定），可能遵循类似通路到达蝶腭神经节，在节内交换神经元，其节后纤维经腭支和鼻支分布。翼腭神经节的交感根也加入翼管神经，节内不交换神经元，其节后纤维起自颈上交感神经节，行于颈内动脉交感丛和岩深神经中。

（4）蝶腭神经节发出四大支即眶支、腭神经、鼻支和咽神经。①眶支：分2~3条细支，分布到眶骨膜和眶肌，部分纤维穿过筛后孔分布至蝶窦与筛窦。②腭神经：分布到口腔顶、软腭、腭扁桃体以及鼻腔黏膜，分为腭大神经、腭小神经两支。腭大神经，分布至硬腭的牙龈、黏膜和腺体，与鼻睫神经的终末支有交通。另一条腭小神经，经腭骨结节的腭小孔穿出，发出分支至腭垂、腭扁桃体及软腭。③鼻支：由蝶腭孔入鼻腔，形成内侧组和外侧组。大约6条鼻外后上神经分布至上、中鼻甲后部以及后筛窦内的黏膜。2~3条鼻内后上神经在蝶窦开口下方跨越鼻腔顶，分布于鼻腔顶及鼻中隔后部的黏膜；其中最大的鼻腭神经，分布在鼻中隔，在此与腭大神经相交通。④咽神经：起自翼腭神经节后部，与上颌动脉咽支一起穿过腭鞘管，分布至鼻咽腔咽鼓管以后的黏膜。

（5）蝶腭神经节受激惹后，通过上述神经通路造成面部疼痛和血管运动反应，部分运动神经纤维与蝶腭神经节感觉干有联系，产生了如下的影响：①同面神经、枕小神经和颈皮神经存在神经联系可引起面部和颈部的神经痛；②同睫状神经节和眼神经之间的关联可对眼部产生作用；③同迷走神经之间的联系会引发一系列内脏症状；④同鼓室神经丛的联系能引起反射性耳痛，另外，蝶腭神经节是离开桥脑后第一个自主神经纤维神经换元的部位；⑤自主神经的平衡，蝶腭神经节可能与持续性原发性面痛和单侧头痛有关，作为重要的节后副交感神经纤维对于脑半球的血管床具有调节作用，可扩张血管来保护中风缺血和先兆型偏头痛性缺血的脑组织。蝶腭神经节对于眼压的调节和血管舒张作用同血管源性头痛有极为重要的影响。蝶腭神经节在脑血管自主生理学、丛集性头痛和偏头痛的病理生理学、中风状态和脑血管痉挛方面均有重要作用。

（6）蝶腭神经节引起的头面痛有神经机制和血管机制两种假说。

1）神经机制假说：①邻近神经短路：认为疼痛可能起源于三叉神经，而三叉神经脊束核与上泌涎核、颈神经根发出部有重叠，当刺激三叉神经分布区时，可能引起邻近神经核团的兴奋，致相应症状。如刺激三叉神经根可能导致 $C_2$~$C_4$ 神经分布区域如乳突、颈部、肩及上肢的疼痛，这可以解释为什么有部分蝶腭神经痛患者的疼痛范围可以超出三叉神经的范围。当刺激角膜或结膜时，神经冲动经三叉神经感觉核传送至位于桥脑下部的上泌涎核，分泌泪液，这可以解释蝶腭神经痛的血管运动反应，如流泪、鼻塞等。②脱髓鞘假说：认为蝶腭神经节局部的脱髓鞘改变，产生了感受伤害刺激的传入性C纤维，导致疼痛。异常冲动还使蝶腭神经节内的副交感神经元去极化，导致鼻塞和流泪。

2）血管机制假说：大部分的蝶腭神经节神经元内含有血管活性扩血管物质，可扩张脑血管，增加脑血流。发自蝶腭神经节的副交感神经纤维，可能是导致蝶腭神经痛中鼻腔血管扩张和腺体分泌及偏头痛样症状的原因。另有观点认为，疼痛起源于颈外动脉的分支，这些血管接受含有可以致痛的P物质的副交感、交感和C神经纤维的支配。同时颈外动脉分支中尚含有P物质的拮抗物。蝶腭神经节的交感和副交感神经纤维失衡导致疼痛。

**【诊断与鉴别诊断】**

1. 诊断。

（1）一侧下面部疼痛，位于鼻部、眼及上颌部，可扩散至同侧眼眶、耳及乳突。

（2）发作前无诱因，突然发作，持续时间长。

（3）发作期间常伴鼻塞、流涕、流泪等副交感症状。

（4）诊断性治疗：以1%可卡因涂布患侧中鼻甲后部黏膜，疼痛减轻是诊断的重要依据。

2. 鉴别诊断：因蝶腭神经痛临床表现不典型，须注意和以下几种疼痛相鉴别。

（1）三叉神经痛：主要鉴别点在于三叉神经痛持续时间短，多数为数秒到数分钟，有扳机点，常位于上唇、牙龈、颏孔等处，面部机械刺激如洗脸、风吹、刷牙可诱发，发作时常伴行为反应，如双手捂面、紧咬牙关等。

（2）舌咽神经痛：疼痛亦为阵发性。吞咽、说话、大笑可诱发，疼痛位于在舌根背外侧面及扁桃体处。有时伴有心动过缓及眩晕。

（3）膝神经节痛：发病前10天常有轻度感冒症状，部分病例可出现带状疱疹、周围性面瘫，以及味觉、听力改变。

【治疗原则】

1. 试验性阻滞蝶腭神经节穿刺方法有经鼻入路和经腭大孔入路两种。

（1）经鼻入路：患者仰卧，检查鼻孔确认无息肉、肿瘤及异物，将鼻尖向上拉，用药方法有：①向患侧鼻孔内注入2%利多卡因1mL，要求患者通过鼻子用力吸入，以浸润鼻黏膜及产生局部麻醉作用；②将带有局麻药的棉签头上的棉花吸满2%利多卡因轻柔地沿中鼻甲上壁推上前行，直至触及覆盖在蝶腭神经节上的黏膜，20min后移去。

（2）经腭大孔入路：坐位，头后仰，张大口，自最后一个磨牙后面向腭正中缝虚拟一垂线，其中外1/3交界处即腭大孔，口腔黏膜消毒及局部麻醉后，用长细针头（距针尖4cm处弯成约135°），自腭大孔稍前方由前下向后上方刺入，受阻则略改变方向直至滑入蝶腭管，继续进针2.5~3cm，有触电感出现，即表明已达蝶腭窝。此法缺点为可因为局部感染致硬腭黏膜溃疡，应注意无菌操作，治疗后3d内口服抗生素预防感染。

2. 蝶腭神经节试验性阻滞后有明显效果者，可进行射频消融治疗，尤其适用于对神经毁损或手术切除术有所顾虑的患者。

## 二、射频治疗

1. 适应证与禁忌证。

（1）适应证：①无明确病因的蝶腭神经痛患者，经阻滞治疗有效但不能持久者；②丛集性头痛；③偏头痛；④颈源性头痛治疗后残余前额部头痛；⑤分布在上颌神经区域疼痛的非典型面痛；⑥其他头面部疼痛：定位不清的头面部疼痛伴有副交感神经受累表现的疼痛，搏动性头痛，头面部肿瘤引起的头面部疼痛等。

（2）禁忌证：①不合作者，包括精神失常者；②穿刺部位的皮肤和深层组织内有感染病灶者；③有出血倾向或正在进行抗凝治疗者；④重要脏器功能不全、全身衰竭者；⑤影像定位不清。

2. 操作方法。

（1）X射线定位方法：

1）射频毁损治疗时，患者仰卧位，平躺在X射线透视床上，头自然平正摆放，额头上用约束带固定。

2）X射线投照器放在侧面透视的位置。应看到在颞骨岩部前下方呈侧三角形，也有人称为"小辣椒"或"小逗号"形的透亮区为翼腭窝。把一个不透X射线的标记物放在体表投射部位，并在该点的皮肤上做一标记。治疗部位消毒铺巾后，在皮肤及皮下注射局麻药。进针点在下颌弓的上方（图2-2-4-1）。

3）采用带5mm作用端的100mm射频穿刺针。穿刺针从下颌骨切迹之间对着蝶腭窝垂直进入，通常就是侧面透视下所见的蝶腭窝中央部位。穿刺针慢慢地向内侧推进，直至到达蝶腭窝。穿刺针进入的过程中，可能会触及上颌神经，引起上颌感觉异常。

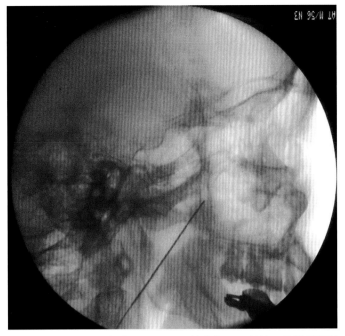

图 2-2-4-1 X射线侧位透视，显示针尖指"小辣椒"形的翼腭窝

4）把 X 射线机调节至正面位透视，然后穿刺针继续向内侧推进，直至贴近鼻骨的外侧壁，再推进 1～2mm，使穿刺针进入翼腭窝。如果穿刺针进入了骨组织而不是进入翼腭窝，稍微改变一下穿刺针的方向（通常是向上向前探，直至进入翼腭窝）（图 2-2-4-2）。

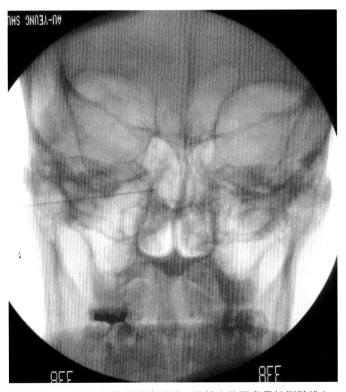

图 2-2-4-2 X射线前后位透视，见针尖位于鼻骨外侧壁线上

5）电刺激定位穿刺针进入正确位置后，开始电刺激。刺激频率为 50Hz，1.0V 电压的刺激会引起鼻内的刺痛感觉。

6）如果刺痛的感觉出现在软腭（这种情况并不少见），穿刺针应再向内推进少许，再次做刺激探查，直至刺激反应主要集中在鼻区，此时软腭如有异样感觉，位置依然正确。

7）经穿刺针注入2%的利多卡因1mL麻醉蝶腭神经节。有些医生把该处的局部麻醉作为诊断性神经阻滞，倘若患者的症状马上得到缓解时，进行射频毁损治疗。

8）高温毁损治疗共进行3次，每次80℃和维持60s。第一次加温毁损后，射频针向内推进1~2mm，再进行第二次加温后又向内再进1~2mm，进行第三次的热凝毁损。

9）蝶腭神经节在翼腭窝内的确切位置，常因蝶窦的形状和大小而异。因此蝶腭神经节除根据影像检查精确定位之外，在穿刺到位后再用50Hz刺激电流寻找异感，进一步确保准确到位或用1%利多卡因1mL行试验性阻滞，出现上颌神经分布区的麻木，证实位置正确。部分患者术后可能出现鼻出血或上腭感觉缺失。操作完毕，拔出穿刺针，压迫穿刺点2~3min。

（2）B超定位方法：有报道可以采用B超的方法进行蝶腭窝的定位。

1）患者采用侧卧位，患侧朝上，常规消毒铺巾，B超探头外套无菌塑料套，将B超探头放置于患侧面部。

2）长轴方向平行于颧弓，放置于颧骨下方、下颌切迹上方，下颌骨髁突前方图像上可以定位翼外肌和上颌动脉，参考血管多普勒的血管走行影像，穿刺点位于蝶腭窝内，在翼外肌的下方，翼突外侧板的前方，注入生理盐水显示针尖位置，随后进行刺激测试。余同X射线下射频治疗方法。

**【不良反应和并发症】**

不良反应和并发症主要包括：①局部血肿；②感染；③上颌神经支配区感觉减退。

**【术后注意事项】**

1. 观察眼部球结膜充血情况，上颌部皮肤感觉，面部充血肿胀情况，疼痛缓解情况。

2. 部分患者术后头痛立即减轻或消失；部分患者术后经2~3d后疼痛完全消失；部分患者术后出现腭部不适，2~3周缓解。

3. 术后2周内使用的镇痛药物可逐渐减量。

4. 对疼痛复发的患者，还可重新实施治疗。

（于海弛　胡　滨　黄　冰）

# 第五节　舌咽神经痛射频治疗

## 一、疾病概述

**【有关解剖与病理生理】**

舌咽神经是第9对脑神经，为混合性神经，内含运动、感觉和副交感神经纤维。与迷走神经、副神经一起经颈静脉孔穿出颅腔。舌咽神经主干自颅底向下通过颈动脉和颈静脉之间、茎突及其附着肌的内侧，并绕茎突咽肌下缘弯向前行而达舌咽部（图2-2-5-1、图2-2-5-2）。

舌咽神经痛是以舌咽部、耳深部的短暂发作性剧烈疼痛为主要特征的一种疾病。临床上相当少见，其发生率与三叉神经痛相比约为1∶88。发病多见于35岁以后，男性相对多见。大多数患者的病因是血管神经卡压，特别是神经根入脑干区，涉及舌咽神经或迷走神经。压迫血管可以通过高分辨序列MRI进行检查确定。舌咽神经痛可继发于茎突过长，或茎突综合征。只有耳深部剧痛，但咽部不痛者称为耳痛性舌咽神经痛，极少见。

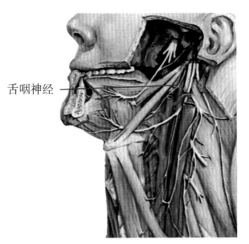

图 2-2-5-1　舌咽神经出颅后的位置

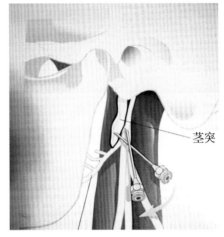

图 2-2-5-2　穿刺针与舌咽神经、茎突、
颈部大血管和迷走神经的关系

**【诊断与鉴别诊断】**

临床表现为吞咽时短暂性刀割样、烧灼样或钻刺样剧痛。刺激咽部和喉深部，以及吞咽动作可诱发，每次发作仅数秒至数十秒，从舌侧或舌根部向同侧耳深部放射。骤然发作并停止，停止发作时无任何症状。检查时无异常，偶于同侧下颌角后有压痛，或舌后对苦味感觉过敏；各种味觉刺激均感觉为苦味；有的患者有触发点。以 4% 的可卡因喷涂于舌侧可使患者疼痛减轻或消失，这是舌咽神经痛的主要特征。

本病应与以下疾病相鉴别。

1. 三叉神经痛：三叉神经第 3 支痛易与舌咽神经痛混淆。但三叉神经痛时，疼痛部位在舌前部而非舌根，通常累及下颌神经的分布区，不向外耳道放射，疼痛触发点在下唇、颊部或舌尖等处。必要时可做可卡因试验或用普鲁卡因局部阻滞三叉神经第 3 支，以资鉴别。

2. 喉上神经痛：喉上神经乃迷走神经的分支。该神经疼痛可单独存在，也可与舌咽神经痛伴发。疼痛发作常起自一侧的喉部，该处常有显著压痛，如在该区行局麻，往往疼痛暂时缓解，可以鉴别。

3. 中间神经痛：为一侧耳部剧痛，发作时间较长，常伴外耳道或耳郭疱疹，有时可引起周围性面瘫。个别不典型者仅表现为耳痛，与单纯表现为耳痛的舌咽神经痛不易区别。有人认为，对这种患者行手术治疗时除切断舌咽神经根外，还需同时切断中间神经根，以确保治疗效果。

4. 继发性舌咽神经痛：疼痛常为持续性，有阵发性加重，无触发点。检查中可见患侧有某种舌咽神经功能障碍（如舌咽部感觉和舌后部味觉减退、咽反射迟钝、软腭运动无力等）或其他阳性神经体征，以及有局部病变发现（如鼻咽部肿瘤），必要时可做特殊辅助检查，如头颅 CT 扫描、摄颅底或颅骨片等。

## 二、治疗原则

1. 首选药物治疗：治疗三叉神经痛的药物均可用于本病。2% 利多卡因直接涂抹咽部、舌根部扳机点处或表麻喷雾喷涂于患侧扁桃体表面可获得短时间的止痛作用。局麻方法主要采用以下口内入路法。

（1）舌腭襞入路法：以舌腭弓为定位标志，嘱患者张大口，采用非优势手持压舌板，将舌体向后和向中线方向移动，以显露软腭、腭垂、舌腭弓、扁桃体床、咽腭弓，并使舌腭弓和咽腭弓拉紧。优势手持 23 号扁桃体麻醉专用穿刺针，将针从咽腭弓的中点后方刺入口咽部侧壁，深度为 1cm，进行回抽试验以防止误入血管。在证实穿刺针处于正确位置后，将一定量局麻药注入，拔除穿刺针采用同样的方法阻滞另一侧的舌咽神经。

（2）咽腭襞入路法：以咽腭弓为定位标志，患者取坐位，实施口咽部表面麻醉后要求患者尽可能张大口并向前伸舌。使用压舌板将患者的舌体推向口腔的对侧，在阻滞侧舌体与牙齿之间的口底部形成一凹槽，其末端即是由舌腭弓基底部形成的盲端，将25号扁桃体专用穿刺针刺入到盲端的基底部（凹槽与腭舌弓基底连接处）0.25~0.5cm，并进行回抽试验。如果可抽出空气，说明进针太深，此时应后退穿刺针，直至无空气被抽出。如果抽出血液，应将穿刺针的前端稍向内侧调整，注射局麻药。此入路可阻滞舌咽神经周围支，减轻其引起的疼痛。由于咽腭襞入路比舌腭襞入路更接近舌咽神经的发出部位，能够阻滞舌咽神经的感觉纤维（咽、舌、扁桃体支），因此临床上咽腭襞入路应用更广泛。用0.5~1mg阿托品静脉注射、口服，可以预防心动过缓、心搏骤停、晕厥、抽搐。

2. 手术治疗：由神经外科行手术，从颅内切断患侧舌咽神经及迷走神经最高的1~2根神经纤维。手术须严格掌握适应证，先进行综合治疗，无效时再进行外科手术。

3. 舌咽神经射频热凝术：

（1）由于该方法不可避免地影响舌咽神经的运动根，限制了它的应用。舌咽神经射频毁损治疗仅适用于颅底部癌肿者，病侧声带功能已丧失者。

（2）射频技术能辨别神经但不能辨别血管，有报道发生巨大血肿者。近年来已用脉冲射频代替传统射频热凝消融治疗。

（3）因为舌咽神经内含有副交感神经，与迷走神经和颈动静脉的关系密切，治疗中容易发生包括心搏骤停等心血管严重并发症。

（4）射频治疗之前主张先进行试验性阻滞，以允许患者体会舌咽神经阻滞后的咽喉麻痹，吞咽时容易出现呛咳的情况。一些患者诉说麻痹的感觉比疼痛更难受，并因而拒绝接受舌咽神经的毁损性治疗。

4. 抢救措施：舌咽神经的任何治疗，包括药物阻滞或射频毁损，均需做好心搏骤停急救的准备，包括药物、生命监测和除颤器。

【射频治疗】

1. 适应证与禁忌证

（1）适应证：舌咽神经痛射频治疗的适应证为颅底部癌肿，病侧声带功能已丧失的继发性舌咽神经痛患者。

（2）禁忌证：对原发性舌咽神经痛不适用。

2. 操作方法

1. 口外入路法有以下两种穿刺方法。

（1）口角外入路：口角外2.5cm处为穿刺点，外耳孔前3cm做一标志，内侧看准瞳孔中点，侧面看准耳前标志，此为穿刺颈静脉孔的标准方法。从颅底面看，颈静脉孔和卵圆孔在一条直线上。穿到颅底后常规摄片，确认针尖的位置，刺入颈静脉孔抽得脑脊液，用100~300mV脉冲方波电流，波宽1ms，10~75Hz刺激，如能诱发患者耳部及喉部疼痛，加大电流时可引起咳嗽和胸锁乳突肌收缩，则提示针尖位置正确，此时可逐渐升高温度，直至70℃，持续2min后逐渐降温，达到破坏感觉根的作用。

（2）茎突后入路：患者平卧头，转向健侧，在患侧乳突与下颌角连线中点的皮肤上做一标记。消毒后用1%利多卡因0.5mg做皮肤内浸润麻醉。B超探头外套无菌塑料套，B超探头横向放置于乳突和下颌角连线处，影像可见乳突和下颌角，位于两骨性标志中间可见颈动脉，沿血管走形，平移探头可见茎突，用5cm长、5mm裸露针尖的射频针与皮肤垂直穿进约1cm。先开动刺激50Hz、1V电压，缓慢地进针，遇到骨质茎突，则为从茎突下滑约0.5cm。超过2cm未遇到骨质则考虑针尖已越过茎突应暂停进针，观察和询问患者。一旦有舌根、咽部或心前区的异样感觉则减少刺激电压，异感消失时再稍向前推进针尖至出现异感，直至在0.5~0.7V有异感为止。

2. 射频：启动脉冲射频功能为频率2Hz、20ms、42℃，持续2~8min。如果需做射频毁损则需注射1mL造影剂以辨别和排除针尖进入血管。当造影剂不能存留或搏动明显时应外拔针尖。必要时，造影改为注射无水乙醇更为安全。

**【不良反应和并发症】**

不良反应和并发症包括：①局部血肿；②感染；③心搏骤停；④咽喉麻痹，吞咽呛咳。

**【术后注意事项】**

1. 部分患者术后疼痛立即减轻或消失；部分患者经2~3d后疼痛完全消失；部分患者出现咽喉麻痹不适2~3周。

2. 术后2周内原使用的镇痛药物可逐渐减量。

3. 对疼痛复发的患者，还可重新实施治疗。

（郑拥军　胡　滨　刘少颜）

# 第六节　面肌痉挛的射频治疗

## 一、疾病概述

面肌痉挛又称面肌抽搐或面肌阵挛，系面神经兴奋性过高引发的一侧面部表情肌阵发性不规律的痉挛性疾病，约占面神经疾病的25%。

**【应用解剖】**

面神经为混合神经，由一条较粗大的运动根和一条较细小的感觉根组成。运动根纤维起于面神经核，位于桥脑下部，支配面部表情肌、颈阔肌、镫骨肌、二腹肌后腹及茎突舌骨肌。感觉根由两部分组成：内脏传入神经称为味觉神经，胞体位于膝神经节内，司理舌前2/3及腭部的味蕾；内脏传出神经起于脑桥泌延核，属副交感神经，其节后纤维控制泪腺、颌下腺、舌下腺和鼻腔黏液腺分泌。面神经自脑桥下部外侧出脑，与前庭蜗神经伴行，经内耳门及内耳道进入面神经管，在管内由于走向不同，可将其分为三段：第一段向前外；第二段则在水平位上，呈直角转向后外，由于转折处变粗大，名膝神经节，自结上发出岩大神经；第三段垂直下降，经茎乳孔出颅（图2-2-6-1、图2-2-6-2），继续弓形向前。从茎突外侧穿腮腺至下颌颈的浅面，发出5个终支即颞支、颧支、颊支、下颌缘支和颈支。

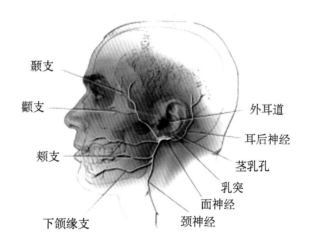

图2-2-6-1　面神经解剖及其与乳突和外耳道间关系

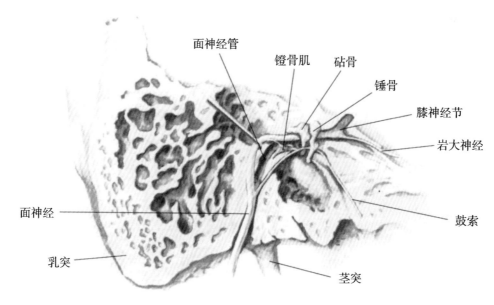

图 2-2-6-2　在乳突骨的面神经管

**【病因】**

面部痉挛的病因尚不完全清楚，归纳有三种假说，炎症学说，少数病例是继发于面神经炎、颅内感染和局部蛛网膜粘连增厚；神经受压学说，小脑后下动脉和小脑前下动脉以及异位血管压迫面神经最多见，部分患者为邻近面神经的肿瘤、血管瘤等；遗传学说，少数病例报道该病具有家族遗传性。上述原因导致面神经水肿、脱髓鞘，导致面神经"短路"形成异常放电，面肌痉挛。

**【临床表现】**

本病多发于中年以后，尤以40~50岁者居多，女性稍多于男性，左侧发病略多于右侧，双侧同时发病者极为罕见，约占0.7%。病程发展缓慢，有时为亚急性发病，常呈进行性进展，开始患者感觉眼眶周围（尤其是下眼睑）肌肉跳动，范围很小，以后跳动范围逐渐增大，频率逐渐加快，2年内逐渐累及颊肌和眼轮匝肌，甚至颊阔肌。

面肌痉挛导致眼裂变小，嘴脸歪斜，患者感到眼部活动和说话极为不方便。尤其于疲劳、情绪波动、注意力集中时更加明显，睡眠时有消失。部分患者因累及镫骨肌而出现耳鸣，少数患者可伴有同侧舌前味觉改变、听觉过敏。有报道称约8%的患者伴有三叉神经及其分布区域感觉迟钝。

**【诊断与鉴别诊断】**

根据典型的临床表现，大多数病例诊断并不困难，但须与其他原因引起的继发性面肌痉挛（如桥脑小脑角炎症、肿瘤等）、癔病性面肌痉挛、三叉神经痛、舞蹈症、杰克逊（Jackson）癫痫、眼睑痉挛等相鉴别。面神经为混合神经，原则上射频热凝温度达80℃才能阻断其传导。

## 二、治疗

**【术前准备】**

1. 术前签字：患者签署知情同意书，尤其告知：①乳突后入路可能发生面瘫；②面部皮下入路可能局部肿胀；③均可在一定时期后复发。

2. 术前用药：术前1h口服双氯芬酸钠缓释片75mg。

3. 仪器与用具：选择5~10cm长、5mm裸露针尖的射频套针。

**【操作方法】**

1. 穿刺入路如下：

（1）乳突后入路：患者取坐位或者仰卧位，头偏向健侧，医生在患侧耳后皮肤上标记出乳突的下沿。在距离乳突的下沿向后平行 1cm 处标记为穿刺点。局部消毒后用 1% 利多卡因 3mL 做皮肤至乳突骨面的局部麻醉。射频针从标志点穿刺遇到乳突骨后缘，稍后退 0.5cm 并稍加大角度向后向上压低穿刺，针尖与乳突骨后面平行进针，深度不超过乳突骨的宽度，方向对着外耳道（图 2-2-6-3）。

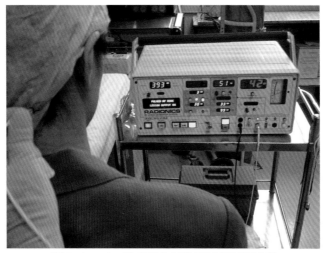

图 2-2-6-3　乳突后入路做面神经射频治疗

（2）超声引导下面神经阻滞技术：医生首先摸到乳突及外耳道。确定解剖标志后，消毒皮肤，用 10mL 注射器抽取 3mL 局麻药。线型超声探头横向水平放置预先定好的比较接近的区域，在超声图像上，乳突前下缘在外耳道下方，面神经在茎乳孔穿出并确定。彩色多普勒识别面神经邻近的血管。用 22G、3.5 英寸的腰穿针在超声实时引导穿刺至乳突前缘下方，然后用平面外技术引导穿刺针越过乳突前缘 0.5 英寸。回抽无回血、无回液后注入。注射完毕后按压穿刺点。

（3）面神经末梢支入路：在患侧面部抽动最明显处的面神经末梢分支处，如腮腺前沿、颧弓或眉弓上的皮下组织穿刺。

2. 电刺激：针尖到达乳突后面或面部皮下组织时，开动运动电刺激为 2Hz、1~1.5V 电压。出现面肌抽动时可稍降低电压至 1V 并调节套针方向寻找肌肉搐动最明显的方向。缓慢进针和逐渐降低刺激电压至 0.5V 以下仍有面肌肉搐动症状。

3. 射频热凝：乳突后入路作面神经射频治疗。

（1）乳突下穿刺电热凝的是面神经干，一旦毁损可发生患者全面瘫。所以需小心调节仅作面神经干的部分毁损。方法：启动射频加温功能，从 50℃ 持续 30s 开始，每次升高 5℃ 持续 30s。加温的同时嘱患者咧嘴做笑容状。医生认真观察患者患侧鼻唇沟的深浅度。一旦发现患侧鼻唇沟稍变浅则停止加温或拔出套针中的电偶电极。

（2）面部抽搐区的皮下面神经末梢支射频加温法：电刺激诱发出面肌抽动后用 2% 利多卡因 1mL 局麻。启动加温分别至 75℃ 和 80℃ 持续 60s。

4. 术后处理：

（1）穿刺局部疼痛：乳突后入路者术后穿刺点疼痛一般不剧烈，无需特殊处理。但面部多处皮下末梢神经支热凝，可给予非甾体类消炎镇痛药如扶他林缓释片 75mg，12h 一次，连用 3d。

（2）穿刺局部肿胀：面部面神经皮下末梢支射频热凝者术后可做局部冷敷，减少肿胀或皮下瘀斑。

（3）乳突后穿刺发生面瘫：一般 3~6 个月会逐渐恢复正常。面神经射频热凝后一段时间面肌痉挛会复发，复发时间因人而异，1~12 个月不等。一旦复发，可予重复射频治疗。因为操作简单，可在门诊治疗。

（卢振和　薄存菊　刘少颜）

# 第七节　垂体射频热凝镇痛治疗

垂体位于蝶鞍窝内，大小为 1.2cm×1cm×0.5cm，其机能与几种内分泌激素有关。1953 年首次报道垂体切除可使晚期乳腺癌和前列腺癌肿瘤体积缩小的同时疼痛明显缓解，尤其适用于激素依赖性肿瘤浸润性疼痛或骨转移性疼痛，可明显减少甚至停用吗啡类镇痛药。1976 年，Morrica 报道了 1 000 例垂体注射酒精镇痛全部有效，尤其对骨转移癌痛、软组织肿物痛和头颈部疼痛，缓解程度为 70%～100%，维持时间为数月至 1 年以上。武国文对 130 例癌痛患者实施脑垂体阻滞术，追踪 1 年，存活者中有 72%～79%维持了镇痛效果，80%疼痛消失，11%疼痛减轻，9%无效。其中激素依赖性癌的疼痛消失率为 94%～95%，非激素依赖性癌的疼痛消失率为 57%～70%。国内严相默报道了垂体穿刺注射酒精或酚甘油治疗取得了肯定的镇痛效果。但向垂体注射化学药物毁损由于药物的流动性难以控制而容易出现严重并发症，Pat-rick 报道治疗了 250 例中死亡 6 例，国内报道尿崩症发生率为 50%并维持 2 周，另有眼外肌麻痹率 3%，视野缺失率 7%，这些严重并发症影响了垂体毁损镇痛技术的临床推广应用。Zervas 在 1969 年提出了经蝶窦垂体射频消融镇痛，可减少手术风险和并发症。

20 世纪 80 年代以来，西方先进国家推广了蛛网膜下隙埋置管持续电脑泵注微量吗啡的技术，其安全性和镇痛效果的确实性让顽固性疼痛患者乐意接受，因此临床很少使用垂体破坏镇痛技术。

**【适应证】**

1. 激素依赖性肿瘤所致疼痛；乳腺癌、子宫癌或卵巢癌、前列腺癌或甲状腺癌性疼痛。

2. 癌肿广泛转移与扩散所致严重疼痛，而治疗效果不理想的患者。

3. 骨转移癌痛患者。

4. 包括头痛在内的全身顽固性疼痛患者。

5. 能耐受全身麻醉的上述患者。

**【禁忌证】**

1. 临终前或 1 周内可能死亡者。

2. 鼻腔、蝶窦内和蝶鞍内有感染或癌肿浸润者。

3. 蝶窦出血者。

4. 凝血功能明显不正常者。

5. 有急性感染性疾病者。

6. 患者及家属对该治疗有疑虑。

7. 不能耐受全身麻醉者。

**【术前护理】**

1. 加强心理护理，做好术前解释工作，消除恐惧心理。患者长期受癌痛折磨，且经过长期的正规保守治疗及其他方法治疗效果不佳，对治疗效果存有顾虑，且对手术感到恐惧、紧张，甚至对疾病治疗缺乏信心。为此，要求护士重视患者心理护理，针对患者不同年龄、性别、性格、文化程度采取相应的方式，介绍垂体射频术这一新疗法具有安全微创、痛苦小等特点，耐心细致地讲解操作过程及如何配合等，开导、消除患者精神紧张、高度焦虑、情绪不稳造成的心理障碍，使患者心情愉快地接受治疗。

2. 评估患者病情、意识、用药史、过敏史、家族史、凝血功能检查等情况。

3. 注意休息，预防感冒，加强营养，给予高蛋白、高维生素、低脂饮食。

4. 介绍表述疼痛及缓解疼痛的方法：放松治疗方法及心理暗示治疗方法。进行 24h 最高值疼痛评分并做好记录。

5. 术前做好如心电图、胸透、头颅 X 射线、鼻旁窦 CT、MRI，血常规、大小便常规、肝功能、肾功能、出凝血时间等常规检查。

**【术前训练】**

1. 训练床上排便：术后需卧床 6h，术前可练习在床上使用尿壶、便盆大小便，防止手术后不习惯床上排便引起尿潴留和便秘。

2. 指导患者术前练习张口呼吸。

**【术前准备】**

1. 术前签字：家属明了有关风险并签署知情同意书。

2. 蝶窦气化：头颅 X 射线正侧位或鼻旁窦 CT 证实蝶窦气化良好。

3. 术野准备：提前 1d 应用氯霉素眼药水滴鼻腔、剪鼻毛，男性脸部剃须。

4. 术前用药：术前 30min 静脉注射头孢拉定 2g。

5. 麻醉准备：全身麻醉常规准备。

6. 仪器与用具："C" 型臂 X 射线仪，射频仪，射频套针长 15cm、裸露针尖 0.5cm，18G、10cm 长带芯套针。鼻窥镜、枪状镊、小锤、吸引器等。

**【麻醉】**

患者平卧于手术台上，常规全麻诱导经口气管插管，麻醉维持生命体征平稳。

**【操作方法】**

1. 鼻窥镜暴露和检查鼻腔：电子鼻窥镜明视下吸干净鼻腔分泌物和检查鼻腔。用 1/10 万肾上腺素盐水（3mg 肾上腺素加入 30mL 生理盐水）湿棉片敷贴鼻甲和鼻中隔，收缩黏膜下血管。选择鼻中隔正常侧或凹入侧的鼻孔为穿刺鼻孔。

2. 蝶窦穿刺：

（1）X 射线透视定位：①穿刺套针放置在鼻后孔内上方 1.5cm，即蝶窦开口的下方或嗅隐窝的深部。②X 射线前后位透视，显示套针针尖位于双眼眶内下缘连线的中点，即鼻中隔线上（图 2-2-7-1）。③再用 X 射线侧位透视，显示套针针尖方向对着垂体窝鞍膈的前下方（图 2-2-7-2）。

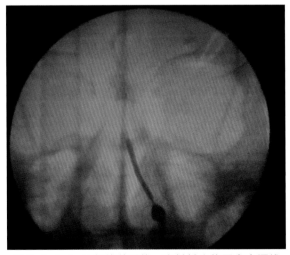 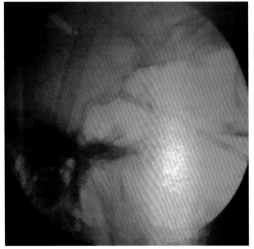

图 2-2-7-1　X 射线前后位，套针针尖位于鼻中隔线　　图 2-2-7-2　X 射线侧位，套针针尖抵达鞍膈前下方

（2）穿刺：穿刺套针通过蝶窦开口进入蝶窦，或在穿刺针上稍用力即可使针尖穿过蝶窦壁进入蝶窦。侧位 X 射线透视，套针针尖抵达鞍膈前下面。

（3）蝶窦冲洗：拔出套针针芯从套针注射含庆大霉素 1 万 U 的 10mL 生理盐水冲洗蝶窦腔。

3. 垂体穿刺：

（1）再次用 "C" 型臂 X 射线仪分别做正侧位透视，证实穿刺套针位于双眼眶之间的中线和鞍膈的前下面。射线前后位透视，针尖位于鼻中隔线上射线侧位透视，套管针尖抵达鞍膈前下面。

（2）在侧位 X 射线监测下，用小锤轻轻敲打穿刺套针使之突破鞍膈，进入垂体窝（图 2-2-7-3）。将射频针从外套针中伸进并突出外套针尖外 0.8～1.0cm，进入垂体但不超过垂体窝的中线（图 2-2-7-4）。射线透视下，穿刺套针突破鞍膈射线透视下射频针从套针中伸进并突出套针外进入垂体。

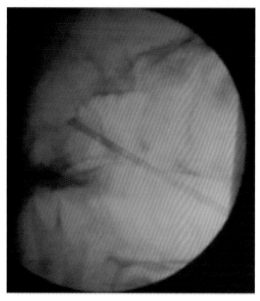

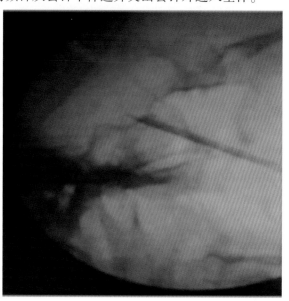

图 2-2-7-3　X 射线侧位，套针穿破鞍膈　　　　图 2-2-7-4　X 射线侧位，射频针进入垂体

4. 垂体造影：注射"非离子型"造影剂欧乃派克 0.5mL，正侧位 X 射线透视可显示小球状垂体影或弧形蛛网膜下隙影，或远离垂体窝上面的脑室影（图 2-2-7-5A、图 2-2-7-5B）。

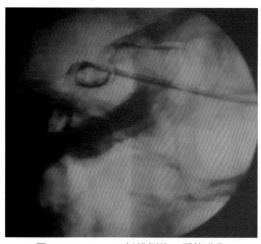

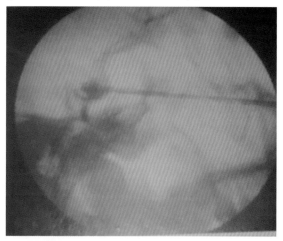

图 2-2-7-5A　X 射线侧位，垂体造影　　　　图 2-2-7-5B　X 射线侧位，垂体造影

5. 垂体射频：启动射频仪，60℃、70℃、80℃各加热 80s。

6. 鼻腔止血：热凝结束，拔针后以电子鼻窥镜检查鼻腔，有明显出血者鼻腔内填塞凡士林纱条或止血海绵条，并认真检查和清理对侧鼻腔以及口腔内的分泌物或血块。患者在麻醉恢复室清醒后拔除气管导管。

【术后处理】

1. 当天每 4h 一次监测血压、心率、呼吸和瞳孔变化，至平稳 4 次后停。72h 内记录 24h 出入量，每天检测微量血糖 2 次。

2. 静脉注射头孢拉定每日 4g，连续 7d。

3. 记录疼痛 VAS 评分和镇痛药需要量。

4. 术后无重大不良反应者，24~48h 内拔出鼻腔内填塞凡士林纱条。射线透视。

**【术后护理】**

1. 术后返病房 q4h 监测血压、心率、呼吸和瞳孔变化，至稳定 4 次后停，观察穿刺点处有无渗血、渗液及头痛等情况。

2. 协助患者取头高卧位，6h 后无不适可轻微下床活动，进食温凉流质。

3. 遵医嘱使用抗生素及止痛药物，每天进行疼痛评分并记录。

4. 术后 24~48h 无不适可拔出鼻腔内填塞的纱条，术后 3d 内记录 24h 出入液量，按医嘱监测血糖变化。

**【并发症及其处理】**

1. 患者可出现一过性头痛、食欲亢进、兴奋，给予阿普唑仑 0.2mg，每 8h 一次。

2. 尿崩症状，对症输液并给予垂体后叶素，一般持续约 2 周后消失。

3. 高血糖，给予对症处理约 2 周自愈。

4. 继发感染，给予抗生素治疗。

5. 穿刺损伤动眼神经致眼外肌麻痹，大多数日后好转。

**【出院健康宣教】**

1. 注意休息，保持情绪稳定，饮食宜高蛋白、高维生素，清淡易消化，多进食新鲜蔬菜水果，避免咀嚼硬物，保持大便通畅。

2. 若患者有视力视野障碍，外出时需有专人陪伴。

3. 按医嘱服药，避免自行减药、停药，定期门诊复诊。若出现疼痛加剧等症状及时复诊。

**【注意事项】**

1. 癌症向软组织扩展，出现局部水肿或有红肿热痛者镇痛效果不佳。

2. 同时采用适当的内分泌补充疗法。

3. 疼痛复发时可再行射频治疗，仍然有效。

4. 术后发生单侧镇痛，可再做对侧射频治疗。

（卢振和　胡　滨　孙承红）

# 第八节　头皮相关神经痛射频治疗

## 一、疾病概述

**【有关解剖与病理生理】**

头皮在局部解剖学上是指眶上缘、颧弓、上项线以上的颅顶部软组织，供应此部的感觉神经有额神经、泪腺神经、颧颞神经、耳颞神经、枕小神经、枕大神经、第三枕神经等。上述每一条神经皆可能因各种原因而引起神经痛。

**【诊断与鉴别诊断】**

患者主诉皆为头痛，部位为前、后、侧面，可为一侧或两侧，一处或多处，疼痛性质不一，有的为阵发性，有的为持续性。疼痛程度不一，有的为隐痛，较剧烈者为刺痛、灼痛。病程时间短者数日，长者数周或数月甚至几十年。可被认为是偏头痛，久治不愈，经检查排除其他可能引发头痛的病变。按主诉及查体所见确定为某一头皮神经痛。神经检查的方法很简单，用一注射针头检查神经分布区的头皮对刺痛的反应变化即可确定属于哪一根神经痛。

1. 额神经痛：多数为眶上神经痛，少数为滑车上神经痛，或二者皆有。主诉皆为前额部隐痛或剧痛。多为50岁以上中老年人，女性略高于男性，大多数为单侧。病史不定，最长者20余年。疼痛性质不恒定。隐性疼痛无特异性，发作常无先兆，但也有为阵发性加剧，无诱因可寻，常呈现烧灼样、针刺样、刀割样或撕裂样疼痛。发病周期不定。查体可见额部眶上神经或滑车上神经分布区对针刺痛感觉异常。急性者常为过敏，慢性者常为迟钝，触觉一般无明显改变，查其他的病变体征，可以确定诊断。

2. 泪腺神经痛：很少见，主诉为眼外角上方疼痛，经检查有泪腺神经分布区刺痛，无其他病变，可确诊。

3. 颧颞神经痛：罕见，可继发于三叉神经痛累及第2支时。亦可发生于上颌窦等炎症累及上颌神经时而产生的牵涉痛，可随原发病变痊愈而消失。

4. 耳颞神经痛：主诉头侧面及耳郭上部剧痛难忍，呈短暂阵发性，多呈烧灼样或刺割样痛，无可寻病因。可同时有同侧枕后神经痛。查体所见：颞部皮肤的颞浅神经分布区、耳郭上部前面及耳屏对针刺痛觉过敏，并可见颞下颌关节、牙齿、腮腺等病变的症状与体征，确诊为耳颞神经痛。

5. 枕小神经痛：主诉枕小神经分布区阵发疼痛。发作常无先兆，多为剧烈的闪电性刺痛。查体仅有枕小神经分布区内针刺痛过敏，无其他颈部结构病变体征。

6. 枕大神经痛：临床多见，发病年龄较广，多数病例在20岁以上，与性别无关，单侧发病较多见。可同时伴发枕小神经痛。急性患者主诉为头后部一侧阵发性剧痛，烧灼感、针刺样或撕裂样痛。白天轻、晚上加重。单侧慢性患者常为头后部一侧，双侧患者则为头后全部，阵发不同程度的隐痛或钝痛。有时被误诊为偏头痛，或神经性头痛。多项检查均无阳性体征，仅见枕部头皮枕大神经分布区的全范围对针刺痛觉改变。急性者多为过敏，慢性者多为迟钝，少数患者有项上部肌肉不同程度的痉挛，但无固定压痛点。少数患者合并有眶上神经痛。

7. 第3枕神经痛：此神经单独发生神经痛者罕见，所遇4例患者中3例为在治疗枕大神经痛时于注射后仍有枕部中线旁狭窄区域疼痛才发现。单独发病者少见，查体仅有分布区内刺痛过敏，确定为第3枕神经痛（图2-2-8-1）。

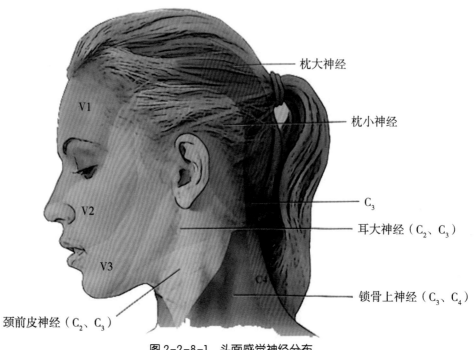

图2-2-8-1 头面感觉神经分布

## 二、射频治疗

**【适应证和禁忌证】**

1. 适应证：为排除其他病变，确诊为头皮末梢神经痛，阻滞有效但疗效不能巩固的患者。

2. 禁忌证：局部感染、合并精神疾患、不能配合治疗或不愿接受射频治疗者。

**【术前准备】**

1. 术前签字：术前签署知情同意书。

2. 术前用药。

3. 准备好射频仪及 5cm 长、2mm 裸露针尖的射频套针。

**【操作】**

1. 穿刺：1% 利多卡因加 0.5% 罗哌卡因混合液 0.5mL 做皮内注射呈"橘皮"样。

2. 电刺激：射频针进入皮下后，启动 50Hz、0.5V 以下电压能诱发出原有的疼痛或异感。

3. 脉冲射频：启动脉冲射频功能 42℃，持续 120~240s。

4. 射频毁损：注射 1% 利多卡因加 0.5% 罗哌卡因混合液 1mL，10min 后启动 75℃，持续 60s，80℃ 持续 60s。

**【并发症】**

并发症有局部出血、血肿、相应神经支配区感觉麻木等。

超声引导技术（$C_3$ 神经阻滞技术）：操作时患者采取侧卧位，用 10mL 无菌注射器抽取 2mL 局部麻醉药。触扪患者乳突，消毒皮肤后应用高频超声探头纵向放置，头端紧贴乳突，在超声下辨别乳突下缘。然后将探头后移 3/4 英寸左右，直至 $C_1$ 椎弓和 $C_2$ 齿突清晰可见。探头向尾端移动，直到清晰辨识出 $C_2$、$C_3$ 小关节，在 $C_2$、$C_3$ 小关节"山丘"上可见第 3 枕神经横跨过，其影像表现为低回声环内的强回声点。同时，在 $C_2$、$C_3$ 小关节和 $C_3$、$C_4$ 小关节间的"峡谷"中可见 $C_3$ 较大的内侧支。

确认第 3 枕神经后，采用平面外技术，用 3.5 英寸长的 22G 穿刺针在超声探头中点由前向后进针，至第 3 枕神经停止进针。操作手法宜轻柔，注意避开小关节前的椎动脉。确定位置轻轻回抽后，注入 2mL 的药液。退针，按压穿刺点。

并发症：局麻药中毒、全脊髓麻醉等。

（郑拥军　孙承红　方泽臧）

# 第三章　颈神经射频镇痛治疗

## 第一节　颈神经痛概论

　　颈部指肩、胸以上，枕骨以下的部位，含颈椎、椎间盘、椎管、脊髓、颈神经、颈神经前支和后支、肌筋膜、颈交感神经、迷走神经、颈血管、淋巴及甲状腺等。颈源性疼痛可涉及颈部、头部、肩、臂、上胸背部的疼痛，并且发生率很高。颈部任何活动均需肌肉、筋膜和骨骼参与，主要由颈神经后支的内侧支、外侧支、窦椎神经以及它们的神经末梢等组成。颈神经前支主要支配上肢、头枕部的感觉。颈部的损伤、疾病或生理功能紊乱对神经产生刺激，炎症可产生颈部软组织痛、小关节痛、椎间盘源痛、椎体源痛即椎管源痛等。颈痛最常见的是肌筋膜的局部痛，以及其卡压旁边的后支痛，还有来自颈椎小关节、椎体、椎间盘、硬脊膜的炎症对后支的刺激，称为颈源性疼痛。生活或职业活动或任何长时间的固定姿势和人们在活动中的外伤都是一个颈源性疼痛的重要发病原因，慢性损伤造成肌筋膜钙化、颈椎退行性变化和颈痛之间有着密切的关系，颈源性疼痛患者中1/2以上的疼痛起因于3个以上节段的颈椎间盘。医生需仔细为每个颈臂痛患者分析疼痛的原因，常常是复合因素。疼痛来自颈部的原因有颈肌筋膜综合征、小关节综合征、后支卡压综合征、椎间盘突出症、颈椎间孔狭窄症、椎体终板炎、椎体不稳症、压缩骨折、椎体感染或肿瘤等。在进行诊断时需重点取得医学检查证据，以制订全面的治疗方案，明确射频技术如何帮助患者。

### 一、有关解剖

　　疼痛是感觉神经系统组织受到异常刺激或损伤导致大脑不愉快的情绪反应。感觉神经系统上的一级神经元是脊神经节，发出的纤维向内形成神经根进入脊髓后角，传导躯体的感觉信号。脊神经节向外发出神经干，与脊髓前角发出的前根以及交感神经干，在椎间孔处汇合而成脊神经往椎间孔外走行。脊神经共31对，第1颈神经经寰椎与枕骨之间椎动脉的下方出椎管，第2~7对颈神经都经同序数颈椎上方的椎间孔穿出椎管，第8颈神经通过第7颈椎下方的椎间孔穿出，12对胸神经和5对腰神经都由相同序数椎骨下方的椎间孔穿出。颈部的解剖结构非常复杂，第1~7颈椎的横突孔穿过椎动脉，颈椎前面有气管、食管和甲状腺，有颈动脉、颈静脉、迷走神经、交感神经、膈神经和臂丛神经等重要组织。

#### （一）第1颈神经

　　1. 颈神经丛第一襻：第1颈神经（$C_1$）前支位于寰椎后弓的椎动脉沟内，于椎动脉的下侧向外行，绕寰椎侧块的外侧向前，然后在寰椎横突前侧下降，与$C_2$的升支在颈内静脉的后侧相互吻合，形成颈神经丛的第一襻。

　　2. 枕下神经：$C_1$的后支为枕下神经，由寰椎后弓上缘穿出，多数是从椎动脉与后弓之间穿出，少数是从椎动脉上方穿出。然后枕下神经发出分支至头后大直肌、头后小直肌、头上斜肌和头下斜肌，支配这4块肌肉。$C_1$穿行于枕骨与寰椎后弓之间，经椎动脉沟，在椎动脉的下侧穿出寰枕膜。

**(二) 第2颈神经**

第2颈神经（$C_2$）的硬膜外部分位于寰椎后弓和枢椎之间，在寰枢椎形成的拱内朝背外侧走行，继而分成前支和后支。

1. 枕大神经：$C_2$及其分支与寰枢后膜紧密相连，后支位于寰枢后膜的背侧面，与$C_1$的后支交通后分为较细的外侧支和较粗的内侧支，内侧支即为枕大神经。在平枕外隆凸处，枕大神经距后正中线的距离一般为2~4cm；在平寰椎后结节处，一般是旁开1~1.5cm；在平枢椎棘突处一般是旁开2~2.5cm。其支配区除部分分布于项肌外，其余伴随着枕动脉分布于枕部的皮肤。有的在半棘肌的深面、头下斜肌的表面发出小支与枕下神经和第3枕神经吻合。

2. 枕小神经：$C_2$的前支横行越过寰枢关节囊的外侧，水平走至第2颈椎上关节突平面，固定在头下斜肌的肌筋膜上，头下斜肌筋膜也固定在寰枢后膜上，斜下走行环绕着中斜角肌或提肩胛肌的前上部。通过吻合支与$C_1$的前支联合在一起形成一个共干。此神经共干向后背侧越过中斜角肌，在胸锁乳突肌的下方转向枕颈部。在胸锁乳突肌下方分为两个上升的浅表支，此浅表支发出分支与$C_3$的前支联合，枕小神经发出分支环绕着胸锁乳突肌，走行至耳后部，分布于乳突的后外侧部。

4. 耳大神经：$C_2$发出分支与$C_3$的前支联合，另外一部分至枕部后中线附近，此神经干也可直接发出分支与$C_3$的腹侧支联合，发出耳大神经。枕小神经分布的变异最多，分布范围比较广，在枕后部与枕大神经分支间有众多吻合。一般认为，枕小神经分布于枕部及耳郭背面上1/3的皮肤，耳大神经分布于耳郭背面及腮腺区的皮肤。

**(三) 第3颈神经**

第3颈神经（$C_3$）的后支绕过第3颈椎关节突后，穿过横突间肌后分为内侧支、外侧支和交通支，$C_3$后支的内侧支为枕神经，分布于枕外隆凸附近的皮肤。发出的交通支支配口裂以上枕外隆凸下方的项背部及枕部皮肤，并与枕大、枕小神经相交通。内侧深支穿过关节周围纤维组织，支配第3、第4颈椎的关节突关节。

**(四) 第4~8颈神经**

脊神经后支由骨纤维孔进入横突间区，穿过横突间肌后分为内侧支和外侧支，内侧支的深支支配颈部棘间肌，浅支走行于颈半棘肌与多裂肌间，穿过斜方肌起点变为皮支，内侧支还发出关节支，支配相邻关节突关节。外侧支在头半棘起点处肌腱性组织中浅出，支配颈最长肌和颈夹肌。

**(五) 颈部交感神经**

颈交感神经干位于颈血管鞘后方，颈椎横突根部的前方，椎前筋膜的深侧。一般每侧3个交感节，分别称为颈上、中、下节。这3个神经节以节间支相互连接，并由吻合支与有关的脑神经相连接。颈上神经节最小，位于第4颈椎处。颈中神经节位于第5、第6或第7颈椎横突前方，后侧为颈长肌及其筋膜。颈下神经节位于第7颈椎横突与第1肋颈之间，形状不规则。在椎动脉起始部的后方，常与$T_1$神经节合并，称为颈胸神经节（星状神经节），它有许多放射状的分支。

颈部交感神经节发出的节后神经纤维的分布，主要包括以下分支。

1. 连接8对颈神经：经灰交通支连于8对颈神经，并随颈神经分支分布至头颈和上肢的血管、汗腺、竖毛肌等处。

2. 形成动脉丛：发出分支至邻近的动脉，形成颈内动脉丛、颈外动脉丛、锁骨下动脉丛和椎动脉丛等，伴随这些动脉的分支分布于头颈和上肢的平滑肌和腺体、血管、瞳孔开大肌和甲状腺等。

3. 组成咽丛：发出咽支，直接进入咽壁并与迷走神经、舌咽神经的咽支共同组成咽丛。

## 二、病因

颈源性疼痛有几个相关的原因或诱因，首先是外伤，有疼痛症状的颈源性疼痛患者中超过1/4的人曾有过头部或颈部的外伤史。其次是职业性活动，瑞典报道了驾驶拖拉机的94个农民中抱怨有颈痛者达81人，颈痛持续时间常常1~3天。职业司机由于整天处于身体震动、搬运重物和长久坐位姿势，因颈椎间盘突出症而住院的发生率很高。由于工作，其他引起颈痛的职业如长时间电脑操作等，这些人也常出现颈源性臂痛，有椎管狭窄的人也比较容易发生颈源性疼痛。解剖学上疼痛原因主要有以下几个方面。

**（一）椎骨及其连接源性**

椎骨及其连接的周围软组织充满了颈神经后支的末梢，神经末梢感受器受刺激，可引起疼痛。当小关节或其他滑膜关节发生局部解剖结构变化，如微小错位或半脱位时，刺激颈神经后支致肌肉痉挛，颈段的肌肉或韧带的感觉神经末梢感受器受压迫和刺激而产生疼痛。颈椎椎体、钩椎关节或上关节突的骨刺形成，或因椎体引起关节突向前方滑脱，引起椎间孔变形及发生颈椎间盘突出时，无论在静态或动态下都可影响相邻椎骨各部分之间的相互关系，并改变椎间孔的大小和形状。通过椎间孔的神经、血管均可受到压迫、牵拉、成角和炎症的刺激，造成疼痛和神经功能障碍。并可致椎动脉痉挛、椎管腔狭窄，或椎-基底动脉供血不足等临床症状。由于椎间盘纤维环、椎体及椎管的组织均有窦椎神经分布，虽然不出现神经根性痛，但还是会经常出现头枕、颈肩、上背的牵涉痛或重压性疼痛等症状。

**（二）颈部肌肉肌腱源性**

长期从事低头伏案工作或某种固定姿势者容易引起项韧带疲劳，颈部肌肉持续收缩痉挛，使肌肉组织出现供血不足的肿胀、炎症渗出、损伤，继发肌硬结、萎缩改变。

1. 颈椎肌筋膜痛：肌筋膜反复损伤、渗出性炎症并产生缺氧物质沉积钙化，是颈椎发生骨刺的原因，从而诱发慢性的颈肩疼痛。

2. 椎体不稳或椎间盘突出：肌肉的僵硬、挛缩、牵扯使小关节移位和韧带松弛，使颈椎力学发生较大的变异，容易诱发椎体不稳或椎间盘突出。

3. 脊神经后支受卡压痛：颈神经后支走行于颈后部肌肉、韧带以及骨、纤维筋膜之间，并通过颈神经后支内侧支的关节支传入冲动以协调颈部肌肉张力来维持颈椎关节的稳定。由于颈椎关节日常的频繁伸屈和旋转等活动，可使走行转折处或骨纤维管内的脊神经后支受到长期慢性卡压和无菌性炎症刺激，局部区域产生麻木疼痛。而疼痛又可使颈部肌肉血管收缩，肌肉僵硬，疼痛加重。

4. 颈源性头痛：如 $C_1$、$C_2$ 前支吻合形成的环状襻包绕着中斜角肌和肩胛提肌，此两肌附着在第 2 颈椎横突，两肌均参与颈椎的屈曲和上肢的伸举运动，因此常在第 2 颈椎横突后有明显压痛。剧烈运动时头下斜肌参与收缩，当局部有无菌性炎症或粘连时，可能牵拉附着于中斜角肌和肩胛提肌表面的枕神经襻，造成颈源性头痛。

**（三）窦椎神经源性痛**

窦椎神经为脊神经脊膜支，为脊神经纤维的第 1 分支，逆行经椎间孔返回椎管。在颈部的脊膜支从脊神经节远端数毫米处发出，接受交感神经节来的交通支，含有感觉和内脏运动纤维。其主干返回椎间孔后在椎管内分出上行支、下行支与横支，与相邻的上、下节段及对侧来的分支吻合，支配纤维环外层，前、后纵韧带，项韧带及硬脊膜等组织的感觉。当椎间盘破裂，椎管神经的末梢沿着裂缝生长进入盘内，经常使窦椎神经末梢受到刺激，神经冲动通过节段反射弧由后根进入脊髓，再经前角细胞与前根，反射至头颈肩臂部，引起头颈肩臂部疼痛与肌肉痉挛。在具有颈肩痛或脊髓症状的颈椎间盘或颈椎病的患者中，40% 以头痛为主要症状，25% 头痛是次要症状。

**（四）颈神经根源性痛**

因颈神经的行程及分布特点，极易产生颈肩部以及头部症状。

1. 额颞顶痛：颈上神经节和三叉神经眼支等之间的联系产生的枕额痛，是由于来自颈部的痛觉传入纤维在脊髓后角内以及在突触传递过程中发生会聚的结果。三叉神经与颈神经在三叉脊束核-颈神经核内的会聚，使中枢神经无法区分来自颈神经或三叉神经的疼痛刺激，常将来自颈部的伤害性刺激误认为头痛。第 1 颈神经最常见受压部位在寰枕处。当其感觉纤维受刺激时，会引起眶—额—顶部的疼痛。

2. 顶枕痛：在颈区的枕大神经和枕小神经之间有广泛的交通支，在枕部，枕大神经发出分支，常常与枕小神经分布区重叠。枕小神经与耳大神经和枕大神经等神经相吻合，使颈部的刺激产生枕部的疼痛。常由于第 2 颈神经的感觉纤维或它的分支以及枕神经受压迫刺激，会牵涉到枕部疼痛。当寰枕关节及第1~5颈椎之间背侧的深部组织棘间韧带受到刺激时，引起头枕及项上部痛并可牵涉至额区，这是由于其神经支配来自脊髓颈节及脑干，感觉冲动通过三叉神经脊髓束，联系于上两个脊髓颈节。颈上神经节刺激发至颈部韧带和骨骼的神经纤维。

### （五）椎动脉及交感神经源性痛

颈交感神经干位于颈血管鞘后方，颈椎横突前方，椎前筋膜的深部。分为颈上、中、下三个神经节并以节间支相互连接，发出吻合支与有关的脑神经相连接。颈部交感神经与颈部组织特别是窦椎神经关系密切，与颅内组织、舌、咽、眼、心脏、甲状腺、膈神经和食管血管等均密切相连。

1. 椎-基底动脉供血不足痛：椎动脉壁上的交感神经纤维最为丰富，常因钩椎关节的增生与松动，椎体不稳而受刺激，从而构成血管的收缩舒张功能异常。椎动脉发生痉挛则造成椎-基底动脉供血不足，此时侧支循环扩张而引起头痛。

2. 枕神经缺血性痛：椎动脉支配枕大神经血供的分支可诱发枕神经缺血性疼痛。

3. 交感反射痛：颈椎关节突主要受相邻的三条颈神经的感觉支和颈交感神经支配，当关节突及其周围结构紊乱时，颈椎关节处的C纤维及A纤维等传入疼痛伤害刺激到颈椎脊神经节及脊髓后角，投射到大脑皮质产生疼痛，疼痛刺激大脑皮质产生冲动，下行传递又引起颈部肌肉痉挛和小关节移位，并刺激分布在小关节周围的交感神经，通过交感反射引起颈肩头部牵涉痛。

### （六）颈臂牵涉性痛

来自颈椎小关节的疼痛可牵涉及肩部，极少数可反射到臂。而来自颈椎间盘源性的疼痛和腰椎间盘突出症一样，比较容易引起该神经支配皮肤区域的臂丛神经痛。来自颈椎间盘的传入神经纤维伴随着颈交感神经链一起行走并进入椎管。在中段颈椎交感神经节的 $C_5$ 水平和星状神经节的 $C_8$ 及 $T_1$ 水平，交感神经节最常形成链，这些地方进行颈源性臂丛神经痛的脊神经诊断性阻滞，很容易取得优良效果。在没有 $C_6$ 或 $C_7$ 节段的典型脊神经分布区疼痛的患者，做 $C_5$ 节段的诊断性阻滞常常会获得阳性结果。这些诊断性阻滞的阳性结果，反映了患者需做治疗的 DRG 节段。

### （七）脊髓型疼痛

由于颈椎椎管的退行性病变狭窄，或颈椎间盘巨大突出物等，压迫脊髓可引起颈椎脊髓病变，而发生上肢的感觉缺失和运动乏力。由于同时干扰了脊髓长束也会同时出现下肢的神经症状。上肢麻木时常常合并有皮肤超敏痛。脊髓前面的减压可改善上肢的运动功能，但有50%以上的患者的下肢痉挛等主要症状没有变化。

### （八）精神或情绪紧张

长期精神或情绪紧张是颈源性头痛不容忽视的另一病因，无论是偏头痛还是全头痛患者，除了存在相应器质性致痛因素外，情绪紧张也是头痛的重要病因，它还可能会产生头痛的双向效应。

## 三、体格检查

颈部的体格检查为疾病的诊断提供很重要的依据。颈局部压痛提示局部的肌筋膜有病变，但仅仅肌筋膜紧张则是非特异性的，难以辨别疼痛是来自哪个节段神经。有些典型的部位能提供与疼痛有关的结构和神经节段的有价值的资料。

1. 颈项肌群观察：患者取坐位，双掌放在膝上，观察患者双侧颈项肌是否有隆起或萎缩。按压颈后浅中层椎旁肌群及颈前肌群有否疼痛或硬索。

2. 颈深部软组织按压：从外向内做颈深部软组织触摸，在颈长肌后面能感觉到小关节的排列。按压小关节时有疼痛，患者会做出闪避动作，医生感觉检查手指下顶着的组织突然松开，细心体会小关节排列有否凹凸不平。

3. 颈椎伸屈、旋转范围和压顶试验：检查患者的颈椎伸屈、旋转范围和压顶试验等，有脊神经症状者应做生理、病理神经反射检查和臂丛牵拉及椎间孔挤压试验。

4. 检查枕大神经：触摸患者的枕大神经时，医生用拇指在枕骨骨突上寻找枕动脉，动脉外侧是枕大神经。

5. 牵涉痛、放射痛：使用患者表格记录检查结果，与治疗前后的发现做对照是有意义的。经过体检，结合患者症状和影像学资料，医生已基本能明白患者颈痛是哪一部位的组织出了问题，应该如何制订治疗方案。

（1）肌肉压痛：脊神经的疼痛反应点是不同的，但最重要的是患者对检查时的疼痛反应，当医生手指压迫在相关的肌肉部位，立即引起患者诉说疼痛，并认为这种疼痛在以前也常有。检查时医生的手固定患者肩部检查点的对方，触摸 $C_4$ 指示点时用示指和中指向下和轻轻向后按压，$C_5$ 则仅向下压即可，$C_6 \sim C_8$ 用拇指按压。

（2）寰椎弓放散痛：来自寰枕关节和寰枢关节的放散性疼痛常常是 $C_1$ 脊神经节和脊神经射频治疗的适应证。医生的示指和中指的力用在枕骨下面的寰椎弓上，在寰椎弓上细心去寻找这种放散痛。

（3）斜方肌区域放射痛：有人认为斜方肌区域是一个检查 $C_4 \sim C_8$ 牵涉痛的重要地方，其疼痛区提示了相应的清晰明辨的脊神经支配节段。

## 四、射频治疗临床评价

颈椎解剖较复杂也较重要，因为横突间是椎动脉，椎管内含有脊髓，所以一旦有了并发症就可能产生严重后果。即使做颈椎间盘造影，其手术并发症发生率在文献报道中也有 0.6% ~ 2.48%，所以颈椎的微创治疗受到了限制，手术医生必须经过严格的训练。射频技术因为能辨别神经达到准确治疗，在颈部能发挥很好的甚至比腰部更好的镇痛作用，为治疗头颈肩臂痛提供了一个有用的治疗方法。对颈椎间盘源性脊神经痛、窦椎神经性颈痛和头痛、臂丛神经痛、颈小关节痛、颈神经后支卡压性痛、交感神经性痛、血管源性痛、颈外伤后头痛等顽固性颈源性疼痛均有良好疗效。尤其脉冲射频的安全性打破了原来射频热凝治疗禁忌的 $C_1$ 和 $T_8$ 神经痛，尤其适用于颈部多节段的神经卡压治疗，颈部的脉冲射频治疗至今没有报道术后并发症和去传入神经后遗症，大大拓展了颈部射频治疗的范围和安全性。射频治疗对所有类型的颈源性臂神经痛均有重要的治疗作用且比腰骶部的效果好。临床建议颈部疼痛治疗，首选可辨别神经功能的射频技术以及联合 B 超或 X 射线引导下穿刺，尽可能保护患者安全。

### （一）射频镇痛的作用

1. 肌筋膜松解：脉冲射频肌筋膜松解是治疗常见颈源痛的有效和安全的方法之一。

2. 后支松解或消融：射频治疗能松解卡压脊神经后支的软组织，对 $C_3 \sim C_6$ 后支内侧支疼痛有着优良的结果，镇痛效果比下腰痛的后支射频治疗好得多。治疗的适应证基于诊断和体征检查结果，不能确定诊断时，可做诊断性阻滞。当颈椎小关节后面诱发出牵扯痛时，也可在牵扯痛之处做射频热凝可有效地缓解疼痛。

3. 脊神经节脉冲射频：如果脊神经后支内侧支射频治疗未能缓解颈部疼痛时，应考虑做脊神经试验性阻滞，阻滞的节段通过体格检查结果而定。阳性者可做脊神经节脉冲射频镇痛。

4. 颈椎间盘射频：如果患者的疼痛没有神经定点，大部分可能是颈椎间盘源性疼痛。首先应考虑 $C_5$ 问题，但 $C_3$ 也是常见的颈痛治疗部位，可做椎间盘造影，确定病变椎间盘后进行射频镇痛治疗。

5. 联合治疗脊柱源性颈肩痛：射频治疗颈脊柱源性疼痛的优点非常显著，治疗颈脊神经根性疼痛有很高的成功率。患者行脊神经节脉冲射频，加上椎间盘突出物靶点射频和肌筋膜等综合治疗，一般会有良好的镇痛效果，镇痛效果比保守治疗好。但急性颈椎间盘突出引起的脊髓压迫症状还是需传统的手术治疗。

6. 脉冲射频治疗"胸廓上口综合征"：应用脉冲射频将引起卡压的前斜角肌、中斜角肌或后斜角肌松解，使之减轻对臂丛神经的压迫有良好的长期镇痛效果。传统治疗是手术切除第 1 肋骨，术后短期疗效好，但报道长期追踪发现手术与非手术治疗的效果无统计学差异。有报道认为，受伤者发生"胸廓上口综合征"时，手术后 1 年有 60% 的患者没有工作能力，射频可有镇痛作用但治疗后还会存在手臂麻木感觉。

7. 脊髓损伤后疼痛：脊髓性疼痛是一种中枢性疼痛，治疗前首先要做出正确的诊断。射频治疗不能改善典型的感觉缺失和皮肤超敏痛。当患者不适合做试验性脊神经阻滞且也没有结果时，可以采用颈交感神经节射频镇痛。对一些伴有颈部痛的脊髓病患者存有机械性刺激疼痛原因时，可以针对原因采用射频治疗。外科手术后持续性臂痛如同腰椎术后疼痛一样是一类难以解决的疼痛，在采取任何有创治疗之前均需要进行广泛的诊断性阻滞，包括颈交感神经阻滞，因为这类疼痛常含有交感性疼痛成分。

**（二）颈部射频治疗注意事项**

1. 熟悉颈部解剖：在颈部进行有创性射频镇痛治疗，更重要的是需要医生具有颈部解剖病理、生理的全面知识，治疗之前的诊断清楚和有较好的临床经验。

2. 诊断性阻滞：颈部靠近头颅，解剖复杂。射频之前主张常规作诊断性阻滞，尤其有些头面疼痛对射频部位要求变异很大，并且不一定有效。但诊断性阻滞可能会出现假阳性甚至发生不良反应。

3. 避免并发症：虽然射频消融作用的范围很小，损伤也微小，脉冲射频不毁损神经，但颈部血管丰富，解剖复杂。进行射频穿刺操作最好在 B 超等影像引导下进行，尽可能避免发生并发症。

4. 避免皮肤烧伤：射频作用的靶点组织距皮肤很近，针头的固定和消融作用都有一定困难，一般选用 5mm 工作针尖及脉冲射频。

（黄乔东　刘少颜　郭佳妮）

# 第二节　颈神经后支射频镇痛治疗

## 一、疾病概述

颈部的脊神经后支从椎间孔出来后，支配着枕、颈、肩的皮肤及肌肉的感觉，包括颈小关节。当疼痛发生在后枕部、颈肩和项背区域时，会感觉是以脊椎为中心的一种深部的沉重、牵拉样、紧缩样或时有针刺样疼痛，常涉及枕部、耳、后颈、肩胛和项背后面，特别是牵涉到肩部。它不是表皮痛、肌肉痛或神经痛，而是一种躯体型牵涉痛，即这种痛不是由于感觉不适处的局部组织病变或神经病变，而更像是来自一块骨到另一块骨的牵涉样痛，伸展颈椎关节和向患侧屈曲等活动可能会引出疼痛症状。在身体检查方面，常常在主诉疼痛的地方没有压痛，而在其相关的颈椎棘突中线旁 2cm 左右的深部骨板上即椎弓板外缘发现明显的压痛点，也有部分人该处的肌筋膜隆起或条索状僵硬伴压痛。患者神经学检查常常是正常的，臂丛牵拉试验和挤压试验是阴性结果，以前也称为颈椎小关节疼痛综合征，有人认为颈椎小关节退变是不重要的，而一个小关节的神经分布可能与 8～10 个脊神经的后支有关。来自小关节的感觉神经进入颈椎旁的交感神经干，并到达多节段的脊神经节。

所以，医生通过病史和体格检查一般就能做出后支卡压痛的诊断，应用局麻药阻滞该脊神经后支得出阳性结果有助于做出诊断。以颈椎棘突旁 2～3cm 即小关节连线为界，颈神经后支的内侧支支配靠近脊椎中线侧的感觉，颈部外侧尤其是肩上部的疼痛则由后支的外侧支管理。后支卡压痛患者常常是因为脊柱退行性变、小关节骨质增生、骨质疏松、颈椎间隙变窄或颈肌筋膜挛缩等原因导致小关节变形而牵拉、压迫或刺激脊神经后支，即使原发病经过治疗而症状缓解也未能改变解剖上的变化。

传统治疗是高度选择性地射频热凝毁损颈脊神经后支，治疗慢性机械性枕颈肩部疼痛，报道的射频热凝颈神经后支内侧支对颈部退行性病变、姿势异常或颈部创伤等因素引起的颈椎小关节疼痛综合征的优良率接近 66%。我们发现用射频热凝或脉冲射频靠近神经、松解卡压神经的病变组织如挛缩的肌筋膜，或骨刺旁的粘连软组织都可以明显缓解颈肩部疼痛，临床也已证明颈神经后支射频松解或热凝是一种很好地解除慢性头、颈、肩、背痛的治疗方法。需要注意的是虽然缓解了颈肩部疼痛，但极有可能还会复发，所以应在术前做好整体诊断和治疗计划，向患者及家属交代清楚并取得理解，让患者有心理和时间上的预期和准备，配合治疗后的颈椎保护和康复治疗，改善颈部原发病和颈肌力量，恢复颈椎正常力学关系，使小关节与神经的关系有所改善，预防疼痛复发。设法解除脊神经后支卡压的原因为前提，我们主张予脉冲射频，一方面可调整神经功能以达到镇痛目的，另一方面可改变松解神经旁边的软组织起到较长久的镇痛效果，另外治疗上安全且极低的并发症能被人们接受。仅仅单支脊神经后支痛时，如果患者本人同意接受热凝治疗也是合理的，毕竟射频热凝脊神经后支的效果经过多年来的临床证明是有效的。但脊神经后支被破坏，其对支配区的影响可被相邻的脊神经后支功能覆盖，而三根以上的脊神经后支同时热凝后则会出现皮肤麻木、烧灼、针刺、超敏，甚至无力等反应。

**【相关解剖】**

颈神经后支自椎间孔处发出后，穿行骨纤维孔和骨纤维管。该孔和管的上、下、后内侧界均为坚硬的骨性结构，前外侧界为坚韧的腱性组织，孔径细小，缺乏弹性，该处恰好又位于颈神经后支走行转弯处，位置相对固定。当颈部因外伤或炎症等使椎间孔或椎管的组织水肿，或因颈椎骨质增生使椎间孔径变小，均可造成颈神经后支卡压。颈神经后支通过骨纤维管及其在颈部肌群腱性交叉纤维中的转折走行处，如果存在肌肉痉挛或关节突关节紊乱，均可能形成卡压，这也是行颈神经后支关节突处注射治疗和手术松解的解剖学基础（图2-3-2-1）。在颈神经后支发出处，其腱性部分与头最长肌等项部肌群在颈椎关节突关节的止点形成纤维交叉，部分纤维向后止于关节突关节囊，颈神经颈支自颈神经发出后即在上述交叉纤维间行走，继而通过由颈部肌群在颈椎关节突的交叉纤维、上、下关节突和内侧椎体等形成的骨纤维管。每一脊神经后支的小分支到达横突间肌分出外侧支和内侧支（图2-3-2-2）。

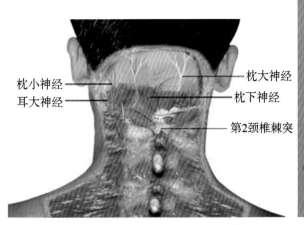

图2-3-2-1　枕下肌肉与枕部神经

（左图标注）枕小神经、耳大神经、枕大神经、枕下神经、第2颈椎棘突

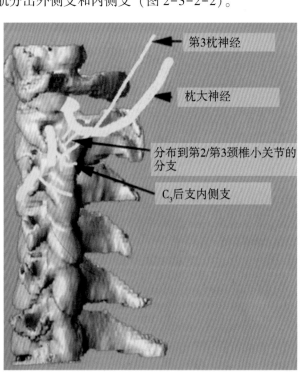

图2-3-2-2　第1~3颈神经后支走向

（右图标注）第3枕神经、枕大神经、分布到第2/第3颈椎小关节的分支、$C_3$后支内侧支

1. $C_1$ 后支由 $C_1$ 神经从寰椎后弓上外方发出，然后向背侧跨越横突。

2. $C_2$ 后支在颈椎棘突上方穿过头半棘肌、头夹肌和斜方肌的腱性纤维之间时也容易受到卡压并产生枕大神经痛。

3. 颈椎横突及关节突关节均有前中斜角肌的腱性纤维附着，当前中斜角肌痉挛时，可在脊神经出椎间孔时卡压颈神经根或使臂丛、颈丛、颈神经后支在始发处同时受到卡压，因此临床某些颈神经后支卡压综合征的患者还可同时有臂丛、颈丛受压的症状。有报道60%以上的挥鞭伤所致的慢性颈痛患者是由颈神经后支卡压造成的（图2-3-2-3）。

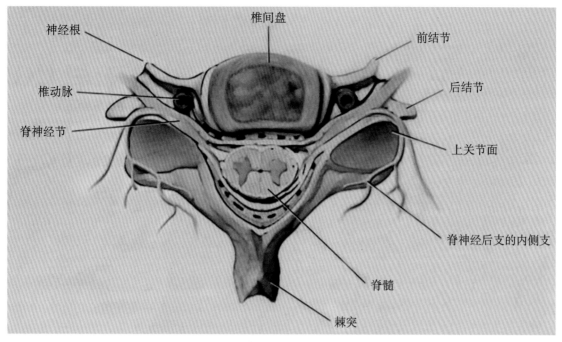

图2-3-2-3　颈神经后支与上关节突解剖横断面

4. 头面部和舌咽部的一级传入纤维通过不同的周围神经，都投射到上段颈髓，特别是第1、第2颈节。

5. 枕大神经在穿过头半棘肌和头最长肌之间的腱性组织和穿过上项线处的骨纤维孔时，易受到痉挛的肌肉或腱膜的卡压，该特征即临床枕大神经痛的解剖学基础。

6. $C_4 \sim C_7$ 的后支外侧支支配颈最长肌和颈夹肌，而C8的后支外侧支支配项部深层肌。

7. $C_4 \sim C_8$ 后支的内侧支绕过相应椎间关节向背侧走行，并发出内侧深支和内侧浅支，内侧深支支配椎间组织，$C_4 \sim C_6$ 后支的内侧浅支越过颈夹肌和斜方肌后支配颈后部皮肤。$C_7 \sim C_8$ 水平的皮肤由 $C_8$ 后支的内侧深支支配，关节支皆由 $C_4 \sim C_6$ 后支的内侧支或内侧深支发出（图2-3-2-4）。

颈神经后支的长期慢性损伤可导致所支配颈部肌群的持续痉挛和纤维化。痉挛的颈部肌群可使颈神经以及臂丛神经部分或全部受到卡压，同时，颈部肌群的持续痉挛以及患者为缓解疼痛而被迫长期采取强迫体位，晚期常常出现颈椎及其周围支持组织的退行性变。Bogduk报道128例慢性颈痛患者中，有64%通过阻滞颈神经后支可以缓解疼痛，由于颈椎关节频繁的伸屈、旋转等活

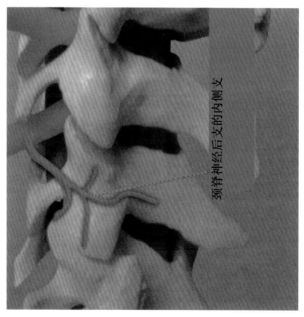

图2-3-2-4　颈神经后支内侧支走向

动，可使走行于颈后部的颈神经后支在关节、肌肉、韧带等走行转折处或骨纤维管内受到长期的慢性刺激，导致该神经支产生慢性水肿、纤维化及华勒变性等病理改变。慢性颈神经后支卡压综合征常常合并有颈丛、臂丛神经的卡压以及颈椎病。颈神经后支支配的颈椎关节突关节紊乱极可能是胸廓上口综合征等颈部椎间孔外神经卡压和颈椎病产生的启动因素之一。颈项部酸胀、疼痛常致不能入睡，经常与天气

有关，阴雨天或冬季加重，劳累后亦可能加重，颈部旋转活动时疼痛有扳紧感，站立时以转身动作代偿头颈旋转活动。Sjaastad 等于 1983 年提出颈源性头痛以来，根据对颈神经后支解剖和神经生理学的研究，已证实传导痛温觉的颈神经后根传至前额，眼球痛温觉的三叉神经以及嗅神经、面神经、舌咽神经纤维有重叠，因此颈神经根受卡压的患者可能产生头痛、耳鸣、眼胀以及视觉和嗅觉的改变。

【诊断性阻滞】

施行射频治疗之前推荐进行颈神经后支诊断性阻滞。

1. 局部疼痛者用局麻药液阻滞会得出是局部病变为主还是有深部的即多重的神经刺激或卡压，即评估脊神经后支对该部位疼痛的责任。阻滞后能缓解患者的长期疼痛时即可以准确地推测其疼痛是来自该后支卡压，若治疗后不能解除疼痛，就有理由估计其后支卡压的原因是来自深部如窦椎神经包括椎间盘、椎体、终板等。

2. 如果计划毁损该脊神经后支则需慎重，需注射局麻药或安慰剂做颈脊神经后支诊断性阻滞，以较好地评估神经毁损后的效果。

3. 脉冲射频很少引起不适，没有皮肤麻木，不必要做颈神经后支诊断性阻滞，并可以同时施行多支颈神经后支脉冲射频治疗。当射频镇痛治疗操作正确时，其本身可同时起到诊断和治疗的作用。

4. 多支颈神经后支痛主张脉冲射频松解而不推荐射频热凝，避免产生不良作用如暂时的但明显的颈部不适和皮肤麻木，而脉冲射频能治疗局部软组织病变，能有长时间的镇痛作用。

5. 最常发生的小关节综合征平面是第 4、第 5 颈椎和第 5、第 6 颈椎小关节，据认为在所有颈小关节疼痛中这两个低位小关节痛的发病率占 80%，高平面的小关节相对较少发生颈痛而多出现头痛。

6. 治疗前要详细告之患者有关效果及风险，取得其充分理解和签字同意。

7. 推荐在 B 超引导下进行颈神经后支的诊断性阻滞。

## 二、射频治疗

【适应证】

1. 枕部、颈肩和项背区域以脊椎为中心感觉到一种深部的沉重、牵拉样、紧缩样或时有针刺样疼痛。

2. 主诉疼痛的地方没有压痛，而在其相关的颈椎棘突中线旁 2cm 左右的深部骨板上发现明显的压痛点。

3. 伸展脊椎关节和向患侧屈曲等活动可能引出疼痛症状。

4. 局麻药在小关节内注射或阻滞该小关节的脊神经后支疼痛缓解超过 50%。

5. 保守治疗无效或无时间做保守治疗者。

6. 患者对治疗有心理和时间上的合理的预期和准备。

【禁忌证】

1. 注射局部感染或全身急性感染。

2. 患者不能合作。

3. 有出血倾向。

4. 患甲状腺功能亢进症、甲状腺肿大者。

【治疗计划】

1. 计划射频治疗的颈神经后支节段：因为颈部小关节上的疼痛区大多是指示真正的小关节病变节段疼痛，所以在患者疼痛症状相对应的颈椎旁深部的颈部小关节上的压痛区往往就是需要治疗的脊神经后支节段。但在皮肤外按压的颈部小关节定位并不精确，小关节的疼痛又与多节脊神经后支有关，所以在大多数脊神经后支疼痛的患者中需要做 4 个节段的射频治疗。

2. 医生通过按压小关节可基本确定后支疼痛反应的区域，比如颈肩痛患者通常的射频靶点是 $C_3 \sim C_6$ 的后支，头痛以第 3 颈椎以上的小关节为主，但不能排除中段颈椎问题。因为做 $C_7$ 节段的颈脊神经后支射频操作会有气胸或臂丛损伤的顾虑，临床上患者大约只有50%的人可从前外侧入路穿刺 $C_7$ 颈脊神经后支，所以较多医生只做 $C_6$ 以上的颈神经后支治疗。在术后视疗效和症状的需要，另择时间从后路做 $C_7$ 颈神经后支治疗。 $C_7$ 以下的颈胸联合颈脊神经后支治疗时，患者使用俯卧位，因为横突已容易辨认以及没有了椎动脉孔，所以穿刺技术就与腰部的脊神经后支射频治疗基本相同。

【术前准备】

1. 术前签字：签署患者有创治疗知情同意书。

2. 术前用药：注意给予镇痛镇静药物，或给予静脉患者自控镇痛泵，减轻患者治疗过程的疼痛与焦虑不适。

3. 仪器与用具准备：射频仪及 5~10cm 长、5mm 裸露针尖的射频套针、B超。

【操作方法】

1. X射线"C"型臂引导下穿刺：颈神经后支射频治疗操作方法有后入路及前外侧入路法，较短脖子的人要把肩膀尽量往下坠或由助手轻轻地帮忙往下牵拉患者手臂。"C"型臂仪能围绕患者的头颈部自由移动，方便操纵"C"型臂机以及在不同的颈椎节段需要用最佳方向投照时会少一些障碍。

（1）前外侧入路法： $C_2$~$C_6$ 节段的颈神经后支治疗时，患者取仰卧位，肩和颈后垫小枕使头后仰和颈椎伸直。前外侧入路穿刺颈脊神经后支方法称为"登陆法"，即穿刺套针的进针方向与X射线球管的方向有差异而不是平行关系。X射线球管方向的意图是引导针尖避免接触脊神经出口，在靶点对应的皮肤上做出标记，针尖先到达横突再在骨面上向着其根部移动。但在此区域不容易出现来自颈椎中线组织的重大偏移，散热速度比较高。要求医生对颈椎有立体定向的知识，另是颈部皮肤进针点与靶点的距离变化非常大，针尖前进中的微小变化也将导致重大的结局。具体操作如下。

1）X射线侧位"C"型臂投照器调节为侧位，看到颈椎伸直。定位计划治疗的椎体节段（图2-3-2-5）。

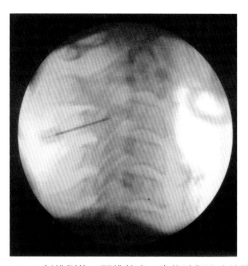

图2-3-2-5　X射线侧位，颈椎伸直，定位计划治疗的椎体节段

2）X射线患侧斜位"C"型臂投照器调节为患侧斜位，在颈椎前面调节X射线"C"型臂投照器与颈椎的横断面稍微成角，以清晰地看到准备治疗的椎间盘和椎间孔，在这种投照情况下脊神经后内侧支就刚好走行在同节段的上关节突基底部，射频靶点就在该椎间孔下面。在上关节突显影不清时使用这种椎间孔下面定位法帮助辨别射频靶点（图2-3-2-6A、图2-3-2-6B）。

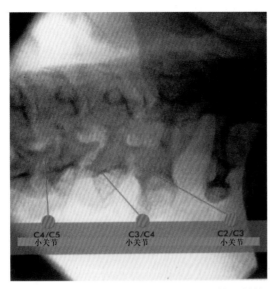

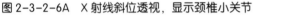

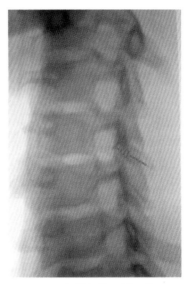

图 2-3-2-6A　X射线斜位透视，显示颈椎小关节　　　　图 2-3-2-6B　X射线斜位透视，箭头示小关节

3）穿刺定位：在颈神经后支射频治疗中使用的是中度的斜位 X 射线投照位，通过观察颈椎体对侧椎弓根与椎体前缘的相关位置来调节 X 射线 "C" 型臂仪的斜角，让椎弓根位于椎体中点稍前一点，以清晰地看到小关节的解剖位置。射频靶点在椎间孔下面，但颈神经后支射频治疗的操作方法不是 "管状进针法"，X 射线透视是用于引导射频针以一个水平面穿进，防止针尖误刺到椎间孔脊神经根和位于椎间孔前面的椎动脉。因此，皮肤的进针点应该比透视影像看到的靶点稍向后些和向尾部些，进针点离靶点的长度要根据皮肤与靶点的距离而定，即与患者脖子的粗细有一个正比例的关系。在影像屏幕上看到的颈神经出口就与投照平面接近垂直角，皮肤靶点对着影像上看见的椎间孔的下后方，皮肤和浅表组织的局麻浸润，5cm 长的射频针进入皮肤后向内向后推进，很快就会在接近椎间孔后面的地方遇到骨质，稍向外退针并小心改变针尖向内方，能使之到达向椎间孔下后侧缘的骨面上（图 2-3-2-7）。只要保持针尖位于椎间孔后沿的构想的连接线后面，穿刺针就能接触到脊神经而不会误伤椎间孔前方的椎动脉。如果治疗的脊神经后根节的节段较多，从最下面（尾端）的节段开始穿刺。先以水平面方向刺入针头，然后稍微由头向足倾斜，进入小于 2cm 深度的浅表组织后停住。这时用 X 射线透视检查针尖位置，如果针尖与靶点处于同一条线上才能进一步进针，如果针尖太向头或太向足偏离，靶点就要纠正方向，使进针方向与靶点处于同一个平面上，在向深进针过程中不断监测和纠正前进的方向确保不要偏离靶点平面。

4）穿刺操作：对穿刺时可能发生进针平面的四个位置处理方法如下（图 2-3-2-8）。

位置 A：针尖向前与椎间孔后缘重叠为一条线为针尖过于向前，处理方法是在针头没有穿刺之前就予以纠正。在针尖进入浅表的软组织位置后，一定要停下来再检查针尖，每次推动针尖深入之前都要确定对准了靶点。

位置 B：针尖已准确向着靶点但还没有接触骨质，针尖仍已过于向前方。要记住这不是 "管状进针法" 操作，距离靶点仍然有一定距离，只是简单地向前推进针尖时极可能在前上方遇上脊神经根，一旦发生时针尖在较深部的组织中会难以纠正前进方向。处理是在每次推动针尖前进之前都先让针尖稍向后方移动，这种进针方法被称为 "登陆移动" 法。

位置 C：针尖向着小关节柱的后面是最理想的进针位置。只需要简单地垂直地向着靶点推进针尖，但也需要在每前进一步检查一次针尖的方向。

位置 D：针尖朝向小关节柱骨的后边，是一个非常危险的位置。因为针尖在这样方向推进时可能会穿过后面进入小关节柱，尤其颈部较细的患者，非常容易一开始在进针点穿刺时针尖就过于向后。一旦以这种过后位置的针尖作为随后的进针方向和靶点深度依据时，针尖可能会穿过椎弓板，在最坏的情况

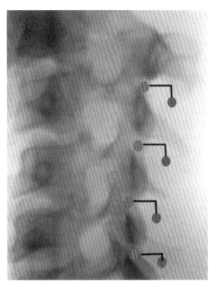

图 2-3-2-7　X 射线斜位透视，蓝点表示皮肤进针点，
红点表示到达小关节上的射频热凝靶点，"X" 标志射频靶点

下可能会接触脊髓。因为在 X 射线斜位中，针尖应该接触小关节柱上面，看起来进针方向很合理而不容易意识到这种入路的错误。只有在前后位的 X 射线透视中，才会发现针尖过于向内到了小关节柱的外边缘。所以在颈神经后支治疗的操作中，无论在任何情况有任何犹疑时，都应该做前后位 X 射线透视以保证安全。一旦针尖处于正确位置并在靶点接触到骨质，可作为指示物有助于其他射频针穿刺方向和深度的参照。

X 射线斜位透视下颈脊神经后支射频针到达的位置，斜位显示针尖位于小关节柱后面的骨柱上（图 2-3-2-9），前后位显示针到达小关节柱靠近脊柱，位于小关节连线上的凹进去的"腰"上（图 2-3-2-10）。

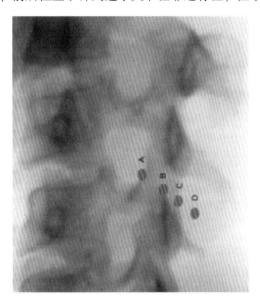

图 2-3-2-8　斜位穿刺时可能发生进针平面的
四个位置

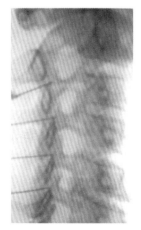

图 2-3-2-9　X 射线斜位透视，射频针到达
颈神经后支

（2）后入路法：适合 $C_6$ 以下颈椎射频治疗，"管状法"进针方法与腰部脊神经后支治疗相同，射频套针从横突根部上向前沿滑进 2mm，射频套针进入位置是与后支平行，以精确地对脊神经后支做良好热凝。

1）体位：患者俯卧在手术床上，让患者的头尽量屈曲，由于肩胛骨的遮挡，有时会难以看到低位颈椎的椎间孔。

2）X射线定位：把X射线透视投照器放在后-前位，调节并稍微向患侧斜位透视。

3）射线前后位透视穿刺进针：针尖对着椎弓根旁刺进。开动运动神经电刺激，寻找脊神经后支，用20Hz频率，电压1~1.5V进针，如果没有颈背肌搐动或异感，把针尖轻轻后拔再滑过横突上沿向前面的椎间孔方向稍微推进。

4）X射线侧位透视进针：当还不能出现神经异感反应时，再将射频针缓慢向前推进，射频针位于小关节上，注意针尖一定不能超过椎间孔的后缘（图2-3-2-11）。

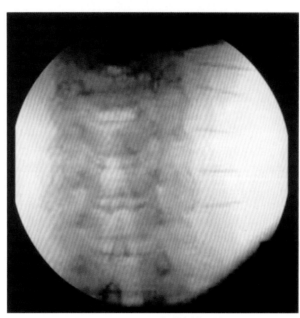

图2-3-2-11　X射线侧位透视

2. B超引导下颈神经后支射频治疗。脊神经后支在横突骨旁边位置不深，但颈部血管及重要组织多，很推荐B超引导下穿刺治疗，可免去X射线对身体的影响。

（1）患者平卧或者侧卧，平卧位时头转向对侧，先通过触诊来确认治疗侧的乳突。

（2）常规消毒铺巾后将高频超声探头纵向放置，探头的头端放置在乳突上，然后确认乳突下缘，将探头慢慢向后方移动直到确认$C_1$弓和$C_2$关节柱（图2-3-2-12）。

（3）接着将探头慢慢向骶尾部方向移动直至超声图像显示第2/第3颈椎小关节。从第2/第3颈椎小关节开始计数，再次缓慢地向尾侧移动超声探头，同时计数代表各关节连接处的"山峰"，直到确定要治疗的小关节所在（图2-3-2-13）。

（4）一旦确定所需治疗的小关节水平，缓慢地将超声探头旋转朝向外耳道，直到看到颈内侧支所在的相邻两个小关节的"山谷"。颈神经内侧分支的超声图像就如低回声晕中的一个强回声点（图2-3-2-14）。

一旦确定颈内侧支后，应用平面外技术将穿刺针从超声探头旁由前向后穿刺进针，小心避开椎动脉和椎管内结构，直到针尖抵达颈后内侧支（图2-3-2-15）。穿刺时避免伤及位于小关节前方的椎动脉，退针后局部压迫避免血肿形成。

3. 电刺激：在X射线引导下穿刺针尖到位，开始电刺激定位。现代多在B超引导下穿刺，更主张当针尖过了皮肤就开动运动电刺激，配合B超明视看到肌肉的搐动情况，更安全与准确地调整针尖位置。

（1）运动刺激：先用2Hz、1~1.5V运动神经电刺激，操作者可看见肌肉搐动状况与程度，判断针尖周围的神经性质与距离，避免靠近脊神经或臂丛引起损伤。经常会见到针身周围的局部肌肉搐动，这是脊神经后支刺激的。如果出现颈、肩、臂部广泛的肌肉收缩现象，就需要考虑是刺激了脊神经前支，

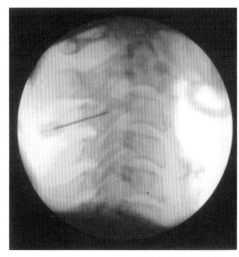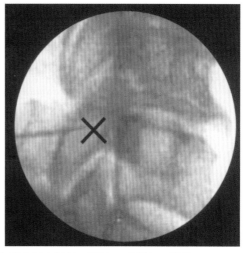

图2-3-2-12　超声波引导穿刺A纵向移动超声探头，确认C$_1$弓和C$_2$关节

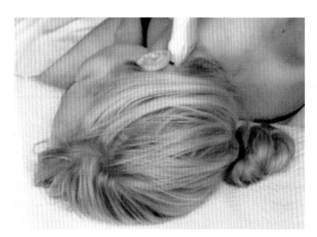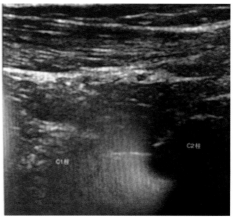

图2-3-2-13　颈部小关节的纵向超声成像："山峰"表现为关节突，"山谷"为相邻小关节之间

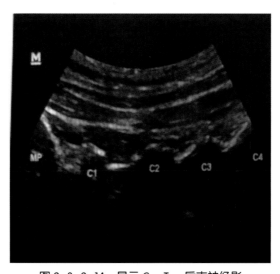

图2-3-2-14　显示C$_4$~T$_1$，后支神经影

需要向后退稍调整穿刺针位置。大于1V时没有颈肩臂部肌肉收缩，需判断针尖与脊神经前支的距离。

（2）感觉刺激：运动神经定位后，用50Hz频率、小于0.5~0.7V的电压强度可激发疼痛反应，后头部或颈肩区域异感，复制出原有疼痛或原有部分疼痛，说明位置正确，可进行治疗。

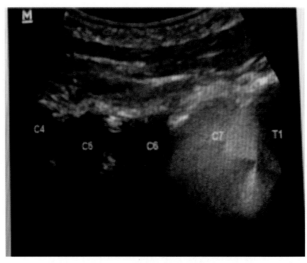

图 2-3-2-15　穿刺针指向小关节上沿

4. 射频治疗：颈神经后支痛多数主张先应用脉冲射频，在调控神经信号之外，更多地起到松解神经周围的软组织粘连卡压作用。因为外周神经毁损后可能出现的皮肤麻木、颈肌无力或神经病理痛，以及容易再生复发疼痛等缺陷，基本不主张脊神经后支的射频热凝毁损。

（1）脉冲射频：选择脉冲射频模式，先注射生理盐水 1mL，然后调节射频温度至 42℃，持续 120~240s。射频完毕也可从套针中注入臭氧水 1mL，或类固醇药液 1mL，加强局部消炎镇痛作用。

（2）射频热凝：松解肌肉用射频温度 75℃ 持续 20s，如果是毁损神经需注射 0.5mL 局麻药，减少热凝点不适，5min 后启动射频温度 65℃、70℃、75℃各 30s，80℃持续 60s。

（3）第 2 颈神经后支：$C_2$ 后支分布到第 2/第 3 颈椎和第 1/第 2 颈椎小关节，射频靶点在 X 射线显示的第 2/第 3 颈椎椎间孔后缘，在约 5mm 的第 2/第 3 颈椎关节突骨面上做三点射频。射频点首先在第 2/第 3 颈椎小关节的中点，其次在第 2 颈椎下关节突的下软骨板上，第三在第 3 颈椎上关节突的下软骨板上，均需取得电刺激阳性结果后施行射频。

（4）射频热凝治疗：神经电刺激不能出现神经异感反应，可再将射频针缓慢向前推进。此时将 X 射线透视投照器改为侧位，射频针位于小关节上，注意针尖一定不能超过椎间孔的后缘（图 2-3-2-11）。

5. 并发症与处理

（1）针眼痛或不适：原疼痛缓解但出现针眼痛或不适，绝大部分患者在治疗后 7~10d 消失。通常是短暂的针眼周围局部肌筋膜炎，一般主张局部理疗或贴敷消炎镇痛药治疗，严重者可局部注射类固醇治疗。

（2）轻度眩晕：$C_2 \sim C_3$ 后支射频后，少数人会有轻度眩晕，可能与局部头过屈或椎动脉受刺激有关，通常在治疗后 1~2 周内恢复正常。

（黄乔东　何雁冰　宫庆娟）

# 第三节　颈部脊神经节射频镇痛治疗

## 一、疾病概述

### （一）脊神经节射频特点

颈部脊神经节都位于椎间孔外、椎动脉后面，在 X 射线透视协助下容易经皮穿刺成功，但有进入血管的风险。解剖上的脊神经节与运动神经纤维区别很大，虽然两者相距很近，但容易进行分离刺激及射频热凝。神经节毁损会引起热凝神经支配区的皮肤感觉麻木或异感，导致紊乱性神经病理性疼痛，是癌性疼痛或顽固性重度疼痛严重影响生活的最后选择。所以颈神经根痛的时候首选治疗方法是去除神经刺激原因，或行脊神经节脉冲射频调整神经传递物质及松解神经节周围的卡压、组织消炎消肿、改善神经节的血流，常起到很好的镇痛作用。脊神经节射频热损伤的组织包括了细胞体在脊神经节内经前根进入脊髓的神经纤维，节细胞被破坏后可阻止神经纤维的再生产生较长时间的镇痛效果，有报道可达 44.5 个月。脊神经节外附近的射频热损伤对神经节内有一定作用，只需把射频电极贴近神经节而不是直接穿入神经节内。

### （二）诊断性阻滞

脊神经节热凝有产生皮肤麻木和传入神经疼痛的潜在性，因此在治疗之前应该做精确的脊神经根阻滞，以在毁损神经之前须正确辨认疼痛的神经节段，并让患者体会神经破坏后的副作用是非常重要的。

**【适应证】**

1. 当临床症状、体格检查、辅助检查明确了头、颈、臂疼痛的原因是神经根性疼痛或明确神经支配的局限性部位的疼痛。如手术后因神经损伤、感染、瘢痕、粘连或强直性脊柱炎引起的神经根刺激征。

2. 脊神经起源的难治性疼痛，如椎间盘源性疼痛的急性期或不适合椎间盘盘内治疗者，采用责任神经脊神经节脉冲射频具有神经根消肿，改善循环与营养的作用，有显著的镇痛效果。但椎间盘突出症是突出物直接压迫神经根致疼痛，应首选突出物直接治疗。

3. 有关病理性节段性脊神经根痛。应用其他保守治疗效果不好或医生认为不适合或患者不愿意再次手术。颈部脊神经节热凝术较适用于 $C_2 \sim C_4$ 皮区的单一颈神经根痛，经其他保守疗法不能缓解疼痛且经诊断性阻滞确诊者。

4. 良性疾病原则上行脉冲射频联合小量糖皮质激素注射。毁损脊神经节须慎重，仅在顽固性疼痛是恶性疾病所致并无法去除时，需经科室集体讨论并与患者及家属认真讨论获一致同意。

5. 近年来还用于治疗脑瘫患儿的痉挛。

## 二、治疗

**【禁忌证】**

1. 需要外科手术治疗的患者。

2. 注射局部感染或全身急性感染，尤其是呼吸道急性感染者。

3. 患者不能合作。

4. 有出血倾向，或明显水电解质紊乱，尤其低血钾者。

5. 患甲状腺功能亢进症、甲状腺肿大者。

**【术前准备】**

1. 术前签字：签署知情同意书。

2. 术前用药：术前 1h 口服镇静、镇痛药或使用静脉强化自控镇痛泵，减轻患者治疗过程的疼痛、焦虑等不适。

3. 仪器与用具：准备好射频仪及 5～10cm 长、5～10mm 裸露针尖的射频套针。

4. 抢救设备与人力：在颈神经根鞘治疗时存在针尖或药物误入或扩散进入椎动脉或蛛网膜下隙或硬膜外隙的潜在可能，所以应在配备有抢救全脊髓麻醉的充足复苏设施的手术室内进行。

【操作方法】

1. 患者体位：患者仰卧在 X 射线检查台上，肩后垫枕，颈伸直并向健侧转。

2. X 射线定位：

（1）第 3～6 颈神经节松解时采用前入路，颈神经鞘注射在 X 射线的直接导引下进行。选择支配疼痛区域的脊神经根所在脊椎节段。

（2）调整 X 射线斜位投照，看到椎间孔最大的角度（图 2-3-3-1）。

（3）皮肤进针点在相应椎间孔后缘的小关节骨面。也可以乳突尖端为起点，沿胸锁乳突肌后缘向下画一条直线，一般成年人的乳突尖下两横指处相当于第 2、第 3 颈椎椎间孔水平为进针点，然后大约每向下一横指就相当于下一个进针点。

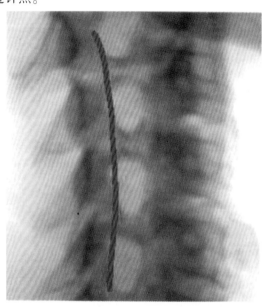

图 2-3-3-1　X 射线斜位透视，椎间孔后沿连线

3. 穿刺：

（1）X 射线斜位透视下，射频针头与投照仪平行方向进针，直到椎间孔口的后下面，相当于 6 点钟处常常出现异感。然而当针头高度精确地位于神经鞘的位置时，实际上不会产生异感。注意保持针头紧靠椎间孔的底部，尽量使针尖与投影在椎间孔前部的椎动脉保持安全的距离，使针尖正确地顺着后根神经节的走行方向放置。

（2）X 射线改为前后位透视，射频穿刺针在椎间孔的中部向着其底部推进，以及小关节外侧向内侧推进。直到接近小关节垂直连线的 1/2 处内侧，仅进行神经根注射时针尖位于小关节连线的外侧（图 2-3-3-2）。

4. 造影：

（1）针尖回抽无回血，注射 0.3mL 非离子型造影剂，神经根鞘显影后再次透视一次（图 2-3-3-3）。

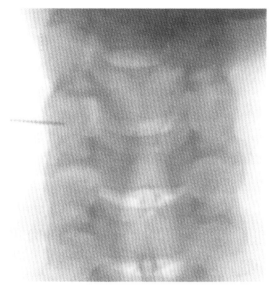

图 2-3-3-2　X 射线前后位透视，针尖位于
关节柱中点

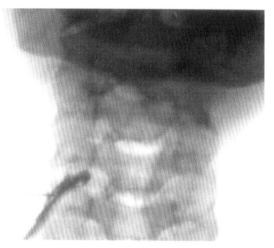

图 2-3-3-3　X 射线前后位透视，射频针到
达颈部脊神经节的神经根鞘显影

（2）如果造影剂消失或变淡应怀疑针尖进入了椎动脉。如果神经根显影的同时有椎动脉鞘显影，应稍向后内方调节针尖或稍退出针尖至无血液抽出。并重新斜位透视，调节针尖贴着椎间孔后下方进针。

（3）当单根神经根鞘显影时，有少量造影剂扩散入硬膜外腔，说明针尖靠近了后根节。

（4）如果只有小段的单根神经根及臂丛鞘显影，说明针尖位于神经根鞘。

6. 在 CT 引导下行颈部脊神经节穿刺，能看见并避开颈动脉与椎动脉，但由于颈部组织浅，即使有了导航器，针尖容易随吞咽等动作滑动误伤血管，为了安全，也要求在 CT 扫描时有医生伴随患者身边。

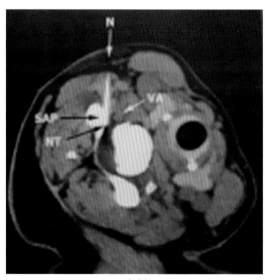

A穿刺

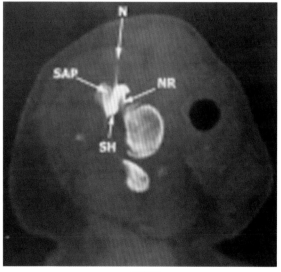

B造影

图 2-3-3-4　CT 引导下颈 5 神经后根节射频

5. 第 2 颈神经的脊神经节射频穿刺操作：颈 2 水平的脊神经后根节热凝可以有效地治疗 $C_2$ 神经性头痛和 $C_1$、$C_2$ 小关节痛，$C_2$ 的脊神经节因为解剖的差异使射频穿刺操作不同于其他神经。一般在 $C_3$ 水平才开始有椎间孔。

（1）体位：$C_2$ 的脊神经节治疗采取仰卧位，肩后垫枕，颈伸直并向健侧转。

（2）X 射线下定位：

1）第2颈神经是从第1颈椎和第2颈椎的椎弓间隙穿出，此间隙从X射线侧位透视时看像一间屋，第2颈椎和第3颈椎棘突是两面平直的"墙"，腹侧像两面倾斜的"屋顶"（图2-3-3-5）。

2）在第2颈椎平面进行神经根鞘阻滞操作时采用前侧入路穿刺法，往往需要患者张开口以获得第2颈椎平面的清晰图像。

3）穿刺时针尖应刺向位于椎间孔的后2/3与前1/3的结合处，即第1颈椎与第2颈椎的椎弓之头侧的"墙与屋顶"的交界处（图2-3-3-6），然后把针轻轻提离骨组织，再置于"墙与屋顶"的连线的中央（图2-3-3-7）。

4）把X射线投照仪调节为前后位，透视下穿刺针沿着此平面推进直到接近第1颈椎或第2颈椎小关节连线的中点（图2-3-3-8）。

5）一旦针尖接近此处，患者通常有异感，注射造影剂可显示神经根鞘的轮廓。

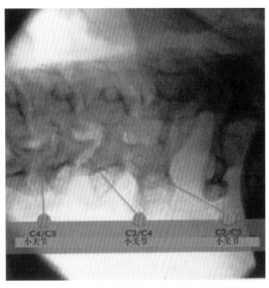

图2-3-3-5　X射线侧位透视，第1颈椎和第2颈椎棘突间隙像一间屋。第2颈椎和第3颈椎棘突是两面平直的"墙"，腹侧像两面倾斜的"屋顶"

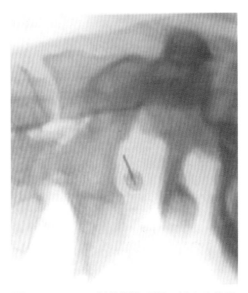

图2-3-3-6　X射线侧位透视，针尖应位于第1颈椎与第2颈椎构成的"墙与屋顶"交界处的第2颈椎椎弓根旁

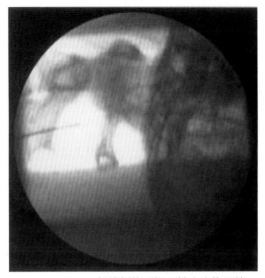

图2-3-3-7　X射线侧位透视，针尖应位于第1颈椎与第2颈椎构成的"墙与屋顶"交界处

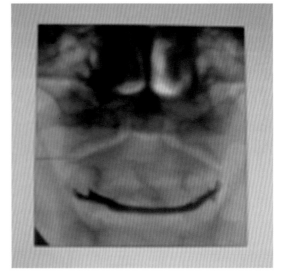

图2-3-3-8　X射线张口位透视，显示针尖位于第1/第2颈椎小关节连线的中点

（3）神经刺激：穿刺到位后，行神经刺激定位。

6. 射频治疗：

（1）电生理刺激：①选择运动刺激，即 2Hz 频率、电压达 0.8V 以上，或达阈值大于痛觉刺激 2 倍时，不出现肌肉搐动反应，显示针尖安全离开前根。②感觉刺激，频率 50Hz，电压在 0.5~0.7V 期间可诱发出患者原病灶部位的疼痛为临近神经是脉冲射频的阈值，0.5V 以下能诱发出疼痛为神经毁损性射频阈值。

（2）注射药水：①脉冲射频者，注射生理盐水 1mL；②毁损性射频者，注射 2% 利多卡因 1mL。

（3）射频加温时间：①脉冲射频者 2~4min。②热凝消融者，采用逐渐加热法使组织毁损性质均匀。从 60℃ 开始，每 5℃ 维持 30s，慢慢提高热凝温度到 70℃ 维持 60s 后测试痛觉消失状况，如果镇痛效果不理想，继续升温直至达到理想效果，到达预定镇痛效果后维持该温度 120s。为避免运动神经损伤，加温一般不超过 80℃。

**【注意事项】**

1. 明确诊断与射频目的很重要，良性疾病的颈部脊神经节射频治疗原则是首选脉冲射频。

2. 一般不主张轻易进行神经射频毁损镇痛，避免上肢的麻木无力。

3. 脊神经节毁损后常出现新的交感紊乱型神经病理性疼痛，如烧灼痛、虫咬痛或超敏痛等，偶有永久性的紧轧、膨胀等中枢紊乱型神经病理痛。在疼痛减轻前的 4~6 周还有可能出现疼痛加重，所以在治疗前应预先告知患者。尤其 $C_4$ 以下的脊神经节射频热凝，会不可避免地引起患者难以接受的上肢感觉麻木，甚至无力等不良反应。

**【并发症及其处理】**

1. 血管内注射要注意椎动脉就在穿刺区域内或附近，注射造影剂应显示药物在局部滞留而没有像注射血管造影剂那种冲淡现象。注药时应该相对顺畅且阻力微小，如果有明显的阻力则应调整针头位置至注药阻力消失。

2. 治疗后残留躯体疼痛可加选上或下 1~2 根脊神经节射频。

3. 迟发并发症有穿刺局部的广泛性疼痛甚至防卫性肌肉痉挛，症状可持续数周。

4. 套针刺破血管或硬脊膜：当有血液或脑脊液从套管针中流出时，说明需要调整针尖位置，包括在 X 射线正位或斜位下检查和改变针尖的深度和角度，X 射线前后位透视下针尖不要超过小关节连线。

5. 治疗后疼痛复发：可重复治疗。

（卢振和 林楚妍 郭佳妮）

# 第四节 颈交感神经节射频治疗

## 一、疾病概述

Adson 和 Brown，在 1924 年描述了应用上下肢交感神经切除以治疗手臂和腿的各种血管痉挛性和血管阻塞性疾病。1985 年后，继交感神经链和交感神经节阻滞技术用于治疗交感维持性疼痛等疾病后，出现了射频热凝交感神经节技术。交感神经中枢位于脊髓侧角、神经节位于椎体侧面或前面，伤害性刺激使传入性感觉纤维和传出性交感神经纤维间发生耦联而促进了异位放电。末梢神经轴索损伤或使轴索脱髓都会出现过度兴奋状态，以致产生异位放电不断传送传入性冲动，而引起神经病理性疼痛。当发生神经紊乱时会出现感觉神经的电冲动从脊神经节或脊髓后角传入大脑，使人感觉有灼痛样、针刺样、超敏等自发型疼痛。因交感神经与感觉神经发生耦联，发生感觉神经敏化。临床显示施行交感神经节热凝，可缓解因四肢神经损伤引起的灼痛、触诱发痛等症状，以及皮肤温度冰冷异常、水肿及出汗异常等。

## 二、星状神经节射频治疗

星状神经节热凝疗法历史悠久，1883年Liverpool和Alexander在行椎动脉结扎治疗癌症时，误伤了颈交感神经，却得到意想不到的治疗效果。此后多年，对某些疾病一直采用切断颈交感神经的外科手术方法治疗。1920年开始推广经皮星状神经节阻滞的方法，因其适应证广泛，效果确切，特别对一些难治性疾病有显著疗效，故一直被临床医生所重视。日本疼痛治疗中，星状神经节阻滞的应用率曾占全部神经阻滞的60%～80%，在我国也约占全部神经阻滞的50%。因星状神经节管理头、面、颈及上胸的微血管，阻滞操作简单，不良反应少，效果明显而无感觉和运动障碍，成为上肢和头颈部交感神经阻滞的首选方法。应用脉冲射频调控或热凝的物理破坏交感神经节技术操作简单且安全，基本代替了创伤大的外科切除交感神经节手术。

【相关解剖】

1. 星状神经节的位置与毗邻组织：星状神经节也称颈胸交感神经节，由颈下神经节与$T_1$、$T_2$神经节合并而成，呈梭形或星状，大小为长1.2～2.5cm、宽0.3～1.0cm、厚0.2～0.5cm，多位于第7颈椎横突根部和第1肋颈之间的前方。星状神经节的外侧有第1肋间动脉和静脉经过，前外侧有锁骨下动脉的第1段及椎动脉的起始部，上端紧靠椎动、静脉（椎动脉在第6颈椎水平进入横突孔），前侧有一小的副椎静脉丛围绕椎动脉下降。星状神经节的前面基本被前斜角肌筋膜覆盖，前下侧有胸膜顶的上胸膜分隔肺尖。此外，颈总动脉、颈内静脉、肋颈干、胸廓内动脉、甲状腺下动脉、头臂静脉、膈神经、迷走神经、淋巴（右）、胸导管（左）等组织也位于其周围。有文献报道颈下神经节如果与$T_1$神经节融合为星状神经节时，其位置可低达第1/第2胸椎椎间盘平面，再与第2胸神经节融合时，其位置则更低者，可达第2胸椎下缘（图2-3-4-1）。

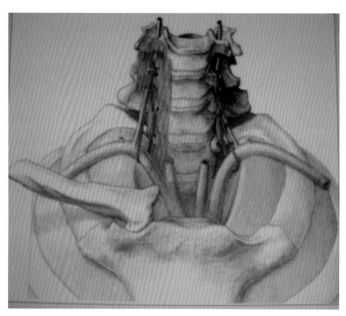

图2-3-4-1　星状神经节位于颈6至胸椎的椎体前面

2. 星状神经节的组成：星状神经节的节前纤维始自$T_1$、$T_2$，节后纤维的皮肤分布区域为$C_3$～$T_{12}$节段，以$C_6$～$T_5$分布最多。交感神经分布到头颈的纤维起源于$T_2$～$T_8$脊髓节段（偶尔始自$T_1$～$T_{10}$），到上肢的由$T_2$～$T_4$脊髓前根经白交通支到交感干，向头侧与第1、2胸神经节或颈下神经节（偶与颈中神经节）形成突触。大多数节后纤维离开交感干后与 $C_5 \sim T_1$ 脊神经的前支相连加入臂丛神经。另一些节后纤维直接从交感干出来形成锁骨下丛、血管周围丛，支配锁骨下动脉、腋动脉及肱动脉的上部。星状神经节的一些分支围绕椎动脉形成椎动脉丛，沿椎动脉上行进入颅腔，围绕椎动脉和基底动脉，直至大脑后动脉，在此和起自颈内动脉的神经丛汇合。也有报道分布到头、颈、上肢的交感节前纤维由 $T_1 \sim T_6$ 节段脊髓侧角发出之后，又汇集于一点，且经过第 1 肋骨颈的前面，在第 1 胸神经节或颈下神经节处融合形成星状神经节。

3. 星状神经节支配部位：星状神经节发出的心下神经沿锁骨下动脉后方、气管的前方下降，加入心丛支配心脏。交感神经节通过 $C_6$、$C_7$ 和 $T_1$ 的灰交通支支配上肢的血管，其他不恒定的上肢交感神经支配是通过 $T_2$ 及 $T_3$ 的灰交通支，这些纤维不通过星状神经节，但与臂丛相连支配上肢远端。因此，有时虽然星状神经节有满意的阻滞体征，但不能充分解除其交感神经性疼痛，推测可能未能阻滞这些纤维之故。这些变异的神经称为 Kuntz 神经，只有通过后入路法阻滞才能奏效。另有一些解剖变异的原因，使星状神经节定位正确但阻滞无效或效果不佳，可能是由于一些交感神经节前纤维来自胸段其他神经节且绕过星状神经节而支配头、颈和上肢。可能需加大注药容量至 $15 \sim 20mL$ 以充满椎前筋膜间隙，药液扩散至 $T_4$ 才能达到满意的阻滞效果。

星状神经节支配的组织器官包括：脑和脑膜、眼、耳、咽喉、舌、泪腺、腮腺、舌下腺、肩、上肢、心脏、大血管、气管、支气管、肺、胸壁及头颈部皮肤等。心脏的交感神经支配为双侧性，主要为颈中神经节支配，星状神经节的传出纤维主要止于窦房结及心房。

【适应证】

星状神经节射频治疗的适应证包括：①头痛，含颈源性头痛、偏头痛等。②头面、胸骨及上肢的疾病，带状疱疹和带状疱疹后遗神经痛。③全身神经病理痛，幻肢痛、中枢痛等。④精神类疾病，失眠症、抑郁症、围绝经期综合征。⑤缺血性心肌疾病，缓解急性或慢性心绞痛。⑥缺血脑血管疾病，栓塞、脑血管痉挛、亚急性脑梗死等心血管疾病。⑦全身免疫反应性疾病，雷诺病、硬皮病等。⑧反射性交感神经营养障碍症。⑨头面器官缺血性、免疫性非疼痛性疾病，含过敏性鼻炎、突发性耳聋、视网膜炎等。

【禁忌证】

星状神经节射频治疗的禁忌证包括以下几个方面：

（1）注射局部感染或全身急性感染。

（2）患者不能合作。

（3）有出血倾向者。

（4）患甲状腺功能亢进症、甲状腺肿大者。

【术前准备】

1. 术前签字：签署知情同意书。

2. 术前用药：注意给予镇痛、镇静药物，或给予患者静脉自控镇痛泵，减少患者治疗过程的疼痛与焦虑不适的程度。

3. 仪器与用具：准备好射频仪及 5cm 长、5mm 裸露针尖的射频套针。

【操作方法】

1. 体位：患者取仰卧位，肩下垫小枕，头颈伸直，双肩下垂。

2. X 射线定位：

（1）前后透视位看到、并标志第 6~7 颈和第 1 胸的椎体和横突（图 2-3-4-2）。

（2）第 7 颈椎体位于 X 射线投射视野的中心（图 2-3-4-3）。

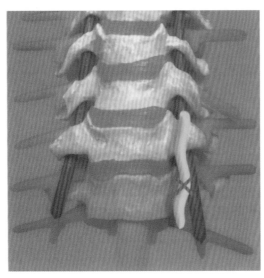

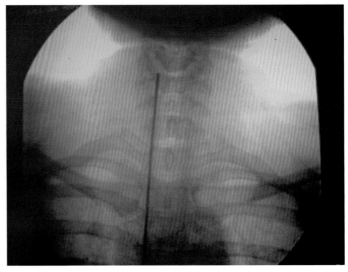

图 2-3-4-2 针尖靶点位于第 7 颈椎横突根部　　　图 2-3-4-3 射线前后位透视，第 7 颈椎体横突根部位于中心

在第 7 颈椎画一水平线并在横突根部相应的皮肤上标记进针点。

3. 穿刺进针：

（1）进针点上皮肤局麻。

（2）操作者用左手示指摸到颈总动脉搏动，在该手指的下面就是穿刺进针点。

（3）手指将颈总动脉向外拨开，将射频套针在皮肤标志点垂直向后穿刺，缓慢前进直至碰到横突根部的骨质。

（4）小心地把针尖向内侧和头侧移动，避免误穿肺尖和椎动脉。

（5）注意穿刺时要求患者稍张开口，勿咬住牙，平静呼吸以利针尖位置的固定。

（6）穿刺到位的 X 射线图像：①X 射线前后位透视，针尖位于第 7 颈椎横突根部（图 2-3-4-4）。②X 射线斜位，即把 X 射线"C"型臂机旋转，将图像增强器转向患侧，即转向脊柱的侧前方，以观看颈椎斜位图像，以上 3 个对侧椎弓根位置指示大概的 X 射线投照方向，透视下旋转"C"型臂时，可看到针尖影向前移，可清楚看到椎间孔和其相对应的小关节。③调节 X 射线"C"型臂机，图像增强器向足侧转动，可使图像增强器对准患病的椎间孔。④针尖正确的位置是在椎间孔前面的连线上。⑤如果针尖在远离椎间孔连线前面碰到了骨质，说明针尖太靠近颈内侧，所遇到的是椎体而不是横突的基底部。

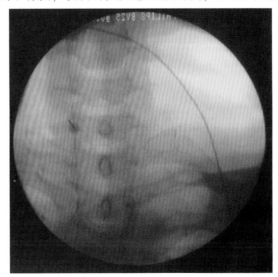

图 2-3-4-4 X 射线前后位透视，针尖位于第 7 颈椎横突根部

此时应该将针尖稍微拔出并再向外侧移动穿刺至碰到横突骨质，直到调整后的针尖满意地位于椎间孔前面连接线的骨质上。

4. 造影定位：针尖位置正确后，注射造影剂 2mL，然后缓慢转移 X 射线"C"臂，在斜位上造影剂位于椎间孔前面（图 2-3-4-5），前后位上显示颈椎横突根部上下有片状显影剂滞留（图 2-3-4-6）。

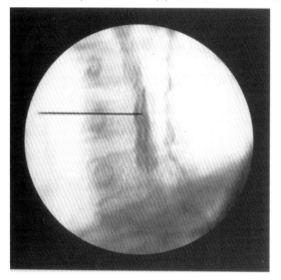
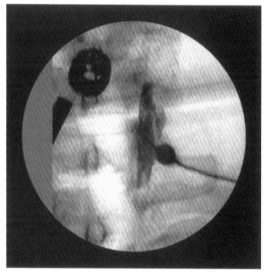

图 2-3-4-5　X 射线斜位透视，针尖位于椎间孔前面

图 2-3-4-6　X 射线前后位透视，针尖到达颈椎横突连线上，造影剂在椎体前侧面扩散至横突根部，上下有片状显影剂滞留影

5. B 超引导下穿刺：

（1）取仰卧位，头稍偏向健侧。

（2）在环状软骨切迹水平摸到胸锁乳突肌内侧缘并标记。

（3）常规消毒，5cm 长、5mm 裸露针尖的射频套针采用平面外进针的方法，用高频线阵超声探头连续超声引导下穿刺到达颈长肌筋膜表面，用彩色多普勒确认颈动脉和其他重要的血管，用超声探头轻压皮肤，以减少皮肤和颈长肌筋膜的距离，当穿刺针接近颈长肌筋膜表面，轻抽无回血及脑脊液，实时超声图像监测下注入少量药液（图 2-3-4-7）。

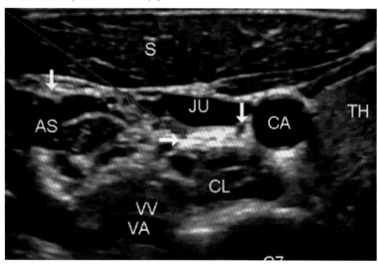

图 2-3-4-7　B 超引导下穿刺

6. 电刺激定位：

（1）运动刺激：50Hz、1V，感觉刺激：2Hz、1.0mV，未诱发手臂、颈、肩和胸壁的肌肉搐动或异感。

（2）没有臂丛神经刺激或颈背痛征象。

（3）刺激时与患者交谈，其应能正常地说话，证明针尖不会太靠近喉返神经而致其误伤。

7. 星状神经节射频热凝：

（1）启动射频热凝65℃起始，5℃、30s阶跃至80℃，后持续射频120s。

（2）脉冲射频，参数是42℃、120s。

**【注意事项】**

1. 当针尖处于内侧较浅位置时，容易发生喉返神经麻痹，因此穿刺时尽量靠椎体外侧的横突根部。

2. 穿刺时如果消毒不严格，随针带入的细菌可引起椎间盘炎、咽后壁脓肿等。

3. 颈交感神经节脉冲射频也有效果，但至今没有与颈交感神经节射频热凝的对照性研究报道。

4. 星状神经节的热凝治疗很少产生霍纳综合征，有报道在连续数百例的星状神经节热凝患者中仅有1例发生了霍纳综合征，但仅持续了6周就自动恢复了。可能因为星状神经节的体积较大，而医生在颈部的血管区内进行治疗比较慎重，射频热凝点的大小受到限制。

## 三、交感神经颈上神经节脉冲射频治疗

**【有关解剖】**

交感神经颈上神经节位于第2和第3颈椎水平、颈内动脉的后内侧，稍外侧有迷走神经。颈上神经节在前后位的X射线透视下位于小关节面上，侧位X射线透视影像下恰好位于椎体前沿线的前方。不像腰交感神经链位于腰椎体前侧方的关系那样，颈上神经节与颈椎椎体没有密切的关系（图2-3-4-8、图2-3-4-9）。

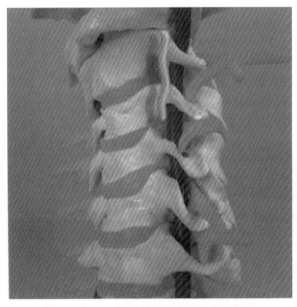
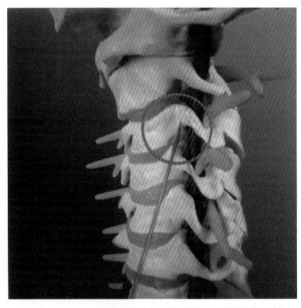

图2-3-4-8　颈上神经节与颈椎椎体关系　　　图2-3-4-9　颈椎斜位针尖位于第3颈椎横突根部

作为颈上神经节的射频治疗，出现霍纳综合征并持续1年以上的发生率高达2%。这是一个相当严重的并发症，因此不推荐在颈上神经节部位做射频热凝治疗，但可选用脉冲射频治疗。

**【适应证】**

脉冲射频治疗的适应证包括：①复杂性局部痛综合征（CRPS）。②血管性疾病。③交感神经介导性疼痛。④一些外科术后疼痛综合征对交感神经节阻滞的反应良好者，因为这些患者已发展为CRPS样疼痛。⑤一些非典型面痛和创伤后头痛患者对颈交感神经节射频的镇痛效果好于颈部脊神经节射频治疗。

【术前准备】

1. 术前签字：患者签署知情同意书。

2. 术前用药：术前 1h 开始使用镇静、镇痛药或使用静脉强化自控镇痛泵，减少患者的疼痛、恐惧感。

3. 仪器与用具：准备好射频仪及 5cm 长、5mm 裸露针尖的射频套针。

【操作方法】

1. X 射线引导下穿刺：

（1）体位：患者取仰卧位，肩后垫一个小枕。

（2）X 射线定位：从颈前外侧穿刺是进行颈上神经节射频的最好入路。①应用斜位 X 射线透视，X 射线斜位透视，进针点标记在第 2、第 3 颈椎椎间盘水平，距椎体前沿约 6mm 看见同侧的椎间孔。②进针点标记在第 2、第 3 颈椎椎间盘水平，距椎体前沿约 6mm（图 2-3-4-10）。

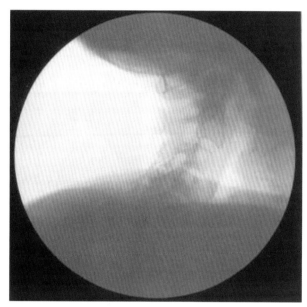

图 2-3-4-10　X 射线斜位透视，进针点标记在第 2、第 3 颈椎椎间盘水平，距椎体前沿约 6mm

（3）穿刺进针：

1）射频套针从皮肤标记点穿进，与 X 射线平行地向前和向内侧方向进针（图 2-3-4-11）。

2）在侧位 X 射线透视下，小心地推动针尖前进和监测穿刺的平面，直到针尖恰好位于椎体的前面（图 2-3-4-12）。

3）改为前后位 X 射线透视，针尖应该位于小关节柱的中点（图 2-3-4-13）。

（4）造影：注射造影剂 1mL，在透视下显示造影剂在椎体前沿和侧面扩散，没有误入管道组织的影像（图 2-3-4-14）。

（5）电刺激：应用电刺激 50Hz 和 2Hz、1V 电压测试，没有特殊反应。

（6）射频治疗：启动脉冲射频，42℃、120s。

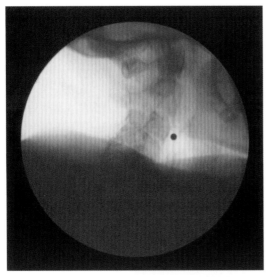

图 2-3-4-11　X 射线斜位透视，射频套针平行
地向前和向内侧方向进针

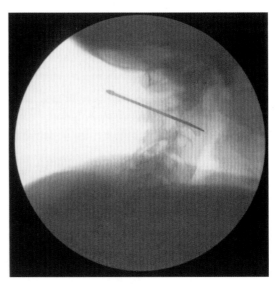

图 2-3-4-12　X 射线侧位透视，针尖恰好位于
椎体的前面

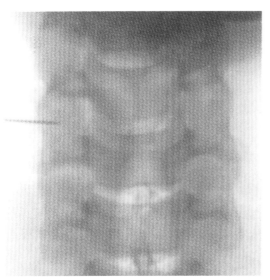

图 2-3-4-13　X 射线前后位透视，针尖位于小
关节柱的中点

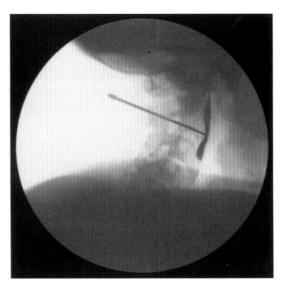

图 2-3-4-14　X 射线侧位透视，造影剂在椎体
前沿和侧面扩散

2. B 超引导穿刺：

（1）患者取仰卧位，头稍偏向健侧。

（2）在环状软骨切迹水平摸到胸锁乳突肌内侧缘并标记。

（3）常规消毒，5cm 长、5mm 裸露针尖的射频套针采用平面外进针的方法，用高频线性超声探头连续超声引导下穿刺到达颈长肌筋膜表面，用彩色多普勒确认颈动脉和其他重要的血管，用超声探头轻轻压皮肤，以减少皮肤和颈长肌筋膜的距离，当穿刺针接近颈长肌筋膜表面，轻轻回抽无血时，实时超声图像监测下注入少量生理盐水。

（4）位置明确后，给予电刺激：应用电刺激 50Hz 和 2Hz、1V 电压测试，没有特殊反应。启动脉冲射频，42℃、120s。

（黄乔东　刘晓明　刘少颜）

# 第五节　颈源性头痛射频治疗

## 一、疾病概述

颈源性头痛是指由颈椎的感觉神经受刺激或损伤引发的。支配头部的感觉神经主要有三叉神经管理脑膜、额、颞、眶部，以及枕大神经、枕小神经及耳大神经、耳小神经支配顶枕耳后皮肤及肌肉。颈椎相关感觉神经受刺激的因素包括颈部肌筋膜、骨关节、椎间盘、椎体等相关组织的器质性或功能性病损，以慢性颈、枕、顶、额、颞部疼痛为主要表现的综合征。头颈部的过伸、过屈和（或）旋转，对寰枕及寰枢关节之间的 $C_1$、$C_2$ 神经根产生压迫或牵拉，均可造成慢性颈源性头痛，挥鞭伤是慢性颈源性头痛最常见的原因。颈源性头痛患者属于神经病理痛，应详细检查颈痛的客观指标，因为正常患者的颈椎影像学检查也常表现异常。颈源性头痛的性质常是头枕部或额颞部牵涉痛，时而有放射性疼痛或针刺样疼痛，常伴有颈椎疾病的其他症状与体征。临床诊断上首先需要做头颅影像学，排除继发性头痛，临床发现原发性头痛中的紧张性头痛与大部分的丛集性头痛是颈源性头痛，推荐用颈部 MRI 证明颈部组织的病变（图 2-3-5-1）。

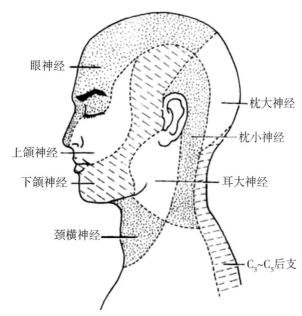

图 2-3-5-1　头面部疼痛的支配神经

### （一）颈源头痛的理论机制

颈源性头痛可来源于多种颈部特殊结构。现有理论有以下几种。

1. 肌筋膜卡压：枕后神经来自上颈部，枕大、小神经与耳大、小神经均从枕颈相连接的肌筋膜中穿行。当肌筋膜肥厚、挛缩或任何炎症，均可刺激肌肉本身或刺激卡压筋膜旁边穿行的神经。临床上发现，许多枕顶痛的患者按压局部肌筋膜会诱发头痛，病变肌筋膜的脉冲射频或连续射频比传统的枕大神经毁损效果优良而且长久。

2. 颈椎小关节病变：肌筋膜均附在骨面尤其是骨关节周围，长时间的不良姿势如睡姿或颈部外伤，都会同时影响到两者。大部分颈源性头痛患者似乎都有同侧的椎间关节病变，通过脊神经后支阻滞以及射频治疗可取得良好效果。肌筋膜病变与小关节病变应该是相互影响的。除了寰枕关节这样的高位颈椎病变肯定与头痛较大关系之外，也有学者描述较低位的脊神经根如 $C_7$ 的病变同样可以引起头痛，推测应该与其支配颈后肌群如斜方肌发生痉挛引发枕耳神经卡压有关。

3. 脊髓上颈段神经汇聚：头痛的发生机制有理论解释为传入神经冲动在脊髓上颈段汇聚和强化，这里正好是下行的三叉神经脊束核的位置。实际上这是二级神经元水平的功能的延续，许多神经元接受的是颈椎区域的硬脊膜、皮肤和肌肉的传入冲动讯号，包括了实验中显示的从硬脊膜传入的刺激枕大神经的神经冲动会增加。正常情况下对脊膜甚至脊髓的刺激不引起头痛，但临床上确有轻度的椎间盘膨出刺激脊膜者出现头面痛，或行颈脊髓电刺激时出现头面甚至下颌口腔黏膜的神经异感及疼痛。推测是否与某些患者脊髓中的三叉神经脊束核或丘脑脊束核的位置有变异，较接近了脊膜前缘而容易受脊膜外的病变刺激有关。

4. 连续的网状神经丛：在颈部和三叉神经系统之间的连接模式并不限于中枢连接模式，如已知含有许多传入神经纤维的颈交感神经链形成了一个围绕着颈内动脉和颈外动脉的连续的网状神经丛。颈内动脉进入颅内后不久，这些神经丛分支到了三叉神经、动眼神经和岩深神经。外周的颈部神经刺激传导到脑内也感知为头痛。

5. 副交感神经活动：岩深神经通过翼管神经到达翼腭神经节，翼腭神经节包含三叉神经第2支及交感、副交感神经，管理脑膜、眼眶的感觉及眼、鼻黏膜腺体的分泌，动眼神经也通过短的交通支连接睫状神经节。有许多可接受的解释认为，头痛主要产生来自颈部，颈源性头痛可能由于翼腭神经节和睫状神经节的副交感神经活动引起，通过上述的颈外连接神经丛的过度活动而引发。

6. 炎症细胞动力学模式：疼痛的机制就是感觉神经系统的组织受到炎症刺激或损伤，传统上也认为颈源性头痛的细胞动力学模式偏向于一种炎症状态，因为在非先兆性偏头痛和健康对照人群中没有发现这种变化。在自发性头痛和机械性诱发的头痛患者之间也有差别，表示颈源性头痛的患者有着其特殊的神经炎症或被刺激的方式。

### （二）头痛分类

因颈源性头痛的原因有着明显的多样性，过去曾根据临床所见症状分为以下几种。

1. 发作性头痛：颈源性头痛、偏头痛、丛集性头痛、慢性发作性头痛。

2. 持续性头痛：紧张性头痛、颈源性头痛、创伤后头痛、药物相关性头痛、慢性天天性偏头痛、连续性半头痛、天天性持续性头痛。

3. 症状性头痛：进行性占位性头痛，可因为肿瘤、血肿、脓肿、Arnold-Chiari Ⅰ 型畸形所致的头痛，包括其他的症状性头痛。

从疼痛发生的机制来说，临床倾向一旦排除了明确的继发性原因的头痛以外，大部分的头痛来源于颈椎病变。即颈源性头痛包括了紧张性头痛、丛集性头痛及部分的偏头痛。

## 二、颈源性头痛诊断

### （一）临床症状

1. 头痛部位：常发生于后头部或颈部，随后扩散至病变侧的眼、额、颞区。也可在疼痛发作剧烈时以额、颞部疼痛最重，超过了颈、枕部疼痛。22%呈单侧头痛，以后头部或额、颞部为重，21%的颈源性头痛患者的头痛发作在头前部区域，也可从双侧颈部扩散而致，患者可发生双侧头痛，可交替或游走痛。

2. 钝性头痛性质：颈源性头痛常是牵涉痛，深在，程度中等，典型特征为疼痛首先发生于颈部，随之扩散至病变侧的额、颞、顶部及眶部。自觉颈部僵硬，主动和被动活动受限，时可伴同侧肩部及上肢痛。临床发现可有针刺性、搏动性、跳痛及撕裂性疼痛。

3. 诱发因素：颈部活动、不良的颈部姿势及按压高位颈神经所途经的结构如颈后的肌筋膜可诱发头痛发作。头痛发作常与颈部劳累或姿势有关，头痛常在持续工作或某固定姿势后发作或较频繁发作，或曾有严重的颈部间接创伤史。

4. 伴发症状和特征：部分患者疼痛时有耳鸣、耳胀，少数人有恶心、呕吐，平时偶有眩晕、肩臂痛或麻木。颈源性头痛好发于中年人群，现有年轻的趋势，女性多见，其患病率约占头痛人群的 17.8%。

5. 每次发作持续的时间：颈源性头痛的发作时间变异很大，持续性头痛有时仅为 1~2h，通常发作几天到几周，或呈波动性。多为间歇性发作，逐渐发展至后来的持续性头痛。

**（二）体格检查**

颈部肌肉紧张，上部颈椎旁、乳突下后方压痛明显，有时可向头枕部放射。部分患者可有椎间孔挤压试验阳性、臂丛神经牵拉试验阳性。

**（三）辅助检查**

1. X 射线检查：可见不同程度的颈椎退行性改变，有的可见颈椎间孔狭窄，椎体前后缘增生，或棘突增宽、增厚，棘上韧带钙化，部分患者可有颈椎不稳的表现。

2. MRI 检查：是排查头痛原因的首选。头颅 MRI 排除颅内外病变，怀疑眼鼻病变者进行颌面部 MRI 检查。颈椎 MRI（加强）检查常见异常情况包括颈椎间盘变性、膨隆、突出，椎弓板、椎体或椎旁组织炎症，颈后肌萎缩或肿胀，筋膜紊乱性高信号等。有头晕明显者行颈椎动脉 MRI，了解椎动脉发育及受卡压的情况。

3. B 超检查：可较快显示局部压痛的肌筋膜病变、颈动脉有无斑块等病变。

**（四）治疗效果**

对消炎镇痛类药物或糖皮质激素治疗常有效，但对麦角胺等治疗偏头痛药物无效。试验性阻滞诊断有效，但颈源性头痛可来源于颈部的各种组织，评估并选择致病的部位诊断性阻滞或其他刺激，如肌筋膜、小关节、枕神经、脊神经后根节等的手法、理疗、牵引、脉冲射频等，能明显减轻头痛超过 50% 者可诊断为颈源性头痛。

1. 诊断性阻滞：诊断性阻滞对评估颈源性头痛有重要意义，其效果可视为颈源性头痛常规诊断标准中不可缺少的组成部分。它能确定引起颈源性头痛的病变结构以决定进一步的治疗手段，当阻滞后局部皮肤出现麻木的同时疼痛减轻 50% 以上时为"阳性"。颈部有重要神经与血管等较复杂的组织，建议诊断性阻滞时使用神经刺激器，也可采用射频技术。发挥射频技术可辨别神经接近神经的优势，准确到达神经旁边并避免阻滞过程中对脊神经甚至脊髓误伤的风险，也可同时进行脉冲射频调控或松解等局部治疗。还推荐使用彩色 B 超明视下穿刺避免对血管或重要组织的误伤。

2. 阻滞范围：这些导致头痛的组织可能既受局部肌筋膜卡压，也可能是上颈椎关节旁的脊神经后支卡压，还可因第 1~3 颈椎的椎间盘突出或骨刺卡压脊神经根，以及上颈椎体滑移如环枢关节移位的刺激或上颈椎体或椎间隙的炎症刺激脊神经节所致，甚至低至第 7 颈椎的脊神经也偶有参与颈源性头痛中。可以达到确切阻滞的颈部结构有枕大神经、枕小神经、颈椎小关节、颈神经干、椎间盘。对怀疑传递或引发头痛的神经或组织结构进行麻醉阻滞，如阻滞枕大神经、枕小神经、$C_2$ 神经根、第 3 枕神经、颈椎小关节以及病变侧的交感神经分支等以消除疼痛。

3. 阻滞方法：在 B 超或 X 射线引导下由浅入深，先将局部压痛的肌肉阻滞，评估其不是主要的责任病变组织后，开始神经阻滞。原则上每次阻滞一条神经，由于要确定真正的病变部位，所以每次只能阻滞一条神经或神经根。如果麻醉了一条神经或神经根，确认头痛缓解的程度后，可再次评估并尝试行多根神经阻滞或深部神经阻滞，双侧颈源性头痛则应该行双侧麻醉阻滞。为了避免阻滞邻近的组织结构而掩盖治疗效果，每条神经阻滞需选用小剂量的麻醉药物（0.5~1mL）进行。

4. 阻滞阳性标准：阻滞后 30~60min 须进行镇痛效果评估，一旦麻醉效果减退或消失后评估，容易因为患者的理解而容易出偏差。标准是与阻滞前相比，头痛症状减轻 30% 为起效，减轻 50% 为有效。阻滞效果虽为一过性，但重要的是未经麻醉阻滞的区域，如通常疼痛剧烈的额、颞部，疼痛大为减轻则对诊断很有意义。

根据临床诊断基本要求，综合分析上述的临床症状、体检、放射学检查、诊断性治疗的效果等，医师基本可做出是否是颈源性头痛的判断。

### 三、颈源性头痛的射频镇痛治疗

在用局麻药诊断性阻滞能达到疼痛临时缓解的基础上，进一步应用射频镇痛技术松解颈枕部肌筋膜、脊神经后支、枕后神经或脊神经节，可有效治疗颈源性头痛。椎间盘突出症导致的头痛者行椎间盘射频热凝治疗也常能使头痛得到长时间的缓解。

#### （一）射频镇痛技术选择

1. 颈枕肌筋膜射频松解技术：肌筋膜病变卡压枕大、枕小神经或耳大神经是常见的颈椎疾病，也是卡压头枕神经引起头痛的主要原因。根据体格检查局部压痛、红外热像显示局部高温、B超显示肌筋膜高信号、MRI显示局部肌筋膜紊乱，结合局麻诊断性阻滞的结果，可进行肌筋膜松解治疗。主张B超引导下多极或双极的脉冲射频。选择5~10cm长、直径0.7~1mm、裸露工作针尖0.5~1cm的射频套针，采用弯针技术。采用运动神经电刺激，当射频套针的针尖过了皮肤后可插入电偶电极，启动运动神经电刺激2Hz、1.5V测试下，B超引导下缓慢进针，当出现颈肌搐动或肩手搐动时停止前进，转动针尖寻找搐动消失的方向，B超引导下再缓慢进针。如果各方向均有搐动，降低电压至1V，再试探寻找无肌搐动的方向缓慢前进。一旦搐动仍存或针尖遇到骨质，可停止进针。启动脉冲射频42~45℃，60s。双极射频或多极射频采用每根针与相邻的针连接下的脉冲射频治疗（图2-3-5-2）。

在枕顶部位有明显压痛者，多数曾有局部外伤史，即此处的肌筋膜的慢性粘连性或瘢痕性改变会刺激或卡压枕部或耳后的神经，在局部脉冲射频治疗的相关报道中有70%患者取得长期镇痛的优良效果。因皮肤距枕骨太近，如果使用射频高温热凝时需注意可能发生皮肤损伤溃烂，需注意采用2~5mm的活动针尖或斜刺法以避免皮肤射频高温引起的并发症。

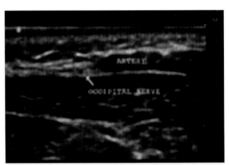

A. 枕大神经位置

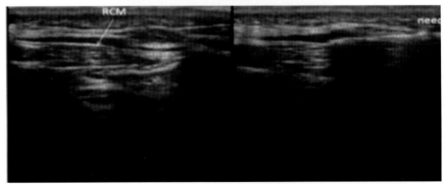

B. 头后大直肌穿刺

图2-3-5-2 超声波引导下松解神经

2. 颈部疼痛扳机点靶点射频：扳机点是在肌筋膜上比较局限的和比较疼痛的地方，多位于肌筋膜起止点或肌肉某处神经末梢丰富点或旁边有神经分支经过点。有时与相应神经支配的典型的局部疼痛敏感区不一致，因为扳机点可出现在手术切口的瘢痕上，或小关节痛的患者或慢性紧张性头痛患者身上，头痛患者常会在枕下区或第1、2颈椎横突后面发现扳机点。其电刺激阈通常是0.1V或更低些即可诱发疼痛，在这些部位施行脉冲射频会有镇痛效果，当扳机点对局麻药注射反应良好者可以试用脉冲射频治疗。

3. 颈神经后支射频松解技术：诊断性阻滞明确了致头痛的受卡压的责任脊神经后支，多数首先采用脉冲射频松解神经旁的卡压组织，很少采用传统的射频热凝去神经方法。神经高温射频毁损法仅适用于癌痛等顽固性颈源性头痛者，有85%的患者获得满意疗效。但神经毁损的不良反应包括在射频治疗后，前3周患者可能发生颈部软组织损伤的明显不适感，多根后支神经毁损引起的颈后部皮肤麻木、肌肉无力等，以及出现皮肤灼热感、蚁咬感等新的神经病理痛。外周神经毁损会很快再生长，约3~6个月后疼痛会再复发。

颈神经后支射频治疗方法基本同颈枕肌筋膜松解技术。但要求在B超引导下针尖到达椎弓板与横突根部的交界处，在0.5V以下的运动刺激能诱发出颈肌搐动，即尽量靠近脊神经后支再施行射频加温治疗。如果施行脊神经后支毁损治疗，要求在X射线监测下经皮穿刺插入射频套针到达横突根部与椎弓板的交界处，注射造影剂排除血管或变异的重要组织。启动运动及感觉电刺激在0.5V以下能诱发出神经反应，给予0.5~1mL局麻药后，选择60℃、65℃、70℃射频热凝各30s及75℃、120s热凝消融。

4. 枕部神经射频镇痛：

（1）枕大神经射频治疗：适用于明确枕大神经出口处明确压痛，诊断性阻滞有良好效果者。患者取坐位，头端正微前屈，穿刺点在上项线上，距枕后结节外侧2.5cm处，紧靠枕动脉内侧垂直进针抵骨，可发现枕后部放射痛。枕大神经能直接地穿刺和射频治疗，但推荐先做脉冲射频松解枕大神经卡压的枕后肌群，获得去因的良好效果。枕大神经属于外周神经支，毁损治疗射频后将很快重新生长，3~6个月会复发疼痛（图2-3-5-2）。

（2）枕小神经射频治疗：枕小神经的定点位于乳突后方的胸锁乳突肌附着点后缘处，或枕大神经刺入点外侧2.5cm处，相当于翳明穴，触到压痛点处进针。当触不到放射痛时，只要针尖抵骨，回抽无回血注药，注药后可进行脉冲射频镇痛。

5. 脊神经节射频治疗：适用于有明确的神经根痛症状或后支神经痛症状的颈源性头痛，或接受过表浅神经诊断性阻滞镇痛效果不好者。因为颈脊后根节靠近椎动脉及脊髓，要求在X射线引导下穿刺并注射造影剂排除了针尖进入椎动脉后，方可施行颈脊神经节脉冲射频治疗，起到调整神经和松解脊神经节周围无菌性炎症卡压的问题，经常收到很好的镇痛疗效。当上颈椎部位体检发现阳性体征，尤其是寰椎弓上有疼痛敏感区时，可做第1颈神经脉冲射频治疗，枕顶痛者对发出枕大神经的第2颈神经节脉冲射频治疗。一般不主张射频热凝去神经治疗，以免出现头颈后部皮肤麻木以及针刺感、灼热感、蚁咬感等去神经的神经病理痛症状。外周神经毁损会很快再生长致疼痛复发。

6. 翼腭神经节射频治疗：固定一侧的颈源性头痛伴有额部眼眶部痛者，尤其是发现有慢性鼻窦炎者或蝶窦炎者，可采用翼腭神经节高温射频治疗或脉冲射频，据报道能连续半年至数年缓解头痛。翼腭神经节射频治疗后可有轻度的并发症如腭、上唇或上牙麻木，复发时再行射频治疗还能收到镇痛效果。翼腭神经节射频也适用于丛集性头痛及固定的单侧偏头痛，能收到快速和良好的镇痛效果，很多患者的头痛能立即缓解且没有严重的并发症。（操作方法参考第二篇第一章）

7. 三叉神经眶上支射频：仅用于眶上神经诊断性阻滞有效的额顶部癫痫性头痛。对持续性疼痛的颈源性头痛可用脉冲射频，部分患者会收到良好的疗效，估计可能与神经反馈性治疗有关。（操作方法参考第二篇第一章）

8. 星状神经节射频热凝治疗：用于颈星状神经节诊断性阻滞有效的伴有搏动性、多汗、怕冷等交感神经症状的头痛。B超或X射线引导下向颈部第6椎体横突根部穿刺，排除颈血管或脊神经阻滞后，注射局麻药至星状神经节周围的疏松结缔组织内，施行射频毁损或脉冲射频。阻滞或调节支配人体上1/4区域的头、面、颈、上肢及上胸部交感神经，改善脑组织、脑膜及颈部软组织的末梢循环。（操作方法参考第二篇第二章）

**（二）颈源性头痛射频镇痛治疗注意事项**

1. 明确诊断头痛原因：首先须明确诊断头痛类型，排除继发性头痛。明确头痛的责任神经受刺激或损伤点，才能决定是否选择射频治疗，并与患者充分沟通治疗的目的、效果及并发症。重视靶点的选择定位，尤其在选择毁损治疗前，必须进行诊断性阻滞，细心做好试验性神经阻滞的评估。

2. 严格把握射频治疗的适应证：卡压神经的软组织射频松解如肌筋膜的脉冲射频对颈源性头痛有效，但不适合神经毁损性射频治疗。药物相关性头痛行射频治疗一般没有效果。

3. 影像引导下进针：颈椎周围的组织中有着非常重要的结构，正确选择射频穿刺靶点很重要，虽然射频技术能分辨神经类型及距离，但不能排除血管等重要组织。推荐在B超引导下或X射线引导下进针，并行针尖局部造影排除重要组织。

4. 射频电刺激定位：穿刺中用2Hz、1~2V的射频电刺激可诱发出运动反应，帮助避开针尖误入椎管，刺激中用50Hz、0.5V以内诱发出原有疼痛时能获得精确的治疗部位及最大的镇痛效果。

（何雁冰　宫庆娟　林楚妍）

# 第四章　胸背神经射频镇痛治疗

## 第一节　胸背痛概述

胸痛有很多原因，决定有创治疗之前要非常仔细地做诊断性检查。胸部结构重要，包括心血管、肺、食管、胸椎等。作为医疗的基本原则是生命在上、安全第一，鉴别诊断永远是最重要的，所以凡有胸痛首先要排除心血管疾病。

**（一）胸部器官组织炎症性疼痛**

胸壁、背部皮肤与肌肉的感觉神经均由胸段脊神经分出的肋间神经或脊神经后支支配。而胸内的组织、器官的感觉则较为复杂，现知感觉神经末梢也分布在内脏但很稀疏，心、肺、胸膜的平滑肌、浆膜还有丰富的交感神经、副交感神经支配。内脏一般情况下不痛，当局部的明显炎症刺激感觉神经末梢时才会致痛，包括感染性、肿胀性或痉挛性造成的缺血性炎症，或炎症波及胸壁组织时。胸内组织的刺激信号到达脊髓时还可产生神经交汇现象，即心脏缺血会发散至颈肩痛或下腹痛，胆囊炎牵涉到肩臂痛等。凡有胸痛，原则上需排除心脏及局部相关器官的疾病，如剧烈胸痛首先明确有无心肌梗死、肺动脉梗死、主动脉破裂等危险疾病，不严重的胸痛也考虑心肺病变，还需与胆囊炎、胰腺炎、肾脏疾病等鉴别。

**（二）胸背肌筋膜痛**

胸背部的骨关节多，包括肋骨的前面借肋软骨分别与锁骨或胸骨形成的胸锁关节、胸肋关节，肋骨的后面与横突形成了肋横突关节，以及脊柱椎弓板间的小关节及椎体间的椎间盘等。凡是关节均有肌筋膜附着，这些肌筋膜由脊神经前支或后支的末梢管理，关节疼痛常是由其外面的骨膜或骨膜上的肌筋膜炎症导致神经末梢缺氧性炎症而疼痛。所以肌筋膜损伤或关节病变时，其周围的肌筋膜也常有炎症，并导致大脑皮质感觉到胸痛。胸背部的软组织较容易受伤，包括局部的手术、碰撞、外伤、姿势不良，胸椎脊柱或下肢病变时，胸椎为了维持力学而变形并常导致肌筋膜水肿或挛缩，局部的缺氧物质刺激了其周围的脊神经末梢而致痛。

胸背肌筋膜损伤后，神经末梢可发生局部微小的神经末梢瘤，当肌筋膜疤痕或粘连部位的旁边有脊神经后支、前支或肋间神经穿行，按压或刺激时出现远处的疼痛，即放散痛、牵涉痛或放射痛，常称为扳机点。疼痛科时而会看到一些患者有一种连续几年的对多种治疗无效的顽固性胸部痛性扳机点，疼痛可持续数年并可致残。这些患者用局部脉冲射频比较有效，与解决了局部肌筋膜瘢痕对神经末梢的刺激有关。

**（三）神经病理性疼痛**

胸背的感觉神经来自一级感觉神经元，聚集处称为脊神经节，且位于椎间孔内。其发出的感觉神经纤维向内称为"神经根"进入脊髓后角，向外称为神经支并分出前支，称为肋间神经，支配前胸壁感觉，神经支还分出后支管理胸背部位的痛觉。后支中再分出两大支，其中1支走向背部肌筋膜，另1支返回脊柱称为"窦椎神经"，支配椎体、椎间盘纤维环及椎管的感觉。后支系统中任何部位发生的异常刺激在大脑分析中均为胸背痛。

1. 胸神经前支：胸神经前支从椎间孔出来就形成肋间神经，沿肋骨下缘往前胸壁走行并支配皮肤、肌肉的感觉。炎症刺激时疼痛在皮肤节段定位清晰，就如带状疱疹神经痛那样呈现节段性疼痛，一旦神经断裂会出现局部麻木。开胸手术常常牵开或切断肋骨，造成肋间神经的直接或间接损伤。如果是胸壁的癫痫样疼痛可考虑射频毁损肋间神经或脊神经节镇痛。

2. 胸神经后支：胸背部的皮肤肌肉由邻近的三节胸神经后支支配，疼痛部位涉及 3 个节段即原节段及上下各 1 节段的胸神经后支。由于疼痛部位的支配神经有重叠，所以背部疼痛时需仔细辨别责任神经，常以椎旁压痛及诊断性阻滞来判断。射频治疗应先明确卡压脊神经后支的原因给予针对性治疗能取得长久的镇痛效果，如射频治疗解决肌筋膜卡压或椎间孔突出物卡压问题。

3. 胸神经根痛：胸脊神经节向内发出神经根与向外发出神经支，所有的胸痛都能在治疗脊神经节中获得益处。疼痛患者在胸壁的皮肤上有着清楚的神经支配区域时，医生在该肋间神经路径上没有发现刺激神经的病变时，需考虑胸神经根痛。影像学检查首选 MRI，可了解胸壁局部及椎管内外软组织情况。胸椎神经根痛常由胸椎间盘突出症引起，但发生率远比颈腰段低并多与外伤有关。胸椎神经根痛还见于骨质增生性椎管狭窄症、骨质疏松症椎体骨压缩骨折和转移癌等疾病对神经根的刺激或压迫。射频技术对于胸神经根痛有很好效果，胸椎间盘突出症手术的难度较大，主张首选射频治疗。胸椎骨转移癌痛时射频应联合椎体成形技术，先在椎体病灶中射频消融破坏与封闭椎体后沿的肿瘤组织及血管，注射骨水泥时应防止浆液向椎管内泄漏。当原因不能去除时也能施行脊神经节射频消融或脉冲射频调理镇痛。

4. 交感神经痛：有几种胸部疼痛如烧灼样、针刺样或超敏样痛进行胸交感神经阻滞有效，上肢疼痛如复杂性质域疼痛综合征（CRPS）、多汗症、雷诺综合征和胸部本身的交感介导性疼痛如痛性乳房疾病等，行 $T_2$、$T_3$ 交感神经节阻滞均有明显效果，所以可施行射频消融治疗。胸椎压缩性骨折后的顽固性背痛，可直接对所波及的节段进行交感神经链射频治疗。

5. 中枢敏化痛：胸部切开手术常会伤及含有感觉与运动神经纤维的肋间神经，或术后的软组织瘢痕会卡压肋间神经。文献报道运动神经受伤时很容易引发中枢部位的胶质细胞发生席勒氏变化，出现交感神经与感觉神经细胞间的连接而表现为交感型神经病理痛，也称为中枢敏化痛。有资料发现术后 8 周就有同侧丘脑供血不足现象，所以推断此神经病理性疼痛可能在手术早期已形成。开胸手术后的痛常比较特别，局部伤口愈合后出现与损伤肋间神经有关局部的癫痫样痛或相关的扩大范围了的烧灼样痛或紧缩样痛，被称为复杂区域性神经病理痛综合征。有报道开胸术后胸痛的发生率在第 1 年达到 61%，其中严重性疼痛占 3%~5%，受慢性胸痛干扰日常生活者约占一半多。中枢敏化痛的治疗较难，根据疼痛的类型采用脊神经节脉冲射频治疗调控或交感神经节射频消融，有一定的镇痛作用。

**（四）脊柱相关痛**

胸背部疼痛的原因比颈部复杂，关节较多。除了椎体、椎间盘、脊髓、硬膜之外，任一组织的炎症都会导致胸背痛。上胸部还有 $C_5$~$C_7$ 神经分支参与支配上由高位胸神经支配的前胸壁或肌肉如肩胛下神经痛、肩胛提肌痛等。应明确胸壁后面包括腋中线附近的痛觉全部是胸神经后支管理，胸前壁由胸神经分出的肋间神经支配。下颈段或上胸段的脊神经后支炎症刺激来源包括局部的肌筋膜问题、脊神经后支卡压、小关节炎、椎体不稳、椎间孔狭窄、椎间盘炎、终板炎、椎体炎、硬膜外病变等会导致胸壁痛。一旦疼痛放射到前胸壁则考虑神经前支即肋间神经的刺激，包括肋间局部炎症、损伤或肿瘤。各关节和椎间盘病变可引起后支支配的部位即胸背牵涉，也可引起神经根或前支及肋间神经痛。例如，胸肋关节与肋横突关节分布的是脊神经后支外侧支，但肋椎关节前面还有交感神经链，这些关节疼痛表现绝大部分是单侧胸椎旁的烧灼痛，疼痛会覆盖数个胸椎节段。因此，胸痛一旦排除了内脏与胸壁的局部问题，需高度怀疑胸椎相关痛，唯有诊断清楚才能制订正确的治疗方案，射频技术才能准确到达病变的部位取得良好效果。

**（五）全身性痛**

胸椎解剖特点相当稳定，偶尔在一些患者中胸痛仅是全身广泛疼痛表现的一个部位，尤其是合并有颈源性疼痛、免疫性疾病如强直性脊柱炎或曾有较大创伤如车祸伤的患者。第 6 胸髓节段常被医学资料认为是胸交感神经链传入纤维进入脊髓的部位，以胸痛为主的全身痛患者适合做第 6 胸神经脊神经节射频治疗以及胸交感神经毁损治疗。与那些疼痛定位比较模糊的胸痛患者相比，由于其可能涉及了多节段的胸神经后支，射频镇痛的效果不如疼痛涉及节段清晰的根性疼痛者好。

（卢振和　胡　滨　翁景恩）

# 第二节　肩胛上神经卡压综合征射频治疗

## 一、疾病概述

肩胛上神经卡压症是肩部疼痛最常见的原因之一，国外有学者认为本病占所有肩痛患者的 10% ~ 20%。1909 年 Ewald 描述了一种创伤后肩胛上神经炎，1926 年 Foster 报道了 16 例有肩胛上神经病变的病例，1948 年 Parsonage 和 Turner 报道的 136 例肩痛病例中有 4 例患肩胛上神经炎。1959 年，Kopell 和 Thompson 对肩胛上神经在肩胛上切迹部的卡压做了详尽的描述，并称之为肩胛上神经卡压综合征。以后有关肩胛上神经卡压的病例报道逐渐增多。1982 年，Aiello 等报道了肩胛上神经卡压综合征在肩胛冈上关节盂切迹处卡压的病例。1987 年，Ferretti 等报道了排球运动员出现肩胛上神经卡压综合征的病例。最近，An 等回顾了肩胛上神经脉冲射频的研究，发现肩胛上神经脉冲射频对肩痛有良好的治疗效果，且至少 12 周未发现不良反应。

**【有关解剖】**

肩胛上神经是臂丛神经锁骨上部的一个分支，在通过肩胛上切迹时位置较为固定，可由于受到牵拉或压迫而发生肩胛上神经卡压综合征。肩胛上神经是感觉与运动的混合神经。从臂丛的上干发出，起源于第 5、6 颈神经，部分变异起源于第 4 颈神经。在斜方肌及肩胛舌骨肌深部的肩胛横韧带下方通过肩胛上切迹进入冈上窝，然后在冈上肌深面绕过肩胛冈外侧缘至冈下窝。在冈上窝发出两条分支至冈上肌及感觉支至肩关节囊、肩关节、喙锁关节，但不支配肩部皮肤，在冈下窝发出两条分支至冈下肌和几条小分支至肩关节及肩胛骨（图 2-4-2-1）。肩胛切迹位于肩胛骨的外上角，一般为 2cm 深和 1cm 宽，其外侧为喙突基底部。切迹的入口处有一坚厚和血供丰富的肩胛上横韧带横跨其上，从而围成一由骨和坚韧的韧带组织形成的骨纤维管。肩胛上神经从此管中通过，穿过肩胛上切迹后分支多弯曲，以切迹为支点，位置较为固定。肩胛上动、静脉在韧带上方越过，然后在冈上窝和冈下窝内伴随肩胛上神经同行（图 2-4-2-2）。肩部的各种运动，肩胛上韧带及肩胛切迹都会对神经造成影响。正常时，肩胛切迹处的骨-韧带管较宽大，一般生活、活动和劳动对神经影响很小。当外周神经拉伸、压缩，较大力量的劳动和体育活动均可造成肩胛上韧带的缺血、劳损、水肿、微环境改变、纤维增厚等，使肩胛上神经可能在此管内受到卡压和损伤。另外，肩部外伤、神经挫伤、风寒侵袭、肌肉痉挛也可成为神经卡压损伤的原因或诱因（图 2-4-2-3）。

以前认为肩胛上神经属混合神经，但无皮支，故认为此神经损伤时无皮肤感觉障碍。而 1968 年山田宗里找到了一条来源于肩胛上神经的皮支，称作"肩峰下皮神经"。以后 Murakami 和崛口正治先后也发现了此皮支。1981 年胡克全等在尸体上也发现了 3 例肩胛下皮神经，其中 2 例是发自肩胛上横韧带以下。可见，肩胛上神经亦发出皮支。因此，其热凝时有时亦可产生皮肤感觉障碍。

**【病因】**

从解剖上看，肩胛上神经在肩胛切迹内相对固定，易受到牵拉或被肩胛上横韧带所压迫。

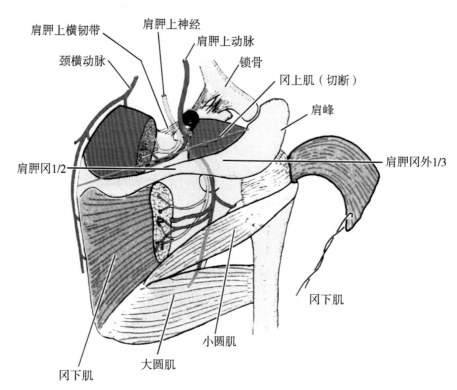

图 2-4-2-1　肩胛上神经与周围结构的关系

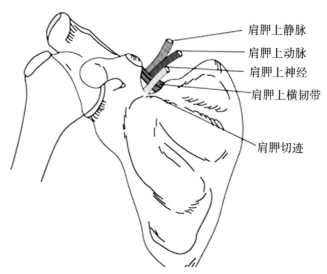

图 2-4-2-2　肩胛上神经经过肩胛骨上骨纤维孔

1. 骨折：累及肩胛切迹的肩胛骨骨折，或畸形愈合后，或骨痂形成都可以造成肩胛切迹的骨-韧带管狭窄或变形，而导致对肩胛上神经的卡压；肩关节前脱位、肱骨上 1/3 骨折等时该切迹部位的神经，可由于受到过度牵伸暴力而发生损伤。

2. 过度活动：肩关节剧烈的超过身体轴线的过度内收、外展、前屈和上举运动，有时可产生对管内肩胛上神经的牵拉摩擦等损伤，或发生肩胛上横韧带对该神经的压迫。

3. 占位性或以物压迫等病变：如腱鞘囊肿的压迫、脂肪瘤、囊肿以及肩胛切迹纤维化等可压迫肩胛上神经的主干或分支，引起卡压。

4. 其他：损伤能引起肩胛上横韧带的肿胀、肥厚或瘢痕粘连。肩关节上方盂唇损伤可导致上方关节盂后方产生囊肿，压迫肩胛上神经出现症状。年龄大者可有骨质增生，使肩胛骨上骨纤维孔道狭窄，卡压肩胛上神经主干。

**【临床表现】**

起病缓慢，患者感肩周区深部弥散的钝痛及放射痛，或肩部后外侧疼痛、麻木、无力感，常为持续性钝痛，有时为阵发性、痉挛性，疼痛难忍，劳动后加重，严重者影响睡眠，不能入睡或痛醒。疼痛可向颈后部、上臂后部或肩胛间放射，肩关节前屈及旋外时加剧。疼痛亦可为间歇性，或仅为酸胀感。一般为单侧，亦可为双侧。患者通常有外伤或劳损史。肩部受到直接创伤或间接伤，如摔倒时伸手导致肩关节过度外展，以致扭伤；还有部分患者有肩关节过度劳损，如运动性劳损（过度外旋肩部的运动如打棒球、举重、打排球、打篮球、打网球、花样滑冰等运动）和肩部劳作性损伤史。患者常感肩关节外展、旋外无力，抬臂困难或患侧手不能达对侧肩部。进行性病例可有冈上肌萎缩。然而，多数病例无明显的肌萎缩，因此，临床诊断比较困难，可根据症状的部位、类型，以及疼痛、麻木症状与特殊活动的检查来进行诊断。有些患者除有肩部疼痛外无其他症状，疼痛可持续数年。

**【体格检查】**

肩胛切迹部压痛或位于锁骨与肩胛冈三角间区的压痛是肩胛上神经卡压最常见的体征，斜方肌区也可有压痛。如肩胛切迹处卡压，压痛点在肩胛切迹处，肩外展、旋外肌力减弱；冈上肌、冈下肌萎缩，特别是冈下肌萎缩；因冈上肌肌腹小，且被宽厚的斜方肌覆盖，故其肌萎缩往往表现不明显。局部有冈上窝深压痛及冈下肌压痛，特别是后者的出现频率高，且压痛位置比较恒定，即在肩胛冈内中 1/3 交点下方约 1cm 处，在疼痛较重的病例中，该部皮肤有按摩痕迹。颈部活动正常。X 射线透视下用普鲁卡因或利多卡因在肩胛切迹处行封闭，可立即暂使疼痛缓解。由于有肩胛上神经关节支支配肩锁关节，可出现肩锁关节压痛。如肩胛冈盂切迹处卡压，则疼痛较肩胛切迹处卡压轻，压痛位于冈盂切迹处，局部除冈下肌萎缩外，其他表现不明显。

**【辅助检查】**

1. 肌电图检查：显示诱发电位潜伏期延长，传导有进行性延迟，即神经源性波形 M 波潜行延迟。Ero 点至冈上肌的起伏期在 3.4ms 以上，至冈下肌的潜伏期在 4.4ms 以上有诊断意义。

2. X 射线检查：X 射线摄片检查的目的是为了了解肩胛切迹部位有无骨质病变或变形。应拍摄特殊位置的 X 射线片，即在拍摄肩关节前后位时，将球管向头部倾斜移动 15°～30°，则可清楚显示肩胛切迹，以发现切迹处有否陈旧性骨折或骨痂等压迫存在。必要时可做肩关节造影，以便和肩关节疾病进行鉴别。

**【诊断】**

临床上患者出现后肩部疼痛，活动受限，冈上肌、冈下肌萎缩时则应怀疑本征。检查冈上窝有深压痛和冈下肌压痛，肩关节旋外、外展活动无力，且麻醉药局部封闭可立即暂使疼痛缓解，肌电图显示传导延迟时则可诊断。

## 二、射频治疗

目前，针对肩胛上神经卡压的治疗，除药物外，在关节镜、超声引导下小针刀、推拿等中医疗法均可有效缓解神经卡压症状，而射频治疗创伤小、疗效确切、恢复快，更易于患者接受。

**【适应证】**

1. 经保守治疗 6～8 周后，症状无改善，或 X 射线摄片显示肩胛切迹处有骨片或骨痂压迫时。

2. 重体力劳动者，发病 6 个月以上，症状重，肌萎缩明显，冈上窝与冈下肌有明显压痛及阳性肌电图者。

**【禁忌证】**

1. 全身感染或穿刺点局部感染。

2. 凝血功能障碍。

3. 诊断不明确或局麻药试验性阻滞无效者。

4. 患者有顾虑或拒绝治疗者。

【术前准备】

1. 术前签字：签署知情同意书。

2. 术前用药：口服NSAIDs类或阿片类镇痛药并配合减轻胃肠道反应药物使用。

3. 仪器与射频套针：准备好射频仪和5cm长、10mm裸露针尖的射频套针。

【操作方法】

1. 体位：患者俯卧，双臂紧贴身体两侧。锁骨下垫枕，颈部稍前屈。肩胛冈下拉。充分暴露双侧斜方肌和冈上肌。

2. 定位：在患侧触摸并画出肩胛骨、肩胛冈的轮廓。沿着肩胛冈的上下，距骨突起处约2cm的皮肤进行按压，在痛点处标志为穿刺点，点距为1.5~2cm。在肩胛切迹附近的可诱发出牵涉痛点距离为1~1.5cm。超声下定位：超声是近年来在疼痛诊疗过程中使用越来越普及的影像学方法，它具有无创、直观、可重复的优点，能显示上肢外周神经卡压后的形态、神经粗细以及水肿回声的信息。在超声下，卡压的肩胛上神经可显为线性回声，在卡压的两端神经可发现略增粗，回声暗淡，病变卡压处则神经变细。超声下尚可见到肩胛上神经周围的动、静脉血流回声。

3. 超声引导下穿刺进针：消毒后在冈上肌、冈下肌的穿刺点局麻。用5cm长、10mm裸露针尖的射频套针穿刺，长轴扫描肩胛冈，向头侧移动探头，肩胛上动脉出现时，其内侧椭圆形高回声影为肩胛上神经，旋转探头，扫描到神经全长，平面内穿刺技术到达靶神经（图2-4-2-3A、图2-4-2-3B）。

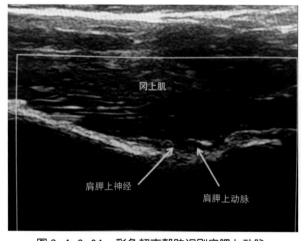

图2-4-2-3A　彩色超声帮助识别肩胛上动脉

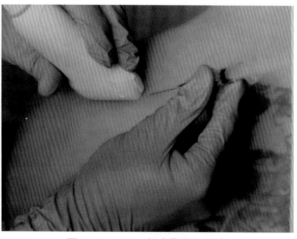

图2-4-2-3B　超声引导下治疗

4. 电刺激：肩胛上神经为混合神经，射频针穿到达神经周围后用运动刺激模式，2Hz频率和1.5V电压。一旦患者发生肩周围肌肉颤动，即减少电流，如果0.6V以下仍有肌肉颤动，说明针尖过于靠近神经，则退针少许，调节进针角度，直至肌颤消失。

5. 射频热凝：给予射频加温至50℃，持续60s。如果不能避开神经，可给予脉冲射频42℃，持续120s。

（黄乔东　刘少颜　胡　滨）

## 第三节　胸神经后支射频镇痛治疗

### 一、概述

胸神经内侧支支配胸背部中线区域的皮肤与肌肉的感觉，包括胸椎骨间小关节。胸椎小关节痛可以表现为急性或慢性疼痛，多与长期的退行性变或急性损伤有关。患者的 X 射线、MRI 和 CT 检查结果常常正常，症状表现为在颈项、胸背和腰背的脊柱旁有一种深部的疼痛感觉，往往会牵涉到肩胛区和背部。以脊柱旁 2~3cm 即小关节连线为界，脊神经后支的内侧支支配靠近脊柱附近的感觉，背部外侧则由外侧支管理。在身体检查方面，常常在脊柱旁 2cm 左右的组织发现明显的触痛点，深按压时出现该神经支配区域的放射痛，伸展脊柱关节和向患侧屈曲时常诱发疼痛，但患者的神经学检查常常是正常的。通过病史和体格检查一般就能做出小关节疼痛的诊断，应用小关节内或该小关节的脊神经后支内侧支注射局麻药能有助于做出鉴别诊断。小关节疼痛的患者常常是因为脊柱退行性变、椎骨骨质增生、骨质疏松、椎间盘变性或肌筋膜炎等导致小关节变形而牵拉压迫脊神经后支，即使原发病经过治疗而获缓解也不能改变解剖上的变化。射频毁损是一种很好的治疗方法，但解除了小关节疼痛后可能还需要继续治疗原发病。在治疗之前应该做好整体诊断和治疗计划，让患者理解和具有心理和时间上的有关准备。胸神经后支射频治疗中多数问题来自神经分布，而由于骨性结构引起的问题没有脊节那样多。胸神经后支射频的最早的认识如同腰部脊神经后支射频一样，针尖最好是位于上关节突与横突交界处，在此位置上找到可接受的电刺激阈值。一般医生难以想象在胸段这样相当不活动的脊柱部分会有小关节痛的问题，所以有时会错过诊断的时机甚至患者胸背不舒服的感受。根据 Sluijter 医生的经验，胸椎小关节痛用脊神经后支射频的确有很好的效果。因为胸椎横突很小所以其脊神经后支内侧支只须到达副乳突再跨过上关节突到达下关节突即可。

然而，胸神经后支内侧支走行的标志位置就不像腰神经那样明显，虽然原则上其走行与腰段相同，但胸椎横突较粗，所以理想的射频针位置是在横突的上外侧角。从腰神经后支内侧支射频治疗的经验中知道，射频电极距离神经 1mm 的差距就可引起电刺激阈值的巨大变化。似乎难以找到一种恰好看到支配胸壁后部的神经的方法，较容易做到的是让针尖靠近前部的神经结构，已知在其他区域的支配小关节的神经是从前面来的。在老式的脊神经后支内侧支射频治疗操作中，射频电极位于有关的脊神经出口前面远得多的地方，在电刺激时也不会出现脊神经反应，可能在位于前面的针尖距离脊神经远些，支配关节前面的神经可能就走行在该区域。

早在 1911 年，Goldthwait 就报道了小关节在慢性腰骶痛中的作用，30 年代出现了"小关节综合征"的术语。Rees 在 1971 年首先应用细长的小刀切断这些供应小关节的神经，阻断了小关节的感觉，成功地治疗了小关节综合征。1974 年，Shealy 应用射频热凝电极产生脊神经后支内侧支的毁损，使小关节综合征及射频热凝能够高度选择性地毁损支配小关节的脊神经后支内侧支的观念被大家认同，随后，许多医生应用射频毁损方法治疗了许多慢性机械性腰背痛的患者。20 世纪 80 年代后期曾有报道在正确选择的患者中，射频热凝疗法解除机械性腰背痛的优良率接近 66%。虽然各位医生的穿刺操作技巧有所差异，但对脊神经后支解剖的基本认识仍适用于所有小关节疼痛患者。

【有关解剖】

1. 胸神经：每对脊神经都是由前根和后根在椎间孔内合并而成。脊神经的前根是运动性的，它含有躯体运动纤维，在第 1 胸神经前根至第 3 腰神经前根还含有交感神经纤维，以及第 2 骶神经前根至第 4 骶神经前根内有副交感神经纤维，脊神经的后根是感觉性的，它除含有躯体感觉纤维外，在胸和腰上部后根，以及骶 2~4 后根内，还含有内脏感觉纤维。每个脊神经因由前、后根合成，都含有运动纤维和感觉纤维，所以脊神经都是混合性的（图 2-4-3-1A、图 2-4-3-1B）。

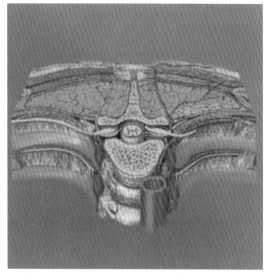
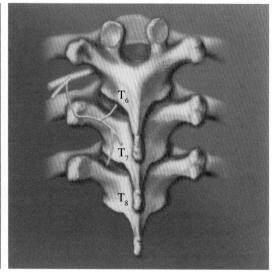

图 2-4-3-1A　脊神经节与胸神经后支、前支　　　　图 2-4-3-1B　胸神经后支行径

（1）脊神经纤维：胸神经纤维成分有以下 4 种。

1）躯体感觉纤维：分布于皮肤和运动系，将皮肤的浅感觉冲动和运动系的深感觉冲动传入中枢。

2）内脏感觉纤维：分布于心血管、胸腹腔内脏和腺体，传入来自这些机构的感觉冲动。

3）躯体运动纤维：分布于骨骼肌，支配其运动。

4）内脏运动纤维：支配平滑肌和心肌的运动，控制腺体的分泌。

（2）胸神经干：胸脊神经干很短，出椎间孔后立即分为前、后两支，每支也都是混合性的。

（3）胸神经前支：共 12 对，除第 1 对胸神经的大部分参加臂丛，第 12 对胸神经的小部分参加腰丛外，其余皆不成丛。第 1 至第 11 对胸神经前支各自位于相应的肋间隙内，称为肋间神经，第 12 对胸神经前支位于第 12 对肋下方，故名肋下神经。肋间神经居肋间内、外肌之间，与肋间血管共同沿肋沟走行，自上而下按静脉、动脉、神经的次序并列。上 6 对肋间神经分支分布于肋间肌、胸壁皮肤和壁胸膜；下 5 对肋间神经及肋下神经斜向前下方进入腹内斜肌与腹横肌之间，分布于腹前外侧臂的肌肉和皮肤以及壁腹膜。

（4）胸脊神经后支：一般较相应的前支细而短，经椎骨横突之间向后穿行，按节段分布于枕、项、背、腰和骶臀部的深层肌和皮肤。胸段的脊神经后支与颈腰段的分布不同，尤其是支配小关节的脊神经后支的内侧支。在胸段，脊神经后支的内侧支不但支配该脊神经所在的小关节，还支配它下方的一个小关节。例如，第 6、7 胸椎小关节的神经支配是由 $T_6$ 后支和 $T_5$ 后支共同支配的。在行第 6、7 胸椎小关节去神经术时，不但要毁损 $T_6$ 后支，还要毁损 $T_5$ 后支。而且，由于神经支配的交叉性及解剖变异性，临床上为了准确起见，需要同时行上下 3~4 个节段的去神经术。

2. 胸椎 X 射线透视特点。

（1）肋骨：胸椎的解剖粗看上去与腰部的常见特征相同，但在 X 射线透视照片中由于有了肋骨的遮挡使辨认胸椎的结构有些困难。胸椎椎体、横突、小关节突和椎弓板均与腰椎的一样容易辨认。

（2）胸椎椎弓根：在射频治疗中的 X 射线透视下的胸段标志物与腰椎有很大差别，首先涉及的是椎弓根解剖。腰段椎弓根在 X 射线透视下是十分重要的标志物，表现为圆圈，典型地构成 Scotland 狗的眼而容易辨认。这是因为腰段椎弓根走向轻度向外，在前后位或侧位 X 射线透视时与球管投照几乎方向一致（图 2-4-3-2A）。但在胸段的解剖就完全不同了，胸椎椎弓根的走向是垂直向后和明显向上的（图 2-4-3-2B），在治疗中这种方向与 X 射线透视的球管投照方向有很大差别，在 X 射线照片上许多患者的椎弓根的圆圈影较靠近椎体上终板的肋椎关节而不容易辨别（图2-4-4）。

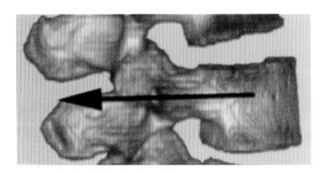

图2-4-3-2A　腰椎椎弓根水平向后延伸

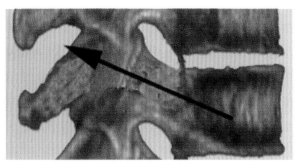

图2-4-3-2B　胸椎椎弓根向后上倾斜延伸

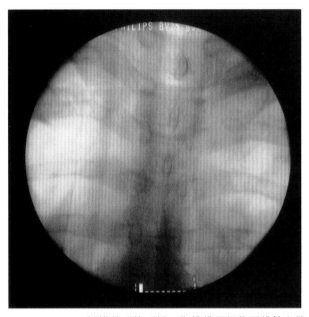

图2-4-3-3　X射线前后位透视，胸椎椎弓根位于椎体上缘

（3）胸椎横突：是一个与腰椎横突截然不同的真正意义的横突，在进化中胸椎横突几乎成为了肋骨的一部分。胸椎横突是一个强有力的结构，与下关节突的连接部较宽平，轻度向头和明显向后伸展。在X射线透视斜位投照时的影像因为与同侧横突恰好成"管状位"而比较难或几乎不能辨别它，对侧横突则能比较好地显示（图2-4-3-4）。

（4）胸椎的棘突：经常有某种程度的偏离中线，所以不能像腰椎棘突那样作为椎体的X射线投照斜位角度的依据（图2-4-3-5）。

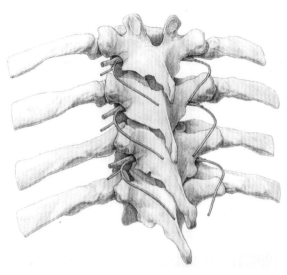

图 2-4-3-4A　头足与对侧斜位胸椎，对侧横突显示

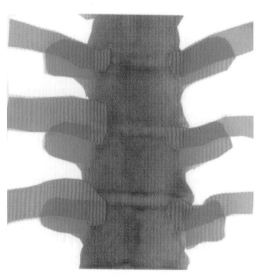

图 2-4-3-4B　前后位，胸椎横突与肋骨平行

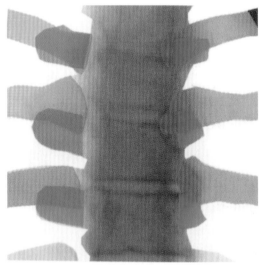

图 2-4-3-4C　头足斜位，胸椎横突与肋骨不在同一个平面上

图 2-4-3-4D　头足与对侧斜位胸椎横突与肋骨

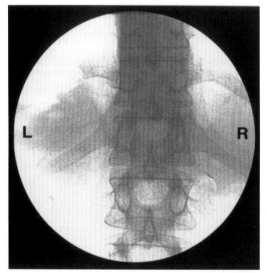

图 2-4-3-5A　X 射线正位透视，胸椎横突与肋骨重叠

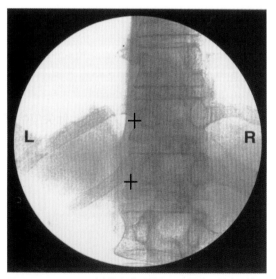

图 2-4-3-5B　X 射线斜位透视，头足与对侧斜位下胸椎同侧的横突与肋骨

## 二、射频治疗

**【适应证】**

1. 症状与体检为胸背部疼痛：病史、体格检查符合胸椎小关节疼痛综合征的诊断。

2. 影像学证明有病变：胸椎 X 射线、CT 或 MRI 证明有与胸背部慢性疼痛相关的胸段脊柱退行性变、椎骨骨质增生、骨质疏松、胸椎间盘变性或胸背部肌筋膜炎等。

3. 后支试验性阻滞有效：包括非特异性的胸背部疼痛，均应在脊神经后支试验性阻滞时有效。

**【禁忌证】**

1. 凝血功能异常或电解质血钾明显异常。

2. 全身或椎管内外感染性疾病。

3. 精神障碍或严重心理疾病，患者不能很好合作。

4. 由于侧面或后外侧的广泛而坚固的融合，难以实施经皮穿刺靶点小关节或内侧支。

5. 患者伴有运动功能减退、反射丧失或脊髓病变。

6. 患者或家属不理解或对该治疗有分歧意见。

**【术前准备】**

1. 术前签字：特别告知可能发生气胸的问题。

2. 术前用药：注意给予镇痛、镇静药物，或给予静脉患者自控镇痛泵，减少患者治疗过程的疼痛与焦虑不适的程度。

3. 仪器与射频针：10cm 长、5mm 裸露针尖的射频套针。尽量准备 B 超仪。

**【操作方法】**

1. X 射线引导下穿刺方法：

（1）体位：取俯卧位，胸廓下垫枕，使胸椎变平。

（2）皮肤标记：X 射线透视下做皮肤标记穿刺点。

1）X 射线"C"型臂的投照器稍微向患侧倾斜。

2）X 射线"C"型臂的投照器需要向头或向足倾斜成角以能分开显示横突及其附着的肋骨。

3）穿刺靶点为上关节突与横突交接处，在相应的皮肤上做标记。

（3）穿刺：

1）局麻后射频套针顺着 X 射线投照方向穿刺，针尖从皮肤标记推进直到接触到靶点附近的骨质（图 2-4-3-6）。

2）将穿刺针轻微向头和向外侧移动使之滑过骨质。医生感觉到针尖离开骨质有落空感时即停止进针。

3）X 射线改为侧位透视，穿刺针针尖应恰好在椎间孔后面连线的后部（图 2-4-3-7）。

4）回抽无血液和脑脊液，即可准备行感觉和运动刺激试验。

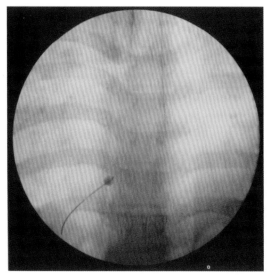

图 2-4-3-6　X 射线斜位透视，针尖推进直到
靶点附近骨面

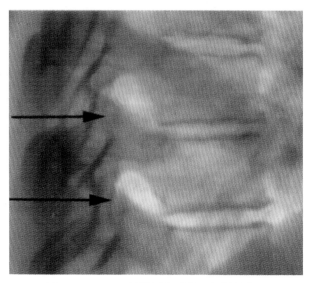

图 2-4-3-7　X 射线侧位透视，射频针位于
椎间孔后面连线

2. B 超引导下穿刺

（1）体位：患者取俯卧位，胸部垫枕，下肢远端贴负极板，与射频仪导线连接。严格消毒穿刺部位。

（2）穿刺：

1）超声探头位置将 2~5MHz 的低频弧形超声探头纵向放置于阻滞节段棘突中线左侧或右侧旁开 3~4cm，对于大多数患者，开始设定超声探测深度 7~8cm。

2）移动超声探头，并缓慢向内侧或外侧移动探头，直至看到横突的连续图像，胸椎横突在超声图像上表现为拱形的长回声，在其下方有一个像香肠一样的声影。

3）看到横突与关节突将超声探头慢慢向棘突方向移动，直至上下两个关节突的图像出现在屏幕上。上下关节突表现为强回声的小山丘和山谷，其中每一个小山丘代表了一个小关节。然后注意识别上关节突与横突之间的交叉点，该交叉点即为针尖置入的靶点。

4）穿刺用 10cm 长、裸露端 1cm 的射频针，采用平面内技术，于纵向放置的超声探头下缘进针，直至针尖到达上关节突与横突之间的交叉点。连接射频电极，进行电阻测试。

3. 射频方法：

（1）电阻测试：在行感觉和运动测试之前，先要进行电阻测试。人体组织的电阻各不相同。液体和气体电阻很小，而骨骼的电阻则很大。神经射频毁损的理想电阻应该在 250~500Ω。

（2）电刺激：

1）感觉刺激测试：若电阻在正常范围之内，则可进行感觉刺激试验。①采用 50Hz、1V 电压的电刺激进行测试。按下刺激模式按钮，逐渐加大电压直至患者出现症状或者达到最大电压值。仔细询问患者出现的任何症状。②根据患者诉说的症状调整穿刺针的位置，直至诱发出与平时一致的疼痛或压迫感，并且不出现任何根性痛的症状。③诱发出现症状的电压越小，针尖离实际靶点的位置越近。感觉刺激试验完成后，将电压调到 0，并关闭刺激模式。

2）运动刺激测试：当感觉试验诱发出与平常一致的疼痛而无根性痛时，则可进行运动刺激试验。①采用 2Hz、1~10V 电压的电刺激进行。按下刺激模式按钮，逐渐加大电压，直到电压至少达到能诱发患者出现感觉症状的电压数的 2 倍。②再次询问患者是否感觉到疼痛或压迫感，以及它们的范围和强度。患者经常会感觉到背部出现节律性的敲击感或肌肉跳动感。手术医生应观察这种节奏性的收缩，这种节律性的感觉是由于多裂肌纤维收缩所致，而该肌是由脊神经后支支配的，这种收缩是正常的。③若出现肋间肌肉的收缩就不正常，这表明针尖离脊神经太近，需重新调整针尖的位置，测试电阻后必须重复进行感觉和运动测试。④运动刺激完成后，将电压调到0，并关闭刺激模式。

（3）射频治疗：

1）脉冲射频：参数设置以45℃、120s的标准进行。

2）射频热凝：①局部注射1%利多卡因0.5~1mL。②射频参数应设为75℃持续60s，然后升温至80℃持续60s。③在热凝过程中，要反复询问患者是否出现任何不适，尤其是呼吸困难、肋间肌肉疼痛或收缩，一旦出现应立即中止射频损伤过程，考虑重新调整针尖位置。但是，由于给予了利多卡因，可能无法再次进行适当的感觉和运动刺激试验，因而应放弃该节段的治疗。若患者无特殊不适，则继续进行该过程。到达设定的加温时间拔出电极后，注入倍他米松2mg，以减少随后数天可能出现的炎性反应和疼痛。④拔出穿刺针。⑤用相同的方法完成其余节段的治疗。⑥术毕，穿刺点敷料贴敷。

**【并发症及其防治】**

与其他胸段穿刺一样，有可能会出现以下并发症。

1. 出血、感染：胸椎旁有众多血管，穿刺操作中穿刺针很有可能误伤血管。为此，要极为小心，常规射频要用正侧位控制针尖深度，针尖到位后注射造影剂，确认排除误穿血管的可能性，才能启动加热功能。

2. 气胸：在X射线下穿刺，明确针尖接触横突骨面，且进针深度不是很深，发生气胸的几率是很小的。一旦有胸痛、干咳、胸闷或气短、听诊呼吸音减弱时即做X射线透视，肺压缩未超过10%而且临床症状稳定者可密切观察，暂不处理，否则应做抽吸排气，症状明显者需要做胸腔闭式引流。

3. 误入蛛网膜下隙或损伤脊髓：穿刺过程中，始终保持缓慢进针的原则，并且在X射线引导下调整针尖方向和进针深度，多可避免该并发症的发生。

4. 脊神经永久性损伤：反复穿刺，可能会导致神经的损伤，造成该神经支配区域疼痛、麻木等感觉异常。射频操作完毕，局部注射少量的激素有一定的预防作用。

（宫庆娟　刘少颜　翁景恩）

# 第四节　胸部脊神经根射频镇痛治疗

## 一、概述

### （一）脊神经根射频消融镇痛术

脊神经根射频消融镇痛术又称脊神经节切开术或后根节射频毁损术，适用于神经根性疼痛或明确神经支配区的局限性部位的癫痫样疼痛。脊神经节的射频毁损包括了损伤后根神经节内细胞体，以及经后根进入脊髓的神经纤维。而脊神经节外的射频消融损伤对神经节内有作用，致传入神经阻滞性镇痛，有效地阻止外周胸神经源的各种难治性闪电样、刀割样疼痛，但神经毁损镇痛后出现毁损神经支配区的皮肤感觉麻木，容易发生神经超敏痛导致异感以及疼痛会复发等缺点。所以该疗法仅仅作为持续疼痛并影响生活的中重度疼痛的最后治疗方法。

### （二）脉冲射频镇痛术

脉冲射频由于电流呈脉冲式产生，在神经组织附近形成高电压，但电极尖端温度不超过42℃，不会出现热离断效应。文献报道脉冲射频治疗对神经根性疼痛有显著镇痛效果，推测脉冲射频的镇痛机制可能与脉冲电流环境下可直接激活脊髓后角浅层神经元调整脊髓神经传递物质平衡，对脊髓产生长时间的抑制作用有关。我们针对疼痛是感觉神经系统组织损伤的特点，脊神经节周围的慢性炎症是发生神经卡压痛或交感神经耦联而敏化的因素。临床上更多采用病变神经的脊神经节脉冲射频取得了很好的镇痛效果，并可避免神经毁损的并发症。可能与脊神经节的脉冲电流可有效调控中枢疼痛物质，改善了神经元的血流、营养及松解了周围粘连物质有关。

（三）脊神经节射频治疗特点

1. 脊神经节位置：位于椎间孔处，在X射线透视协助下容易经皮穿刺到达。

2. 脊神经节与运动神经纤维：解剖上的脊神经节与运动神经纤维区别很大（虽然相距很近），容易进行分离刺激及射频。

3. 射频针位置：射频电极置于神经节附近而不是直接穿入神经节内。

4. 射频高温消融：脊神经节的射频高温消融，损伤传入神经而镇痛，但神经毁损镇痛后出现神经支配区的皮肤麻木。常伴随术后短暂的触物感痛，以及偶发的永久性传入神经阻滞性疼痛。在疼痛减轻前的4~6周，有可能出现疼痛加重，治疗前应预先告知患者。胸部脊神经节射频治疗不能代替外科的开放性手术。

5. 脉冲射频：可有镇痛作用但需多次进行，而没有高温消融的并发症。脉冲射频由于电流呈脉冲式产生，在神经组织附近形成高电压，但电极尖端温度不超过42℃，不会出现热离断效应。文献报道脉冲射频治疗对神经根性疼痛有显著镇痛效果，但疗效的持续时间尚不稳定，止痛作用机制尚不清楚，最合适的治疗参数还在探索。推测脉冲射频的镇痛机制可能与脉冲电流环境下可直接激活背角浅层神经元调整脊髓神经传递物质平衡，对脊髓产生长时间的抑制作用有关。

6. 椎间盘突出：突出物直接压迫神经根至炎症，可选择脉冲射频发挥神经消炎、消肿、镇痛的作用。基本不使用脊神经节射频高温毁损术。椎间盘突出直接压迫神经根引起的疼痛显然也不是好的脊神经节射频治疗的适应证，因为椎间盘机械性压迫症状能够有效地应用其他方法解除疼痛并且不会引起皮肤异感，所以基本不应首选脊神经节毁损术。

（四）胸脊神经节射频注意事项

胸部脊神经根共12对，从脊髓发出腹侧和背侧神经根，在椎弓根内侧向外下方向横行，在脊神经节稍下方合成脊神经。脊神经的周围部分表面覆以从硬膜延续而来的神经外膜，位于蛛网膜下隙的神经根直至脊神经节附近，都存在着脑脊液，且只覆以从蛛网膜延续而来的神经根鞘和神经周膜，因而对机械性压迫承受力小。神经根从同节段椎体与相邻下一节段椎体形成的椎间孔穿出至椎管外，呈现上位胸神经向头侧、下位胸神经向后下方走行的特点。前支构成肋间神经或肋下神经（第12肋间神经），沿肋骨下缘走行，在途中发出肌支、外侧皮支和前皮支；后支从胸椎横突间通过进入体后壁分为内侧支和外侧支，其中外侧支支配椎间关节（图2-4-4-1）。

## 二、射频治疗

【适应证】

胸部神经根射频与颈部和腰部相比，针对神经根症状使用的相对较少，更多的是用于胸部带状疱疹及带状疱疹后神经痛，胸椎性神经根痛症，压缩性骨折引起的胸部疼痛、肋间神经痛、癌性疼痛、反射性交感神经萎缩症以及其他的胸部疼痛。通过直接向神经根注入局麻药和射频毁损或者脉冲射频，不仅可阻滞或调节松解感觉神经，而且可同时阻滞交感神经，从而改善血流，产生抗炎、镇痛，调节神经功能的作用。

【禁忌证】

1. 全身或椎管内外感染性疾病。

2. 凝血功能异常。

3. 精神障碍或严重心理疾病或者患者不能合作，严重心、肺、脑等重要器官疾病。

4. 患者、家属不理解或对该治疗有意见分歧，没有签署知情同意书。

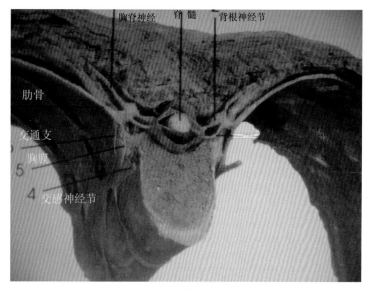

图 2-4-4-1 胸椎、椎管、脊神经和交感神经节

【术前准备】

1. 术前签字：特别告知可能发生气胸的问题。

2. 术前用药：根据患者的状态，可以考虑术前加强镇静药物。建议给予静脉患者自控镇痛泵，减轻患者治疗过程的疼痛与焦虑不适。

3. 仪器与射频针：射频仪器和 10cm 长、5mm 裸露针尖的射频套针。

【操作方法】

1. X 射线引导穿刺：

（1）俯卧位，胸廓下垫枕，使胸椎变平。

（2）前后位 X 射线透视确认所治疗的椎体和椎间隙。上下方向旋转调节 X 射线仪的透视角度，直到该椎体下终板的前后缘重叠为一条线。

（3）15°斜位投照看到原来的横突基底部变小（图 2-4-4-2）。

（4）射频靶点标志于横突基底部凹线的相应皮肤上。

（5）射频套针推进顺着 X 射线透视的方向，尽量避免碰到骨，当遇到骨质时在其边缘滑过（图 2-4-4-3）。

（6）分次、定时用侧位 X 射线透视检查针尖的位置，针尖投影在椎间孔的后沿（图 2-4-4-4）。最好使针尖尽量地位于椎间孔外侧一些（图 2-4-4-5），以减少造影剂进入硬膜外腔的可能性。

（7）穿刺：穿刺针顺着 X 射线透视的方向推进（图 2-4-4-3）。

2. CT 引导穿刺：

（1）体位：患者俯卧于 CT 台上，在预定穿刺处放置皮肤定位标志（图 2-4-4-6）。

（2）CT 扫描设定穿刺路径：

1）计划治疗椎间隙：用层厚 3mm 扫描，矢状位以骶骨或冠状位以第 1 胸椎椎弓板为标志，辨认计划治疗的椎间隙节段。

2）设计椎间孔穿刺层面：①在治疗的椎间孔上选择无肋骨及椎弓板遮挡的穿刺层面。②设计椎间孔中间的靶点及相应的穿刺路径。③并在相应皮肤上做标识。④测量穿刺进针的角度、深度及进针点距中线的距离（图 2-4-4-7）。

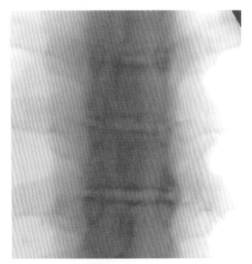

图 2-4-4-2　X 射线前后位透视，椎体下终板前后缘重叠

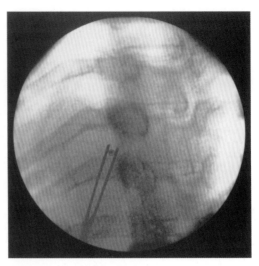

图 2-4-4-3　穿刺针顺着 X 射线透视的方向推进

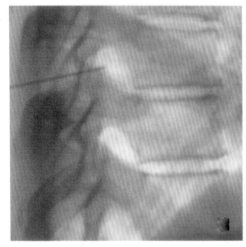

图 2-4-4-4　X 射线侧位透视，针尖在椎间孔的外缘上

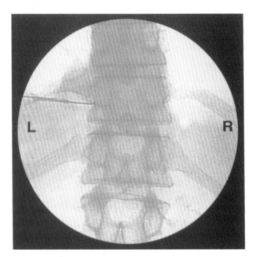

图 2-4-4-5　X 射线正位透视，针尖在椎间孔的外沿

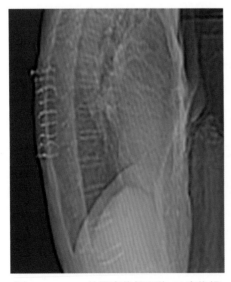

图 2-4-4-6　放置定位栅后的 CT 定位相

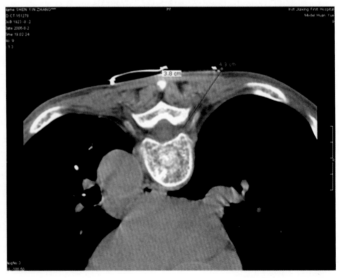

图 2-4-4-7　在靶位椎间孔上设计入针路径及相应皮肤上做标记

　　3）穿刺局麻后，射频套针按此前设计的穿刺路径进针，每推进 3cm 左右 CT 扫描一次，据情况调

整针尖方向直至针尖位于椎间孔（图2-4-4-8）。

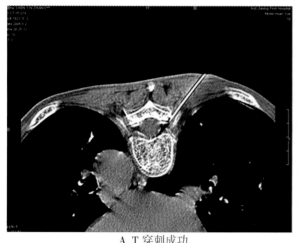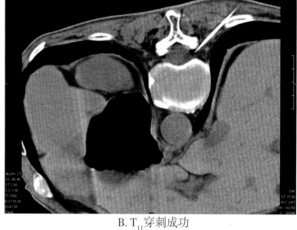

A. T$_8$穿刺成功　　　　　　　　　　　　　B. T$_{11}$穿刺成功

图2-4-4-8　穿刺到位

4）注意事项：①作为胸部脊神经节穿刺，胸椎椎弓根不能作为定位标志。②胸段小关节较宽，胸椎横突和下关节突的结合部构成了巨大的障碍物，穿刺时应用较斜的角度以使针尖位于椎间孔口。

3. 电刺激：脊神经节与运动根汇合为脊神经，出椎间孔分为后支与前支，前支轻度向后进入肋间隙为肋间神经。

（1）感觉刺激用50Hz、1.5V的感觉频率开始测试针尖与神经的距离，如无反应可小心地每次推进针尖1mm并询问患者反应，直至有疼痛或异常感觉。明显疼痛时将电流稍调低，并直到电刺激阈值达到0.7V以下仍有异感，以保证针尖正好邻近神经位，注意避免被针尖意外刺伤。

（2）运动刺激如果是毁损性镇痛者，还需使用2Hz、1.0V以上的运动刺激，鉴别脊神经节与运动根的距离，正常应是运动阈值应大于感觉阈值的1倍以上。

4. 射频治疗：

（1）脉冲射频：注射生理盐水1mL，启动脉冲射频模式42℃、120~480s。这是绝大多数神经痛的现代医疗治疗方案。

（2）射频消融：局部注射1%利多卡因1mL，以60℃、65℃、70℃各30s的阶梯逐渐升温方式，最后在75℃持续120s高温消融治疗。外周神经毁损镇痛有较多缺陷，仅用于癌痛或确实个别的剧烈癫痫样疼痛。

【并发症及其防治】

1. 穿刺并发症：

（1）气胸：胸段穿刺很可能会刺破胸膜、肺造成气胸。特别是上胸段，因棘突的排列呈叠瓦状，给穿刺带来了一定困难。①CT引导：中上胸段的脊神经节射频，主张在CT引导下审慎操作。②密切观察：由于针尖较细，即使出现气胸，多为间隙性的积气，一般少于10%时在观察过程中即可自行恢复。主张术后再CT扫描一次以及时发现气胸。③抽吸气体：必要时考虑行穿刺抽吸气体，或胸腔置管持续负压引流。

（2）误入椎管内：椎间孔内侧毗邻脊髓，L$_1$水平以上各节段的穿刺操作中针尖过于靠内，或针尖和皮肤的角度过大时，会发生误入椎管甚至进入硬膜下腔或蛛网膜下隙的可能。要注意以下事项。

1）穿刺方向：穿刺中针尖在前后方向滑动而不要偏向内侧。

2）针尖不超过椎体外沿：穿刺中注意针尖勿离开椎体外沿，X射线引导时针尖超过横突后要多行侧位透视，不进入椎管内。

3）造影确认：针尖到位后注射造影剂确认。

（3）神经损伤：穿刺或高温消融，会引起本节段或其他节段神经前支或后支损伤，可造成受损神经支配区域疼痛、麻痹等感觉异常或肌力下降症状。

1）皮肤麻木：脊神经节射频消融后该神经支配区皮肤会出现较长时期的不同程度的感觉麻木。因为感觉神经元结构和功能遭破坏后，其所司皮肤的感觉传导功能基本丧失，这是正常现象。临床主张尽量采用脉冲射频调控镇痛方法为主。

2）新的神经病理痛：射频消融后出现支配区新的异常感觉，如灼热感、针刺感、虫咬感等。这是神经毁损后引发了中枢敏化所致，尤其在外周神经支即混合神经如肋间神经或脊神经后支等被破坏时更容易发生。如果采用消融镇痛者尽量准确将针尖进入脊神经节，在电刺激鉴别神经节时需分开运动神经根或混合神经支。外周神经损伤容易恢复，如果一旦发生神经穿刺伤，将类固醇激素局部注射有一定消炎镇痛，帮助恢复的作用。也可使用阿米替林、普瑞巴林等交感及中枢类镇痛药，帮助渡过中枢神经敏化期疼痛。

3）运动神经损伤：运动神经毁损会出现肌肉无力或新的神经病理痛，主张穿刺针从外侧接近椎间孔时，应开动大电压的运动刺激1~1.5V监测，因椎间孔外的脊神经属于混合神经，运动神经刺激监测下进针能及时发现异常位置的针尖或神经。加上缓慢接近脊神经或脊神经节的操作技术减少误伤的危险。

4）药物反应：射频治疗中关注患者、在穿刺及高温消融前均需注入局麻药。如果药液注入血管内、或出现过敏反应、进入椎管内，均会产生血压升高、心率加快、头晕、恶心、抽搐甚至意识消失等变化。术中应常规备有专门观察处理病情的医生、护士、急救药物及设备，保持静脉开放补液通路和连续监测生命体征，尽量减少局麻药用量。术毕观察20min以上，安全前提下方能离开手术室。

（黄乔东　黄　冰　卢振和）

# 第五节　胸交感神经节射频镇痛治疗

## 一、疾病概述

Adson 和 Brown 在 1924 年描述应用上下肢交感神经切除，以治疗手臂和腿的各种血管痉挛性和血管阻塞性疾病。1985 年后，继交感神经链和交感神经节阻滞技术用于治疗交感维持性疼痛等疾病后，出现了射频热凝交感神经节技术。末梢神经轴索损伤或使轴索脱髓鞘病变都能出现过度兴奋状态，以致产生异位放电不断传送传入性冲动，而引起神经性疼痛。灼痛样、电击样疼痛等神经源性疼痛所伴有的自发痛，是以脊髓为中心的中枢神经的过敏状态为前提，与末梢神经持续产生异位放电有关。伤害使传入性感觉纤维和传出性交感神经纤维间耦联促进了异位放电。由于冲动的循环使疼痛持续及扩展，在交感神经-感觉神经的耦联中，α2 肾上腺素能受体起了重要作用。

交感神经节毁损，可缓解因周围神经损伤引起的复杂性区域疼痛综合征，以及皮肤温度异常、水肿及出汗异常等症状，尤其是Ⅱ型复杂性区域疼痛综合征的灼痛。临床实践证明，应用射频调整或毁损，这种物理破坏交感神经节的技术操作简单和安全，基本代替了创伤大的外科切除交感神经节手术。

**【有关解剖】**

交感神经按照解剖部位常分为中枢部神经和周围部神经。

1. 中枢部：交感神经的低级中枢即脊髓的侧角细胞，在脊髓的 $T_1 \sim L_3$ 节段的侧角内，由侧角细胞发出节前纤维。根据交感神经低级中枢的所在部位，常将交感神经称为"内脏神经胸腰部"。

2. 周围部：交感神经的周围部包括交感神经节和进出于神经节的节前纤维和节后纤维。交感神节为交感节后神经元细胞体所在处，依其位置分为椎旁神经节和椎前神经节。

（1）椎旁神经节：位于脊髓两旁，共 22~23 成对节及尾部 1 个单节。神经节之间借节间支相连，每侧连成一条链索，称为交感干，所以椎旁神经节又称为交感干神经节。

（2）交感干：上自颅底，下至尾骨，与脊柱等长，两干下端合于尾节。颈部交感干神经节一般有 3 对，分别称为颈上神经节、颈中神经节和颈下神经节。胸部有 10~12 对节。第 1 胸节常与颈下神经节结合，称为颈胸神经节（星状神经节）。腰部有 4~5 对节，骶部有 2~3 对节，尾部为单节。交感干神经节借交通支与相同或邻近水平的脊神经相连。

（3）交通支：分白交通支和灰交通支。

1）白交通支：是脊髓侧角细胞发出的节前纤维离开脊神经进入交感干神经节的通路，只见于 $T_1$~$L_3$ 与相应交感干神经节之间，因纤维带有髓鞘，所以呈白色。

2）灰交通支：是交感干神经节发出的节后纤维进入脊神经的通路，存在于全部交感干神经节与全部脊神经之间。因纤维无髓鞘，故呈灰色。

（4）椎前神经节：位于脊柱的前方，包括成对的腹腔神经节以及单个的肠系膜上神经节和肠系膜下神经节。腹腔神经节位于腹腔干根部两旁。肠系膜上、下神经节分别位于肠系膜上、下动脉的根部。

3. 穿刺中注意胸交感神经链的解剖明显与腰交感神经链不同，它不走行在椎体的前侧缘，而是很接近椎体的后面，恰好在肋骨和椎间孔的腹侧面。这位置非常靠近胸膜，在下段胸椎的可使用空间特别窄，必须小心避免气胸。

（1）交感神经（干或节）：位于由第 2~6 肋骨上肋头和椎体构成的肋头关节前，从肋头辐状韧带前缘到肋头处。胸交感神经位于以此关节为中心的肋头内外侧之间，在上胸段自胸膜顶沿肋头旁下行，就位于椎体外缘与肋头交界的脊椎旁沟内（图 2-4-5-1）。

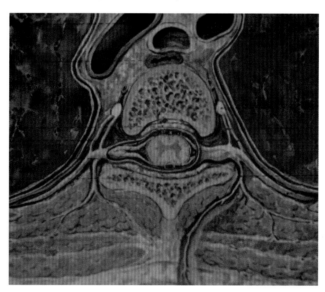

图 2-4-5-1　胸交感神经节位于椎体外缘与肋骨小头交界的脊椎旁沟内

（2）X 射线透视下的胸交感神经节的位置。

1）X 射线正位胸交感神经节：在 X 射线正位像中位于椎体边缘稍外侧，侧位像位于椎体后缘近旁。

2）X 射线侧位胸交感神经节：位于肋头关节前缘或肋头辐状韧带的位置。X 射线侧位像上，交感神经的位置在上胸段位于椎体的后方，中胸段因椎体的形状从上向下变形，其位置渐渐靠近椎体侧面的中央。

## 二、射频治疗

**【适应证】**

复杂性区域疼痛综合征、带状疱疹性神经痛、带状疱疹后神经痛、中下部胸椎反射性交感神经萎缩症、术后灼痛、胸廓上口综合征、外伤性颈部综合征、胸背部痛、末梢神经障碍、类风湿关节炎、多汗症、微循环障碍等。

**【禁忌证】**

1. 全身或椎管内外感染性疾病。

2. 三大常规明显异常或凝血功能异常。

3. 精神障碍或严重心理疾病，严重心、肺、脑等重要器官疾病。

4. 妊娠期或 14 岁以下儿童。

5. 患者或家属不理解或对该治疗有意见分歧，没有签署知情同意书。

**【术前准备】**

1. 术前签字：告知家属有关的操作特点、预期效果和可能的并发症。特别告知可能发生气胸的问题。

2. 术前用药：开放静脉通道，给予镇痛、镇静药物，或给予患者静脉自控镇痛泵，减轻患者治疗过程的疼痛与焦虑不适。

3. 仪器与射频针：射频仪器与 10cm 长、5mm 裸露针尖的射频套针。监护与抢救设备与药物。

**【操作方法】**

1. X 射线引导下穿刺：

（1）体位：患者取俯卧位，胸下垫一枕头。

（2）X 射线定位：

1）X 射线斜位透视，逐渐向患侧旋转球管增加斜角，直到横突消失和胸椎体的外侧面恰好能看到为止，穿刺针的靶点刚好在上下肋骨之间邻近的椎体上（图 2-4-5-2）。

2）头足方向旋转"C"型臂，慢慢地调节角度，直到能清晰地显示椎体上的靶点。

3）在靶点相应的皮肤上做标志。

（3）穿刺：

1）顺着 X 射线仪透视的方向，严格遵照"管状位"的原则小心推进穿刺针（图 2-4-5-3）。保持入针方向无偏差，针尖不应该进入较深的地方。

2）如果针尖已经在较深的组织层面时改变进针方向则容易出现过度纠正的问题，容易引起气胸。如果需要做这样的调节时最好先将针退出，再重新开始用上述原则来调整入针方向。

3）非常小心地推进穿刺针，每深入数毫米都要用 X 射线透视检查进针方向，直到针尖刚好位于椎间孔前面的连线的前方（腹侧）（图 2-4-5-4）。

4）改用前后位投照的 X 射线透视可显示针尖位于椎体侧方的靶点上（图 2-4-5-5）。

2. 附章：

（1）Sluijter 胸交感节 X 射线引导穿刺法：

1）体位：患者取俯卧位，胸前垫一枕头。

2）X 射线定位：X 射线"C"型臂投照仪取斜位，向患者逐渐旋转倾斜，直至看不到同侧的横突，椎体的侧面刚好能辨认为止。射频靶点是紧紧靠近椎体，在上下两肋之间。然后稍微向头侧旋转"C"型臂直至能清楚看到射频靶点。

3）皮肤标记与穿刺。

A."管状位"穿刺在正对着的靶点的皮肤做进针标记。穿刺套针与 X 射线投照方向进针，实行严格的"管状位"穿刺方法。只能在浅部位置保证进针方向绝对正确地对着靶点后才能向前推进，不能在深部的位置寻找和调整进针方向，否则很容易出现进针方向纠正过度，引发气胸的危险。一旦需要调整进针方向，应该把针后退至浅层组织，重新定位后再开始穿刺。

B. 小心地缓慢地向前推进针尖，每一步都需要在 X 射线下检查进针的方向，直至针尖恰好位于 X 射线侧位上椎间孔连线的前面1cm 处。

C. X 射线前后位透视下的针尖位于两肋之间，贴近椎体旁边。

（2）Gauci 穿刺法：

1）体位：俯卧位，胸前垫一枕头。

2）X 射线定位：

A. X 射线"C"型臂仪投照器放在前后位上，辨认胸椎体，患侧旋转"C"型臂仪约20°，直至清楚地看到肋椎角结构。

B. 再把 X 射线投照角度向头侧转 15°~20°，直至清楚地看到椎体的上终板的前后缘重叠为一条线，进针点在胸椎体的下半部分，刚好在第3肋上面。

（3）穿刺：

1）主张使用钝头的、弯曲的射频套针（22G、10cm）。

2）进针方法采取与 X 射线投照角度一致的"管状位"方法。

3）距皮肤 2.5~3cm 处，操作者很快感觉到针尖被组织吸住。

4）调节 X 射线前后位，针尖的弯度指向椎体边缘，在投照显示下继续缓慢进针。

5）注意针尖尽可能靠近第 2 胸椎椎体的边缘，以降低气胸的发生率。

6）经常应用侧位投照检查进针深度，直到针尖到达椎体前后缘的1/2 处。

3. 造影：

（1）回抽无气体、无血液、无脑脊液。

（2）在此位置注射 1~2mL 的造影剂。

（3）X 射线下造影剂能够在椎体侧缘缓慢地向头尾两端流动，即表明穿刺到位。

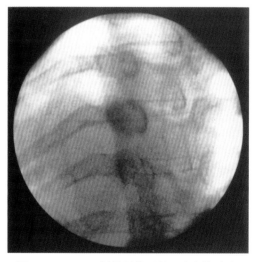 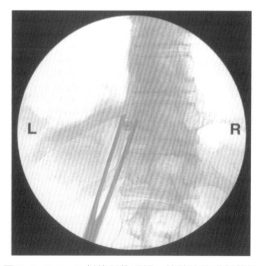

图 2-4-5-2　X 射线斜位透视，穿刺靶点在　　　图 2-4-5-3　X 射线斜位透视，管状法推进射频针
上下肋骨之间邻近的椎体上

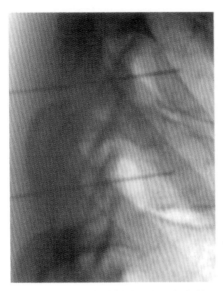

图 2-4-5-4　X 射线侧位透视，射频针尖

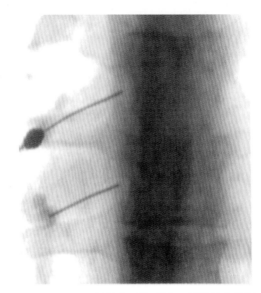

图 2-4-5-5　X 射线前后位透视，射频针尖位于椎间孔前方的椎体上下肋骨间的椎体旁边

4. CT 引导下穿刺：

（1）体位与准备：

1）监测生命体征。

2）俯卧给予镇静、镇痛药物后，嘱患者俯卧于 CT 检查台上，胸前抱大枕，额头稍垫枕，颈部伸直并舒适。注意盖被保暖。

3）皮肤画骨性标记：在患者背上的皮肤上用标记笔画出：脊柱中线、双肩胛下沿、第 12 肋、髂后上棘。

4）皮肤上放置定位标示物：在计划治疗的胸椎体对应背部皮肤上放置定位金属标示物（定位网格、针头等）。

（2）CT 扫描设定穿刺路径：

1）计划治疗椎间隙定位扫描：用矢状位以骶骨为标志，或冠状位以第 1 胸椎椎弓板为标志，辨认计划治疗的椎间隙节段。

2）设计椎间孔穿刺层面：在治疗的椎间孔上选择无肋骨及椎弓板遮挡的层面为穿刺层。并以之为中心对上下两个椎体进行层厚 3mm 横断位扫描。找到并锁定计划治疗的肋头上方裸露的层面。

3）规划穿刺路径选择靶点为肋头关节上缘：即对应于肋头上方与椎体下部外缘，以及相应的最佳皮肤进针点。即进针途中没有骨质、胸膜、椎管的最佳位置。

4）获得穿刺进针参数：在 CT 仪上用 CT 工具尺测量：靶点与皮肤进针点的距离，穿刺进针的角度、深度，进针点距棘突中线的距离，皮肤穿刺点与胸膜垂直的距离。

5）皮肤标记进针点：在 CT 仪器扫描框上，选择原计划的穿刺层面数值。打开 CT 仪上的激光灯，在定位红线上的皮肤上测量原 CT 所获的棘突中线的距离，并标志为穿刺点。

（3）穿刺：

1）严格无菌操作，备无菌物品，对患者行局麻。

2）穿刺深度：射频套针首先按所计划的角度进针，但首次进入的深度不超过原规划的皮肤穿刺点与胸膜垂直的距离，以防误穿胸腔。

3）分次扫描：根据扫描结果调节进针的角度及深度，行多次 CT 扫描引导进针，原则上每次进针距离不超过 3cm，直至针尖紧贴椎体外侧缘到达相应靶点或到达肋头关节上缘的后外侧沿（图 2-4-5-6AB）。

4）注射造影剂：针尖到达靶点后回抽无血、液、气，注入30%碘海醇注射液3mL，CT平扫或三维重建后显示造影剂沿胸椎体侧缘覆盖，包括下胸椎的椎体侧前或上胸椎的后外沿及肋头外的脊椎旁沟，也可上缘达上一肋头关节水平的壁胸膜外（图2-4-5-7、图2-4-5-8）。但未进入胸膜内或血管内。

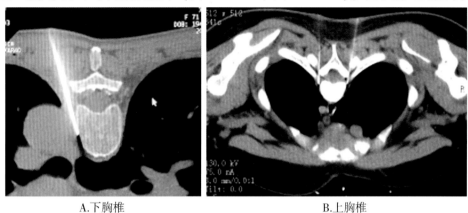

A.下胸椎　　　　　　　　　　　B.上胸椎

图2-4-5-6　穿刺针尖贴着椎体

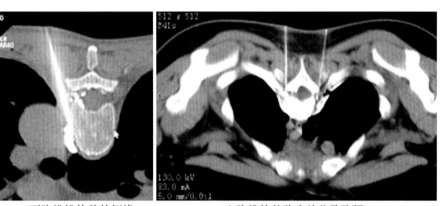

A.下胸椎椎体前外侧缘　　　　　B.上胸椎体的肋头关节及肋颈

图2-4-5-7　注射造影剂分布

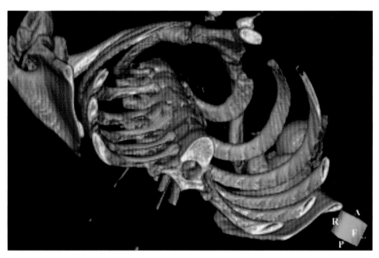

图2-4-5-8　三维重建，药液覆盖第3、4胸椎椎体两侧后外缘并包裹第肋头

5）再次CT扫描：在退针后再次CT扫描观察所注酒精在壁胸膜外的流布情况，并观察肺窗无血胸、气胸发生即结束手术。

5. 电刺激测试：

（1）针尖到位后，启动50Hz频率、0.5V电压时容易激发出疼痛反应。电刺激的作用是排除针尖太浅表，可能接近了脊神经根。辨别交感神经链依靠的是解剖位置，不需要诱发出疼痛反应。

（2）如果显示的是神经根性节段皮肤异常反应，即针尖太靠近浅表组织。

（3）如果反应是节段，说明针尖过浅，应小心地持续电测试下以毫米（mm）为单位向前推进，直到再没有出现皮肤异感为止，射频针就不再往前推进。

6. 射频治疗：

（1）脉冲射频：注射生理盐水 1mL，42℃、120s。

（2）射频毁损：注射 1% 利多卡因 1mL，70℃、80℃，各 60s。毁损者主张再注射无水乙醇 1~2mL，可扩大面积获更优良的疗效。

**【并发症及其防治】**

1. 气胸：侧卧位下行胸段交感神经节穿刺，气胸率高达 12.5%，俯卧位下施行时发生率仅为 0.25%。气胸发生后，患者可表现为胸痛、呼吸困难且进行性加重，通过胸部 X 射线照片可了解气胸的程度。胸腔含气量少时，可以暂且观察或者间歇抽气一至数次即可，如果无改善，必须施行胸腔闭式引流。为尽量避免气胸的发生，穿刺过程中，针尖应该始终紧贴骨面。

2. Horner 征：行上胸段交感神经节穿刺射频时，比较容易出现 Horner 征，不过该症状多在数日至 2 周内改善。防治措施如下：

（1）穿刺前、后均给 CT 定位像以确保穿刺针位置在第 2、第 3 胸椎椎间隙水平以下。若穿刺针位置过高，如针尖达第 2 或第 1 胸椎椎体，药液可能会较易渗透阻滞星状神经节。

（2）向所注药液中掺入造影剂碘海醇，由 CT 扫描跟踪所注药液的流布扩散。只要控制所注药液容量，使其上行不越过第 2 肋头关节上缘，可减少 Horner 综合征发生。因为支配眼部的交感神经进入星状神经节的位置点均高于第 2 肋骨上缘 5.2±1.6mm。

（3）先用局麻药做试验，一旦局麻药试验即出现 Horner 综合征，只要不再注入无水酒精则可避免出现永久性 Horner 综合征。根据手掌是否由湿冷变干暖来判断能否有效治疗手汗症。

3. 神经损伤：在椎间孔出来的神经至肋间神经之间进行穿刺时，可发生神经损伤。防治方法如下：

（1）针体经下关节突外缘与椎体之间时要缓慢进针，稍有放射痛要立即在 X 射线下调整针体的方向。

（2）神经损伤发生感觉减退和神经炎，有时还会发生肌力减弱。

（3）神经炎疼痛首先出现感觉减退，数日后出现疼痛和异常感觉。

（4）神经痛恢复多在 2~3 周内大部分缓解，也有持续 1~2 个月的情况。

（5）自主神经功能失调、胸交感神经节阻滞或者射频毁损后，会引起自主神经功能失调的症状，但随着神经功能的逐渐恢复多能自行消失。

4. 注意事项：

（1）尽量采取 CT 引导下审慎操作紧贴肋头关节上缘进针可避开位于肋骨下缘的肋间动静脉和肋间神经，以最大程度上防止穿刺损伤肋间血管出血；缓慢进针并在 CT 指导下及时修正进针方向和深度，可有效防止刺入椎管内损伤脊髓或刺破壁胸膜引发气胸。

（2）术中分次 CT 扫描密切观察骨窗和肺窗，两者之间切换观察。CT 的不同观察窗帮助及时发现气胸、出血等穿刺并发症，及时处理。

（3）同时阻滞双侧胸交感链左右两侧的穿刺点及穿刺路径，不必拘泥于同一 CT 层面，也可以分别选自两个不同的 CT 层面，以可获得最佳穿刺路径为原则。

（4）使用射频技术 0.7mm 直径的射频套针穿刺，损伤针眼口较小。万一损伤肋间小血管，还可插入射频电极对之进行热凝止血。

（黄乔东　黄　冰　刘晓明）

# 第六节　肋间神经外侧皮支卡压综合征射频治疗

## 一、疾病概述

### 【应用解剖】

当肋间神经行至肋角时分出外侧皮支与主干伴行，达腋中线斜穿肋间外肌及前锯肌至皮下，又分为前、后两支。后支向后分布于肩胛区下部的皮肤，前支经胸大肌下缘转至前面，分布于胸廓外侧的皮肤。外侧皮支在穿过肋间外侧、前锯肌及胸壁深筋膜时可能被卡压（图2-4-6-1、图2-4-6-2）。

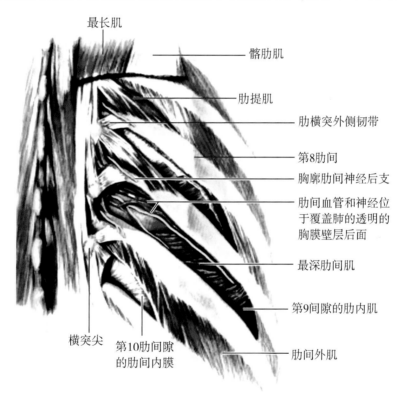

图 2-4-6-1　肋角部位的肋间神经分出肋间神经后支

### 【症状】

1. 侧胸壁及背部蚁行感或麻木。
2. 肩胛区皮肤感觉减退。

### 【体征】

可在背部或胸部找到一 Tinel 征阳性的痛点。

### 【试验性阻滞】

在 Tinel 点注射 2% 利多卡因 1mL 行局部阻滞，10min 后蚁行感消失，肩胛区下部感觉恢复正常为阳性。

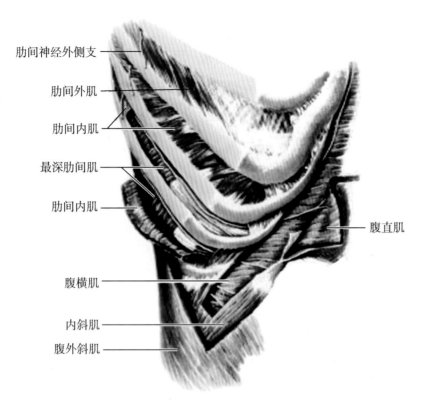

肋间神经外侧支

肋间外肌

肋间内肌

最深肋间肌

肋间内肌

腹横肌

内斜肌

腹外斜肌

腹直肌

图 2-4-6-2　由肋间神经后支在腋中线分出前后两支皮神经

## 二、射频治疗

【适应证】

1. 诊断明确，疼痛影响正常生活者。

2. 经保守治疗 6~8 周后症状无改善。

3. 凝血功能正常。

4. 无全身或局部急性炎症。

【术前准备】

1. 术前签字：术前签署知情同意书，说明有可能发生气胸、皮肤麻木等并发症。

2. 术前用药：注意给予镇痛、镇静药物，或给予静脉患者自控镇痛泵，减轻患者治疗过程的疼痛与焦虑不适。

3. 仪器与射频套针：准备好射频仪，长 5cm、5mm 裸露针尖的射频套针。

【操作方法】

1. 体位：仰卧位，患臂上举。

2. 标记皮肤进针点：在患侧胸壁肋面上按压出压痛点处做标志。诱发出放射痛处为 Tinel 点，做特殊标志。腋后线处高频超声探头确定上下位肋骨和壁层胸膜，探及肋间动、静脉回声。

3. 穿刺进针：在超声实时引导下进针到达肋间动脉旁，注意避免刺及胸膜。

4. 电刺激：启动电刺激 2Hz、1V 电压引出神经支配区肌肉运动，50Hz、1V 电压有明显异感时减小刺激电压，小于 0.7V 若仍有刺激表现则提示针尖位于肋间神经旁，启用脉冲射频 42℃ 持续 120s。1V 电压无异感时可启用射频加温至 50℃，持续 60s。

【术后处理】

1. 术后镇痛：口服非甾体类镇痛药，如双氯芬酸钠缓释片 75mg，每天 2 次，服用 3d。

2. 穿刺部位 24h 内避免污染。

3. 穿刺部位 24h 后可接受局部理疗。

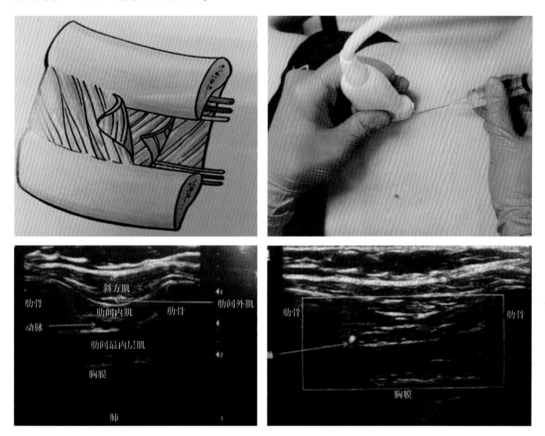

（宫庆娟　卢振和　翁景恩）

# 第五章　腰骶部神经射频镇痛治疗

## 第一节　腰神经后支射频镇痛治疗

### 一、概述

腰神经后支射频最早由 Shealy 医生于 1975 年开始实施，但由于当时的射频电极较为粗大，不良反应也较多，因此限制了它的广泛开展。1980 年，在 Sluijter 教授推出了 SMK 系统（Sluijter-MehtaKanüle，即温度监控系统）后，射频治疗技术进入了一个快速发展时期。腰神经后支射频因操作非常简单、安全、并发症少，目前已成为腰骶部射频治疗技术中应用最为广泛的一种技术。

**【有关解剖】**

脊神经干很短，出椎间孔后即分为前支、后支、脊膜支和交通支。脊神经后支是混合性的。腰神经后支向后行至横突间肌内侧后即分为内侧支和外侧支（图 2-5-1-1）。内侧支紧贴关节突向后，行经腰椎副突与乳突之间的沟内，或穿过上述两突起间的切迹，也可前后向穿过横突间韧带的小孔，被连接组织固定于骨膜上。稍向下，在小关节近尾部水平，内侧支转向中间，穿过位于乳突和副突间的小凹，分布于乳副突韧带。在韧带之外，内侧支发出分支分布于小关节、多裂肌、棘间肌和棘间韧带。内侧支有三个分支：近支围绕关节突，支配小关节上部分；内侧降支向内下支配下小关节囊的上中部分以及肌肉和皮肤；升支支配小关节的上部分。后支的外侧支支配竖脊肌但不支配小关节。上关节突与横突根部结合处形成为内侧支阻滞和射频的靶区（图 2-5-1-1A、B）。

一个腰椎小关节接受来自两个节段水平的内侧支神经支配。一个水平的内侧支支配上位小关节的下部分和下位小关节的上部分。如 L$_3$ 内侧支（穿过第 4 腰椎横突基底上缘）分布于第 3、4 腰椎小关节的下部分和第 4、5 腰椎小关节的上部分。第 3、4 腰椎小关节的上部分受 L$_2$ 内侧支支配。同样，第 4、5 腰椎小关节上部分受 L$_3$ 内侧支支配，而下部分受 L$_4$ 内侧支支配。有证据表明，低位腰椎小关节的神经支配并非总是如上所述。也就是说，低位腰椎小关节也可能接受来自上位水平腰椎的交感节后神经元的神经支配，它也可影响低位腰椎小关节疼痛。这也有助于理解定位准确的内侧支阻滞和射频为何仅能解除患者的部分疼痛。

当然，也可能有其他一些因素在起作用。L$_1$~L$_4$ 后支的内侧支跨过横突的基底部，横突在此与上关节突相连。L$_1$~L$_4$ 内侧支射频的主要靶区为横突内上缘的后方。次要的靶区位于上述区域的下方，横突内上缘的中部及乳突副突（mamilloaccessory）韧带。如前所述，每个小关节均有双重神经支配。如第 4、5 腰椎小关节滑膜既受经过第 4 腰椎横突基底部的神经（即 L$_3$ 内侧支神经），也受经过第 5 腰椎基底部的神经（即 L$_4$ 内侧支神经）支配。腰 5 神经并不支配腰 4~5 小关节。这里的关键之处是胸腰椎神经同它们经过的横突序数不同，因为每条内侧支均加入上一位的后支。在进行 L$_5$ 后支射频之前，首先必须了解其位置。L$_5$ 后支，贴着骶骨翼和第 1 骶椎上关节突形成的沟的内上方行走。次要靶区位于沟的稍下方。L$_5$ 后支分为内侧支和外侧支。内侧支穿行于腰骶小关节内后方，支配小关节并向后支配多裂肌。L$_5$

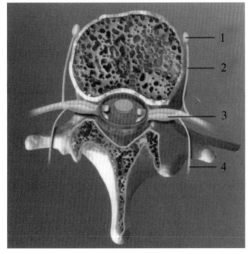

图 2-5-1-1A　腰椎体周围的神经图

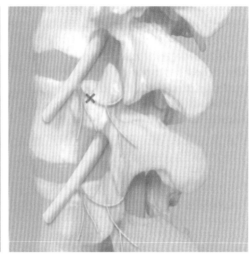

图 2-5-1-1B　腰神经后支走向与治疗点

1. 交感神经节；2. 交通支；3. 脊神经节；4. 脊神经后支

后支的外侧支向尾端延伸，与 $S_1$ 后支的外侧支相连。

## 二、射频治疗

**【适应证】**

经保守治疗无效、诊断性脊神经后支阻滞阳性的腰神经后支疼痛综合征、腰椎小关节综合征患者。

附：腰神经后支疼痛综合征的诊断。腰神经后支疼痛综合征是由于脊神经后支主干受机械牵拉刺激而产生的其末梢分布区的疼痛。由于脊神经后支细小，不同脊神经后支之间分布有重叠，所以没有明显的神经定位体征。其诊断往往是建立在排除其他病变的基础上。

符合下列四个条件者可确诊。

（1）病史：有的发生在搬重物、突然扭腰等动作之后，有的无明确的受伤史，有的继发于腰椎手术或椎体压缩性骨折之后。

（2）症状：单侧或双侧腰痛。急性腰痛症状重，起坐、翻身、行走困难，体位改变时加重，疼痛区局限或广泛不清。腰痛于活动后有所缓解，但长时间站立或久坐会加重，甚至晚上影响睡眠。可伴有臀部或大腿后外侧疼痛，并与神经皮肤分布区不一致（非根性），但一般不超过膝关节。

（3）体征：腰部活动受限，有时腰部向某一个或两个方向运动时，可使疼痛加重。无神经定位体征。在主诉痛区的同侧依脊神经后支的走行上溯三个节段的椎体有压痛点，并向主诉疼痛区域放射。其中以关节突外侧横突根部压痛最明显。

（4）辅助检查：X 射线平片往往见压痛处椎体旋转征象。

**【禁忌证】**

1. 诊断不明确或局麻药试验性阻滞无效者。

2. 全身感染或穿刺点局部感染。

3. 凝血功能障碍。

4. 患者有顾虑或拒绝治疗者。

**【术前准备】**

1. 知情同意书：术前签署知情同意书。

2. 术前用药：根据患者的状态，考虑术前应用镇痛和安定类药物。有些病例对于穿刺时引起的疼痛反应较强烈，如不提前给药，则难以实施穿刺。术前应注意给予镇痛、镇静药物，或给予静脉注射患者自控镇痛泵，减轻患者治疗过程的疼痛与焦虑等不适。

3. 仪器与射频针：准备好射频仪和10cm长、10mm裸露针尖的套针。

【操作方法】

体位：患者取俯卧位于治疗床。

1. 体位：俯卧于治疗床上，胸部抱枕，额头顶小枕，颈椎正常位。

2. X射线引导穿刺。

（1）定位：

1）X射线前后位透视下确定正确的椎体，然后定出相应横突基底部上缘的体表投影，此即为穿刺进针点。

2）X射线斜位透视，上、下关节突位于椎体上缘的前、后连线中点，在横突上缘，即"狗眼"上部为后支穿刺靶点（图2-5-1-2），用定位笔在皮肤表面做好标记。

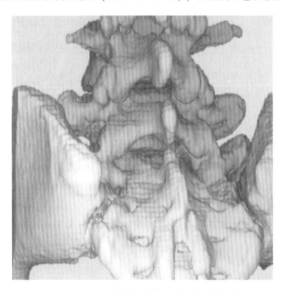
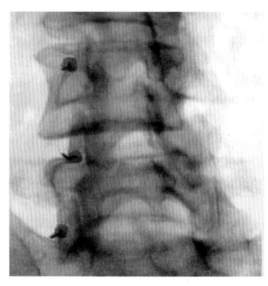

图2-5-1-2A　上关节突与横突根部结合处为穿刺靶点　　　　图2-5-1-2B　X射线斜位下透视，针尖位于上内侧支阻滞和射频的靶区关节突与横突上缘

3）局部麻醉：常规消毒铺巾后，用1%利多卡因0.5～1mL行进针点局部麻醉，不要进针过深或注射过多局麻药，以免浸润至后支影响电刺激测试。

（2）穿刺：用5～10cm射频针由穿刺点垂直进针直达横突和上关节突结合处（图2-5-1-3）。逐渐调整针的方向至横突上缘，滑过横突再向前进针2～3mm，然后行侧位透视了解针尖的正确位置。这时针尖应位于椎间孔的后下方（图2-5-1-3ABC）。

3. 射频电刺激：测试针尖到位后，拔出针芯，用空注射器回抽无血及脑脊液后，置入射频电极进行电刺激试验。用50Hz、0.5V电压刺激能复制出相应部位疼痛或麻木，2Hz、1.0V电压刺激能诱发局部竖脊肌等肌肉收缩，说明针尖位置较好。如用50Hz频率、0.3V以下的电压刺激就能复制出腰背部相应区域疼痛或麻木，作为热凝破坏神经是很好的位置。如果是脉冲射频则说明针尖过于接近脊神经后支，为避免对神经的直接损伤，而重新调整针尖至50Hz频率、0.5V电压刺激方能复制出相应部位疼痛为好。如果电刺激时，患者出现下肢放射痛或肌肉搐动，说明针尖过于向前，影响脊神经前支，则应将针尖稍退后少许再行电刺激。必须强调的是，每次做针尖调整后，均需行X射线正侧位透视检查以确定针尖的位置准确无误。

4. 射频治疗：

1）脉冲射频：在X射线透视和电刺激均证实针尖位置准确无误，用注射器回抽无血及脑脊液后，置入射频电极进行脉冲射频。射频参数为42℃，作用时间120s。

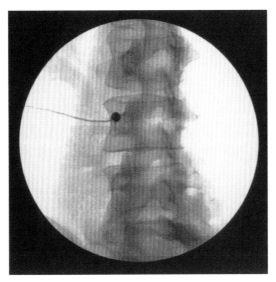

图 2-5-1-3A　X 射线斜位下透视

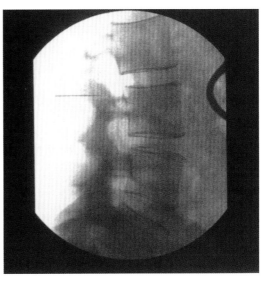

图 2-5-1-3B　X 射线侧位透视，图示针尖位于上关节突与横突上缘，针尖到达椎间孔后下方的小关节突上缘

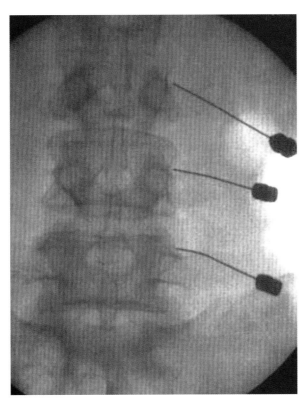

图 2-5-1-3C　X 射线正位透视，图示针尖到达椎间孔后下方的小关节突上缘

2）射频热凝：在 X 射线透视和电刺激均证实针尖位置准确无误，回抽无血及脑脊液后，调整针的方向，使凹口朝向脚，这时针的斜面朝向骨，药液就可向下沉积而不是向上至椎间孔处。注入 1%～2% 利多卡因 0.5～1mL 做局部麻醉，然后置入射频电极进行射频热凝毁损。参数为 75℃～80℃、60s。行射频热凝者，操作方法及注意事项基本与脉冲射频相同。只是针尖位置应较脉冲射频更接近神经，在此必须特别强调的是，在行连续射频时，应绝对避免刺激到脊神经前支，以免影响术后下肢运动功能。如在射频过程中，患者出现放射痛、麻木或灼热感向下肢放射，均应立即停止射频毁损，重新调整定位。

**【术后处理】**

1. 穿刺点护理，避免污染。

2. 如果使用镇静药物，则需卧床休息；否则，不必限制患者活动。

3. 对行脉冲射频的患者，应告诉其治疗效果可能在几天甚至几周后出现。1个月内应对患者进行随访。

**【并发症及其防治】**

1. 麻木：对行后支射频热凝毁损术的患者，术后大多会出现后支支配区域的麻木，但一般程度较轻，无需特别处理。

2. 出血或血肿：如果针尖越过椎体前缘会刺破大血管，是出血的主要原因。注意在穿刺的过程中随时监测进针的深度，治疗前要常规检查凝血功能状况，异常者需纠正后才能做射频治疗。

3. 感染：术中注意无菌操作，术后口服抗生素预防感染，以及加强穿刺点护理，一般极少发生感染。如果出现感染，局部理疗，全身应用广谱抗生素。

4. 腰神经或生殖股神经损伤：多是进针过深穿刺损伤所致，可能出现腰部、会阴部疼痛、下肢异感或乏力等症状。预防的方法是在穿刺的过程中随时注意监测进针的深度，进针应缓慢，如出现异感应及时停止操作并调整进针角度。一般不需处理。如疼痛或麻木较严重，可应用镇痛药、神经营养药，必要时给予脱水、激素等相关处理。


（黄乔东　刘少颜　孙承红）


# 第二节　腰部脊神经节射频镇痛治疗


## 一、疾病概述

脊神经节位于椎间孔附近，是感觉神经的一级神经元聚集而成，专司感觉的传导。腰脊神经节发出神经纤维丝向内进入脊髓称为脊神经后根，比专司运动的前根略粗。由于脊神经是混合神经，毁损治疗容易出现肌肉无力且诱发紊乱性神经病理痛，所以已逐渐被淘汰。而脊神经节射频治疗较接近后根，对后支、前支的疼痛都有影响，毁损后仅出现皮肤麻木而不影响下肢运动，是被积极推荐治疗的部位。尤其是常见的椎间盘突出症、椎管狭窄症、椎体滑移症等，由于病变的炎症均靠近脊神经节，资料发现脊神经节表面的 $Na^+$、$K^+$ 和 $Ca^{2+}$ 离子通道的改变会导致异位和持续激动。脊神经节被认为是治疗根性痛中最有效的部位，也是射频调节治疗或神经破坏的首选靶点。

19世纪后期首次报道为缓解疼痛而手术切除感觉神经根，但其带来的感觉迟钝、传入神经阻滞和功能缺失，导致该技术被逐渐废除。1930年，神经损毁剂如酒精、苯酚等被引入作为感觉神经根的化学性破坏药物。但药物破坏的不可预知性仍限制了其应用。1974年以来，采用热射频损毁半月节技术治疗三叉神经痛较成熟，医生们开始使用腰部脊神经节射频治疗腰腿痛。1998年，Sluijter 将脉冲射频应用到脊神经节，2005年以后众多报道脊神经节脉冲射频的试验及临床效果，都证明其有着良好的治疗机制。

**【有关解剖】**

1. 腰部脊神经节是感觉神经的一级神经元，发出传入神经即脊神经后根进入脊髓后角。脊神经前根由脊髓前角发出，属运动性神经。脊神经前根和后根分别附于脊髓的前外侧沟和后外侧沟并左右对称。成年人脊髓下端平对第1腰椎体下缘，所以每条脊神经根在椎管内走行的方向和长短均不同，腰神经、骶神经的神经根则较长，在椎管内行程近乎垂直。它们在通过相应的椎间孔之前，围绕终丝在椎管内向下行走一段较长距离，共同形成马尾。

腰部脊神经节位于椎间孔内侧，与硬膜囊相隔一定距离，呈卵圆形，长 4~6mm，其大小与相连的后根的粗细成正比，从 $L_1$ 到 $S_1$ 逐渐增大。大部分的腰脊神经的脊神经节位于椎间孔内，而骶脊神经节 80% 位于椎管内。在脊神经节的外侧，前根节与后根节发出的神经干合并形成脊神经，立即穿出椎间孔再分为脊神经的前、后支。腰脊神经节位于椎间孔的上部，椎弓根的尾端。与下位腰椎相比，上位腰椎的脊神经节位置稍偏后，正常情况下的脊神经节一般容易穿刺到位。但在髂嵴过高或第 1 骶椎上关节突过大的情况下，$L_5$ 脊神经节也可能比较难穿刺（图 2-5-2-1）。

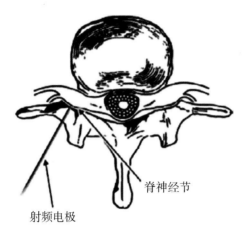

**图 2-5-2-1　腰脊神经节**

2. 脊髓前节段大动脉（Adamkiewicz 动脉）是脊髓前部最大的动脉。它从第 9~12 肋间动脉水平发出，通过脊髓前动脉提供脊髓下 2/3 的血供，也是腰骶髓的主要血供。当它损伤或阻塞，可能导致脊髓前动脉综合征，出现少尿、排泄困难和腿部运动功能受损（图 2-5-2-2）。

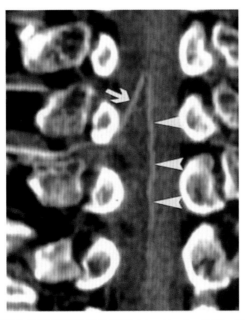

**图 2-5-2-2　直线箭头所示为从脊髓前动脉分出的 Adamkiewicz 动脉，三角箭头所示为脊髓前动脉**

3. 脊神经节向外发出脊神经干，与脊髓前角发出的脊神经前根以及交感神经干，在椎间孔处汇合而组成脊神经往椎间孔外走行。脊神经再分出脊神经后支与前支，后支管理腰、背、臀部的皮肤与肌肉，3支以上的脊神经后支管理一个部位的感觉与运动。在椎体侧前方，多条脊神经前支组成神经丛通过骨盆进入下肢，管理大腿前面及小腿的感觉与运动（图2-5-2-3）。12对胸神经和5对腰神经都由相同序数的椎骨下方的椎间孔穿出。第1~4骶神经通过同序数的骶前孔和骶后孔穿出，第5骶神经和尾神经由骶管裂孔穿出。

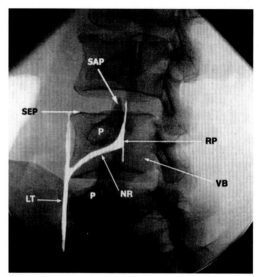

**图2-5-2-3　脊神经前支在椎弓根下走行**

SAP＝上关节突，SEP＝椎体上缘，P＝椎弓根，RP＝神经根窝（脊神经节位置），VB＝椎体，NR＝神经根鞘，LT＝腰骶干

## 二、腰脊神经节射频治疗

**【适应证】**

1. 急性或慢性神经根痛者。原因清楚但无办法或暂时不能或不需要去除根性痛原因者。例如，急性期或暂不能施行椎间盘有创治疗的腰椎间盘突出症、腰椎管狭窄症、背部创伤后疼痛综合征、终板炎等。主张施行神经根脉冲射频联合甾体类药物消炎治疗。

2. 顽固神经根痛，经保守或有创治疗无效的腰椎间盘突出症、腰椎管狭窄症、背部创伤后疼痛综合征等，或癌肿侵犯外周神经剧痛者，或已伴有明显神经功能缺失者，可行脊神经射频毁损治疗。

3. 脊神经诊断性阻滞阳性、顽固性、腰腿痛患者，排除局部感染病变后。

**【禁忌证】**

1. 凝血功能障碍。

2. 诊断不明确或局麻药试验性阻滞无效者。

3. 全身感染或穿刺点局部感染。

4. 患者有顾虑或拒绝治疗。

**【术前准备】**

1. 术前签署知情同意书。

2. 术前用药：注意给予镇痛、镇静药物，或给予静脉患者自控镇痛泵，减轻患者治疗过程的疼痛与焦虑不适。

3. 仪器与射频针：准备好射频仪和10cm长、10mm裸露针尖的套针。

**【操作方法】**

1. X射线引导椎间孔外安全三角穿刺入路法：

（1）体位：患者俯卧在 X 射线检查台。

（2）标记：消毒下腰部，盖上无菌布单。行 $L_1$~$L_4$ 的脊神经根射频时行前后位 X 射线透视以确定椎体节段。

1）先将球管做轴位旋转使目标椎体的下终板前后缘成一直线。

2）再将球管向患侧倾斜 20°~25°。"C"型臂的图像增强器在患者准备穿刺的神经根相应部位的上方，向患侧旋转，直至能看到"苏格兰狗"影像和上关节突的腹侧（"苏格兰狗"的耳朵）位于椎体上缘前后缘的后 1/3 处。靶点在狗颈下方。椎体上的靶点投照因腰椎节段不同而有区别，即与神经根相同序数的椎体，此椎体的上缘也恰好在 X 射线投射器下方。如 $L_1$、$L_2$ 的位置更向尾端，几乎位于相应椎体下终板水平。神经根正常在椎弓根下方数毫米（"苏格兰狗"的狗眼下方处），而脊神经节在椎体表面 1~2mm 处通过，椎体作为穿刺深度的界限（图 2-5-2-4）。

行 $L_5$ 脊神经节射频时，将"C"型臂向患侧旋转，针尖通过的区域是由第 5 腰椎横突的下缘、第 1 骶椎的上关节突和髂嵴形成的三角窗。然而，在标准位置上，髂嵴可能完全挡住针尖的进路。当针尖不能到达椎体中点的小关节上面，最可能的进针角度就是能看见倒立三角。这时穿刺的方向是从内到外进行，针尖越过髂棘的内面和椎弓根的下面，一旦到达神经根，椎体形成了这个三角的背面而限制了针尖穿透的深度。在侧位投照上则位于椎间孔的下部分。而 $L_5$ 的位置则几乎与脊神经节水平，在侧位上更接近于头端。与 $L_4$、$L_5$ 相比，上位节段的靶点位置更靠后一些。

（3）局麻与穿刺：有了合适的影像学标志，表明已经具备良好的穿刺位置，可常规消毒铺巾。

1）1% 利多卡因或 0.5% 罗哌卡因做皮肤表面局麻。

2）射频穿刺针与 X 射线的投射方向平行穿过皮肤后向着椎弓根下外侧推进（图 2-5-2-5）。$L_1$ 和 $L_2$，针尖位于横突下稍偏外方（椎向根孔内下部），以减少 Adamkiewicz 动脉损伤的危险（图 2-5-2-5）。针尖常常穿过椎间孔而碰到椎体骨质。$L_5$ 神经根穿刺时，针尖与 X 线投射方向平行前进，通过三角的中心。

3）X 射线投照器改为前后位，针尖位于小关节连线的外侧（图 2-5-2-6）。

4）X 射线投照仪改为侧位，针尖位于椎体后缘椎间孔内后外 1/4（图 2-5-2-7）。

5）注射 0.5mL 非离子型造影剂，X 射线前后位和侧位，证实神经根显影和走向（图 2-5-2-8A、B）。

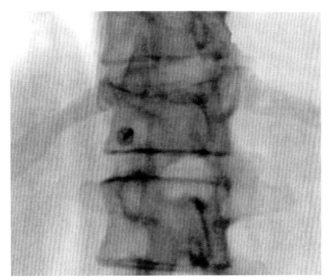

图 2-5-2-4　X 射线斜位透视，椎弓根下穿刺进针

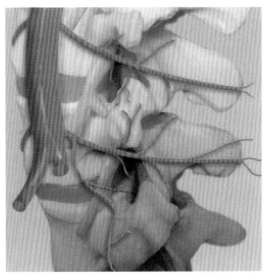

图 2-5-2-5　Adamkiewicz 动脉与横突

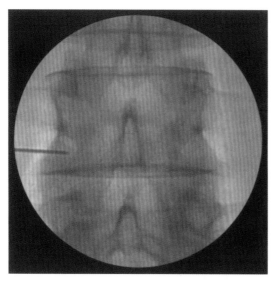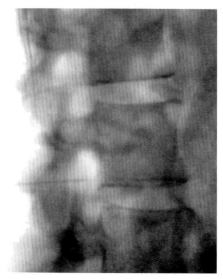

图 2-5-2-6  X射线前后位透视，针尖位于小关节连线的外侧 　图 2-5-2-7  X射线侧位透视，针尖位于椎间孔

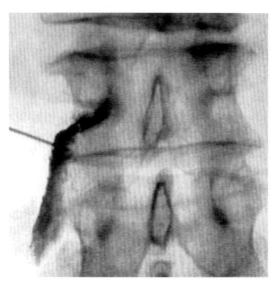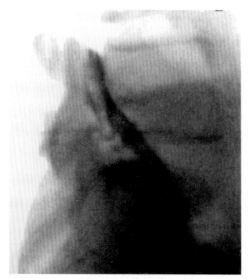

图 2-5-2-8A  X射线前后位透视，造影剂显示神经根走向 　图 2-5-2-8B  X射线侧位透视，造影剂显示神经根走向

2. X射线引导小关节内侧缘入路法：对髂嵴较高的患者拟行 $L_5$、$S_1$ 神经根射频时，我们还可以采取小关节内侧缘入路法。

（1）体位：患者俯卧位，下腹部垫一薄枕，充分暴露腰骶部皮肤。

（2）常规消毒铺巾后，用1%利多卡因加0.5%罗哌卡因混合液的利多卡因局麻。

（3）定位：$L_5 \sim S_1$ 小关节间隙最宽处的患侧小关节内侧缘穿刺，用10cm射频穿刺针于 $L_4 \sim L_5$ 或到硬膜外腔。

必须注意不论在哪一节行脊神经根射频，都应该定时用侧位X射线透视了解针尖的深度。

3. 射频电刺激：针尖穿刺到位，拔出针芯，插入射频电极。

（1）50Hz 频率、0.5～1V 电压刺激，复制出相应区域的运动。

（2）再用50Hz、0.3～0.5V 电压进行感觉刺激，诱发出根性疼痛。如果根性疼痛未诱发，向外侧调整针尖几毫米，再次进行刺激以使患者出现根性痛；如果仍然没有出现根性疼痛，应重新放置穿刺针，或者必要时将"C"型臂球管向各种方向移动几毫米，重新为穿刺进路定位。

（3）脊神经节位置正确时，2Hz的运动刺激阈值应是感觉刺激的 1.5～2 倍，证实了电极尖端靠近脊神经后根，与运动神经根有了安全距离。

（4）变换成如用 0.5V 以上的电压刺激才能诱发出患者的根性疼痛症状或麻木时，则应小心、缓慢地向前进针 1mm，再次予以电刺激，直至出现满意的电刺激反应。

4. 射频治疗：确认针尖位置准确无误，回抽无血及脑脊液，置入射频电极进行脉冲射频。

（1）脉冲射频参数为 2Hz、45V，针尖温度为 42℃，作用时间 120s。

（2）射频高温消融的参数为 65℃，开始加热 30s，每档增加 5℃直至 80℃维持 2min。

【术后处理】

1. 穿刺点护理，避免污染。

2. 术前 0.5~1h 应用抗生素以预防感染。

3. 如果使用镇静药物，则需卧床休息；注意检查患者下肢肌力或协调力，如无异常，可允许患者在别人扶持下步行。如果有一些运动能力和协调能力的减弱，患者应卧床休息，直到恢复正常肌力水平。

4. 术后 2~3d 可给予镇痛药，但剂量应逐渐减少。

5. 对行脉冲射频的患者，应告诉其治疗效果可能在几天甚至几周后才出现。1 个月内应随访。

【并发症及其防治】

1. 出血或血肿：凝血功能异常或针尖损伤硬膜外间隙静脉丛，是出血的主要原因。注意在穿刺的过程中操作应轻柔，进针应缓慢，随时监测进针的深度，治疗前要常规检查凝血功能状况，异常者需纠正后才能做射频治疗。

2. 感染：术中注意无菌操作、术后口服抗生素预防感染以及加强穿刺点护理，一般极少发生。如果出现感染，局部理疗，全身应用广谱抗生素。

3. 头痛：为穿刺过程中损伤硬脊膜和蛛网膜，导致脑脊液外漏所致。术后应采取去枕平卧位，补充液体，必要时用自体血进行填充。

4. 截瘫：为损伤 Adankiewicz 动脉引起。

（黄乔东　宫庆娟　黄俊伟）

# 第三节　骶部脊神经节射频镇痛治疗

## 一、有关解剖

$L_4$~$L_5$ 和 $S_1$~$S_4$ 神经组成骶丛，前支发出坐骨神经，包括臀上、下皮神经，阴部神经，股外侧及股后皮神经。主要支配会阴、肛周及臀下方股后侧部至膝后内侧皮肤的痛觉。

骶后孔呈圆形，边界清楚，由背外侧略微向腹前侧倾斜。骶前孔近似椭圆形，在透视下，上界清楚，下界较为模糊。骶脊神经节位于骶管内，在相应的骶孔附近。$S_1$ 的脊神经节位于骶骨上缘和第 1 骶孔之间，$S_2$ 的脊神经节位于第 1 和第 2 骶孔之间，$S_3$~$S_5$ 的脊神经节则位于第 2 骶孔的尾端部分（图2-5-3-1）。骶骨在侧位片上是弯曲的，当患者俯卧于治疗床上后，其骶骨上部分向腹侧弯曲，而第 3、4 骶椎则相对水平。骶神经向腹侧下方弯曲前进，下降至相应骶孔水平出骶前孔。

## 二、骶神经射频治疗

【适应证】

1. 急性骶丛神经根痛未伴明显神经功能缺失。

2. 因退行性病变或手术后瘢痕形成所引起的慢性骶神经根病。

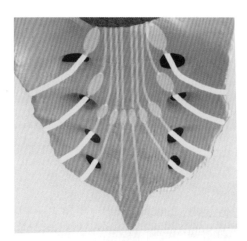

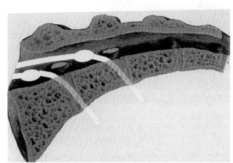

图 2-5-3-1　骶脊神经节在骶管内与骶孔的关系

3. $S_1$ 节段神经根性跛行。

4. $S_2$ 诊断性神经阻滞阳性的骶髂关节痛患者。

5. $S_3$ 诊断性神经阻滞阳性的骨盆深部疼痛患者。

6. 会阴部、肛周顽固性疼痛。

7. 创伤后骶神经支配区疼痛，影像学和神经系统检查无异常，诊断性神经阻滞阳性患者。

【禁忌证】

1. 诊断不明确或局麻药试验性阻滞无效者。

2. 凝血功能异常者。

3. 低血钾患者。

4. 全身严重感染或穿刺点局部感染者。

5. 患者有顾虑或拒绝治疗者。

【术前准备】

1. 术前签署知情同意书。

2. 术前用药：注意给予镇痛、镇静药物，或给予静脉患者自控镇痛泵，减轻患者治疗过程的疼痛与焦虑不适。

3. 仪器与射频针：准备好射频仪和 10cm 长、10mm 裸露针尖的套针。

【操作方法】

1. 体位：患者取俯卧位。

2. X 射线定位：先行前后位透视以确定治疗的水平。在第 1、2 骶孔，应顺轴位旋转球管以消除 $L_1 \sim S_1$ 椎间盘的重影。第 3、4 骶孔的位置则相对垂直。向患侧倾斜 10° 左右后，大多数患者的椎间孔能显露得十分清楚。但若患者患有严重的骨质疏松症或肠气较多，椎间孔有时也难以看清。此时，应先找到骶前孔，其上缘呈椭圆形，很容易辨认。骶后孔则位于其正上方，或往上、往下一点。找到骶孔后于相应体表做好标记（图2-5-3-2AB）。

3. 穿刺：

（1）常规消毒铺巾后，用1%利多卡因0.5~1mL做局部麻醉，不要进针过深或注射过多局麻药，以免影响到电刺激测试。

（2）用10cm的射频穿刺针顺骶管方向进行穿刺。

（3）针尖进入骶管后，会有明显的阻力感，不要寻找异感。

（4）行 $S_1$ 脊神经节射频时，应缓慢、小心地向第1骶后孔内上方进针；行 $S_2$ 脊神经节射频时，应缓慢、小心地向第2骶后孔内上方进针。

（5）行 $S_3 \sim S_5$ 脊神经节射频时，应缓慢、小心地向第2骶后孔内下方进针，或骶骨旁钻孔进针。

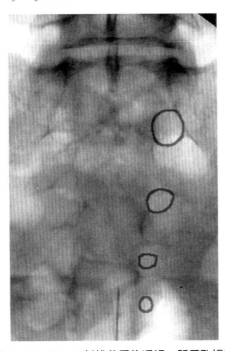
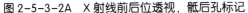

图2-5-3-2A　X射线前后位透视，骶后孔标记

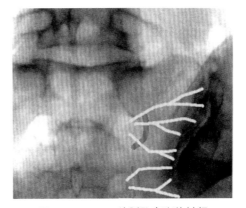

图2-5-3-2B　从骶孔穿出的神经

（6）如出现异感，则退后1mm，调整方向后再进针。

（7）侧位透视了解针尖的深度，不要超出骶前孔。

4. 电刺激：拔出针芯，插入射频电极，用50Hz频率进行刺激，如以0.5V的电压进行刺激无反应后，则进针1mm再进行测试，直到以小于0.5V的电压刺激出现反应为止。在一些慢性神经病理性疼痛患者，情况可能有所变化，0.5V以下的电压刺激可能不会出现反应，这时我们可以在大于0.5V的电压刺激出现反应后继续进行射频治疗。

5. 射频治疗：针尖到位以后，需行一次X射线正侧位透视下观察，再次证实针尖位置准确无误，回抽无血及脑脊液后，置入射频电极进行脉冲射频。射频参数为2Hz、45V、120s。如针尖温度超过43℃，则应降低电压直至针尖温度为42℃，作用时间120s。

【术后处理】

1. 穿刺点护理，避免污染。

2. 术后不必限制患者活动，如果使用镇静药物者则需卧床休息，以防跌倒。

3. 治疗效果可能在几天甚至几周后方能显现，1个月内应随访。

【并发症及其防治】

1. 出血或血肿：凝血功能异常或针尖损伤骶管内静脉丛，是出血的主要原因。注意在穿刺的过程中操作应轻柔，进针应缓慢，随时监测进针的深度并注意回抽，如有回血应改变进针方向；治疗前要常规检查凝血功能状况，异常者需纠正后才能做射频治疗。

2. 感染：术中注意无菌操作，加强穿刺点护理。如果出现感染，应做局部理疗，全身应用广谱抗生素。

（黄乔东　宫庆娟　黄俊伟）

# 第四节　腰交感神经节射频镇痛治疗

## 一、有关解剖

腰部交感神经干由4对腰交感神经节组成，经腰椎两侧的前方各沿同侧的腰大肌内侧行走，右侧被下腔静脉掩盖，左侧毗邻腹主动脉的外侧。腰交感神经节的数目和位置多有变异，但位于第2和第4腰椎水平的两个节比较恒定，其中第2腰交感神经节部分被腰肋内侧弓遮盖，第4腰交感神经节多位于髂内动脉之后。

节上分支主要有：

（1）灰、白交通支，见于第1~3腰交感神经节。其灰交通支进入腰内脏神经。

（2）腰内脏神经，自腰段侧角的节前纤维穿过腰交感神经节后主要终于腹主动脉丛和肠系膜丛，在这些神经丛的神经节内交换神经元，节后纤维分布到结肠左曲以下的消化道及盆腔器官，并分出纤维伴随血管分布至下肢。腰椎体前面有腹主动脉、下腔静脉等大血管，穿刺操作原则上针尖要靠着椎体的侧面，不要越过椎体前面，射频毁损前，应在X射线监测下，明确了针尖位置准确无误方可进行。椎体后面是椎管，脊神经从椎间孔出来，其前支支配下肢的感觉和运动功能，从后外侧穿刺操作时针尖有可能碰到脊神经。不同节段腰神经走行方向不完全一致，自$L_3$以下逐渐向外走行，接近$L_5$脊神经水平。因此，我们在进行射频治疗时，应注意不同节段脊神经的走行方向，以便在穿刺过程中碰到脊神经时，知道如何正确应对（图2-5-4-1）。

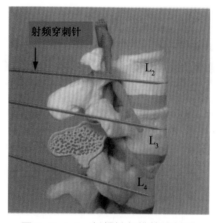

图 2-5-4-1　射频针与椎体的关系

## 二、射频治疗

【适应证】

以下肢交感型疼痛或缺血性疼痛为主的疾病：如复杂性区域疼痛综合征（CRPS）、幻肢痛、癌性疼痛、盘源性腰痛、髋关节炎或膝关节炎等。治疗血管痉挛性疾病：如雷诺病、血栓闭塞性脉管炎、糖尿病性周围神经病变、下肢溃疡、缺血性坏死、冻伤后疼痛等；其他有多汗症、下肢水肿等。对诊断明确患者，在行射频热凝毁损前，一般应先做局麻药试验性阻滞，阳性患者在无明显禁忌证的情况下，方可行射频治疗。

【禁忌证】

1. 凝血功能异常者。

2. 诊断不明确或局麻药试验性阻滞无效者。

3. 全身严重感染或穿刺点局部感染者。

4. 全身状态严重衰竭患者。

5. 患者不合作或拒绝治疗者。

【术前准备】

1. 术前签署知情同意书。

2. 术前用药：注意给予镇痛、镇静药物，或给予静脉患者自控镇痛泵，减轻患者治疗过程的疼痛与焦虑不适。

3. 仪器与射频针：准备好射频仪和15cm长、10mm裸露针尖的套针。

【操作方法】

1. 手术准备：

（1）监测与镇痛镇静：血压、心电、脉搏、氧饱和度及呼吸监测。给予适当的镇痛镇静。

（2）俯卧位：患者取俯卧位，胸前抱枕使呼吸顺畅。

（3）皮肤标记骨性结构：在患者皮肤上标记棘突中线、髂嵴、第12肋下沿。以作穿刺中参考增加安全性。

2. 影像引导穿刺：

（1）X射线透视引导下穿刺：

1）X射线下定位：将"C"型臂或DSA机球管向患侧倾斜约35°，这时棘突应投射于对侧小关节上。注意横突尖的位置，如果其正位于椎体前缘中点处，将球管略向尾端倾斜，使横突尖向上翘露出椎体前缘中点，向外1mm即为穿刺靶点，用定位笔在患者体表做好标记（图2-5-4-2）。

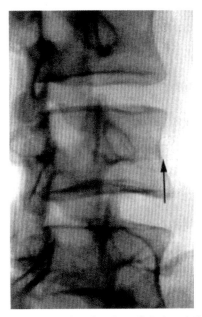

图2-5-4-2A　X射线斜位透视，横突尖下方为进针点

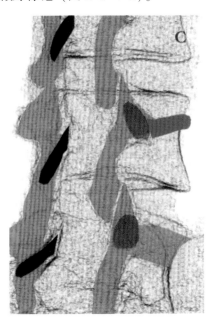

图2-5-4-2B　斜位下，横突与椎体的关系

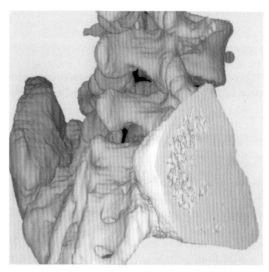

图 2-5-4-2C　斜位下，横突与椎体的关系

2）穿刺：常规皮肤消毒铺巾后，用1%利多卡因做局麻，在 X 射线引导下，自进针点进行穿刺，不需要试探和体会针尖遇到骨质的感觉，间断使用侧位透视了解进针深度。如针尖到达椎间孔前缘水平，应小心、缓慢地进针，如患者出现下肢放射痛或麻木感。在第2腰椎水平向头端、第3腰椎水平以下向尾端调整针尖方向进针，如仍不能避免异感，则可注入 0.2~0.3mL 造影剂以显露脊神经干（图 2-5-4-3），以助于调整针尖方向而能顺利通过神经。如针尖已到达椎体前后缘的中段水平，表明已通过神经。继续向前进针至针尖达椎体前缘，前后位透视针尖接近小关节柱水平。值得注意的是，第4腰交感神经节的位置较浅，在侧位片上进针至椎体的 2/3 水平即可。

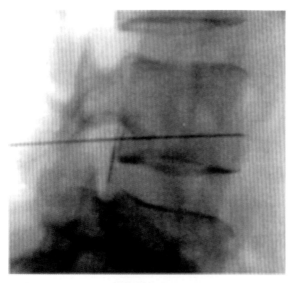

图 2-5-4-3A　X 射线侧位透视，针尖达椎体前缘

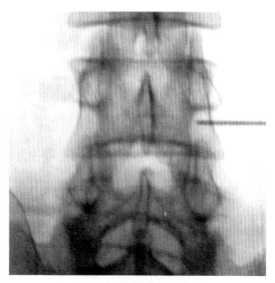

图 2-5-4-3B　X 射线前后位透视，针尖达椎体侧缘

（2）CT 引导下穿刺：

1）CT 扫描定椎体：先定位扫描，以第1骶椎为标志，确认第1、2、3腰椎椎体。

2）设计穿刺路径：并选出最佳穿刺层面，以第2腰椎椎体中下 1/3 为主，靶点在椎体前侧方，选择的穿刺路径上需排除大血管、腰大肌、肾、横突等，得出皮肤穿刺入针点。

3）获得相关穿刺数据：根据穿刺路径，测量进针深度、角度、距离腰棘突正中线的距离（图 2-5-4-4）。

4）CT 引导下穿刺：在 CT 分次扫描引导下，约每 3cm 调整针尖一次，直接对准椎体旁边的靶点，到达腰大肌前内方（图 2-5-4-5）。

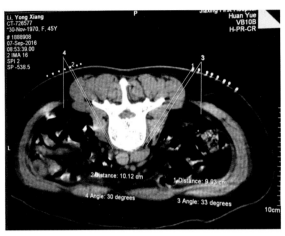

图 2-5-4-4　CT 扫描设计的穿刺路径

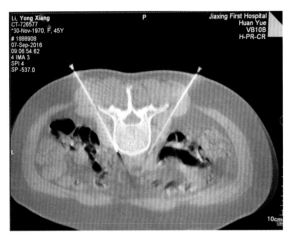

图 2-5-4-5　针尖到达椎体前侧沿

3. 造影：妥善固定针头，回抽无血或液体可注入 1~2mL 造影剂，X 射线在前后位和侧位透视上看到造影剂沿椎体的前外侧缘上下片状弥散呈汽状影，不出现血管内造影剂冲洗、腰大肌片状或其他管状样影像。CT 扫描看到造影剂在椎体前侧方，没有腰大肌或血管内、椎管内影像。

4. 电刺激定位：插入射频电极，先用 2Hz 频率、2V 电压的运动刺激，无下肢肌肉抽动，再用 50Hz 频率、1V 电压的感觉刺激，如患者仅有腰椎的针刺样不适，没有出现腹股沟区或下肢放射痛，再用说明针尖位置准确。否则，应重新穿刺定位，直至满意为止。

5. 射频治疗：针尖位置正确后，注入 1~2% 利多卡因 2mL，然后以 70~80℃，各 60~120s 进行射频热凝毁损。必要时可注射 95% 乙醇 2~5mL，加强腰交感神经节的毁损面积。

【术后处理】

1. 注意监测患者生命体征，如有异常应及时做对症处理。尤其是老年人，预防下肢血管扩张后出现其他器官的供血不足。

2. 如果术中使用了镇静药物，尽量卧床休息。

3. 术后起床需缓慢，特别注意双侧腰交感神经毁损后的患者，避免下肢血管扩张后需全身再次调节适应，以防突然起床时头晕。

4. 注意检查患者下肢肌力或协调力，如无异常，可允许患者在别人监护下缓慢步行。

5. 穿刺点护理，避免污染。

【并发症及其防治】

1. 出血或血肿：凝血功能异常或针尖越过椎体前缘刺破大血管，是出血的主要原因。注意在穿刺的过程中操作应轻柔、进针应缓慢，随时监测进针的深度，治疗前要常规检查凝血功能状况，异常者需纠正后才能做射频治疗。

2. 腰神经或生殖股神经损伤：多是进针位置上的神经有所变异所致。预防的方法是在穿刺的过程中，随时注意监测进针的深度，进针应缓慢，如出现异感应及时停止操作并调整进针角度。注意过深穿刺损伤，可能出现腰部、会阴部疼痛、下肢异感或乏力等症状。一般不需处理，如疼痛或麻木较严重，可应用镇痛药、神经营养药，必要时给予脱水、激素等相关处理。

3. 感染：本治疗完全是无菌操作，一般不需用预防性抗生素。如果怀疑感染症状，做局部理疗并全身应用广谱抗生素。

（黄乔东　宫庆娟　黄　冰）

# 第五节　臀上皮神经卡压射频镇痛治疗

## 一、疾病概述

臀上皮神经卡压是指臀上皮神经由腰部进入臀部时，穿过由腰背筋膜与髂嵴后部所形成的骨纤维孔道，即"入臀点"处，受到卡压而引发的一组以臀痛或臀腿痛为主的症候群。一般常称"臀上皮神经损伤""臀上皮神经痛""臀上皮神经嵌压症"。青壮年及体力劳动者多见，在腰腿痛中占 16.38%，多为一侧腰臀部弥散性疼痛或麻木，呈钝痛、酸痛等，疼痛往往呈持续性，向臀下方及腘窝放射，绝大多数患者疼痛不超过膝关节，临床上较多见，且易被误诊为腰椎间盘突出症。

### 【有关解剖】

腰部脊神经后支的外侧支向外下行走，其肌支支配骶棘肌，皮支下行至臀部称为臀上皮神经。臀上皮神经来自 $L_1 \sim L_3$ 脊神经后支的外侧支，其穿出横突间韧带骨纤维孔后，走行于第2、第3、第4腰椎横突的背面，紧贴骨膜，经过横突间沟，穿过起于横突的肌肉至其背侧下行。在距离躯体中线约 7cm 处，$L_4$ 穿过髂嵴后部。在这个部位，它穿越一个由上为腰背筋膜与下为髂嵴后缘所构成的骨纤维孔道，即"入臀点"，进入臀部。这个孔道有时像紧紧包绕这些神经的束膜，狭窄时可对其形成压迫。臀上皮神经进入臀部以后，继续在浅筋膜中走行，可达腘窝平面之上，分布于臀部外侧及大转子部皮肤，司该区的皮肤感觉功能。臀上皮神经至少有 2 条，其直径为 $1 \sim 2mm$，较细的外侧支在髂嵴部位通过腰背筋膜，正与臀部扳机点的位置一致，较粗大的内侧支在距前者 $1 \sim 2cm$ 处贴髂嵴走行。在一些患者中，内侧支仅在神经纤维管打开时方可在扳机点下的髂嵴上看到。

### 【病因】

1. 腰臀部急性或慢性外伤：外伤易引起位于骨纤维孔道部位的皮神经充血、水肿及其周围软组织的纤维增生而引起对该神经的卡压。

2. 臀部纤维织炎：神经穿过韧厚的骨纤维孔道处若患有纤维织炎，致使局部纤维增生，而导致该神经支受卡压。

3. 医源性原因：做脊柱融合术时，在髂嵴后部取髂骨植骨可并发对此神经的损伤。

4. 其他：腰背筋膜的深面有较丰富的脂肪，尤以女性明显，当臀上皮神经行走过程穿过脂肪团块或受较大的脂肪团块压迫等致病因素。

### 【发病机制】

有报道对 30 例成年男尸 60 例的腰神经后支进行解剖研究及临床观察发现，臀上皮神经在髂嵴"入臀点"处被骨纤维管固定，若此管狭窄可致臀上皮神经卡压或牵拉损伤，但不可能向外滑脱，即所谓"出槽"。臀部纤维组织增生和变性，可引起臀上皮神经"入臀点"处的骨纤维管狭窄，神经在此狭窄的管道内受到卡压，并与周围组织粘连是发生臀痛的主要原因。一般认为，皮下组织变性、纤维组织增生及感觉神经对机械性刺激过敏可导致本病。

临床上各种原因导致神经受卡压，神经损伤后，本身及周围组织充血水肿，局部软组织压力增高，造成纤维管内静脉回流障碍，致使压力增大而影响臀上皮神经，该神经及周围组织发生无菌性炎症出现腰臀腿部疼痛、麻木等症状。尤其是局部遭受直接暴力的撞击，使臀上皮神经在髂嵴下方一段筋膜穿行中损伤、离位而发病，或由于局部软组织损伤后张力增高而出现反应性充血，继而机化粘连，压迫或牵拉刺激臀上皮神经而出现症状。

**【临床表现】**

青壮年及体力劳动者多见，发病多与腰、臀部外伤有关，多为单侧性，双侧少见。表现为臀部疼痛，腰部运动受限，屈曲时最甚，可扩散到大腿及腘窝，但极少涉及小腿；呈酸胀痛、刺痛，有时较为剧烈，当咳嗽、体力劳动后、翻身或解大便时疼痛加重，臀部可有麻木感，但无下肢麻木。患者常诉起坐困难，由坐位改为直立位时或直立位下坐时，感到腰部无法用力，疼痛加剧。体检臀部有明显压痛，压痛点均在后正中线外 10cm 以内及髂嵴下 2.5cm 以上的范围内，伴不同程度的腰椎活动受限，直腿抬高试验均在 70° 以上，用 1% 普鲁卡因 5~10mL 痛点注射可使疼痛缓解或消失。

**【诊断依据】**

1. 臀部疼痛，腰部屈曲时加剧，伴有下肢牵涉性疼痛，但多不过膝。
2. 患侧臀部在距中线 10cm 以内、髂嵴下 2.5cm 以上部位有一固定压痛点。
3. 诊断性阻滞试验阳性：2% 利多卡因局部阻滞，瞬时内症状缓解或消失。
4. 腰椎骨盆片无明显异常，部分患者可见腰椎退行性改变。

## 二、射频治疗

**【适应证】**

1. 诊断明确。
2. 经非手术疗法治疗无效，且已影响日常生活及工作者。
3. 除外局部肿瘤或感染。
4. 诊断性阻滞阳性。

**【禁忌证】**

1. 诊断不明确或局麻药试验性阻滞无效者。
2. 凝血功能障碍者。
3. 全身感染或穿刺点局部感染者。
4. 病人有顾虑或精神不稳定者。

**【术前准备】**

1. 术前签字：患者签署知情同意书。
2. 术前用药：注意给予镇痛、镇静药物，或给予静脉患者自控镇痛泵，减轻患者治疗过程的疼痛与焦虑不适。
3. 仪器与射频套针：准备好射频镇痛仪及 10cm 长、10mm 裸露针尖的射频套针。

**【操作方法】**

1. 体位：取俯卧位，下腹垫枕，使臀肌放松。
2. 标记皮肤穿刺点：
（1）皮肤标记出患侧髂嵴。
（2）在髂嵴下的髂骨上按压，标记出压痛点，每点相距 1.5~2cm。往往在第 3 腰椎棘突与股骨大转子连线跨过髂嵴处压迫时可引出牵涉痛，称 Tinel 点。
3. 常规皮肤消毒与无菌铺巾。
4. 局部麻醉：
（1）用 0.5% 利多卡因在髂骨后的普通压痛点上做从皮肤至骨面的浸润麻醉。
（2）Tinel 点则仅做皮肤及皮下的局麻。
5. 穿刺与电刺激：
（1）在普通压痛点上，穿刺针与皮肤垂直穿刺直达髂骨。

（2）在 Tinel 点的穿刺，射频套针到达皮下组织后，启动感觉电刺激，50Hz 频率和 1V 电压，如果患者出现臀腿部异感应调整针尖方向。小心探索无痛的进针途径，直到遇到骨质。

6. 射频热凝：

（1）普通压痛点上启动射频热凝功能，75℃，持续作用 15s。

（2）Tinel 点上启用射频热凝功能，调节温度至 50℃，持续作用 60s。

【术后处理】

1. 镇痛：给予口服消炎镇痛类药物 1 周。

2. 理疗：治疗结束 24h 后可以物理治疗。选择微波、超声波或偏振红外线。

3. 射频松解：如果症状未完全消除，可给予补充穿刺射频松解治疗。同一部位可安排在 7d 后操作，不同部位可在次日再做。

（黄乔东　刘少颜　方泽臧）

## 第六节　干性坐骨神经痛射频镇痛治疗

### 一、疾病概述

干性坐骨神经痛是指由于坐骨神经行径上的某种因素致使穿过的坐骨神经干受到卡压，临床上出现其神经支配区的运动、感觉和反射异常等症状和体征，具有疼痛发作剧烈、难以缓解、行走坐卧困难等特点。坐骨神经痛是沿坐骨神经干通路及其分布区的疼痛，疼痛以单侧多发，始于臀部或下腰部，沿股后侧向下扩散，可呈持续性钝痛、刀割样或烧灼样疼痛。弯腰或活动下肢时可诱发和加重疼痛。本病可分为原发性和继发性，原发性坐骨神经痛多与免疫性炎症或感染有关，继发性坐骨神经痛由神经通路的邻近组织病变，产生机械性压迫或粘连所引起。

【有关解剖】

坐骨神经为一混合神经，但以运动神经为主。起自脊神经的 $L_4 \sim L_5$、$S_1 \sim S_3$ 前股与 $S_1 \sim S_2$ 脊神经后股。其外有一结缔组织鞘膜，在鞘内该神经分为胫神经与腓总神经两干，并于大腿后方下 1/3 处分开而各自向下走行。坐骨神经的运动神经纤维，除发出至髋关节囊后部的关节支与大腿后肌群外，主要通过胫神经和腓总神经支配膝以下的诸肌群；感觉神经纤维主要司小腿外侧、足底和足前部皮肤；神经反射主要是影响跟腱反射和跖反射。

坐骨神经在臀部的体表投影，位于髂后上棘至大转子连线的中点在坐骨结节与大转子之间延伸向下。

1. 坐骨神经盆腔内段：各腰骶神经支汇集成骶丛，并呈倒伞状向下形成扁平的坐骨神经干，在梨状肌前方向下走行。其前方相当于坐骨直肠窝处为疏松的盆腔外脂肪，稍下为闭孔筋膜，内侧为臀下动脉、静脉及神经，外侧偏前为髂骨缘，间以脂肪组织。

盆腔段有上、下两口和前、后、内、外四壁。上口即盆腔口，呈半月形，亦称半月裂孔。它位于盆腔腹膜外疏松的结缔组织中，相当于第 5 骶椎上缘平面。半月裂孔的前缘呈弧形，称半月弧；其前外侧部分是尾骨肌的上缘，长 2.4~3.6mm，后缘平直，称半月弦，长 3.7~5.1cm。上口扁而狭，裂隙宽度仅为 0.6~1.0cm。下口，即梨状肌下孔，是一呈三角的裂隙。前为上孖肌上缘，长 2.8~4.0cm。后为梨状肌下缘，长 3.3~4.5cm。内为骶结节韧带。前壁为闭孔内肌及坐骨大切迹，长 1.7~2.7cm。后壁为梨状肌，长 2.8~4.2cm。内侧壁为骶棘韧带和骶结节韧带，长 1.2~2.2cm。外侧壁为坐骨大切迹及臀小肌与梨状肌接触部，长 3.1~4.3cm。

2. 坐骨神经骨盆外段：在相当于第 5 骶椎上缘平面，经梨状肌与骶棘韧带间隙上方走出骨盆。在刚出骨盆 2~3cm 处，坐骨神经位于上孖肌、闭孔内肌、下孖肌与后方的臀大肌之间走行。再往下行达大转子水平处，则前方为股方肌、后方为臀大肌与内侧为股二头肌所形成的三角间隙中。至股骨上 1/3 处，坐骨神经前方为内收肌群，内侧尚有半腱肌与半膜肌伴行。在此行径中，形成一条肌纤维管道（图 2-5-6-1）。

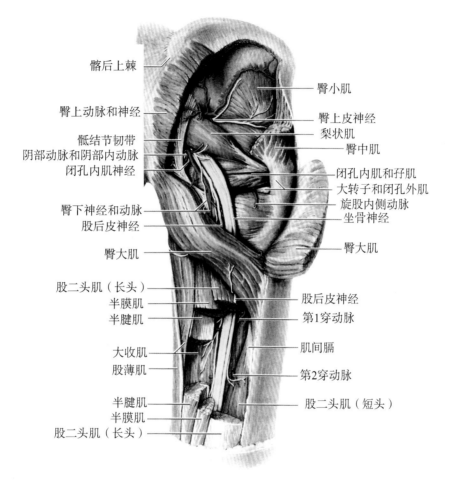

图 2-5-6-1　坐骨神经在梨状肌、臀大肌的前面，上、下孖肌、闭孔内肌后面穿过

3. 坐骨神经出口：坐骨神经盆腔出口是坐骨神经穿过骨盆后壁进入臀部的一个骨纤维性管道。上自盆腔口，下至闭孔内肌上缘。其定位是以坐骨神经穿出盆腔的起点为中心，即以梨状肌下缘为界，分为梨状肌下缘以上的盆腔段和以下的臀段（图 2-5-6-2）。臀段上接梨状肌下孔，下至上孖肌及闭孔内肌上缘，长 2.1~3.3cm。前壁为上、下孖肌和闭孔内肌；后壁是臀大肌；内侧为坐骨结节上部及臀下血管神经；外侧为髂骨缘与梨状肌向下走行的内侧缘，相邻股骨转子窝及股骨颈。此出口的大小，据赵定麟等在活体上测定，为可毫无阻力地通过一个示指，出口直径在扩张情况下一般不小于 1.5cm。但在下肢内旋时变小，外旋时无改变。坐骨神经盆腔出口的体表投影位于坐骨结节至大转子顶点之间连线的中内 1/3 分界点向上 2.5~4cm 处。

坐骨大孔是坐骨神经盆腔出口段中最关键的部分，由伸展性很小的骨与韧带围成。坐骨大孔内结构排列可分肌层和血管神经层两层。肌肉是位居后方的梨状肌，其占据坐骨大孔的大部分。血管神经层位居前方，从前方向后内依次为臀上血管神经束、坐骨神经、股后皮神经、臀下血管神经束和阴部血管神经束。

4. 坐骨神经的血供：在坐骨大孔内各种结构中，血管的形态学变化较大，特别是静脉部分，往往重叠交错，盘曲缠绕，并与周围组织粘连。在尸体标本上，静脉由于血块充填多寡不同，以致管径变异的幅度很大，是影响坐骨大孔这个间隙容积最大的一种结构（图2-5-6-3）。

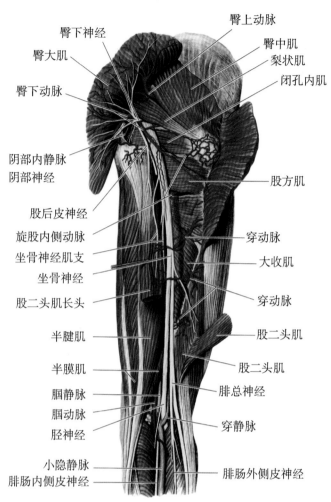

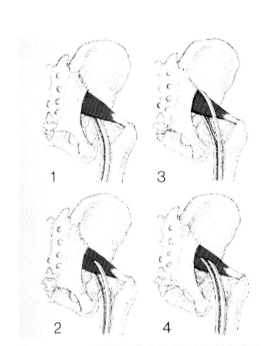

图2-5-6-2　梨状肌的体表投影及坐骨神经变异

图2-5-6-3　坐骨神经周围的血管

血供来源是多源性、节段性。在盆腔出口段可以分为根部滋养血管和干部滋养血管，根部滋养血管从坐骨神经起始部的前上方进入，由骶外侧动脉和臀上、下动脉发出，施行松解术时，一般不会伤及。干部滋养血管由臀下血管、阴部内血管或它们发往髋关节后方的分支发出。此段坐骨神经干的滋养血管1~3支不等，外径平均0.3~0.7mm，在梨状肌下缘以上有滋养血管进入的较少，在梨状肌下缘以下有滋养血管进入的较恒定（占90%）。滋养血管进入神经干的部位多在后内侧部（占80%），少数在神经干后部或前部。

臀段的内侧邻近较粗的臀下血管本干、臀下神经及股后侧皮神经，背侧面有臀下血管所发出分支跨越。横越坐骨神经背面的血管多分布至股骨头、大转子和髋关节，且管径较粗。神经外侧无重要结构毗邻，前方有发往上孖肌、闭孔内肌、下孖肌和股方肌的两支小神经。坐骨神经出口的臀段周围有较丰富的结缔组织，在解剖标本上容易看到高度瘀血的静脉，常呈结节状，并容易与结缔组织粘连。

【发病机制】

干性坐骨神经痛，受累部位以盆腔出口处最多见，如梨状肌综合征，由于梨状肌的急性损伤、慢性炎症形成纤维束或瘢痕条索，加上局部解剖学变异，可以造成坐骨神经局部受激惹或受卡压而产生一系列临床表现。

局部组织长时间遭受外伤、劳损、寒冷刺激的持续作用，可引起臀深部组织的纤维组织炎。早期表现为局部组织水肿与渗出，使多量的纤维蛋白渗出，后期逐渐形成粘连，致使组织内压明显升高，经测定，盆腔出口部组织液压的正常值为 6~10.5mmHg，而此时可高达 17~29.5mmHg，为健侧的 1~2 倍。此种高压状态和炎性改变可能在臀大肌内更为广泛，病理切片上显示臀大肌肌纤维横纹减少或消失之变性样改变，而表浅的深筋膜则呈现肥厚、粘连及变性外观，从而更增加了局部组织的内压，缩小了出口处的有效空隙。与此同时，由于坐骨神经本身的敏感性及其在解剖上被固定于狭小的骨盆出口之中而最先遭受压迫，并出现和压迫强度与持续时间相一致的临床症状。

神经干受压后，早期为功能性改变，解除压力后可在短期内恢复，但如果长期压迫，致使发生器质性改变时，特别是在伴有明显外伤情况下，则难以完全恢复。神经干受压后，从机能改变到器质性改变的机制目前虽不十分清楚，由于压迫必然引起神经局部的缺血、内膜水肿，并影响与干扰轴突的生理功能。若水肿持续存在，内膜可形成粘连，且继发静脉压升高，加之局部的机械性压迫因素及粘连形成，则引起血管支增生扩张和动脉管壁增厚等一系列继发改变的恶性循环。因此，局部的血管怒张和厚壁血管形成，与其说是本病的原因，不如说是本病的发病结果，并又构成使症状持续存在而加重的原因。治疗的目的就是要设法打断此恶性循环，以促使神经功能早日恢复。

【病理解剖】

本病的病理解剖改变主要有以下几个方面。

1. 纤维粘连：以骨盆出口周围为明显，病变视病程的早晚不同而不同。早期的薄膜状纤维蛋白析出，中期的束带状粘连物及后期的条索状瘢痕组织出现，以致将坐骨神经包绕、牵拉，并影响坐骨神经的正常血供和静脉回流。

2. 臀肌变性：可与纤维粘连同时出现，多发生于外伤或重手法推拿术后。局部肌纤维及筋膜组织可出现水肿、胞质外渗、蛋白析出，渐而呈现肌纤维不同程度的变性改变。成纤维细胞活跃，并在肌纤维组织内增生，最后使肌纤维形成纤维化及筋膜肥厚样改变。

3. 血管支增粗及静脉回流受阻：多为继发性改变，主要由于纤维粘连物在血管外周包绕、收缩及纤维化，以致形成动脉壁增厚、管腔狭窄。静脉近端受阻后，因血管回流障碍而引起扩张，甚至可呈瘤状，并有"水囊"样肿物出现。

4. 其他病理变化：如果神经干长期受条索状束带卡压可以出现变性样改变。梨状肌亦可出现与臀大肌相似的改变。少数病例在出口处发现有脂肪瘤样组织，并对坐骨神经干构成压迫。

【病因】

引起坐骨神经盆腔出口狭窄，造成对神经卡压的原因如下。

1. 局部外伤。

2. 臀部肌肉慢性劳损。

3. 寒冷刺激。

4. 局部长时间的持续压迫。

5. 肿瘤。

【临床表现】

此症发病可急可缓，慢性者多有间歇性。疼痛以单侧多发，一般无腰痛症状，疼痛常从臀部向大腿外侧、小腿后外侧及足部外侧放射，可呈持续性钝痛、刀割样或烧灼样疼痛，弯腰或活动下肢时可诱发和加重疼痛，咳嗽、排便等增加腹压动作对症状无明显影响。体查可见其所支配股后、小腿前后及足部诸肌群的运动障碍和小腿外侧、足底、足前部的感觉障碍，如患侧大、小腿的肌萎缩和肌无力，尤其多见于伸腿、伸趾及胫前肌的肌力减弱，甚或出现足下垂。感觉障碍可表现为感觉迟钝或过敏。同时还可出现跟腱和跖反射的减弱或消失等异常。赵定麟等报道的一组 48 例中，均有典型的坐骨神经放射痛，出现肌萎缩者 31 例，感觉障碍者 33 例。

**【体格检查】**

1. 压痛点：以坐骨神经盆腔出口部体表投影位置（环跳穴处）压痛最剧，且疼痛沿神经干走行向下放射。部分患者还伴有腘窝、腓骨头后方等处压痛。

2. 下肢内旋试验：下肢内旋使梨状肌及上孖肌、闭孔肌和下孖肌等处于紧张状态，以致加重出口处狭窄，可诱发坐骨神经症状。其中半数内旋小于30°时，即开始出现坐骨神经刺激症状，并随着内旋程度的增加而症状加重，除沿坐骨神经走行的放射痛外，还有小腿外侧达足底部的麻木感。

3. 直腿抬高试验：一般为阳性，其疼痛程度介于根性痛和丛性痛之间。

4. 臀部压痛点加强试验：脊柱过伸时压痛减轻而屈曲时压痛加重。

5. 脊柱伸屈试验：前屈时下肢疼痛加重，后伸时减轻或消失。

**【辅助检查】**

1. X射线检查：帮助除外局部的其他骨质病变。

2. 肌电图检查：肌电图可呈现震颤电位或单纯相等变化，神经传导速度的测定可判断神经受损的程度。

**【诊断依据】**

1. 患者大多既往有外伤史。

2. 主诉臀痛及沿坐骨神经走行的放射痛。

3. 臀部"环跳穴"处明显压痛及放射痛，并伴有大、小腿肌萎缩及大腿后群、小腿诸肌群的肌力减弱及小腿外侧、足底和足前部皮肤感觉障碍，跟腱反射及跖反射减弱。

4. 下肢内旋试验阳性。

## 二、射频治疗

**【适应证】**

1. 诊断明确，经非手术疗法治疗无效，且已影响日常生活及工作者。

2. 除外椎管内疾病及腰骶部肿瘤。

3. 除外盆腔疾病及盆腔肿瘤。

4. 对已施椎管内手术者，确定有否椎管内根性痛。

5. 与椎管内或其他疾病并存者，已沟通并做好治疗计划。

6. 保守治疗无效的继发于肿瘤侵犯的下肢远端持续性疼痛。

**【禁忌证】**

1. 诊断不明确。

2. 局麻药试验性阻滞无效者。

2. 凝血功能障碍者。

3. 全身感染或穿刺点局部感染者。

4. 患者有顾虑或精神不稳定。

**【术前准备】**

1. 术前签字：患者签署知情同意书。

2. 术前用药：注意给予镇痛、镇静药物，或给予静脉患者自控镇痛泵，减轻患者治疗过程的疼痛与焦虑不适。

3. 仪器和射频套针：连接射频仪电源及患者身上的负极板。选用10~15cm长、1cm裸露针尖的射频套针。

**【操作方法】**

1. 体位：患者俯卧位。

2. 皮肤定位：大转子后方分别至骶骨角和髂后上棘各画一连线，两条连线内为梨状肌体表投影。该区内的按压痛点每相距 1.5~2cm 做皮肤标志。如按压引出下肢麻木时为 Tinel 点要特别标注，穿刺时尤其小心和应用 1.7V 电压以内的运动刺激监测下进针（图 2-5-6-4）。尽量使用 B 超引导下穿刺。

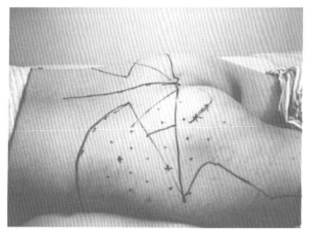

图 2-5-6-4　坐骨神经松解治疗前皮肤穿刺点定位

3. B 超引导下穿刺：将 B 超探头置于臀肌水平显示的是坐骨神经的短轴，位于坐骨结节和股骨大转子两个高回声的骨性突出之间，通常更靠近坐骨结节（内侧），可见一个椭圆形或者接近三角形的高回声结构为坐骨神经（图 2-5-6-5）。

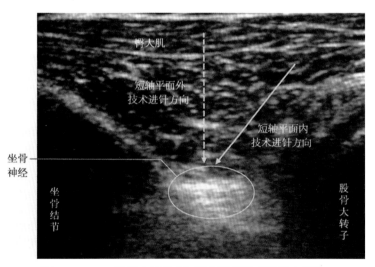

图 2-5-6-5　股骨大转子水平坐骨神经横截面超声图像

（摘自《超声引导下的区域阻滞和深静脉穿刺置管》王爱忠，谢红，江伟主编，2011 年 4 月出版）

4. 穿刺进针：

（1）常规皮肤消毒铺巾。

（2）皮肤和皮下组织用 0.5~0.25% 利多卡因浸润麻醉。

（3）针尖向着大转子或坐骨结节的骨面方向。

5. 电刺激下穿刺：

（1）B 超下看到坐骨神经，平面内穿刺方法：引导穿刺针进入并靠近神经，结合射频仪的运动刺激功能能看到臀肌的搐动。

（2）针尖进入皮下组织2cm，启动射频仪的运动刺激功能，2Hz频率和1.5V电压，根据患者肌肉搐动情况状况向骨面小心进针。

（3）在运动电刺激下：①无臀肌或下肢肌肉搐动时，可继续缓慢向肌肉深部推进针尖，直至针尖遇到骨质；②有肌肉搐动时，则将针尖向上、下、左、右方向倾斜，观察并寻找无搐动或搐动最弱的角度再进针；③如果各方向均有明显的搐动，将刺激电压减至1V，仍有搐动时停止进针；④当穿刺针遇到骨质并在电刺激为2Hz、1V以上的电压下不出现肌肉搐动、痉挛或疼痛时，可予以射频治疗。

5. 射频热凝：

（1）每个穿刺点到位后可启动射频热凝功能，加温至50℃、持续60s。

（2）如果确定电刺激下的针尖不能避开神经，在0.5~0.7V电压时有肌肉搐动，可启用脉冲射频，42℃持续作用120s。

**【注意事项】**

1. 因为可能会影响电刺激的效果和误伤坐骨神经，应避免在肌肉层与射频治疗点上给予局麻药。患者穿刺点较多时可考虑分次治疗或给予浅静脉麻醉下治疗。

2. 如果条件允许，尽量在B超引导下穿刺操作，提高安全性。

3. 穿刺时应注意判断相关骨性标志的位置与进针深度。当穿刺针超过预计深度仍未遇到骨质时要退针更换穿刺方向，避免穿刺针滑入过深误伤盆腔或股骨前方的组织。

**【术后处理】**

1. 给予口服消炎镇痛类药3~7d。

2. 理疗：治疗结束24h后可给予臀部治疗区物理治疗，选择微波、超声波或偏振红外线。

3. 射频松解：如果症状未完全消除，可给予补充穿刺射频松解治疗，同一部位可安排在7d后操作，不同部位可在次日操作。

（黄乔东　宫庆娟　郭佳妮）

第三篇

# 椎间盘射频治疗

# 第一章　椎间盘射频绪论

## 一、椎间盘解剖结构

椎间盘由纤维环、髓核、透明软骨终板和 Sharpey 纤维组成。纤维环由坚韧的纤维组织环绕而成，它包含了 10~20 层的胶原纤维，称为板层。外层主要是 Ⅰ 型胶原纤维，排列密集，部分胶原纤维插入椎体；内层主要是较低密度的 Ⅱ 型胶原纤维，与外层相比，缺乏明显的板状排列。髓核是位于每一个椎间盘中心的含水的胶冻样物质。它外观呈半透明的凝胶状，主要由软骨基质和胶原纤维组成，通过 Sharpey 纤维附于椎体骺环。透明软骨终板是椎体的上、下软骨面，构成椎体的上、下界，与相邻椎体分开。Sharpey 纤维围绕于椎间盘的最外层，主要由胶原纤维组成，无软骨基质。

### （一）颈椎

颈椎有 7 个椎体、6 个椎间盘，颈椎间有 14 个关节突关节（常说的小关节）和 5 对 Luschka 关节（钩椎关节），肌肉和韧带结构不但受第 11 对脑神经的支配，同时还受位于两侧的 8 对颈神经的支配。

椎动脉在第 1~6 颈椎横突孔穿行，在寰椎部位进入寰椎和枕骨之间的硬脑膜时形成一个小的血管弓，脊髓和神经根是由两侧的椎动脉分支——脊髓内动脉供给，其与神经根伴行。

颈段各椎骨间以韧带、椎间盘和关节等互相连结。椎体自第 2 颈椎下面起，两个相邻椎体之间，由具有弹性的椎间盘连接；椎体与椎间盘的前后有前、后纵韧带及钩椎韧带等连结；椎弓间则通过关节突关节、黄韧带、棘间韧带、棘上韧带和项韧带、横突间韧带相连结。颈椎的韧带多数由胶原纤维组成，承担颈椎的大部分张力负荷。除黄韧带外，其余大部分韧带延展性低，是颈椎内在稳定的重要因素。韧带的弹性，一方面保持颈椎生理范围内的活动，一方面又有效地维持各节段的平衡。黄韧带在颈椎后伸运动时缩短、变厚，屈曲时延伸、变薄。年轻人的黄韧带在压力作用下缩短、增厚，不易突入椎管，但随年龄增长，黄韧带弹性降低，则易折曲而不缩短，突入椎管产生脊髓压迫。椎间盘的生理功能除了连接相邻颈椎外，更重要的是减轻和缓冲外力对脊柱、头颅的震荡，保持一定的稳定性，参与颈椎的活动，并可增加运动幅度。

颈椎间盘的总高度为颈部脊柱高度的 20%~24%，颈椎间盘的前部较后部为高，从而使脊柱颈部具有前凸曲度。颈椎间盘和与之相连的椎体的形状并不完全一致，椎间盘的横径较椎体为小，椎体外下部的圆形缘和相邻椎体外上部的椎体钩叠合形成钩椎关节。

### （二）胸椎

1. 椎体：胸椎椎体后部有肋凹和肋头相接，与相应的肋头形成肋头关节。在发生过程中，第 2~9 肋头上移，与上一节胸椎椎体形成关节。因此，第 2~8 胸椎椎体两侧各有一个上肋凹和一个下肋凹，第 1 胸椎有一个全肋凹和一个下肋凹，第 9 胸椎有一个上肋凹，有时也有一个下肋凹。第 1、第 10、第 11 及第 12 胸椎椎体侧面的肋凹较大。中段胸椎椎体呈心形，矢径较横径大，后缘较前缘高，全体形成一个后凸曲度。胸椎椎体由上向下逐渐加大。

2. 横突：胸椎每侧横突有横突肋凹与肋结节形成的肋横突关节。横突短粗，朝向后外。横突由上向下渐小，下两个缩小，不再支持副肋。第 12 胸椎横突有三个结节，相当于腰椎横突、乳突和副突。

3. 棘突：胸椎棘突细长，伸向后下，彼此叠掩。在 12 个棘突中，中部 4 个棘突几乎垂直向下，上 4 个棘突排列接近颈椎。下 4 个棘突排列接近腰椎。

4. 关节突：胸椎的关节突呈额状位，位于以椎体靠前侧为中心的弧度上，上关节突朝向后外，下关节突朝向前内。这种构造有利于胸椎的旋转运动。

胸椎间盘有 12 个。在胸段脊柱、肋骨和胸骨构成的胸廓限制了脊柱的伸屈和旋转运动。胸椎间盘突出症的发病率比较低，胸椎间盘突出症临床虽然少见，但是一旦发生，其造成的病理性损害比较严重，甚至可以引起瘫痪。这与胸椎管腔代偿性间隙小及胸椎血供差有关，尤其在胸第 4~9 胸椎之间的血供最少。

**（三）腰椎**

腰椎间盘上、下椎体软骨终板断面的厚度，在左、右矢状面前中后三点处的厚度无显著差异。不同平面的椎间盘上、下椎体软骨终板厚度略有不同，第 1、2 腰椎处较薄，第 4、5 腰椎处较厚，第 5 腰椎、第 1 骶椎处又略薄。性别之间椎间盘面积有明显差异：男性椎间盘面积大于女性，椎间盘与相邻腰椎椎体高度比值，成人为 0.3~0.6。腰骶椎间盘的后缘正常呈平直或轻度后凸。在腰骶椎间盘的后缘与硬膜囊的前面之间有丰富的硬膜外脂肪，这对解释 CT 图像有很大帮助，显影清晰的硬膜外静脉通常见于这些脂肪层内。

腰椎间盘前部和两侧部主要接受脊神经脊膜支（窦椎神经）的纤维。窦椎神经多发自脊神经后支，也可发自总干，接受交感神经小支后经椎间孔返回椎管，故又名返神经。窦椎神经先贴行于椎间盘后面，发出升、降支沿后纵韧带两侧上、下行，可各跨 2 个椎间盘，共分布至 4 个椎体，其横支可与对侧吻合。窦椎神经分布于椎管内诸结构，经组织学观察，其感觉神经末梢在后纵韧带、硬脊膜的前部、神经根袖、椎管内前静脉丛的静脉壁等处的密度最高，椎骨骨膜及硬脊膜的侧部次之，硬脊膜囊后部及黄韧带内最为稀少。

第 4、5 腰椎间盘的左前面为腹主动脉，右前面为下腔静脉，左、右交感干分别位于椎间盘与腹主动脉、下腔静脉之间，两侧为腰大肌及其筋膜、后腹膜及腹腔脏器，腰丛位于腰大肌深部、横突的前方，腰丛与横突间隔以少量的肌纤维。

第 5 腰椎与第 1 骶椎椎间盘前厚后薄，前面隔后腹膜与腹腔脏器相邻，两侧为髂腰肌、$L_5$ 神经根、髂总静脉。$L_5$ 神经根自第 5 腰椎与第 1 骶椎椎间孔穿出后走行于第 5 腰椎横突、髂腰韧带与骶骨翼之间形成的拱形隧道内。第 5 腰椎处的根动脉大都是髂腰动脉的分支，少数直接由髂总或髂外动脉发出，进入椎间孔，根静脉汇入髂腰静脉或髂总静脉。在此拱形隧道内，神经根居于内侧，血管在外侧。

## 二、椎间盘的血管与神经

10~20 岁以后椎间盘内的血管消失，椎间盘的营养只能靠软骨板类似半透膜的渗透作用获得，并且具有较高的新陈代谢作用。在椎间盘的前后缘的纤维环周围有来自节段性动脉分支的小血管穿入。椎间盘的神经分布与血管相似，在纤维环的周边有丰富的神经末梢，其深部、软骨板和髓核内无神经纤维。椎间盘的神经支配可以分为三个区域。第一个区域是纤维环的后部，由窦椎神经支配。窦椎神经是脊神经的脊膜返支和交感神经灰交通支所组成的。每一个窦椎神经支配上一个脊椎节段及下两个脊椎节段。第二个区域是纤维环的两侧和前侧，其支配神经来源于脊神经的腹侧支和交感神经。第三个区域是纤维环的后外侧，其神经支配来源于灰交通支的终末支。健康的椎间盘仅在其外 1/3 的纤维环可发现神经末梢分布。有研究显示，交感神经系统对腰背痛的产生过程中起着重要的影响。

## 三、椎间盘突出症的病理生理

早期研究认为椎间盘突出症的病理机制是突出的椎间盘组织压迫神经根或神经根被牵伸是引起神经痛的原因。现代大量研究表明，突出的髓核即使没有对神经根造成机械性压迫也可以导致神经根损伤，原因是突出的髓核周围存在有各种炎性介质，如一氧化氮（NO）、磷脂酶 $A_2$（$PLA_2$）、乳酸、糖蛋白、氢离子（$H^+$）、缓激肽、血清素、组胺、乙酰胆碱、前列腺素 $E_1$、前列腺素 $E_2$、白三烯对神经根产生炎性刺激而导致患者疼痛。椎间盘组织是人体最大的无血供组织，髓核被纤维环包裹与血液循环相隔离，是隐蔽的自身抗原。当外伤或退变导致椎间盘抗原成分与血液循环相接触后，能产生免疫反应，导致活化免疫细胞因子，如白细胞介素-1β（interleukin-lβ IL-lβ）、IL-6、IL-18、肿瘤坏死因子（tumor necrosis factor-α TNF-α）等及免疫复合物（补体膜攻击复合物 C5b-9，IgA）的产生。由于椎间盘纤维环破裂和髓核突出导致了上述各种生物化学因子的产生、刺激窦椎神经和脊神经而引起疼痛。不论是什么原因，纤维环裂伤的椎间盘退变是导致椎间盘源性疼痛的关键因素。

### 四、治疗腰椎间盘突出症理念

疼痛是神经受到刺激而发出的异常信号，从椎间盘突出症的病理生理的发生过程看，不论是什么原因，纤维环裂伤的椎间盘退变是导致椎间盘源性疼痛的关键因素。因此，治疗病变的纤维环和突出的椎间盘组织，而不破坏中央髓核是治疗椎间盘突出症的核心问题。这样有利于最大限度地维护脊柱生物力学的稳定，有效避免脊柱不稳带来的并发症。

### 五、射频治疗椎间盘突出症

1996 年，Yeung 等采用射频技术治疗椎间盘突出症患者。1999 年，FDA 正式批准该技术可应用于脊柱微创外科，2002 年 9 月美国实施了第 1 例颈椎射频热凝手术并取得成功。射频热凝镇痛疗法与其他微创治疗技术相比有其独特的优点，主要表现如下：

1. 温度可控：射频镇痛仪可以记录毁损组织的温度。根据毁损组织和部位的不同，可从温控仪（0~100℃）选择不同的毁损温度。

2. 时间可控：在一个特定的温度下，毁损的范围取决于毁损的时间。在毁损的初始阶段，其毁损范围与时间呈线性关系，之后即达到一个稳定的平台状态。所以要产生一个温度调控的毁损，应该先把电压逐步提高，到达预期的温度时再保持 60s。这样就可以保证在该温度下所形成的损伤达到最大的范围。一般认为没有必要超过 60s。

3. 显示阻抗：大多数射频镇痛仪内设有一个电阻表，其电阻读数指示电极达到组织的阻抗，可用来协助定位。

4. 辨别神经：射频治疗的目的是选择性损伤感觉神经，因此应确保不会毁损感觉神经附近的任何运动神经。射频镇痛仪可以通过产生不同频率的刺激，来分辨感觉神经和运动神经。

5. 射频治疗椎间盘源性疼痛的机制：射频治疗是通过消融电极在椎间盘中将射频能量通过穿刺针尖端的裸露部分发射，产生高温，从而使突出部位的髓核产生明显的物理体积收缩，达到对椎间盘周围组织、神经根、血管、脊髓等减压效果，以消除和缓解临床症状。同时可使局部温度在短时间内增高，从而改善局部循环，使因疼痛引起的肌肉痉挛得以缓解和改善。热凝效应还有利于炎症因子、致痛因子、窦椎神经痛觉感受器的灭活和水肿的消除。也有人认为射频热凝可消除纤维环裂隙处退变的髓核，修补裂隙，同时可消除长入裂隙中的致痛神经末梢感受器，达到镇痛的目的。

国内在 2001 年底开始应用这项技术治疗颈、腰椎间盘病变，临床及基础研究均证实了该治疗方法安全有效。目前用于治疗椎间盘源性疼痛射频技术主要有等离子热凝椎间盘减压术、椎间盘内电热疗法和靶点射频热凝术三种。前两者属于双极射频，而后者则属于单极射频。三种射频技术各有不同的原理、操作方法、适应证和禁忌证。

（傅志俭　王君楠　李晓宏）

# 第二章　颈椎间盘突出症射频镇痛治疗

## 第一节　绪　论

### 一、颈椎间盘的解剖特点

1. 颈椎间盘是人体的重要结构：人体靠椎间盘使脊柱能支撑身体甚至头颅，并能有一定角度的活动。自第2颈椎下面起，两个相邻椎体之间均由具有弹性的椎间盘连接。颈椎间盘并不大，约1~2cm，它是全身脊柱的颈段中每两节椎骨之间的软骨盘。颈椎间盘的生理功能除了连接相邻椎体，保持脊柱的稳定性，参与脊柱的活动，增加运动幅度之外，更重要的是可以减轻和缓冲外力对脊柱、头颅的震荡。正常颈椎有7个椎体、6个椎间盘。

2. 颈椎间盘的特点：颈椎间盘与椎体的前后有前、后纵韧带及钩椎韧带等连结，由纤维环、髓核、透明软骨终板和Sharpey纤维组成。

（1）颈椎间盘的纤维环与腰椎间盘相同，颈椎间盘的纤维环由坚韧的纤维组织环绕而成，它包含了10~20层的胶原纤维，称为板层。外层主要是Ⅰ型胶原纤维，排列密集，部分胶原纤维插入椎体；内层主要是较低密度的Ⅱ型胶原纤维，与外层相比，缺乏明显的板状排列。Sharpey纤维围绕于椎间盘的最外层，主要由胶原纤维组成，无软骨基质。

（2）颈椎间盘的髓核是位于每一个椎间盘中心的含水的胶冻样物质。它外观呈半透明的凝胶状，主要由软骨基质和胶原纤维组成，通过Sharpey纤维附于椎体骺环。

（3）颈椎间盘的终板：透明软骨终板是椎体的上、下软骨面，构成椎体的上、下界，与相邻椎体分开。成人椎间盘几乎无血管，仅纤维环周围有来自节段性动脉分支的小血管穿入，多在椎间盘的前后缘。

（4）颈椎间盘的高度：颈椎间盘总高度为颈部脊柱高度的20%~24%。颈椎间盘的前部较后部高，从而使脊柱颈部具有前凸曲度。颈椎间盘和与之相连的椎体的形状并不完全一致，椎间盘的横径较椎体为小，椎体外下部的圆形缘和相邻椎体外上部的椎体钩叠合形成钩椎关节。

（5）颈椎间盘的神经：颈椎间盘的神经分布与血管相似，在纤维环的周边有丰富的神经末梢，其深部、软骨板和髓核内无神经纤维。椎间盘前部和两侧部的感觉神经主要接受窦椎神经的纤维。窦椎神经多发自脊神经后支，也可发自总干，接受交感神经小支加入后经椎间孔返回椎管，故又名窦返神经。窦椎神经先贴行于椎间盘后面，发出升、降支沿后纵韧带两侧上、下行，可各跨2个椎间盘，共分布至4个椎体，其横支可与对侧吻合。窦椎神经分布于椎管内诸结构，经组织学观察，其感觉神经末梢在后纵韧带、硬脊膜的前部、神经根袖、椎管内前静脉丛的静脉壁等处的密度最高，椎骨骨膜及硬脊膜的侧部次之，硬脊膜囊后部及黄韧带内最为稀少。

## 二、颈椎间盘周围结构

1. 韧带：颈段各椎骨间以韧带、椎间盘和关节等互相连结。颈椎有14个关节突关节和5对钩椎关节（即Luschka关节）。椎弓间则通过关节突关节、黄韧带、棘间韧带、棘上韧带和项韧带、横突间韧带相连结。颈椎的韧带多数由胶原纤维组成，承担颈椎的大部分张力负荷。除黄韧带外，其余大部分韧带延展性低，是颈椎内在稳定的重要因素。韧带的弹性，一方面保持颈椎生理范围内的活动，一方面又有效地维持各节段的平衡。黄韧带在颈椎后伸运动时缩短、变厚，屈曲时延伸、变薄。年轻人的黄韧带在压力作用下缩短、增厚，不易突入椎管，但随年龄增长，黄韧带弹性降低，则易折曲而不缩短，突入椎管产生脊髓压迫。

2. 颈血管：颈椎前面有颈动静脉通过。

3. 椎动脉：椎动脉在第1~6颈椎横突孔穿行，在寰椎部位进入寰椎和枕骨之间的硬脑膜时形成一个小的血管弓，脊髓和神经根是由两侧的椎动脉分支——髓内动脉供给，其与神经根伴行。

4. 神经：颈椎的神经也较复杂，肌肉和韧带结构不但受第11对脑神经的支配，同时还受位于两侧的8对颈神经的支配。其前面有迷走神经、副神经，下部还有颈交感神经节、膈神经、颈脊神经、臂丛神经等（图3-2-1-1）。

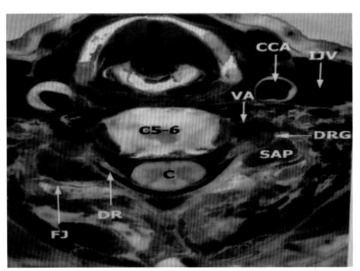

图3-2-1-1 第5、6颈椎椎间盘周围组织

C：脊髓，CCA：颈动脉，IJV：颈内静脉，VA：椎动脉，
DRG：后根节，SAP：上关节突，DR：后根，FJ：关节面

## 三、颈椎间盘射频治疗史

1981年，Sluijter和Mehta采用一种22G的细小射频针，针内置热电偶探头，减轻了患者经皮穿刺的不适和软组织损伤，避免了脊神经主干的机械性损伤。1996年，Yeung等采用射频技术治疗了椎间盘突出症。1999年，FDA正式批准该技术可应用于脊柱微创外科，2002年9月美国实施了第1例颈椎射频热凝手术并取得成功。

## 四、射频热凝仪治疗颈椎间盘的优点

因为颈椎间盘体积小，射频精确热凝的减压效应就很显著。与其他微创治疗技术相比，射频热凝仪治疗颈椎间盘比腰椎间盘更有其独特的优点，主要归纳如下：

1. 针径小：射频针的直径才1mm左右，比任何的颈椎微创用的工具都小。颈前的结构复杂，尤其是血管多，针径小就容易避免或减少血管创伤后颈部出血的危险，容易防避因大血肿压迫咽喉气管的严重并发症。

2. 辨别神经：射频镇痛仪可以通过产生不同频率的刺激，来分辨感觉神经和运动神经。其原设计目的是选择性损伤感觉神经。但在临床中发挥了此优势，在加温之前测试纤维环周围的神经位置，能保证热凝治疗中不会毁损椎间盘周围的神经根，尤其是颈部脊髓等重要结构。

3. 温度可控：射频镇痛仪可以实时反映椎间盘热凝的温度。医生可根据患者反应，使用不同的温度或随时停止加温。

4. 时间可控：在一个特定的温度下，射频毁损的范围取决于毁损的时间。可根据针的位置及患者反应，设计高温毁损的时间及线性平台。

（傅志俭　赵自平　王君楠）

# 第二节　颈椎间盘靶点射频治疗

椎间盘具有特定功能，椎间盘病变或治疗后对其功能必定造成影响。我国疼痛科医生发挥了射频穿刺套针直径小，射频技术能精确定位神经距离和控制热凝温度的优势。将射频针穿刺到突出物内加温，使突出物回缩从而缓解对神经的压迫与刺激，达到尽可能不影响椎间盘内髓核，又能缓解疼痛的作用，称为椎间盘靶点射频。

## 一、颈椎间盘靶点射频治疗适应证

### （一）诊断明确

1. 症状超过三个月：颈源性肩背痛或头痛，伴部分手臂间歇性麻痛，影响生活。

2. 体检：肩背部压痛轻，臂丛牵拉症、椎间孔挤压、颈牵引试验、头顶加压试验有一项以上阳性。

3. 影像学检查：颈椎 MRI 表现为颈椎间盘黑盘、纤维环有高信号、突出较轻，没有其他病灶，红外热像显示颈部、臂部低温。

4. 保守治疗：牵引可有短期效果，其他物理治疗效果不明显。

5. 椎间盘造影阳性：如果有多节椎间盘黑盘、膨出或突出者，需行椎间盘造影寻找责任椎间盘。即造影可以复制疼痛，局麻药注入椎间盘有较满意的镇痛效果。

6. 射频治疗有效：经过椎间盘射频治疗后症状减轻。

### （二）患者与家属理解并同意

1. 有强烈治疗欲望：理解并愿意接受射频治疗可能发生的疗效不佳。

2. 理解风险：理解并愿意接受微创治疗可能发生的并发症。

### （三）患者身体状态可安全接受治疗

1. 身体状态正常：无急性感染症状。

2. 沟通顺畅：能正确理解并述说身体感受。

3. 慢性疾病稳定：如心血管疾病控制良好，服用长效抗凝药已予转换。

## 二、颈椎间盘靶点射频治疗禁忌证

### （一）病情不适宜微创治疗

1. 非膨出型椎间盘突出：包括椎间盘突出、髓核游离、骨性椎管狭窄，出现高位肌麻痹或马尾神经症状者等。

2. 血液检查明显不正常：凝血功能严重异常，电解质严重紊乱者，或有急性炎症，或怀疑有其他严重疾病如白细胞、血沉、C-反应蛋白（CRP）等有任一项升高者。

3. 急性感染病灶：局部皮肤黏膜感染破溃，呼吸系统、泌尿系统或穿刺部位的急性感染。

4. 全身状况不稳定：心、肺、肾、肝等重要器官疾病衰竭期，或出血性疾病未控制，或甲状腺功能亢进症未能控制者。

5. 治疗部位不安全：穿刺治疗路径或部位有其他病变或变异，如甲状腺明显肿大、急性终板炎、椎体Ⅱ度以上滑脱、椎管内可疑占位等。

### （二）患者或家属不配合

1. 患者不能沟通：语言不通、无法交流，或精神不稳定，严重抑郁或焦虑状态未控制者。

2. 患者或家属不理解：对治疗有意见分歧者。

3. 没有签署知情同意书。

## 三、颈椎间盘靶点射频治疗技术

### （一）术前准备

1. 术前讨论：根据疼痛的位置及影像学证据，计划好治疗的靶点，器械使用单极还是双极射频。

2. 仪器及器械准备：常规准备射频镇痛仪与射频套针10cm长、5mm裸露针尖2~3根，检查仪器保证运行正常。

3. 围术期用药：

（1）麻醉：微创治疗及体位不适均增加患者创伤，根据各医院的情况术前用药，采用静脉强化麻醉加良好的局部浸润麻醉，建议短效的利多卡因加用罗哌卡因长效局麻药。但须患者保持清醒以能理解问题、感觉疼痛并及时沟通。

（2）预防用抗生素：颈部组织较复杂，靠近了包括食管、气管、咽、喉等有菌器官。手术当天预防使用抗生素，术前半小时应用广谱抗生素，术后用3d。

（3）使用阿托品：常规0.5mg肌内注射，以减少口咽分泌物及穿刺中对颈动脉窦的刺激反应。

4. 执行核对制度：

（1）病房的标记、手术室交接、穿刺开始前，认真执行三核对制度，以保证治疗部位的正确。

（2）核对准备的仪器、电极、穿刺针是否能正常使用，是否有备用1~2根穿刺套针。

5. 手术体位：患者取仰卧位，肩下垫枕，头伸直使颈前椎间隙尽量伸展，双肩贴身旁尽量下拉。

6. 监测生命体征：放置头架，鼻管吸氧，避免无菌布单覆盖面部时影响口鼻呼吸。台下有专人监测患者的生命体征，包括心电图、血氧饱和度与血压。

7. 无菌操作：因椎间盘无血管，抗感染能力低。注意遵守治疗环境、器械、布类、消毒铺巾等消毒无菌原则。

### （二）穿刺操作

1. 弯针技术：以方便穿刺与消融过程中调整针尖方向。如果购买的射频套针是直针尖，可将针前端5~10mm段向垂直面稍弯曲3°~5°，即弯向斜面的背侧，增加了斜面侧的阻力，更利于针尖向背侧推进。

2. 良好局部麻醉：针尖在皮肤及骨面各注射局麻药0.5mL左右，注射之前一定进行回抽无血操作，保证针尖不在血管里。建议用2%利多卡因加1%罗哌卡因各10mL，短长时程混合局麻药可减少术后的疼痛。等量混合后是1%利多卡因加0.5%罗哌卡因混合液。

3. X射线引导下穿刺：需X射线"C"型臂引导下穿刺，具体操作：

（1）X射线前后透视定位：可前后位和侧位透视，观察决定靶间隙并应用头足轴位调节使靶间隙位于透视野的中央，其椎间隙的上或下终板前后缘应重叠为一条线。颈部皮肤上放置定位格或金属物。

（2）推开颈动脉：①操作者位于患者右侧，在定位点的皮肤注射局麻药形成一个皮丘，左手中、示指在患者胸锁乳突肌内缘至气管旁之间触摸到颈动脉搏动后，将其推向外侧。手指从血管鞘内侧向骨面探索触摸到骨质，从外到内摸到骨质并判断：外面的骨往内有突起为横突，再触到坚硬平坦骨质可能是椎体，上、下椎体之间稍有弹性的并隆起的为椎间盘纤维环。②右手持局麻药注射器，针尖在左手指甲前沿直接刺到骨面，回抽无回血、无脑脊液后注射 0.5mL 局麻药。左手指保持接触骨面不动，右手拔出局麻针换用射频套针。射频针以 15°沿右指甲前直接穿刺进入椎间盘 3mm 或触及椎体骨质时暂停（图3-2-2-1）。

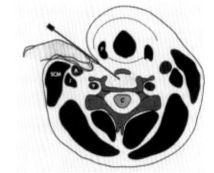

图 3-2-2-1　操作者手指推开颈动脉，使穿刺针从颈血管鞘和内脏鞘之间进入颈椎间盘中

（3）调整针尖进入椎间盘：以针尖位于前后位透视时靶椎间隙的棘突影右侧与钩椎关节之间为好，否则根据针尖与椎间隙的位置关系调整针头方向进入椎间盘。针头一旦进入椎间盘就会有进入橡皮的感觉，固定针头。再次透视判断。

（4）X 射线侧位证实：当前后位 X 射线透视显示针尖位置正确后，调节 X 射线为侧位透视，应见针尖位于靶椎间隙中。根据具体情况小心向椎间隙后沿推进针尖。

（5）射频针最终位置：应根据术前计划，多次在正侧位透视下调整穿刺方向，将穿刺针向靶侧推进直至侧位上针尖位于椎间隙椎体后缘，X 射线前后位示针尖位于靶侧小关节连线以内（图 3-2-2-AB）。

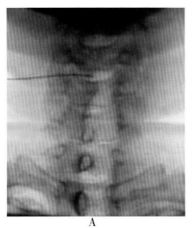 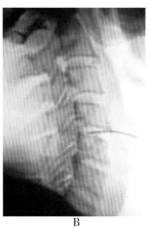

图 3-2-2-2　X 射线显示针尖到位
A. 前后位透视；B. 侧位透视

**（三）电刺激**

1. 感觉刺激：启动 50Hz、1V 电压的感觉刺激，应无手臂与颈肌的异感或疼痛。如有异感或疼痛应将针退出 1~2mm 直至异感或疼痛消失。

2. 运动刺激：启动 2Hz、1V 电压的电刺激，患者应无手臂与颈肌的搐动。根据术前椎间盘突出物情况再增加电源至 2V 电压。无肌搐动时可小心推进针尖，每次 1~2mm，直至出现肌搐动。如有肌搐动则减少电压至 1V，搐动消失为位置正确。如果仍有搐动将针退出 1~2mm 直至搐动消失。

**（四）射频热凝**

1. 加温测试：针尖位置确定后，在小心监测下启动射频加温功能。先从 50℃持续 20s 开始，一旦有肌搐动或异感则停止加温或拔出电偶电极。

2. 加温热凝：无异感时调节升高温度为 60℃、70℃、75℃、80℃，加温时间分别为 30s。直至原有患病肢体皮肤有温热感时维持 120s。

3. 严密观察：加温时操作者务必守在患者身旁密切观察并询问患者感觉，随时准备拔出电偶电极终止加温。当患病的区域有温热感为正常反应，一旦有痛觉、麻觉或非患病区域的异感均应立即停止加温或拔出电偶电极，待异感消失后降低一个等级的温度重新开启加热功能。或将射频针拔出 1~2mm，异感消失后重新启动加温功能。

### （五）注意事项

1. 仔细交流：患者应清醒、合作，能和医生清晰准确地交流其感受，才能进行颈椎间盘靶点射频。

2. 细心操作：颈椎部位有许多重要血管和器官，穿刺时操作者认真从血管鞘和内脏鞘之间进针。

3. 预防感染：颈椎间盘缺乏血管，一旦感染药物难以渗入，所以穿刺应严格遵守无菌操作原则。

4. 严密观察：穿刺针进入皮肤或椎间盘后，医生要密切关注患者的感觉和表现情况。因为颈椎间盘体积较小，患者咳嗽或吞咽动作均可使已进入椎间盘内的针尖脱出盘外划伤甲状腺或颈部大血管。

5. 分次进针：针尖进入椎间盘后，要反复进行正侧位 X 射线透视来判断针尖位置，缓慢分次推进，调整针尖在椎间隙内的位置。粗暴或大幅度进针者容易向后损伤脊髓或向对侧伤及椎动脉或脊神经。

### （六）并发症

1. 咽喉部疼痛：常见穿刺侧的损伤。

2. 出血：颈动脉、甲状腺动脉或椎动脉损伤出血，引发颈前部血肿。

3. 神经损伤：喉返神经损伤或交感神经节损伤，脊髓、脊神经根或臂丛损伤。

4. 感染：椎间隙感染或颈前组织感染。

### （七）术后处理

1. 局部按压止血：拔针后局部按压止血至少 10min 以上，如果颈部有肿胀，继续按压 30min 以上。术后 24h 内密切观察颈前组织状态，床边备好气切包或环甲膜穿刺包。

2. 术后 3d 不能离开病房：活动均需在医护人员视野内，密切观察颈部反应，包括肿胀、呼吸、吞咽、说话、体温等，及时发现慢性血肿、感染等症状。

3. 滴注抗生素：术后当天予以静脉滴注抗生素预防感染，一旦怀疑有感染可能时，应继续预防应用抗生素。

4. 甘露醇：如果颈手臂有新的疼痛，可用甘露醇静滴脱水。

5. 佩戴颈围：术后起床前佩戴颈椎固定支架固定，持续 1~2 周。2 周后如有间歇性位置性颈臂异感症状，还需要延长颈围保护时间至 4 周。佩戴颈围期间需行颈肌静力对抗锻炼。

6. 保健枕：术后予以元宝形保健枕承托、固定、牵引卧位时的患者颈椎，避免不良睡姿造成损伤。

（赵自平　李晓宏　方泽臧）

# 第三节　颈椎间盘等离子射频镇痛治疗

## 一、概述

等离子热凝术（coblation）是利用低温射频电流汽化皱缩髓核达到椎间盘减压效果，同时以热凝作用使椎间盘变性固缩，从而解除压迫的一种治疗方法。等离子热凝包括低温汽化和热凝固缩两个过程。鉴于其两方面的治疗作用，国外学者也将等离子热凝术称之为射频热凝髓核成形术（nucleoplasty）。其理论基础是：颈椎间盘体积的很小改变可产生压力的很大变化。它运用 40℃ 低温射频能量在髓核内汽化切开多个隧道，配合 70℃ 热凝，使胶原纤维汽化、收缩和固化，移除部分髓核组织，使突出的椎间盘压力降低，缓解对神经根的压迫，减轻疼痛和麻木等症状。

### （一）等离子射频原理

低温热凝的基本原理是利用射频电流（100 Hz）施加于生理盐水（$Na^+$），吸引大量 $Na^+$ 于电极周围，形成等离子颗粒区，形成 $50\sim100\mu m$ 的等离子薄层，这些在强大磁场下获得足够动能的自由带电粒子，能将组织细胞间的分子链（肽腱）撞击断裂，这种分解作用造成组织汽化消融，从而形成元素分子和低分子气体（$O_2$、$H_2$、$CO_2$ 等），在 $40\sim50℃$ 低温下对靶组织形成切割和消融效果，这些气体从穿刺通道逸出，从而达到减压的目的，因此热凝电极又称为等离子刀，该技术又称为等离子消融或低温消融。

此热凝过程可在 $40℃$ 温度下切断细胞分子连接，移除部分髓核形成孔道。当射频电场的能量作用于组织（包括血液）时，组织的阻抗会导致热效应，从而产生组织皱缩和止血作用。热凝过程即以精确加温（$70℃$）技术使髓核内的胶原纤维汽化、收缩和固化，使椎间盘总体积缩小。

### （二）等离子射频安全性

动物实验证实，低温等离子热凝技术具有精确去除软组织的功能。利用低温等离子热凝技术在髓核中打孔热凝后，髓核内仅产生一个直径约 2mm 的坏死带孔道，无炭化颗粒，孔道周围组织受到的热损伤极其轻微。当探头尖部温度为 $70℃$ 时，11mm 以外的组织温度低于 $42℃$（引起神经损伤的临界值）。Lee 等的研究发现，椎间盘电热治疗前后的生物力学测定显示，该手术对脊柱的稳定性没有影响。Nau 等在人类尸体模拟研究中，在椎间盘内记录到 $80\sim90℃$ 的短暂温度峰值，距离治疗电极 $3\sim4mm$ 处的髓核组织的温度可达 $60\sim65℃$，离电极 6mm 处则产生 $43℃$ 的累积热效应剂量。提示髓核成形术具有低温热凝和热凝两种效果。Chen 等通过新鲜尸体标本证实热凝术后腰椎间盘内压力降低程度与年龄、椎间盘是否退变有关，年龄越小、无椎间盘退变者压力下降越明显，而退变椎间盘者的压力下降则很小。这提示等离子热凝术在腰椎间盘突出患者中的适用人群应趋向年轻患者。Neill 等实验研究证实改善髓核生物化学状态，抑制炎性介质表达，低温等离子射频消融术降低髓核白细胞介素-1β（IL-1β）、IL-6、肿瘤坏死因子-α（TNF-α）表达，增加 IL-8 表达；该技术还可以修补纤维环，防止髓核或炎性因子释放及灭活长入纤维环内的外源性末梢神经（伤害性感受器）。

## 二、颈椎间盘等离子射频镇痛治疗适应证

### （一）诊断明确

1. 症状明显：以颈性眩晕为主要表现的交感型、椎动脉型及混合型颈椎病、手臂间歇性麻痛为主的神经根型颈椎病。

2. 体征：明确臂丛牵拉症、椎间孔挤压、颈牵引试验、头顶加压试验有一项以上阳性。

3. 影像学检查：MRI 显示椎间盘膨出或"包容型"突出，纤维环和后纵韧带无破裂，髓核未脱出纤维环，且与临床表现相符。椎间盘高度≥75%。

3. 治疗：保守治疗 3 个月以上无效。

4. 初次消融有效症状复发者：可对同一间隙或其他间隙消融。颈椎前路融合术后邻近节段退变引起眩晕及神经根症状者。

### （二）患者与家属理解并同意

1. 有强烈治疗欲望：理解并愿意接受射频治疗可能发生的疗效不佳。

2. 理解风险：理解并愿意接受微创治疗可能发生的并发症。

### （三）患者身体状态可安全接受治疗

1. 身体状态正常：无急性感染症状。

2. 沟通顺畅：能正确理解并述说身体感受。

3. 慢性疾病稳定：如心血管疾病控制良好，服用长效抗凝药已予转换。

## 三、禁忌证

### （一）病情不适宜微创治疗

1. 脊髓型颈椎病、脊髓受压严重者；椎间盘突出或髓核游离至椎管内；骨性椎管狭窄、椎间盘钙

化、骨赘或后纵韧带骨化压迫脊髓或神经根；颈椎不稳需要进行椎间融合者。

2. 血液检查明显不正常：凝血功能严重异常，电解质严重紊乱者，或有急性炎症或怀疑有其他严重疾病如白细胞、血沉、C-反应蛋白（CRP）等有任一项升高者。

3. 急性感染病灶：局部皮肤黏膜感染破溃，或呼吸系统、泌尿系统或穿刺部位的急性感染。

4. 全身状况不稳定：心、肺、肾、肝等重要器官疾病衰竭期，或出血性疾病未控制，或甲状腺功能亢进症未能控制好者。

5. 治疗部位不安全：穿刺治疗路径或部位有其他病变或变异，如甲状腺明显肿大。

**（二）患者或家属不配合**

1. 患者不能沟通：语言不通无法交流，或精神不稳定，严重抑郁或焦虑状态未控制者。

2. 患者或家属不理解：对治疗有意见分歧者。

3. 没有签署知情同意书者。

## 四、术前准备

1. 术前讨论：根据疼痛的位置及影像学证据，计划好治疗的靶点，器械使用单极还是双极射频。

2. 仪器及器械准备：等离子射频镇痛仪与颈椎等离子射频刀头正常，检查仪器保证运行正常。

3. 围术期用药：

（1）麻醉：微创治疗及体位不适均增加患者创伤，根据各医院的情况术前用药，采用静脉强化麻醉加良好的局部浸润麻醉，建议短效的利多卡因加用罗哌卡因长效局麻药。但须患者保持清醒以能理解问题、感觉疼痛并及时沟通。

（2）预防用抗生素：颈部组织较复杂，靠近了包括食管、气管、咽、喉等有菌器官。手术当天预防使用抗生素，术前半小时应用广谱抗生素，术后用3d。

（3）使用阿托品：常规0.5mg肌内注射，以减少口咽分泌物并减少穿刺中对颈动脉窦的刺激反应。

4. 执行核对制度：

（1）核对制度：病房的标记、手术室交接、穿刺下针前，认真执行三核对制度，以保证治疗部位的正确。

（2）核对仪器工作：穿刺之前应检查电极、穿刺针是否能正常使用，是否有备用多一套穿刺套针及刀头。检查等离子穿刺针与刀头配套情况，仪器连接电源并能正常开动，用生理盐水测试刀头工作正常。

5. 手术体位：患者取仰卧位，肩下垫枕，头伸直使颈前椎间隙尽量伸展，双肩贴身旁尽量下拉。如后仰造成患者极度不适或头晕发作，则改为中立位。如穿刺第5、6颈椎以下间隙，患者肩部可能会对透视造成影响，可用长胶面带于两侧向下牵拉肩部。

6. 监测生命体征：放置头架，鼻管吸氧，避免无菌布单覆盖面部时影响口鼻呼吸。台下有专人监测患者的生命体征，包括心电图、血氧饱和度与血压。

7. 无菌操作：因椎间盘无血管，抗感染能力低。注意遵守治疗环境、器械、布类、消毒铺巾等消毒无菌原则。

## 五、射频治疗操作方法

1. 局麻：定位后皮肤局麻及针到骨面时局麻，注意回抽无回血或液体，各注0.5mL。

2. X射线引导下穿刺：

（1）前后透视定位：可前后位或侧位透视，观察决定靶间隙并应用头足轴位调节使靶间隙位于透视野的中央，其椎间隙的上或下终板前后缘应重叠为一条线。颈部皮肤上放置定位格或金属物。结合体表标志为喉结上沿水平第4、5颈椎之间，环状软骨水平是第6颈椎。

（2）推开颈动脉：①操作者位于患者右侧，在定位点的皮肤注射局麻药形成一个皮丘，左手中、示指在患者胸锁乳突肌内缘至气管旁之间触摸到颈动脉搏动后，将其推向外侧手感判断，手指从血管鞘内侧向骨面探索触摸到骨质，从外到内摸到骨质并判断：外面的骨往内有突起为横突，再触到坚硬平坦骨质可能是椎体，上、下椎体之间稍有弹性并隆起的为椎间盘纤维环。②右手持局麻药注射器，针尖在左手指甲前沿直接刺到骨面，回抽无回血、无脑脊液后注射 0.5mL 局麻药。左手指保持接触骨面不动，右手拔出局麻针换用射频套针。

（3）调整针尖进入椎间盘：射频针以 15°沿右指甲前直接穿刺进入椎间盘 3mm，或针尖触及椎体骨质时暂停。X 射线透视，显示以针尖位于靶椎间隙的棘突右侧与钩椎关节之间为好，或根据针尖与椎间隙的位置关系调整针头方向，在骨面上移动针尖进入椎间盘。针头一旦进入椎间盘就会有进入橡皮的感觉，固定针头，再次透视判断。针尖进入椎间盘后，要反复进行正侧位 X 射线透视来判断针尖位置，缓慢分次推进，调整针尖在椎间隙内的位置（图 3-2-3-2）。粗暴或大幅度进针容易向后损伤脊髓或向对侧伤及椎动脉或脊神经。

（4）X 射线侧位证实：当前后位 X 射线透视显示针尖位置正确后，调节 X 射线为侧位透视，应见针尖位于靶椎间隙中（图 3-2-3-3）。根据具体情况小心向椎间隙后沿推进针尖。

（5）射频针最终位置：应根据术前计划，多次在正侧位透视下调整穿刺方向，将穿刺针向靶侧推进直至侧位上针尖位于椎间隙中间椎体后 1/4 处，X 射线前后位示针尖位于靶侧小关节连线以内。

（6）插入刀头：拔出针芯后，插入特制成末端弯曲的颈椎专用等离子刀头，使刀头露出穿刺针针尖，长度固定。再次 X 射线前后位和侧位证实，射频刀头在椎间隙内的棘突附近和后 1/4 处。

3. 消融和热凝：

（1）测试应用等离子射频治疗仪，能量设为 2 挡，踩压热凝脚踏 0.5s。如刺激出现手臂异感症状，调整刀头位置稍后退 2mm。再次测试，直至没有出现神经刺激症状。

（2）等离子切割证实刀头位置正确后，踩压脚踏上的等离子切割键持续 5~10s，同时顺时针缓慢旋转刀头 180°~360°。再踩压热凝键，持续 5~10s，同时逆时针缓慢旋转 180°（图 3-2-3-1AB）。操作完成后退出刀头。

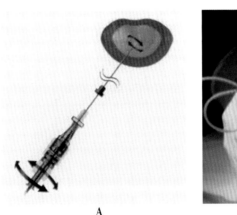
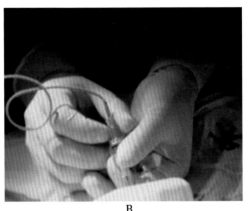

A                       B

**图 3-2-3-1　颈椎间盘等离子射频中缓慢旋转刀头**

A. 针尖旋转模拟；B. 实际操作

（3）再调整针位置：治疗需多切割组织减压者，可在穿刺针中重插入针芯，稍退出调整方向再进入椎间盘内，X 射线下调整针尖位置、测试及切割消融同上。但切割之前需将刀头放在生理盐水中，踩动切割功能清洗刀头上粘连的髓核组织。

（4）注射 $O_3$：拔除穿刺针之前，从穿刺针内注射浓度 50U/mL 的 $O_3$。

（5）针眼按压 10min：消毒皮肤后覆盖敷料。如果局部有膨起，需按压 30min，穿刺点冰敷 2h。术后卧床休息 2h，以防出血。

4. 注意事项：

（1）穿刺正确位置：正侧位透视穿刺针尖不能超过对侧小关节连线和后缘1/4。

（2）注意神经反应：穿刺针进入皮肤或椎间盘后，医生要密切关注患者的感觉和表现情况。患者应清醒、合作，能和医生清晰准确地交流其感受，才能进行颈椎间盘靶点射频。因为颈椎间盘体积较小，患者咳嗽或吞咽动作均可使已进入椎间盘内的针尖脱出盘外划伤甲状腺或颈前面的大血管。

（3）刀头与穿刺针插入刀头后，应将穿刺针后退2mm，使穿刺针头位于中层或外层纤维环内，防止工作时刀头接触穿刺针头。

（4）热凝过程中疼痛：热凝操作过程中若患者突然感觉剧烈的疼痛，应立即停止操作，重新透视定位，适当调整刀头至正确位置后方可继续治疗。如手术重新开始后若仍疼痛难忍，则必须停止手术。

（5）颈前出血：颈部血管神经较多，应熟悉解剖位置，避免反复穿刺，以免损伤气管、食管、喉返神经等。术后严密观察。

1）一旦有哮喘、喉鸣，甚至呼吸困难、窒息等危险立即停止治疗。

2）第2、3颈椎椎间盘前方毗邻体积较大的咽腔，且其前外侧结构复杂，在颈动脉鞘和咽腔之间有横行走向的舌动脉、面动脉及舌骨大角，更要慎重选择及治疗。

3）第7颈椎、第1胸椎椎间盘水平左侧有胸导管横过，以右侧入路为宜。

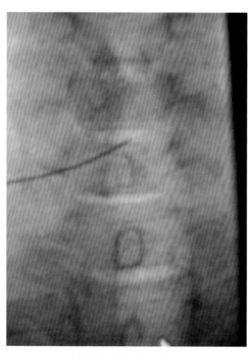

图3-2-3-2　X射线前后位透视，针尖位于椎间隙中点　　图3-2-3-3　X射线侧位透视，针尖位于椎间隙中点

（6）预防感染：颈椎间盘缺乏血管，一旦感染，药物难以渗入并会涉及颅底或胸腔内脓肿，穿刺操作应严格遵守无菌操作原则。

5. 并发症：

（1）咽喉部疼痛：常见穿刺侧的损伤。

（2）出血：颈动脉、甲状腺动脉或椎动脉损伤出血，引发颈前部血肿。

（3）神经损伤：喉返神经损伤或交感神经节损伤，脊髓、脊神经根或臂丛损伤。

（4）感染：椎间隙感染或颈前组织感染。

6. 术后处理：

（1）局部按压止血：拔针后局部按压止血至少10min以上，如果颈部有肿胀，继续按压30min以上。术后24h内密切观察颈前组织状态，床边备好气切包或环甲膜穿刺包。

（2）术后3d不能离开病房：活动均需在医护人员视野内，密切观察颈部反应，包括肿胀、呼吸、吞咽、说话、体温等，及时发现慢性血肿、感染等症状。

（3）使用抗生素：一旦怀疑有感染可能时，即继续预防应用抗生素7d。

（4）甘露醇：如果颈手臂有新的疼痛，可用甘露醇静滴脱水。

（5）佩戴颈椎固定支架：术后起床前佩戴颈椎固定支架固定，持续1~2周。2周后如有间歇性位置性颈臂异感症状，还需要延长颈围保护时间至4周。佩戴颈围期间需行颈肌静力对抗锻炼。

（6）保健枕：术后予以元宝形保健枕以承托、固定、牵引卧位时的患者颈椎，避免不良睡姿造成损伤。

（7）并发症及其防治：

1）椎间盘炎：其原因尚不十分明确，可能与反复穿刺损伤终板骨、消融刀头过于靠近终板、消融时间过长造成邻近终板热损伤有关。预防措施即穿刺针到达纤维环表面或进入部分时需要透视，以明确其方向平行于终板并位于椎间隙中部。对于椎间隙狭窄且前沿有明显骨赘形成时，穿刺操作较困难，必要时透视下穿刺以确保良好的方向及位置，避免消融时刀头贴近终板，严格控制时间，时间过长并不能相应增加疗效，反而增加邻近组织热损伤的可能。

对于术后短期内出现颈部酸胀疼痛感加剧、活动时加剧、CRP与血沉升高、MRI显示手术节段软骨终板下水肿改变，诊断椎间盘炎并不困难，一旦确诊为术后椎间盘炎，经短期保守治疗无效应手术治疗，常规行开放前路椎间盘清除椎体间融合术。

2）局部血肿：多数由于反复穿刺或定位不准确损伤周围毛细血管而引起，如血肿明显，将增加术后感染的机会。预防处理方法：应严格按照穿刺手法进行操作，术前定位准确，避免盲目穿刺，争取一次穿刺成功，应避免反复穿刺和野蛮操作；术中穿刺治疗后局部短时间施压以降低局部出血的可能。

3）Horner综合征：多数因穿刺过程操作椎旁交感神经引起，又称颈交感神经麻痹综合征，其特点为损伤侧眼球轻微下陷、瞳孔缩小，但对光反射正常，上睑下垂、同侧面部少汗等，一般为自限性症状，多于术后2~3周自愈。

4）刀头折弯与断裂：产生这一现象的原因主要有以下几点：套管针穿刺方向不与终板平行，置入刀头后过于靠近或碰到上、下终板；穿刺内聚角度过大，穿刺过深碰到对侧钩椎关节；刀头已经折弯，当完成一个间隙消融后，单独将刀头拔出导致刀头被套管针远端切割折断。

尽管刀头折断并不会给患者带来严重的伤害，但不论是对于患者还是术者，心理均会造成影响，术者应谨慎操作。置入刀头前检查刀头是否完整，勿多次重复使用刀头；关键要准确穿刺，应使用穿刺针到达目标位置，即使发现折弯情况也不要慌张，可适当将套管针与刀头退出少许，并小心旋转刀头进行操作；操作结束时，刀头连同穿刺套管一起拔出，并仔细检查刀头折弯情况，决定是否可以继续使用于一个间隙，通常轻度折弯可小心应用于另一个间隙消融。

（赵自平　王君楠　李晓宏）

# 第三章　腰椎间盘射频镇痛治疗

## 第一节　绪　论

### 一、腰椎间盘的解剖特点

椎间盘即椎间纤维软骨盘，是构成人体脊柱的重要组成部分。除第1颈椎和第2颈椎之间外，其余椎体之间均有这种结构。椎间盘不但是椎体间主要的连接与支持结构，同时也是增加脊柱活动幅度、缓冲震荡的重要结构，起着"弹簧垫"的作用，能够将自身重力与外力吸收并重新分布，减轻其对脊柱、头颅的震荡。椎间盘由纤维环、髓核、透明软骨终板和Sharpey纤维组成，其与椎体前后有前、后纵韧带及钩椎关节等连结。纤维环由一系列坚韧的纤维组织环绕而成，它所包含的板层由10~20层胶原纤维构成，其外层主要是I型胶原纤维，排列密集，部分胶原纤维插入椎体；内层主要是较低密度的II型胶原纤维，与外层相比，缺乏明显的板状排列。

髓核位于椎间盘中心，它是含水的胶冻样物质，主要由软骨基质和胶原纤维构成，呈半透明状通过Sharpey纤维附于椎体骺环。透明软骨终板是椎体的上、下软骨面，构成了椎体的上、下界，Sharpey纤维围绕于椎间盘的最外层，主要由胶原纤维组成，无软骨基质（图3-3-1-1）。

成人椎间盘几乎无血管，仅有来自纤维环周围节段性动脉分支的小血管穿入，多在椎间盘的前后缘。

椎间盘的神经分布与其血管相似，仅在纤维环的周围有丰富的神经末梢，其深部、软骨板和髓核内无神经纤维。椎间盘腹侧及两侧部的感觉神经主要接受窦椎神经的纤维。窦椎神经多发自脊神经后支，也可发自总干，接受交感神经小支加入后经椎间孔返回椎管，故又名窦返神经。窦椎神经先贴行于椎间盘后面，发出升、降支沿后纵韧带两侧上、下行，可各跨2个椎间盘，共分布至4个椎体，其横支可与对侧吻合。窦椎神经分布于椎管内诸结构，经组织学观察，其感觉神经末梢在后纵韧带、硬脊膜的前部、神经根袖、椎管内前静脉丛的静脉壁等处的密度最高，椎骨骨膜及硬脊膜的侧部次之，硬脊膜囊后部及黄韧带内最为稀少。

测量腰椎间盘内压力时将平卧时的椎间盘压力视为0mmHg，则前屈坐位时压力最大为250mmHg，站立时为100mmHg。因此腰椎间盘源性疼痛的特点为"轴性痛"，也称为"负荷性痛"。久坐、久站或行走后腰腿疼痛症状加重而平卧时疼痛症状缓解，腰椎前屈时疼痛加重而挺直或后仰时缓解。椎间盘一旦出现病变，其刺激纤维环时会出现腰骶部或大腿后侧疼痛不适症状，进而髓核突出时压迫到神经根，则会出现下肢相应部位的牵扯痛、麻木、皮肤感觉减退甚至出现肌力下降和腱反射的减弱。

### 二、腰椎间盘周围相关结构

成人腰椎间盘与相邻椎体高度比值约为0.3~0.6，其后缘正常情况下呈平直或轻度后凸。在腰骶部椎间盘的后缘与硬膜囊之间有丰富的硬膜外脂肪，CT图像显影清晰的硬膜外静脉通常见于这些脂肪层

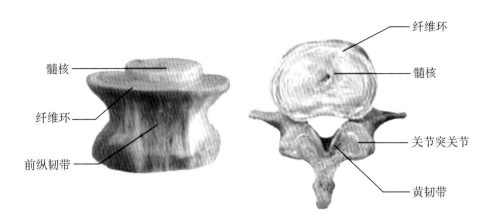

图 3-3-1-1　腰椎间盘结构

内。腰椎间盘上、下椎体软骨终板断面的厚度，在左、右矢状面前中后三点处的厚度无显著差异，但不同平面软骨板的厚度略有不同，第 1、2 腰椎处较薄，第 4、5 腰椎处较厚，第 5 腰椎与第 1 骶椎处较第 4、5 腰椎处又略薄。第 4、5 腰椎椎间盘的左前方为腹主动脉，右前方为下腔静脉，左、右交感干分别位于椎间盘与腹主动脉、下腔静脉之间，两侧为腰大肌及其筋膜、后腹膜及腹腔脏器。腰丛位于腰大肌深部及横突的前方，腰丛与横突间隔以少量的肌纤维。第 5 腰椎与第 1 骶椎椎间盘前厚后薄，其腹侧间隔后腹膜与腹腔脏器相邻，两侧为髂腰肌、$L_5$ 神经根、髂总静脉。$L_5$ 神经根自第 5 腰椎与第 1 骶椎椎间孔穿出后走行于第 5 腰椎横突、髂腰韧带与骶骨翼之间形成的拱形隧道内。$L_5$ 根动脉大都是髂腰动脉的分支，少数直接由髂总或髂外动脉发出，进入椎间孔，根静脉汇入髂腰静脉或髂总静脉。在此拱形隧道内，神经根居于内侧，血管在外侧。

### 三、腰椎间盘源性疼痛特点

成人椎间盘纤维环周围有丰富的节段性窦椎神经末梢，尤其在椎间盘的前后缘。从脊神经节发出的进入脊髓后角的神经根从椎间盘后侧斜形经过。椎间盘一旦发生病变，刺激纤维环时会出现相应的腰背部疼痛，若刺激到神经根则发生相应的双下肢疼痛、麻木等不适症状。

椎间盘承担着全身椎体压力调整的作用，以腰椎最为典型，不同体位下腰椎间盘所承受压力不同，当腰椎间盘纤维环发生病变及（或）髓核向外突出时，前屈坐位和站立位的椎间盘的所受压力增高，髓核向外突出明显，神经刺激症状加重。运动型 MRI 检查发现，站立位时椎间盘髓核向椎体后突出的距离较平卧位约增加 7mm，即腰椎间盘源性腰腿痛患者在站立位及坐位时椎间盘突出程度远比常规平卧位MRI 检查时显示的椎间盘突出病变重。

因此可解释腰椎间盘源性疼痛的特点是"轴性痛"，也称为"负荷性痛"，即久坐、久站或行走后腰腿疼痛症状加重而平卧时疼痛症状缓解。若平卧时疼痛不缓解，则除了极外侧型的椎间盘突出症之外，医生应怀疑并寻找椎间盘以外的原因，如终板炎、神经走行途中的软组织甚至肿瘤卡压。

### 四、射频治疗腰椎间盘源性疼痛的历史

#### (一) 进展

1975 年，Shealy 首次报道应用射频毁损技术治疗小关节病变导致的腰痛。1977 年，Uematsu 应用射频毁损脊神经节治疗脊椎源性疼痛。但当时针端的加热温度为 75℃，由于高温和粗探头所导致脊神经节严重损伤以及潜在的运动神经功能损伤等，阻碍了射频技术的进一步开展。

1981 年，Sluijter 和 Mehta 采用一种 22G 的细小射频针，针内置热偶探头，减轻了患者经皮穿刺的不适和软组织损伤，避免了脊神经主干的机械性损伤。1996 年，Yeung 等采用射频技术治疗椎间盘突出症患者。1999 年，FDA 正式批准该技术可应用于脊柱微创外科，2002 年 9 月美国实施了第 1 例颈椎射

频热凝手术并取得成功。

**（二）射频热凝仪治疗腰椎间盘优点**

与其他微创治疗技术相比，射频热凝仪治疗腰椎间盘有其独特的优点，主要表现如下：

1. 辨别神经：射频镇痛仪可以通过产生不同频率的刺激，来分辨感觉神经和运动神经，其原设计目的是选择性损伤感觉神经。但在腰椎间盘射频镇痛治疗中发挥了此优势，在加温之前测试纤维环周围的神经位置，能确保热凝治疗中不会毁损椎间盘周围的神经根等重要结构。

2. 温度可控：射频镇痛仪可以记录毁损组织的温度。根据毁损组织和部位的不同，可从温度计（0~100℃）选择不同的毁损温度。

3. 时间可控：在一个特定的温度下，毁损的范围取决于毁损的时间。在毁损的初始阶段，其毁损范围与时间呈线性关系，之后即达到一个稳定的平台状态。所以要产生一个温度调控的损伤，应该先把电压逐步提高，到达预期的温度时再保持60s。这样就可以保证在该温度下所形成的损伤达到最大的范围。一般认为没有必要超过60s。

4. 阻抗显示：大多数射频镇痛仪内设有一个电阻表，其电阻读数指示电极达到组织的阻抗，可用来协助定位。

**（三）腰椎间盘源性疼痛**

腰椎间盘源性疼痛是指与腰椎间盘退行性病变相关的腰痛及（或）腿痛等一系列疾病。在慢性腰骶部疼痛中发病率占约40%。其病理生理机制是腰椎间盘纤维环的窦椎神经发生了病变，受压力刺激时发生腰腿痛，即患者不能久坐、久站或久走。传统的治疗方法是施行手术全彻底切除病变的椎间盘，放置人工椎间盘或加上相邻椎体内固定术，创伤比较大。射频消融是穿刺性微创技术，通过加温毁损纤维环的病变神经，凝固病变纤维环而达到快速治愈盘源性腰腿痛的目的。该治疗操作简单、损伤小，不影响腰椎稳定性，受到患者及医生的欢迎。国内从2001年底开始应用这项技术治疗颈腰椎间盘病变，临床及基础研究均证实了该治疗方法的安全性及有效性。目前用于治疗椎间盘源性疼痛射频技术主要有靶点射频消融术、双极射频消融术、等离子消融椎间盘减压术等，早期的椎间盘内电热疗法和纤维环消融成形术已逐渐少用。

四种椎间盘射频技术各有不同的原理、操作方法、适应证和禁忌证。以后会分别对这几种射频技术在椎间盘源性疼痛治疗中的应用加以介绍。

（傅志俭　王君楠　卢振和）

# 第二节　腰椎间盘靶点射频治疗

腰腿部感觉神经纤维全部发自腰脊神经节，腰脊神经节向外发出长的神经外周支，其前支到达腿部，后支管理腰骶背面到腘窝部的感觉。

脊神经后支发出窦椎神经，接受交感神经小支加入后经椎间孔返回椎管，又称为"窦返神经"，先贴行于椎间盘后面，发出升、降支沿后纵韧带两侧上、下行，各跨2个椎间盘，共分布至4个椎体，其横支可与对侧吻合。窦椎神经分布于椎管内诸结构，其感觉神经末梢在后纵韧带、硬脊膜的前部、神经根袖、椎管内前静脉丛的静脉壁等处的密度最高，椎骨骨膜及硬脊膜的侧部次之，硬脊膜囊后部及黄韧带内最为稀少。成人椎间盘中软骨板和髓核内无神经分布，纤维环周围有丰富的节段性窦椎神经末梢，尤其在椎间盘的前后缘。脊神经节向中枢发出短的神经纤维组成脊神经根进入脊髓后角，恰好从椎间盘旁边经过（图3-3-2-1）。

久坐、久站或行走后腰腿疼痛症状加重而平卧时疼痛症状缓解，腰椎前屈时疼痛加重而挺直或后仰

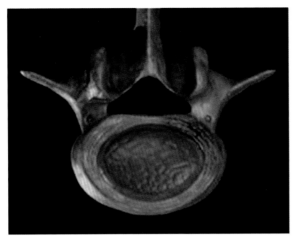

图 3-3-2-1　椎间盘纤维环破裂

时缓解。椎间盘一旦出现病变，其刺激纤维环时会出现腰骶部或大腿后侧疼痛不适症状，进而髓核突出时压迫到神经根，则会出现下肢相应部位的牵扯痛、麻木、皮肤感觉减退甚至出现肌力下降和腱反射的减弱。

　　射频镇痛技术通过特定穿刺针输出仪器发出的类似无线电波发射的超高频的电流，精确地使针尖周围组织温度增高，起到组织热凝固作用。其专门设置的神经刺激功能，不同的频率能激发并准确定位感觉神经和运动神经。这种物理性神经热凝性能可极好地控制热凝灶的温度及范围，并能随时终止治疗。作者在十几年来临床实践中发现对于椎间盘纤维环破裂口，即以腰痛为主、腿痛为轻的患者，施用射频定位热凝即靶点射频能收到优良效果，可帮助患者避免椎间盘全切除手术。中央型椎间盘突出，其裂口虽可在一侧，但当裂口较大时，建议使用双极射频，以增加射频消融的疗效。

　　应准确认识到射频消融技术的优势与劣势，其特点是纤维环精准地局部热凝，虽然应用双极射频能够增加消融的范围，但对于巨大或脱垂的椎间盘突出物，尤其是当钙化的纤维环严重压迫神经根时，应建议首先采用脊柱内镜或开放手术治疗。

## 一、腰椎间盘靶点射频治疗的适应证

### （一）诊断明确

1. 症状：轴性腰腿疼痛症状明显且超过三个月，腰痛大于腿痛，影响生活。

2. 体检：直腿抬高征或跟臀试验阳性或轻度阳性。

3. 影像学检查：腰椎 MRI 提示轻度椎间盘突出或膨出且排除其他病变。红外热像显示腰部高温，骶臀部、腿部低温。椎间盘高度≥75%。

4. 椎间盘造影：如果有多节椎间盘黑盘、膨出或突出者，则需行椎间盘造影寻找责任椎间盘。

5. 射频治疗有效：经过椎间盘射频治疗后症状减轻或缓解。

### （二）患者与家属理解并同意

1. 有强烈治疗欲望：理解并愿意接受射频治疗可能发生的疗效不佳。

2. 理解风险：理解并愿意接受微创治疗可能发生的并发症。

### （三）患者身体状态可安全接受治疗

1. 身体状态正常：无急性感染症状。

2. 沟通顺畅：能正确理解并述说身体感受。

3. 慢性疾病稳定：如心血管疾病控制良好，服用长效抗凝药已予转换。

## 二、腰椎间盘靶点射频治疗的禁忌证

### （一）病情诊断不适合微创治疗

1. 诊断不明确。

2. 椎间盘严重突出：重度椎间盘突出或游离脱垂，或严重椎管狭窄者。

3. 神经严重受压：脊髓或神经根严重受压，有马尾压迫症状者。

### （二）治疗部位不合适

1. 穿刺治疗路径有其他病变如亚急性终板炎。

2. 椎体Ⅱ度以上滑脱、椎体怀疑有感染。

3. 椎管内可疑占位等。

4. 穿刺有困难，后路骨性坚固融合，经皮穿刺不能进入椎间盘。

### （三）全身情况明显不正常

1. 凝血功能异常，电解质严重紊乱者。

2. 生命体征不稳定，急性炎症如呼吸系统、泌尿系统感染等。

3. 怀疑有其他严重疾病未控制者，如冠心病、高血压、糖尿病等。

### （三）患者或家属不配合

1. 患者不能沟通：语言不通、无法交流，或精神不稳定，或严重抑郁，或焦虑状态未控制者。

2. 患者或家属不理解：对治疗有意见分歧、拒绝签署手术知情同意书等知情文件者。

## 三、腰椎间盘靶点射频治疗技术

### （一）术前准备

1. 注意围术期镇痛：微创治疗及体位不适均可增加患者创伤，各医院应根据具体情况术前用药。一般采用静脉强化麻醉加良好的局部浸润麻醉，建议短效的利多卡因加长效的罗哌卡因。

2. 术前讨论：根据疼痛的位置及影像学证据，设计好治疗靶点及器械使用单极或双极射频。

3. 仪器及器械准备：准备相应数量的射频穿刺套针，检查仪器保证运行正常。

4. 手术体位：俯卧体位，下腹部及耻骨垫枕，建议使用中空的下腹软垫，可使腰椎伸直、椎间隙张开，应注意锁骨及额头的垫枕，尽量使患者呼吸通畅、颈椎保持正常状态（图3-3-2-2）。

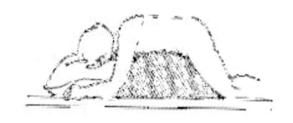

图3-3-2-2　腰椎间盘治疗卧位

5. 执行核对制度：①病房的标记、手术室交接、穿刺下针前，认真执行三核对制度，以保证治疗部位的正确。②核对所准备的仪器、电极、穿刺针是否能正常使用，建议备用1~2根穿刺套针。

6. 监测生命体征：手术台下有专人监测患者生命体征，包括心电图、血氧饱和度与血压等；给予鼻导管高浓度供氧。

7. 无菌操作：因椎间盘无血管，抗感染能力低。应严格遵守无菌原则。

### （二）穿刺操作

1. 弯针技术：方便穿刺与消融过程中调整针尖方向。如果购买的射频套针是直针尖，可将针前端5~10mm段向垂直面稍弯曲5°~10°，即弯向斜面的背侧，增加了斜面侧的摩擦力，更利于针尖向背侧推进。

2. 良好局部麻醉：针尖每前进 3cm 左右需注射局麻药 1~2mL，以避免手术过程中患者术区剧烈疼痛。

（1）建议用 2% 利多卡因加 1% 罗哌卡因各 10mL，短长时程混合局麻药可减少术后的疼痛。等量混合后所得溶液为 1% 利多卡因加 0.5% 罗哌卡因混合液，在皮肤及皮下 5cm 内注射约 2mL，可达到充分镇痛的效果。

（2）当针穿刺深度超过 5cm（估计越过了横突时），应将局麻药稀释一倍，即成为 0.5% 利多卡因加 0.25% 罗哌卡因混合液，此浓度混合液注射后仅阻滞末梢神经不阻滞神经支，以避免影响在椎体旁边走行的脊神经前支的感觉传导。

3. X 射线引导下穿刺：需在"C"型臂 X 射线引导下穿刺，建议使用患侧管状位穿刺进针法，对着椎间盘后沿分次调整针尖方向，每次进针深度不超过 3cm，直至到达椎间盘内。具体操作如下：

（1）后外侧椎间孔入路："C"型臂 X 射线机透视下定位拟穿刺椎间隙、"安全三角"，即在斜位透视下可见的无重要神经与血管的椎间隙透亮部位。三角的后内侧为小关节影，下侧为下终板影，前外侧为椎间隙有上位椎间孔出行的脊神经支。因 X 射线透视时神经不可见，仍需凭患者神经受刺激的感觉来保证安全（图 3-3-2-3）。

1）X 射线定位："C"型臂的影像增强器位于患者后上方，明确穿刺间隙无误后，调节靶椎间隙的下终板前后缘重叠呈线状。

2）X 射线向穿刺侧旋转倾斜，直至靶椎间隙的下关节突前缘位于椎体前后连线的 1/3 处。

3）皮肤进针点在椎体间隙的上关节突前方，在皮肤上标记进针点。

4）穿刺针与方向球管一致，向着椎板间隙进针，分次调整针尖方向推进。

5）双极射频治疗时，同侧进针者可同时进针，双侧进针者在对侧重新穿刺，方法同前。

6）X 射线侧位透视，显示射频套针位于椎间隙上下沿的中间，前后缘的后 1/4 与 3/4 交界处。

（2）第 5 腰椎与第 1 骶椎椎间盘穿刺：由于解剖因素，第 5 腰椎与第 1 骶椎椎间盘穿刺有一定困难。

1）为了使导针能够穿刺进入第 5 腰椎与第 1 骶椎椎间隙，要求 X 射线"C"型臂投影仪向足侧明显成角，以避开髂嵴的阻挡（图 3-3-2-5）。

2）患者上方的 X 射线增强器向头侧倾斜，调节至在透视下显示为一个由第 5 腰椎椎体下终板第 1 骶椎椎体上关节突和髂嵴共同围成的一个小"倒三角形"的透亮区域。

3）倒三角形：后为小关节，前为髂嵴，上为第 5 腰椎下椎体终板。

4）在此点相对应的皮肤上做进针标记。也可将穿刺针的前端弯曲 5°~10°，或将患者对侧的膝盖抬起屈曲至胸部，使穿刺侧的髂嵴轻微下降以帮助暴露第 5 腰椎与第 1 骶椎椎间隙穿刺点（图 3-3-2-4）。

（3）椎板内侧缘入路：适合较高较窄的第 5 腰椎与第 1 骶椎椎间盘穿刺。

1）X 射线前后位，球管调整向足侧倾斜显示椎板间隙位于椎体间隙上，尽量使椎间隙上或终板能重叠。穿刺在靶间隙的椎弓板内侧缘进入椎间盘。

2）皮肤进针点在椎板间隙的中线患侧 2mm，在皮肤上标记进针点。

3）穿刺针与球管方向一致，多数需稍向外向上，对着椎弓板间隙的内方及椎体间隙进针。

4）针尖过了椎板后，需启动射频电刺激 2Hz，1V 的运动刺激监测下缓慢进针，有下肢肌肉搐动时转动针尖方向至搐动消失的方向小心前进。

5）双极射频治疗时，同侧进针者可同时进针，双侧进针者在对侧重新穿刺，方法同前。

（4）X 射线侧位透视，针尖进入椎间隙后沿（图 3-3-2-6）。

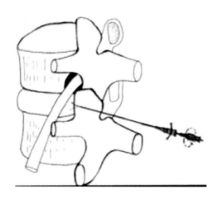

A. "安全三角" 前上方有出行神经支

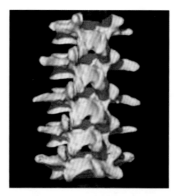

B.骨性结构

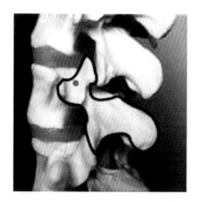

C.椎间盘与椎弓板、上关节构成 "苏格兰狗"

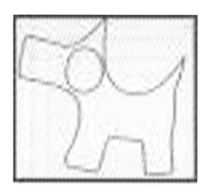

D. "苏格兰狗" 图

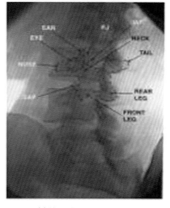

E.X射线透视下的 "苏格兰狗"

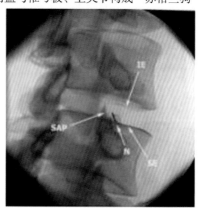

F.穿刺针到达椎间盘
（IE：上终板　SE：下终板
SAP：上关节突　N：穿刺针）

图3-3-2-3　斜位下腰椎间盘 "安全三角" 穿刺

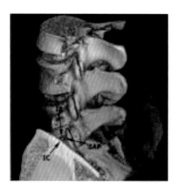

A.腰盘与髂骨关系示意

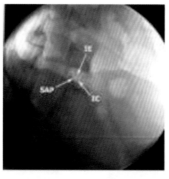

B.X射线斜位 "倒三角" 影穿刺针到位
（IE：上终板、IC：髂嵴、SAP：上关节突）

图3-3-2-4　第5腰椎与第1骶椎椎间盘穿刺

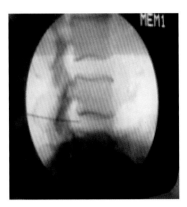

图 3-3-2-5　腰 5/骶 1 椎板内侧沿进针

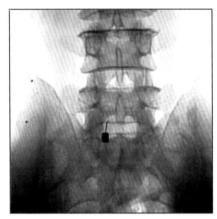

图 3-3-2-6　X 射线侧位，射频套针位于椎间隙上下沿中间，前后缘后 1/4

（5）预防误伤脊神经前支：穿刺针前进过程中注意与患者交流，告知患者一旦有下肢疼痛或异感时即刻告知医生，如出现异常则停止进针并向后拔约 2mm，调整针尖方向再继续缓慢进针。也可以启动射频电刺激 2Hz，1V 的运动刺激监测下缓慢进针，有下肢肌肉搐动时转动针尖方向至搐动消失的方向小心前进。

（6）透视证明针尖进入椎间隙：估计针尖进入椎间盘时转为侧位：①针尖由疏松组织进入致密组织一般会有进入橡皮的感觉。②针尖深度到 12cm 左右，因为在退化明显的椎间盘或进针过快时会没有明显的针尖入盘感。③侧位及正位透视证实针尖位于椎间隙中间后沿和外 1/3 处。

（7）联合入路：针对较大的侧后方型的椎间盘弯裂口或突出物，可分别进行后外侧入路进针及椎弓板内侧缘进针，针到位后分别对突出物的不同方向或不同平面做射频热凝治疗。

4. CT 引导下穿刺：在 CT 检查床上，体位同 X 线引导下穿刺。

（1）治疗靶间隙定位。

（2）在电脑上扫描层上选择盘黄层面，测量入针点及角度。

（3）分次穿刺层的扫描引导下，调整射频穿刺针方向，直至进入椎间盘突出物内（图 3-3-2-7）。

（4）双极射频治疗时可同时进针，方法同前。

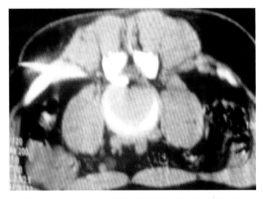

图 3-3-2-7　CT 引导下穿刺椎间盘纤维环

**（三）射频镇痛操作**

1. 针尖电阻抗监测：固定射频穿刺针后，分别放入射频电极，显示阻抗值。硬膜外组织的阻抗值为 400~600Ω，靠近骨质时阻抗值增大至 800Ω 以上，进入脑脊液时降至 200Ω，到达脊髓本身时又升至 700Ω，椎间盘组织阻抗为 200~300Ω。

2. 神经电刺激：分别以 2Hz 运动刺激和 50Hz 感觉刺激。

（1）电压升至1V以上时还未见神经支配区肌肉搐动和异感，则可以推测针头周围3mm以内没有神经经过或神经有髓鞘保护不会被损伤。

（2）在1.5~2V电压时能诱发出原部位的疼痛，可确认针尖在病变纤维环内并与神经有安全距离。

（3）当1V以下的电压诱发出明显神经反应时，应将针尖前推2mm左右。

（4）如果大于2V电压未复制出疼痛，提示针尖位置可能过深，需后退针尖2mm左右，再行电刺激。后退针尖刺激者需再次侧位X射线确认针尖仍在椎间隙内。

3. 射频热凝加温：选择连续射频消融模式，靶温度分别调至60℃、65℃、70℃、75℃、80℃、85℃，每次30s，直至最高温度后维持120~240s，如果出现患侧原有疼痛部位的轻度温热感为最好，但不能出现痛觉。

4. 密切监测患者：一旦患者述说有痛、麻感觉，应立即停止加温或拔出电偶电极。提示热凝温度过高或针尖过于靠近神经有可能引起神经损伤，须将针尖向前推进2~3mm并待异感完全消失后，继续启动加温程序。如果85℃仍无温热感，可停止加温并将针尖退后2mm，重新密切监测下继续加温。神经的位置常有变异，原则上是针尖在纤维环内为好，不强求加温时的异常。

**（四）注意事项**

1. 严格无菌操作：以防椎间隙感染或椎管内感染。

2. 防穿刺异感：穿刺过程中，若患者述下肢串麻感时需调节进针方向，避免损伤硬膜囊及神经根。热凝操作过程中，若患者突感剧烈疼痛，应立即停止操作，然后以"C"型臂X射线机检查一切是否正常，若神经直接和电极接触，可能造成神经受损。

3. 出血问题：未见血管损伤引起死亡的报道。操作中可能损伤小静脉血管，少量出血无需特殊处理，但需调整穿刺方向。

4. 退变椎间盘：在临床实践中发现，椎间盘突出患者髓核或多或少都有不同程度退变，形成局部真空区，如果仅以"C"型臂X射线机定位热凝，经常会出现在真空区热凝的无效操作，导致治疗失败。建议在CT引导下操作。

5. 射频中监测：治疗过程中患者如有剧痛，表明针尖及电极位置变浅，需重新调节针尖位置，经透视及电刺激证实位置正确后再行射频治疗。

6. 局部有瘢痕者：热耐受较差，局部可伴有瘙痒，应随时调节输出功率。

# 四、术后处理

**（一）常规**

1. 治疗结束局部贴敷料，术后保持平卧位2h。

2. 观察生命体征术后24h内的体温、脉搏、呼吸、心率、双下肢的感觉和运动情况。

3. 术后立位和坐位前佩戴腰围固定2~3周。

**（二）局部炎症反应**

大部分术后即疼痛好转，但部分有局部炎症反应者多是局部终板受热或纤维环水肿反应所致，1周后可自行缓解。个别可持续3周左右。

1. 术后出现疼痛反应加重。

2. 术后2~3d症状有所加重。

3. 疼痛反应较重者，可采取口服止痛药、腰部湿热敷、静滴甘露醇加地塞米松等措施。

4. 术后健康教育：嘱患者改变不良生活习惯，避免腰椎负重，加强腰背肌锻炼。

**（三）手术并发症**

1. 出血：较少，针径小即使误穿血管也能自动在肌肉的压迫下止血，椎间盘内无血管。

2. 低压性头痛：因脑脊液流出过多所致，多发生在经后路的椎弓板间隙，进针者在椎管内多次调整针尖方向时，可能反复损伤了脊膜。或追求针尖在椎管内的突出物内加温，针的裸露端部分在椎管内。

3. 治疗部位广泛性疼痛或防卫性肌痉挛：持续 2 周左右，可能有局部血肿或轻度感染，一般在术后 24h 可施行理疗，会自行缓解。

4. 椎间隙感染或椎管内感染：表现为术后 3~7d 后，出现腰剧痛并逐渐加重，转身、起床困难，部分患者有下肢神经根刺激症状。MRI 加强能发现病灶。静脉用抗生素进入不了椎间盘，靠自我修复过程需 3 个月。症状严重者建议脊柱内镜下清理冲洗，必要时引流。

5. 神经损伤：涉及的神经分布区感觉障碍，或麻木或无力，脱水或理疗后 1~3 个月能自愈。

（傅志俭 李晓宏 王君楠）

# 第四章　腰椎间盘双极射频热凝镇痛

## 第一节　概　述

椎间盘内双极射频热凝已作为一种新的治疗椎间盘源性腰痛的微创技术，特点是经过双侧穿刺椎间盘，同时放置两根特殊设计的带冷却功能的和带有 6mm 热凝作用端的射频套针。其功能特点如下（图 3-4-1-1）。

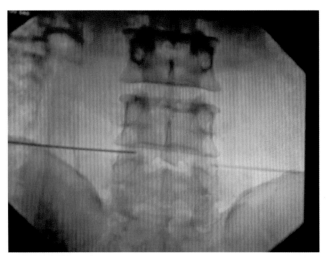

图 3-4-1-1　左右两根射频针作用于纤维环后缘

射频电流通过两根射频针尖，在两针之间的组织中产生热凝作用。射频的热能可凝固分布于纤维环和后纵韧带上的神经纤维及椎间盘内的肉芽组织，改善椎间盘的炎性环境，缓解疼痛。

## 第二节　射频治疗

【适应证】

1. 慢性持续性腰痛或偶有轻微下肢痛的症状，久坐、久立或走路时诱发，平卧缓解，持续 6 个月以上。

2. 保守治疗无效。

3. 神经系统体检无异常发现。

4. 直腿抬高试验阴性。

5. MRI 检查无脊髓受压表现，椎间盘内有高信号区（HIZ）。

6. 椎间盘高度至少保持 40%~50%。

7. 病变节段椎间盘造影能复制的下腰痛。

【禁忌证】

1. 椎间盘感染。

2. 椎间盘钙化。

3. 严重椎管狭窄。

4. MRI 提示重度椎间盘突出或游离脱垂。脊髓或神经根明显受压，有严重神经根痛症状。

5. 椎体滑脱。

6. 严重椎间盘退化，椎间盘高度小于正常的 40%。

7. 凝血功能不正常者。

8. 广泛的后路骨性坚固融合，经皮穿刺不能进入椎间盘等。

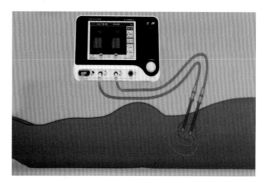

图 3-4-2-1 双极射频功能的射频仪

【术前准备】

1. 术前签字：签署知情同意书。

2. 术前用药：术前 1h 口服镇痛药物。

3. 仪器与用具：准备好具有双极射频功能的射频仪（图 3-4-2-1）。

【操作方法】

1. 体位：患者俯卧位，腹下垫一薄枕。

2. X 射线定位与穿刺：

（1）采用后外侧入路：采用横突上"安全三角"入路（图 3-4-2-2），X 射线"C"型臂机透视下定位穿刺椎间隙。

（2）穿刺入路：

1）第 1~5 腰椎节段的椎间盘穿刺：①X 射线"C"型臂机位于患者的上方，靶椎间隙的上一个椎体的下终板前后缘重叠成线。②X 射线投照向穿刺侧倾斜，直至上关节突的前缘位于椎体前后连线的 1/2 处。③在椎间隙上下沿的中间，上关节突前沿为椎间盘穿刺点。④在其相对皮肤上做标记。

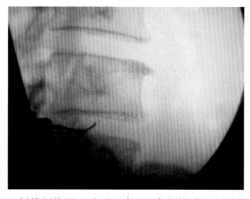

图 3-4-2-2 X 射线斜位下"安全三角"，穿刺针进入上关节突前面椎间隙

（3）局麻与穿刺：①用 0.5%~1% 利多卡因 5mL 沿穿刺途径做皮肤及皮下局部浸润麻醉。②射频穿刺套针与 X 射线透视仪方向平行，向着前内方以"管状位"方式进针。直至获得针尖进入髓核的坚韧组织的感觉。

（4）穿刺到位指标：①X 射线前后位为射频套针位于椎间隙上下沿的中间，小关节连线内侧（图 3

-4-2-3）。②X射线侧位见射频套针，位于椎间隙上下沿的中间，前后缘的后1/4与3/4交界处。第二根射频针穿刺方法同上，穿刺靶点根据患者MRI影像片上的病灶情况而定。

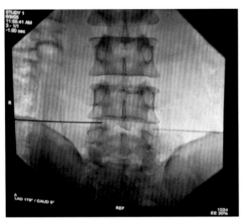
A. X射线前后位，射频套针位于椎间隙

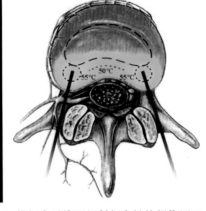
B. 椎间盘后缘两根射频套针热凝作用于纤维环上下沿中间，小关节连线内侧

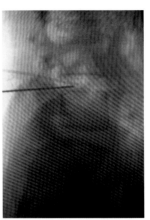
C. X射线侧位，射频套针位于椎间隙上下沿中间

图3-4-2-3 双极射频

（5）电阻抗监测：两根射频套针分别放入射频电偶电极，连接到射频仪上。分别监测阻抗以判断针尖处的组织性质。硬膜外组织的阻抗值为400~600Ω，靠近骨质时阻抗值增大至800Ω以上，进入脑脊液时降至200Ω，到达脊髓时升至700Ω，间盘组织阻抗为200~300Ω。

（6）电刺激：启动和调节运动刺激2Hz频率时不出现肌肉搐动，50Hz频率、1V电压患者不出现任何异感和不适为原则。

4. 射频热凝：启动双极射频热凝模式，仪器同时显示针尖加热的温度和椎间盘环上的温度。密切观察患者反应，一旦出现任何异感或不适，即停止热凝加温或拔出热凝电极。

【术后处理】

1. 射频治疗后即刻处理：

（1）术后患者卧床休息观察2~3h。

（2）每30min测定一次血压、脉搏、心率和呼吸。测3次均平稳后可停止监测。

2. 出院医嘱：

（1）卧床休息2~4周，起床时佩戴腰围，持续1个月。

（2）在手术当天不能驾车以及从事其他需要思维清晰、反应迅速的工作，尤其是在应用了镇静剂的情况下。

（3）可应用非甾体类消炎镇痛药缓解疼痛。

（4）感染的症状和体征：如发热、寒战、穿刺点肿胀、流脓、发生与以往不同的腰痛。如腰部僵硬、疼痛加重、活动障碍，或行走、抬腿困难、排便和膀胱功能障碍，立即回医院复诊。

（5）告知患者：一般在术后7~10d内腰痛症状会加重，以后会逐步自行缓解，但疼痛有时可能会持续6周才会明显改善。在腰痛和腿痛的患者中，术后腿痛的改善经常早于腰痛。而且，在以后的6~9个月里腰痛会继续缓解。

（傅志俭　卢振和　王君楠）

# 第五章　腰椎间盘射频电热治疗

## 第一节　概　述

椎间盘内射频电热治疗（intradiscal electrothermal therapy，IDET）作为一种治疗椎间盘源性腰痛的微创技术，近年来发展较快，且疗效确切。在 20 世纪 90 年代末首先由美国康复医师 JeffreySaal 和 Joel-Saal 设计并应用于临床，术后近期疼痛缓解有效率为 43%~90%。据 BackLetter 统计，在全美已经有 640 名医生用该方法对 11 000 例患者进行了治疗，此方法仅在 1999 年和 2000 年北美脊柱外科学会（North America spinesurgery society，NASS）年会上就有数篇报告，均为十几例至数十例的短期随访，主要有椎间盘内电热疗法（intradiscal electrothermal treatment）、椎间盘内电热凝术（intradiscal electrothermal coagulation）、椎间盘内电热法纤维环成形术（intradiscal electrothermal annuloplasty），但均缩写为 IDET（图 3-5-1-1）。

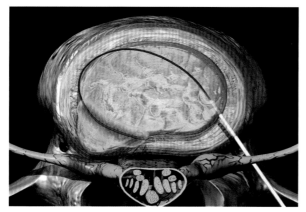
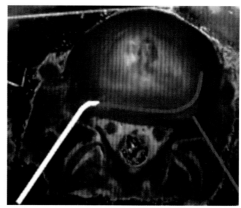

图 3-5-1-1　椎间盘内纤维环射频热凝术

【治疗机制】

椎间盘源性腰痛的主要病理变化是椎间盘内破裂（internal disc disruption，IDD），即髓核退变伴放射状裂隙向纤维环周围延伸至纤维环外 1/3 层，而此处有窦椎神经纤维末梢侵入。IDET 主要通过以下几种途径缓解椎间盘源性腰痛。

1. 局部加热使纤维环内的胶原纤维的三维螺旋结构的共价键破裂，胶原纤维变性收缩，封闭纤维环内小裂隙，发生再塑形，使撕裂处愈合，且通常这种愈合是由胶原组织自身完成，无明显的瘢痕形成。

2. 灭活椎间盘内炎症因子及降解酶消除化学性致痛因素。退行性变的椎间盘内的磷脂酶 $A_2$ 的活性明显高于人体其他部位，且发现组胺样物质、乳酸、多肽胺等物质。磷脂酶 $A_2$ 主要功能是使细胞膜磷脂转化为花生四烯酸，而花生四烯酸可进一步产生炎性介质前列腺素（PG）和白三烯（LT），因此可以推断炎症反应参与了下腰痛的产生。对上述物质的灭活可能是缓解疼痛的重要机制之一，但此理论尚需进一步的基础研究加以证实。故有关 IDET 的机制还有待于更多研究的进一步证实。

3. 破坏椎间盘内疼痛感受器使分布在纤维环外层的痛觉神经末梢灭活，使之失去接收和传递疼痛信号的能力。破坏痛觉感受器的临界温度一般是 45℃。在 2000 年北美脊柱大会上，有人指出使纤维环变性的温度应为 65℃，灭活神经末梢的温度是 45℃，所以他们认为 IDET 止痛的主要机制是灭活神经末梢，但尚不能达到改变胶原结构的目的。

4. 凝固纤维环和后纵韧带上的神经纤维及椎间盘内的肉芽组织，改善椎间盘的炎性环境，减少刺激的传入，电镜下见热凝区有约 2mm 宽的明显组织改变。

【适应证】

1. 轴性痛：持续性腰痛，久坐、久立或走路时诱发，平卧缓解，持续 6 个月以上。

2. 腰神经根高压征：直腿抬高试验阴性或大于 75°阳性。

3. 无其他神经系统疾病。

4. 椎间盘高度至少保持 40%～50%。

5. MRI 检查无脊髓受压表现，并提示椎间盘内有高信号区（HIZ）。

6. 保守治疗无效。

7. 病变节段椎间盘造影能诱发典型的下腰痛，相邻节段椎间盘造影阴性。

8. 有报告认为 IDET 治疗椎间盘源性腰痛，除应严格掌握上述适应证外，存在以下情况时能获得更好的疗效：①年龄大于 40 岁。②非吸烟者。③病程大于 4 年。④椎间盘轻度退变。⑤加热探针在椎间盘内的位置佳者。

【禁忌证】

1. 凝血功能异常。

2. 椎间盘感染或全身有急性感染灶。

3. 严重椎管狭窄。

4. 腰椎体滑脱。

5. 椎间盘高度小于正常的 40%。

6. 影像提示重度椎间盘重度突出或脱垂。

7. 出现高位肌麻痹或马尾神经症状。

8. 后路骨性坚固融合，经皮穿刺不能进入椎间盘。

9. 精神有障碍，不能配合手术者等。

10. 不理解，不能接受治疗，或治疗有不良反应者。


# 第二节　椎间盘造影


患者在 IDET 术前 2 周或更早的时间内进行椎间盘造影检查，以便确定需要接受治疗的椎间盘节段。椎间盘造影复制临床症状后，立即给予 CT 检查，确定纤维环裂隙的精确位置。纤维环裂隙通常位于后侧或后外侧，但是能够引起症状的裂隙有时可以在外侧，在极少的情况下，也可以在前侧。IDET 不能和诊断性椎间盘造影同时进行，因为注入椎间盘的造影剂在 IDET 术中会成为一种散热器，从而导致纤维环外侧不能获得充分加热，进而影响手术疗效，最好在诊断性椎间盘造影术后大约 2 周再进行 IDET手术（图 3-5-2-1）。

IDET 术前的椎间盘造影后进行 CT 扫描可提供很多有价值的信息，例如髓核的大小形状、纤维环裂隙的部位和方向等，应用双侧椎弓对称作为前后位 X 射线投照的标记。IDET 术前椎间盘造影和 CT 扫描用于确定髓核后部和纤维环与骨性标记之间的关系。这种方法非常有价值，由于椎间盘的向后突出，往往很难判断导管是位于椎间盘的后部髓核内，还是位于硬膜外的前间隙内，术前的 CT 扫描可显示包括放射状和同心圆状纤维环裂隙的全部范围。同心圆状的裂隙即使出现在椎间盘的前部，也是病理性的，应在治疗纤维环裂隙的放射状部位的同时对这些部位也予以治疗。最好将靶椎间盘相邻的一个椎间盘作为评价它的反应的对照造影。

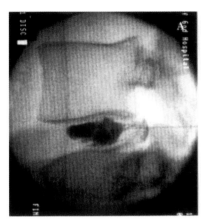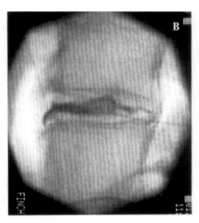

图 3-5-2-1　X 射线透视下椎间盘造影见纤维环向后膨出和裂缝

# 第三节　椎间盘内电热疗法

**【术前准备】**

1. 术前签字：签署知情同意书。

2. 术前用药：注意给予镇痛镇静药物，或给予静脉患者自控镇痛泵，减少患者治疗过程的疼痛与焦虑不适的程度。

3. 仪器与射频针：准备好具有 IDET 功能的射频镇痛仪和电热凝导管及套针。

**【操作方法】**

1. 穿刺操作：

（1）体位：患者取俯卧位，腹下垫枕。

（2）X 射线定位：

1）确定治疗椎间隙：行前后位 X 射线透视以确定病变椎间隙。先将球管做轴位即向头方向旋转，调节目标椎间隙的椎体下终板前后缘成一直线。

2）规划穿刺靶点的皮肤进针点：将球管向患侧倾斜旋转 30°～45°，调节至能看到上关节突的腹侧（"苏格兰狗"的耳朵）位于上、下椎间隙中间和终板前、后缘的后 1/3 处。穿刺靶点在狗耳朵后方，此处称为"安全三角区"，即由下方的椎间盘终板为三角的底线、内侧的椎弓根与从内上方斜向外下方的出行脊神经前支构成三角的另两条线，但需记住出行脊神经前支仅为理解用而在 X 射线下并没有显影。在椎间隙靶点平行对应的皮肤上标记进针点。

3）第 5 腰椎与第 1 骶椎椎间盘穿刺的皮肤进针点：如果髂嵴较高的患者，其髂骨会挡住了椎间隙，需在 2）的基础上再将"C"型臂球管向头侧倾斜调节至看到称为"倒三角区"的椎间隙，即 $L_5$ 椎间盘下终板的下缘为三角的底线、内侧第 1 骶椎的上关节突和外侧的髂嵴形成三角的另两条线。

（3）局麻与穿刺：有了合适的影像学标志，表明已经具备良好的穿刺位置，可常规消毒铺巾，消毒范围是腰部至大腿上 1/3 处，铺盖无菌布单。

1）局麻：1% 利多卡因加 0.5% 罗哌卡因混合液做皮肤皮丘及皮下组织局麻。一旦针尖过了 5cm，局麻药浓度需稀释 1 倍即 0.5% 利多卡因加 0.25% 罗哌卡因混合液，仅阻滞局部神经末梢而不影响脊神经前支的反应。

2）穿刺：将射频穿刺针稍弯 5°，与 X 射线的投射方向平行，穿过皮肤后向椎间隙的靶点即上关节突的后沿推进，一般每 3cm 左右透视一次并调整针尖方向。直至针尖前面遇到轻度阻力或深度大约 12cm 深。穿刺针刺到神经根产生放射痛时，应略退针，稍微调整进针方向再缓慢刺入。

3）X 射线正侧位确认：X 射线投照器改为侧位时，显示针尖应越过了椎间隙后缘连线进入前后 1/4~1/3 处，再改为前后位透视时针尖应越过了小关节连线。

4）置入射频电极导管：确认针尖位置准确无误，回抽无血及脑脊液。经穿刺针置入具有可屈性、可转向的带温控热阻线圈的导管，缓慢推进插入该导管至椎间盘前方纤维环内层，并沿其表面转向对侧纤维环的后外侧区。

再次确认 X 射线正侧位透视射频电极位置，明确在椎间隙内，未接触硬膜囊。

2. 射频热凝治疗：

（1）加热温度与维持时间：具体的加热温度及维持时间各家报道不一。在有效温度范围内，相对长时间的低温加热与短时间内的高温加热治疗效果无显著差别。加温程序自动以 65℃ 为起始温度开始加热，在接下来的 12.5min 里导管温度每 30s 升高 1℃，最后达到 90℃。

（2）治疗反应：治疗过程中如患者出现剧烈腰腿痛等神经根症状或其他不适，应立即停止加热并检查电热针位置是否准确，在重新定位并确保无其他不当操作的情况下方可继续治疗，必要时中止治疗。通常在 75℃ 时患者自诉疼痛症状减轻或消失，最高温度不超过 85℃，并持续 4min。

【术后处理】

1. 穿刺点护理，避免污染。

2. 术前 0.5~1h 应用抗生素以预防感染。

3. 如果使用镇静药物，则需卧床休息；注意检查患者下肢肌力或协调力，如无异常，可允许患者在别人扶持下步行。如果有一些运动能力和协调能力的减弱，患者应卧床休息，直到恢复正常肌力水平。

4. 术后 2~3d 内给予镇痛药，但剂量应逐渐减少。

5. 术后应尽量卧床休息，帮助椎间盘恢复。生理上 7~15d 为椎间盘的水肿期，30~90d 为瘢痕生长期。

【并发症及其防治】

1. 出血或血肿：凝血功能异常或针尖损伤硬膜外间隙静脉丛，是出血的主要原因。注意在穿刺的过程中操作应轻柔、进针应缓慢，随时监测进针的深度，治疗前要常规检查凝血功能状况，异常者需纠正后才能做射频治疗。

2. 感染：术中注意无菌操作、术后口服抗生素预防感染，加强穿刺点护理。如果出现感染，局部理疗，全身应用广谱抗生素。

3. 头痛：为穿刺过程中损伤硬脊膜和蛛网膜，导致脑脊液外漏所致。术后应采取去枕平卧位，补充液体，必要时用自体血进行填充。

4. 截瘫：为损伤脊髓前节段大动脉（Adankiewicz 动脉）引起。

（陈金生　李晓宏　王君楠）

# 第六章　腰椎间盘等离子射频减压治疗

等离子消融术（coblation）是利用低温射频电流汽化切割皱缩髓核达到椎间盘减压效果，同时以热凝作用使椎间盘变性固缩解除压迫的一种治疗方法。因而等离子消融包括低温汽化和热凝固缩两个过程。鉴于其两方面的治疗作用，国外学者也将等离子消融术称之为等离子射频髓核成形术（nucleoplasty）。其理论基础是：腰椎间盘体积的很小改变可产生压力的很大变化。它运用40℃低温射频能量在髓核内汽化切开多个隧道，配合70℃热凝，使胶原纤维汽化、收缩和固化，移除部分髓核组织（约1cm），使突出的椎间盘压力降低，缓解对神经根的压迫，减轻疼痛和麻木等症状。

## 一、原理及安全性

低温消融的基本原理是：利用射频电流（100Hz）施加于生理盐水（$Na^+$），吸引大量 $Na^+$ 于电极周围，形成等离子颗粒区，形成 $50\sim100\mu m$ 的等离子薄层，这些在强大磁场下获得动能的自由带电粒子，能将组织细胞间的分子链（肽腱）撞击断裂，这种分解作用造成组织汽化消融，从而形成元素分子和低分子气体（$O_2$、$H_2$、$CO_2$ 等），在 $40\sim50℃$ 低温下对靶组织形成切割和消融效果，这些气体从穿刺通道逸出，从而达到减压的目的，因此射频电极又称为等离子刀，该技术又称为等离子消融或低温消融（图3-6-1）。

此过程可在40℃温度下切断细胞分子连接，移除部分髓核形成孔道。当射频电场的能量作用于组织（包括血液）时，组织的阻抗会导致热效应，从而产生组织皱缩和止血作用。热凝过程即以精确加温（70℃）技术使髓核内的胶原纤维汽化、收缩和固化，使椎间盘总体积缩小。

动物实验证实，低温等离子消融技术具有精确去除椎间盘软组织的功能：利用低温等离子消融技术在髓核中打孔消融后，髓核内仅产生一个直径约2mm的坏死带孔道，无炭化颗粒，孔道周围组织受到的热损伤极其轻微。当探头尖部温度为70℃时，11mm以外的组织温度低于42℃（引起神经损伤的临界值）。Lee等的研究发现，椎间盘电热治疗前后的生物力学测定显示，该手术对脊柱的稳定性没有影响。Nau等在人类尸体模拟研究中，在椎间盘内记录到80~90℃的短暂温度峰值，距离治疗电极3~4mm处的髓核组织的温度可达60~65℃，离电极6mm处则产生43℃的累积热效应剂量。提示髓核成形术具有低温消融和热凝两种效果。Chen等通过新鲜尸体标本证实术后腰椎间盘内压力降低程度与年龄、椎间盘是否退变有关，年龄越小、无椎间盘退变者压力下降越明显，而退变椎间盘的压力下降则很小。这提示等离子消融术在腰椎间盘突出症患者中的适用人群应趋向年轻患者。Neill等实验研究证实，低温等离子射频消融术降低髓核 IL-1β、IL-6、TNF-α 表达，增加 IL-8 表达；该技术还修补纤维环，防止髓核或炎性因子释放及灭活长入纤维环内的外源性末梢神经（伤害性感受器）。

## 二、适应证和禁忌证

【适应证】

1. 影像学检查示椎间盘膨出或"包容型"突出，纤维环和后纵韧带无破裂，髓核未脱出纤维环，且与临床表现相符。

2. 根性症状明显影响生活，保守治疗3个月无效。

3. 椎间盘造影可以复制疼痛，局麻药注入椎间盘有较满意的镇痛效果。

4. 椎间高度≥75%。

【禁忌证】

1. 椎间盘脱出。

2. 髓核游离。

3. 骨性椎管狭窄、侧隐窝狭窄。

4. 椎间隙狭窄，椎间高度<75%。

5. 椎体明显唇样增生或钙化、脊椎不稳定。

6. 出现高位肌麻痹或马尾神经症状。

7. 精神有障碍，不能配合手术者或不理解及不能接受治疗者。

【术前准备】

1. 术前签字：签署知情同意书。

2. 术前饮食与用药：术前禁饮食，给予镇静剂和止痛剂，使患者镇静，但能够理解问题或者感觉疼痛。

3. 仪器与用具：等离子射频镇痛仪与腰椎等离子射频刀头。

## 三、操作方法

1. 体位：患者俯卧位，腹部垫枕以减少腰椎的弯曲度，以利张开椎间隙使进针较为容易，垫枕高度视患者胖瘦情况而定。

2. 穿刺：

（1）采用横突上安全三角入路，"C"型臂X射线机透视下定位拟穿刺椎间隙。

（2）常规消毒，铺无菌巾。①第1~5腰椎节段的椎间盘穿刺：X射线"C"型臂的影像增强器位于患者的上方，靶椎间隙的上一个椎体下终板应重叠呈线状。向穿刺侧的同侧旋转倾斜，直至接受注射椎间隙的下位椎骨的上关节突（"苏格兰狗"耳处）的前缘，位于椎体前后连线的35%~40%处。②第1腰椎与第5骶椎椎间盘穿刺：由于解剖因素，第5腰椎与第1骶椎节段处穿刺有一定困难。为了使导针能够穿刺进入第5腰椎与第1骶椎节段，要求射线向足底侧明显成角（患者上方的影像增强器向头侧倾斜）以获得理想的影像。X射线"C"型臂的影像增强器位于患者上方，向穿刺侧倾斜、旋转。穿刺针经过的区域，通常在透视下显示为一个由第5腰椎下终板、第1骶椎上关节突和髂嵴共同围成一个小倒三角形区域。经此角度可将导针与增强器平行方向穿刺进入髓核，或将穿刺针前端弯曲5°~10°，或将患者对侧的膝盖抬起屈曲至胸部，使穿刺侧的髂嵴轻微下降，以帮助穿刺成功。沿穿刺途径实施0.5%~1%利多卡因5mL局部浸润麻醉。穿刺针与皮肤成35°~45°、与椎间隙平行沿横突上缘向内侧穿刺进针，在上关节突侧前方进入椎间隙，并调整至正确位置。穿刺针触及神经根产生放射痛时，应略退针，调整进针方向再缓慢进针。确定深度：穿刺深度以针尖刚刚透过纤维环内层进入髓核为宜。X射线透视，正位见针尖位于同侧椎弓根内侧缘，侧位见针尖位于椎间隙后部1/3~1/4处（图3-6-2）。拔出针芯，插入特制等离子刀头通过脊柱穿刺针进入髓核内，退穿刺针约2mm，使针尖位于纤维环内，以防止刀头对穿刺针的刺激。此时在穿刺针尾部与刀头交界处做一标记，即为热凝过程的起始点；再将刀头缓缓推进到达椎间盘对侧纤维环的内侧缘，此时将弹簧卡移至穿刺针尾部，此点即为热凝过程的最远点。两标记之间即为有效热凝深度。正侧位透视重新确定等离子刀头在脊柱穿刺针外、椎间盘髓核内，且位于椎间隙上下居中位置（图3-6-3）。

3. 消融和热凝：将刀头退至最近点标记处即可进行消融和热凝操作。AthroCareSystem 2000型治疗仪，热凝能量设置为2挡，持续25~30s，热凝温度设定为70℃。先在体外生理盐水中测试刀头，然后在体内踩压热凝脚踏半秒钟（点踩）测试患者反应，确定无神经受累后行等离子热凝。调整刀头操作手柄上的标记位于12点的位置，边踩压消融脚踏开关（ablation），边自前端标记处向前缓慢推进刀头，直至到达标记深度为止。然后边踩压热凝开关（coagulation），以 5mm/s 速度退回刀头至前端标记处为止。在椎间盘内来回拉动刀头一次，完成一个方向的消融热凝固缩（即为一个热凝周期）。同法分别在4、6、8、10 点位置形成其他通道，即完成全部消融和热凝操作。操作完成后撤出刀头，拔除穿刺针，局部压迫止血 3min，小敷贴覆盖穿刺点。

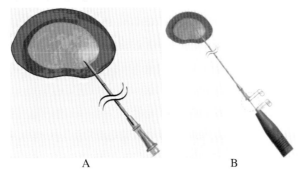

**图 3-6-1　等离子射频**

A. 起始点；B. 等离子射频止点

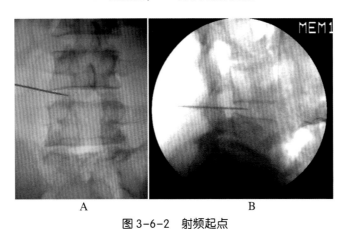

**图 3-6-2　射频起点**

A. X 射线前后位，刀头位于椎间隙椎弓根连线上；B. X 射线侧位，刀头位于椎间隙中后 1/3 处

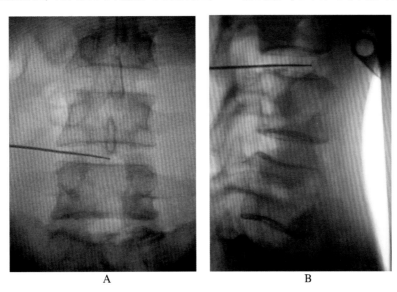

**图 3-6-3　射频止点**

A. X 射线前后位，刀头位于椎间隙棘突附近；B. X 射线侧位，刀头位于椎间隙前 1/4 处

4. 注意事项：

（1）穿刺针头应位于纤维环与髓核交界处，正位透视针头位于椎弓根内侧缘，侧位透视针头位于椎间隙后部 1/4～1/3 处。

（2）插入刀头的顶端要比穿刺针的顶端长 5mm，以确保刀头的工作部分在髓核内且与穿刺针无接触。

（3）常规给予抗感染 1d、脱水治疗 3d。术后 3 个月内应避免负重及进行剧烈运动。半年内加强腰部的适应性康复训练，避免重体力劳动及腰部过度活动。

（4）其余注意事项与颈椎手术相似。

## 四、并发症及其防治

1. 神经根损伤：在操作过程中椎间孔附近不要注入麻醉药品，以防止穿刺到神经根时疼痛反应消失；穿刺中注意把握穿刺的方向，如穿刺过程中患者有神经根刺激症状应立即停止操作，并改变穿刺方向或调整套管深度，且穿刺每一步应在"C"型臂或其他影像监视下进行。

2. 术后脊柱间盘炎：其原因尚不十分明确，预防措施即穿刺针应平行于终板并位于椎间隙中部，必要时透视下穿刺以确保良好的方向及位置，避免消融时刀头贴近终板。严格控制治疗时间，时间过长并不能相应增加疗效，反而增加邻近组织热损伤的可能。

3. 术后椎间隙感染：术中应严格无菌技术操作，术前定位准确，避免盲目穿刺，避免反复穿刺和野蛮操作。术后常规应用抗生素预防感染。

4. 刀头折弯与断裂：置入刀头前检查刀头是否完整，勿重复使用刀头；准确穿刺，尽量使用穿刺针到达目标位置，避免刀头穿刺。一旦发现出现折弯情况，可适当将套管针与刀头退出少许，并小心旋转刀头退出；操作结束时，刀头连同穿刺套管一起拔出，并仔细检查刀头折弯情况及是否完整。

（傅志俭　王君楠　赵自平）

第四篇

# 肌肉射频治疗

# 第一章　绪　　论

　　肌筋膜疼痛综合征（myofascial pain syndrome，MPS）又称肌筋膜炎，主要是肌肉和筋膜因无菌性炎症而产生粘连，分布于其间的感觉神经受到炎症环境中致痛物质的刺激及炎性水肿组织的压迫而导致疼痛。其痛点较为固定，按压时，一触即发，产生剧痛，并向肢体远处传导，故称为"激痛点""激发点"，这是本病特有的临床现象。当机体受到风寒侵袭、疲劳、外伤或睡眠位置不当等外界不良因素刺激时，可以诱发肌筋膜炎的急性发作。肌肉、韧带、关节囊的急性或慢性的损伤、劳损等是本病的基本病因。由于在急性期没有得到彻底的治疗而转入慢性，或者由于患者受到反复的劳损、风寒等不良刺激，可以反复出现持续或者间断的慢性肌肉疼痛、酸软无力等症状。

## 一、有关解剖

　　筋膜解剖生理：筋膜分为浅、深两层。浅筋膜位于真皮之下，也称皮下筋膜，由疏松结缔组织构成，包被身体各部分，内有浅动脉、浅静脉、皮神经、淋巴管和脂肪组织等，脂肪组织的多少因部位、性别和营养状况的不同而有差异。深筋膜又称固有筋膜，位于浅筋膜的深面，由致密结缔组织构成，包裹肌、肌群和体壁及血管、神经等，分布全身且互相连接。在四肢，深筋膜插入肌群之间，并附于骨上，形成肌间隔。深筋膜包绕肌群形成骨筋膜鞘；包绕血管、神经形成血管神经鞘（图4-1-1）。

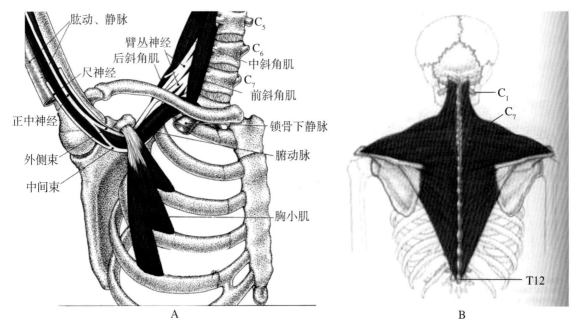

图4-1-1　深筋膜解剖

A. 前、中、后斜角肌与臂丛神经；B. 斜方肌分布后面观

　　骨骼肌的生理功能是具有收缩特性，是运动系统的动力部分，在神经系统的支配下，肌肉收缩，以关节为枢纽，牵动骨骼产生运动。骨骼肌数量多，占体重的40%左右，分布广泛。每块肌肉都有一定的形态、构造，又有丰富的血管、淋巴管，受一定的神经支配，执行一定的功能。骨骼肌容易因各种原因

产生劳损、粘连，扳机点形成，产生疼痛和功能障碍。

**【病因】**

绝大部分的肌肉均通过筋膜附着在骨膜上，肌筋膜慢性损伤的机制与人体的活动有关，每个姿势、每个动作都需要几群肌肉收缩的同时几群肌肉放松。

1. 肌肉长时间收缩：肌肉长时间收缩时的紧张会压迫肌肉中的微小血管，当长时间的肌肉群收缩时局部缺血，产生缺氧物质即炎症物质，反复的局部缺血性炎症使局部血流更差、肌肉变硬。在骨膜面上的肌肉末端即筋膜的长期缺氧性炎症沉积逐渐钙化，X射线上形似骨刺。相当一部分人在急性肌筋膜损伤期没有得到彻底的治疗，局部呈瘢痕性修复转入慢性痛。腰、背、骶、臀、腿、膝、足底、颈、肩、肘或腕等关节周围均有丰富的肌筋膜，这些部位的肌肉、韧带急性或慢性的损伤痛是常见疾病。

2. 感觉神经末梢受炎症刺激：肌筋膜疼痛是典型的感觉神经末梢受刺激性痛，即疼痛三分类中的伤害感受性。临床表现特点是局部疼痛，呈隐痛、酸痛、胀痛，可有肌肉紧张、痉挛、索带状感和触及"扳机点"，即向相邻部位发生牵涉痛。少数人因为肌肉的萎缩影响到动作力量或刺激了旁边小神经中的运动神经功能，也会在反复出现持续或者间断的慢性肌肉疼痛时伴有酸软无力症状。不同部位的肌筋膜的感觉神经末梢密度不同，所以有各种痛敏感度，总的规律是表现为末梢神经受刺激时，局部一定出现压痛。

3. 局部缺血性痛：局部缺血是肌筋膜疼痛的主要特征，根据不同部位肌筋膜的功能，常见是启动时即动作开始时痛或僵硬，原因是局部的血流供应尚未到位。局部受凉或全身疲劳、天气变冷会诱发疼痛，深夜睡眠中会痛醒，晨起僵硬疼痛，活动后减轻但常在长时间工作后或傍晚时加重，当长时间不活动或活动过度甚至情绪不佳时也可疼痛加重。人在疲劳时或天气变冷之前出现疼痛，也是人的应激反应致全身小血管收缩，增加局部缺氧所致。严重者夜间血压低的时候，出现疼痛并影响睡眠，并且需起来活动后局部血流增加了方能缓解。

4. 局部压痛：体检时会看到一侧或局部肌肉紧张、痉挛、隆起、挛缩或僵硬。患者主诉痛区有压痛，即局部神经末梢的伤害感受器处于炎症敏感状态。压痛点位置常固定在肌肉的起止点附近或两组不同方向的肌肉交接处，压痛点是局部的感觉神经末梢受到了炎症刺激，肌筋膜病变部可摸到痛性硬结或痛性肌索和触及"扳机点"。

5. 容易并发神经卡压痛：从疼痛的感觉神经解剖生理上分析，不同的部位感觉神经分布的密度不一致，而且神经支常在肌筋膜旁边通过。当肌肉筋膜的某局部神经分布较密集或在病变处刚好有神经进出肌肉或在其邻近有小神经支时，刺激该位置出现疼痛并会牵扯或放射到固定的方向，这是肌筋膜病变卡压或刺激了其旁边的小神经所致。早在20世纪90年代人们已发现了这种现象，在人体身上肌筋膜的部位容易损伤且痛点较为剧烈，按压该部位时一触即发产生剧痛，并向某个方向传导，称为"激痛点"或"触发点"，认为这是肌筋膜疼痛综合征特有的临床现象。近年来的资料也显示，肌筋膜疼痛触发点的局部肌肉组织、各种理化因子发生了显著性变化。表现为局部各神经血管反应物质增多，炎症递质和致痛因子浓度明显升高。异常浓度的致痛因子和炎症递质作用于骨骼肌伤害性感受器，引起外周神经和中枢神经致敏，产生骨骼肌异常疼痛、痛觉过敏和牵涉痛，符合肌筋膜疼痛的特征。临床中发现触发点是肌筋膜疼痛综合征的标志性特点。在治疗中，若能针对触发点行针对性处理，可获得良好的临床疗效。

## 二、肌筋膜疼痛综合征临床特征

1. 局部缺血性痛：不同部位的肌筋膜会有不同的痛敏感度，总的规律是表现为末梢神经受刺激时，局部一定出现压痛。局部缺血是肌筋膜疼痛的主要特征，根据不同部位肌筋膜的功能，常见是启动时即动作开始时痛或僵硬，原因是局部的血流供应尚未到位。当机体受到风寒侵袭、外伤或睡眠位置不当等外界不良因素刺激时，可以诱发肌筋膜炎的急性发作。人在疲劳时或天气变冷之前出现痛，也是人的应激反应致全身小血管收缩，增加局部缺氧所致。严重者夜间血压低的时候，出现痛并影响睡眠且需起来活动后局部血流增加了方能缓解。

2. 神经卡压痛：从疼痛的感觉神经解剖生理上分析，不同的部位感觉神经分布的密度不一致，而且神经支常在肌筋膜旁边通过。当肌肉筋膜的某局部神经分布较密集或在病变处刚好有神经进出肌肉或在其邻近有小神经支时，刺激该位置出现疼痛并会牵扯或放散到固定的方向，这是肌筋膜病变卡压或刺激了其旁边的小神经所致。早在20世纪90年代人们已发现了这种现象，在人体身上肌筋膜的某部位容易损伤且痛点较为剧烈，按压该部位时一触即发产生剧痛，并向某个方向传导，称为"激痛点"或"触发点"，认为这是肌筋膜疼痛综合征特有的临床现象。

近年来的资料也显示，肌筋膜疼痛触发点的局部肌肉组织、各种理化因子发生了显著性变化。表现为局部各神经血管反应物质增多，炎症递质和致痛因子浓度明显升高。异常浓度的致痛因子和炎症递质作用于骨骼肌伤害性感受器，引起外周神经和中枢神经致敏，产生骨骼肌异常疼痛、痛觉过敏和牵涉痛，符合肌筋膜疼痛的特征。临床中发现触发点是肌筋膜疼痛综合征的标志性特点。在治疗中，若能针对触发点行针对性处理，可获得良好的临床疗效。

【诊断】

1. 肌筋膜疼痛综合征临床诊断：

（1）局部肌肉痛的症状：慢性持续性酸胀痛或钝痛，疼痛呈紧束感或重物压迫感，腰、背、骶、臀、腿、膝、足底、颈、肩、肘或腕等均可发生。

（2）缺血性疼痛特点：局部受凉或全身疲劳、天气变冷时会诱发疼痛，深夜睡眠中会痛醒、晨起僵硬疼痛，活动后减轻但常在长时间工作后或傍晚时加重，当长时间不活动或活动过度甚至情绪不佳时也可疼痛加重。增加肌肉血流时可使疼痛减轻，包括理疗或自我活动。

（3）体检有固定压痛点或扳机点：局部肌肉紧张、痉挛、隆起、挛缩或僵硬。压痛点位置常固定在肌肉的起止点附近或两组不同方向的肌肉交接处，压痛点深部可摸到痛性硬结或痛性肌索。有时会放散到其他部位痛。

（4）辅助检查证据：

1）红外热像图：表现为疼痛区域显示高温，推测因为局部的水肿性或痉挛性缺氧性炎症。

2）B超显示：疼痛区肌筋膜纹理紊乱，可增厚或挛缩，肌间可见点状强回声改变。

3）MRI或CT检查可显示肌肉肥大、增厚或萎缩。

4）排除局部占位性或破坏性病变等其他疾病。

（5）损伤史：局部或临近部位曾有过急性或慢性损伤史。妇女发病多于男性。

2. 肌筋膜疼痛综合征临床诊断标准，需满足5个主要标准和至少1个次要标准，才能诊断为肌筋膜疼痛综合征。

（1）主要标准：

1）主诉：区域性疼痛。

2）牵涉痛：主诉疼痛或肌筋膜触发点牵涉痛及其分布区域的感觉异常。

3）肌筋膜绷紧：触诊受累的肌筋膜呈绷紧或索带状感。

4）肌筋膜触发痛：沿绷紧带状区走行的某一点有剧烈点状触痛。

5）运动受限区：在测量时存在某种程度的运动受限区。

（2）次要标准：

1）固定痛区和压痛点：重复出现主诉临床疼痛或感觉异常的压痛点。

2）触发点：横向抓触或针刺入带状区触痛点诱发局部抽搐反应。

3）诊断性治疗阳性：伸展肌肉或注射触痛点缓解疼痛。

3. 美国肌筋膜疼痛综合征诊断标准：

（1）固定痛区和压痛点：肌腱的附着点或肌腹上有固定疼痛区和压痛点。

（2）分散痛：按压痛点可引发区域性的不按神经根感觉分布的分散痛。

（3）缺血痛：气温降低或疲劳时疼痛加重。

（4）增加血流改善：增加肌肉血流的治疗可使疼痛减轻。

（5）排除其他：排除局部占位性或破坏性病变。

【治疗】

1. 肌筋膜疼痛综合征治疗现状。肌筋膜疼痛的治疗方法有物理治疗、针灸推拿、中药内服外敷、局部药物注射封闭治疗、密集型银质针、小针刀松解术、软组织松解手术疗法等。这些方法各有优缺点，急性亚急性期的肌筋膜痛用物理治疗、按摩、中医中药或自我锻炼都能有很好效果。当无创治疗不能完全松解粘连而解除疼痛时，可使用密集型银质针、小针刀松解术等微创治疗，但在有重要神经分布的区域则存在较高风险性。射频松解镇痛治疗克服了上述技术上的缺点，可通过感觉运动刺激来分辨神经位置避开并保护神经。对伴有神经卡压症状，尤其是重要神经旁进行射频松解治疗更具有安全、有效的优势，是近些年逐渐发展成熟的新技术。

2. 射频热凝治疗肌筋膜疼痛。肌筋膜疼痛综合征为临床上多发病、常见病，是一种慢性无菌性炎症性软组织疾病。其病理生理基础为肌筋膜的痉挛、瘢痕形成和粘连，导致局部血管与小的神经受压榨而发生供血障碍组织缺血缺氧性疼痛，当环境寒冷、身体疲劳时，血流缓慢性症状加重，病情迁延反复，不易根治。应用射频热凝产生的热能生物学作用在病变组织内形成蛋白凝固灶，达到分离组织粘连和松解挛缩，解除血管与神经卡压，促进局部血流供应，增加局部组织的氧供、代谢的作用。机械消除粘连有效防止肌筋膜炎的加重和复发，促进炎症的吸收、消散，减低肌肉的张力。射频技术通过准确地电刺激定位和组织阻抗的监测，确定射频针的位置及通过精确地控制温度，有效避免神经的损伤，可用于有重要神经部位的肌筋膜疼痛的松解治疗。

3. 射频治疗肌筋膜疼痛综合征的机制。因肌筋膜疼痛综合征的病理生理基础为肌筋膜的痉挛、瘢痕形成和粘连，而导致局部血管与小的神经受压榨，进而发生供血障碍组织缺血缺氧性疼痛。应用射频热凝产生的消融作用在病变组织内达到分离组织粘连和松解挛缩，增加局部微小血管再生及微循环修复。起到解除血管与神经卡压，促进局部血流供应，增加局部组织氧供与代谢，促进炎症的吸收、减低肌肉的张力的作用。机械性与热物理性消除粘连，能有效防止肌筋膜炎的加重和复发。射频技术通过准确地电刺激定位和组织阻抗的监测，确定射频针的位置及通过精确地控制温度，有效避免神经的损伤，可用于有重要神经部位的肌筋膜疼痛的松解治疗。

4. 影像引导下治疗。在影像介入引导下操作（如 B 超、X 射线）可以明显提高安全性，减少并发症的发生。

【术前准备】

1. 射频治疗时的麻醉与镇痛注意。在射频治疗肌筋膜疼痛时穿刺点较多，患者长时间被动体位和穿刺时的刺激，会增加患者术中痛苦。采用治疗点局部麻醉的方法时存在治疗痛点多，麻醉用药量大等情况，要计算好局部麻醉药的使用总量，注意防止局部麻醉药中毒，必要时可以分批、分次进行射频治疗。在重要神经部位的射频治疗避免注射局麻药，以免影响射频刺激鉴别神经的功能，导致误伤局部神经引发神经炎或其他并发症。建议使用静脉强化麻醉下联合低浓度局麻药，让患者在无大痛的前提下发挥射频神经刺激监测功能，及时发现和避开神经。在重要神经、器官附近进行治疗时，联合使用超声引导下进针，以便增加射频治疗操作时的安全。

2. 局部麻醉。存在治疗痛点多，麻醉用药量大时要注意防止局部麻醉药中毒，计算好局部麻醉药的使用总量，必要时可以分批、分次进行射频治疗。深部避免注射高浓度局麻药，以免射频时无法鉴别神经而误伤局部神经，导致神经炎或产生其他的并发症。

3. 静脉患者自控强化麻醉。可在异丙酚加吗啡或舒芬太尼或羟吗啡酮等静脉强化麻醉下，利用自控镇痛技术，在保持清醒状态下达到镇痛效果。结合射频神经刺激监测功能，可及时发现和避开神经。

4. 超声引导下进针。在重要神经、器官附近进行治疗时，可使用超声引导下进针，或在 CT 引导下，可直观地了解到操作时的安全区域，联合 B 超能看到神经及肌肉搐动情况，以及进针的深度、药物扩散的范围等。

**【射频治疗并发症】**

射频镇痛治疗的并发症及预防并发症主要有：

1. 穿刺操作时的损伤。

（1）脊柱旁穿刺：可能损伤脊神经、穿破硬脊膜、蛛网膜、血管和内脏的损伤。

（2）胸背部穿刺：可能损伤胸膜、肺产生气胸。

（3）防治：要熟悉穿刺部位的局部解剖，注意穿刺针的穿刺方向和深度。尽量在超声引导下进行治疗。

2. 射频热凝时损伤。

（1）射频热凝：对局部神经的热损伤，导致局部皮肤感觉麻木等感觉异常表现。

（2）防治：射频热凝前要认真做好神经刺激测试，避开神经。

**【治疗效果】**

1. 主观指标评价：

（1）治愈：原有疼痛消失，压痛区消失，不影响活动及工作，随访3个月无复发。

（2）显效：疼痛VAS权重评分下降50%～75%，活动基本正常，原有压痛区减少50%以上。

（3）有效：疼痛VAS权重评分下降50%，活动基本正常，压痛区减少30%～50%。

（4）无效：临床症状和体征无变化甚至加重或出现新的与治疗穿刺损伤无关的疼痛。

2. 客观指标评价：

（1）肌电图变化：观察治疗前和治疗后1个月、3个月的肌电图变化。

（2）生物活性物质变化：检测治疗前、后24h、48h、72h和1周、2周、3个月的机体及局部组织肾上腺素、5-羟色胺（5-HT）、缓激肽等的变化。采用放射免疫标记法检测。

（3）局部温度变化：红外热像图检测局部温度的改变。

（4）局部组织血流量检测：可用血流图记录仪检测。用其描记高频电流的两个电极之间的肌体阻抗变化曲线，从而检查治疗前后局部组织的血流量改变。

（5）肌肉MRI形态观察：严重病例可进行治疗前和治疗后6个月肌肉MRI形态观察。

（陈金生　林楚研　卢振和）

# 第一节　肩臂部肌筋膜疼痛概述

肩部及臂部关节周围肌筋膜疼痛是一种常见病，肩臂部肌筋膜疼痛在解剖上多与颈部病变有关。肩臂部关节周围的肌筋膜群包括了自上而下，由体表至深部的斜方肌、三角肌、肩胛提肌、冈下肌、冈上肌、大圆肌、小圆肌、菱形肌、下后锯肌。颈部病变包括颈椎肌筋膜损伤、颈椎小关节炎、颈椎间盘突出、椎体炎症，肩部或肩关节病变包括肩肘部肌筋膜急慢性损伤等。

支配肩臂部肌筋膜的主要神经包括了颈神经后支及下部颈神经前支组成的臂丛。臂丛由第5～8颈神经及第1胸神经的前支组成，第4颈神经及第2胸神经也有分支参与。

**【治疗原则】**

1. 诊断明确：

（1）肌筋膜病变即关节周围病变。

（2）关节内的软骨病变，如小关节、肩关节、肘关节等。

（3）脊柱源性病变包括椎间盘突出、终板炎、椎体炎、感染、占位病变。

（4）其他牵涉性痛包括心脏病、颅底病变、耳内病变、颈前组织疾病等。

2. 治疗原则：

（1）从外到内：不论患者是单种病致痛或多种病并存，疼痛科治疗原则是从浅入深、从简单到复杂。一旦明确肌筋膜病变是疼痛的主要原因时，医生应首先解决肌筋膜疾病，而后再根据疗效与病情考虑是否治疗椎间盘或椎体的其他疾病。

（2）安全第一：

1）理疗是基础：颈部解剖复杂，肌筋膜急性炎症能理疗就不微创，即使微创术后也需一段物理治疗巩固疗效。

2）首选脉冲射频：肌筋膜微创松解首选脉冲射频，脉冲射频发挥了射频能辨别神经的优势。42℃就能很好松解肌筋膜瘢痕并解决了肌筋膜长期的血流与营养问题。

（3）双极射频：双极射频的治疗范围从0.5cm扩大到1.5cm，多针联合的双极射频更加强了并充分地松解了挛缩的肌筋膜，加快了治疗速度并很少出现治疗松解不足而再次重复治疗的可能性。

（4）B超引导下穿刺：在颈椎有着重要的组织如血管、胸膜、甲状腺等，射频能辨别神经，不能辨别血管与内脏。在颈部操作强烈推荐联合用B超引导，明视下联合神经运动刺激下缓慢穿刺，尽最大可能保护患者的安全。例如，冈上肌前面靠近肺尖，肩胛提肌在下颈椎横突及肩胛骨内上角，如误伤可引发气胸危险。

3. 舒适微创：任何有创治疗都会带来患者疼痛不适，尤其是肌筋膜松解治疗需要在病变区插入多根针治疗，要注重治疗期间的镇痛治疗，采用多种措施，包括术前的经皮穴位电刺激、口服或肌注镇痛药物和镇静药，患者自控镇痛泵注药以及术后针口水肿期疼痛的处理等。

（陈金生　林楚研　肖源勋）

# 第二节　肩胛提肌的射频镇痛治疗

**【有关解剖】**

肩胛提肌位于颈项两侧，起于上四个颈椎的横突后结节，止于肩胛骨脊柱缘的冈上部分及肩胛骨上角。肌上部位于胸锁乳突肌深侧，下部位于斜方肌的深面，为一对带状长肌。有上提肩胛骨并使肩胛骨下回旋的作用。肩胛提肌由肩胛背神经（$C_3 \sim C_5$节段）支配。因为肩胛提肌被斜方肌覆盖及毗邻胸锁乳突肌，毗邻脏器包括椎动脉等重要颈部血管、胸膜和肺，建议在B超引导下穿刺。

**【病因】**

常见于卧位看书或使用手机、平板电脑长时间维持不良姿势，过度锻炼、情绪紧张导致。生活中过高或过低的扶手导致肩膀提高，枕头过低等导致该肌肉维持在缩短的状态及受寒均可导致肩胛提肌疼痛。颈部急性肌肉挫伤损伤的众多肌肉中，肩胛提肌是常见受累及的肌肉。长时间使用背包和手提包可同时劳损斜方肌和肩胛提肌。

**【临床表现】**

多有外伤史及劳损病史。局部疼痛，肩胛骨内侧明显，可向同侧胸部前上方放射，呈隐痛、酸痛、胀痛，夜间疼痛加重，可有肌肉紧张、痉挛和触及压痛点。压痛多在肩胛骨内上角区，同侧颈后区及斜方肌的侧缘也可出现压痛。影像学检查无明显异常。患者可出现间歇性肩部疼痛，但是上肢活动正常。

**【诊断】**

1. 局部疼痛，肩胛骨内侧明显，可向同侧胸部前上方放射。

2. 肩胛骨内上角区，同侧颈后区及斜方肌的侧缘有压痛点。

3. 常与斜方肌疼痛合并出现。

4. 有外伤史，或长期肩膀不良姿势的劳损病史。

5. 试验性神经阻滞阳性。

**【射频治疗术前准备】**

1. 术前签字：签署知情同意书。

2. 术前用药：微创治疗及体位不适均增加患者创伤，术前采用镇静镇痛类药物，术中结合静脉患者自控强化麻醉，以及良好的局部浸润麻醉。建议使用短效的利多卡因加用罗哌卡因长效局麻药。

3. 仪器与射频套针：准备射频仪与10cm长、5mm裸露针尖的射频套针，B超仪。

**【操作方法】**

1. 穿刺：

（1）体位：患者采取俯卧位或侧卧位或颈前屈坐位，卧位时胸前垫一薄枕。取坐位双手屈曲置于大腿，患者自觉舒适位置。充分暴露病变部位。

（2）皮肤标记：首先在患者肩部皮肤上画出肩胛冈及颈椎棘突、横突及结节。仔细检查患病肌群压痛点并在皮肤上标记。

（3）穿刺进针：常规消毒后，1%利多卡因加0.5%罗哌卡因混合液行皮肤、皮下至骨面的局部浸润麻醉。用10cm长、5mm裸露针尖的射频套针在皮肤标记处垂直或斜向肩胛骨内上角穿刺，回抽无气、无血液。在肩胛骨脊柱缘及颈部椎旁肌肉进行穿刺及射频。

（4）B超引导下穿刺：操作前建议使用线阵探头探查胸锁乳突肌、第1~4颈椎横突的后结节，使用彩色多普勒明确靶点穿刺相应颈椎节段血管走行，测量肌肉至体表深度，尤其明确肺尖部的位置后再对痛点进行射频治疗。胸膜及肺的外形一般在超声下如同"沙滩上的海浪"，嘱咐患者进行深呼吸可增强成像及分辨。穿刺时，可使用平面外技术，定位需治疗的穿刺点后做好标记。标记点即为穿刺点，将标记点置于超声探头中点下缘1cm，并逐步调整进针轨迹，到位后射频。如针尖触及骨质提示射频可以安全进行。

2. 射频治疗：射频针穿刺到位后，在每点注射1%利多卡因1mL。一般使用脉冲射频，以保护运动神经。每点脉冲射频42℃维持120s。如果采用射频消融持续50℃维持60s；或70℃维持15s。

**【术后处理】**

1. 镇痛：治疗后前3~7d给予止痛药口服。

2. 理疗：术后24h后，治疗区可予以微波、超声波或偏振红外热线理疗。

3. 防感染：治疗部位48h内避免污染。

4. 再次松解：不同部位肌筋膜疼痛射频松解治疗可同时或隔天后进行，同一部位的治疗需等待3~7d后才再次射频松解。

5. 康复锻炼：治疗后1周开始行患病肌功能锻炼以巩固疗效。

**【并发症与注意事项】**

1. 穿刺操作损伤：穿刺操作会损伤重要神经、血管，有伤及颈动脉、静脉或椎动脉，以及脊神经、硬脊膜、蛛网膜或胸膜顶的可能。因此，要熟悉颈后部的局部解剖，注意穿刺针的穿刺方向和深度。为减少并发症，建议在B超引导下进行。

2. 射频热凝损伤：主要为射频热凝对局部神经的热损伤，导致局部皮肤感觉麻木等感觉异常表现，主要预防措施是皮肤以下使用低浓度局麻药，在射频热凝前认真做好测试。

（陈金生　梁晓瑜　罗秀英）

## 第三节　斜角肌疼痛综合征射频治疗

**【有关解剖】**

斜角肌为颈部深层肌肉位于脊柱的颈部两侧，由前、中、后斜角肌组成。前斜角肌起于第 3~6 颈椎横突前结节，止于第 1 肋骨斜角肌结节；中斜角肌起于第 3~7 颈椎横突后结节，止于第 1 肋骨中部上面（肌纤维由内上斜向外下）。前、中斜角肌之间有一个三角形间隙（称为斜角肌间隙），由臂丛神经及血管束通过，后斜角肌起于 $C_5$、$C_6$ 横突后结节，止于第 2 肋骨，该肌受 $C_3$、$C_4$ 神经前支支配。如肋骨固定，该肌单侧收缩，使颈部侧屈并回旋；双侧收缩，则使颈部前屈。若颈部固定，该肌收缩可上提一两肋，帮助呼吸。

**【病因】**

病因多由头颈姿势或睡眠姿势不良，慢性劳损、颈部裸露着凉或急性损伤后未完全痊愈转为慢性等所致。

**【临床表现】**

临床表现多为放射性疼痛，常在肩、臂尺侧，伴麻木、蚁行感和局部压痛、胀痛。颈肩臂部疼痛无力，伤侧上肢上举时，疼痛减轻。严重病例或病程久者，疼痛可向耳后及上肢扩散，手部小鱼际部肌肉萎缩，产生感觉异常、伤侧上肢发凉、肿胀等神经、血管症状。手的握力降低，或持物功能丧失。

**【诊断】**

1. 出现各种颈部相关的神经刺激或卡压症状。如肩臂疼痛无力、顽固性呃逆等。

2. 在第 3~7 颈椎的颈前横突上可有固定压痛，可在锁骨上窝处触及该肌钝厚、变硬、压痛并向上肢放射。亦有在第 5~6 颈椎横突处压痛并向耳后放散的病例。臂丛神经牵拉试验呈阳性。

3. 颈部外伤或颈椎病史。

4. X 射线可见第 7 颈椎横突较长，B 超或 MRI 可见斜角肌肥大或萎缩，肌电图可见脊神经干性损伤。

5. 在横突前压痛点注射局麻药，可使疼痛缓解程度>50%。

**【术前准备】**

1. 术前签字：签署知情同意书。

2. 术前用药：微创治疗及体位不适均增加患者创伤，术前采用镇静镇痛类药物，术中结合静脉患者自控强化麻醉，以及良好的局部浸润麻醉。建议使用短效的利多卡因加用罗哌卡因长效局麻药。

3. 仪器与射频套针：准备好射频仪和 10cm 长、5mm 裸露针尖的射频套针。尽量准备 B 超仪。

**【射频穿刺操作】**

1. 体位：患者仰卧位，头偏向健侧，胸背垫一薄枕。双手屈曲置于胸前自觉舒适位置。

2. 皮肤标记：在胸锁乳突肌的后缘，触摸到有压痛感的横突，在皮肤上做标记。

3. 尽量在超声等影像介入引导下进行治疗

4. 局麻与穿刺：常规皮肤消毒后用 1% 利多卡因加 0.5% 罗哌卡因混合液行皮肤局麻，骨面用 0.25% 利多卡因加 0.125% 罗哌卡因混合液，以免高浓度局麻药阻滞了脊神经或臂丛神经。B 超引导下，用 5~10cm 长、5mm 裸露针尖的射频套针在压痛点处垂直刺入皮下后，开动运动电刺激 2Hz、1V，针尖缓慢通过肌肉直至碰到横突部的骨突上。

**【射频操作】**

1. 神经电刺激穿刺到位后，回抽无血。用50Hz频率，大于1.0~1.5V电压，2Hz，大于1.0~1.5V电压的电刺激不引发穿刺部位神经支配区域的异感和肌肉运动，确保穿刺针不靠近重要神经。

2. 射频治疗启动射频脉冲射频，每点42℃维持120s；或使用射频高温热凝50℃维持60s，或75℃维持15s。

**【术后处理】**

1. 镇痛：治疗后前3~7d给予止痛药口服。

2. 理疗：术后24h后，治疗区可予以微波、超声波或偏振红外热线理疗。

3. 防感染：治疗部位48h内避免污染。

4. 再次松解：不同部位肌筋膜疼痛射频松解治疗可同时或隔天后进行，同一部位的治疗需等待3~7d后才再次射频松解。

5. 康复锻炼：治疗后1周开始行患病肌功能锻炼以巩固疗效。

**【主要并发症与注意事项】**

1. 穿刺操作损伤：穿刺操作可能损伤重要神经、血管，有伤及颈动脉、静脉或椎动脉，以及脊神经或胸膜顶的可能。要熟悉颈前部的局部解剖，尽量在B超引导下进行，注意穿刺针的穿刺方向和深度。

2. 射频热凝损伤：主要为射频热凝对局部神经的热损伤，导致局部皮肤麻木等感觉异常表现，主要预防措施是射频穿刺针要避开神经，皮肤以下使用低浓度局麻药，在射频热凝前认真做好测试。

（陈金生　刘少颜　吕亚楠）

# 第四节　三角肌肌筋膜疼痛综合征射频治疗

## 一、疾病概述

**【有关解剖】**

三角肌滑膜囊是在三角肌和肩关节之间的一个滑膜囊，有时此囊与肩峰下滑膜囊相通。三角肌滑膜囊分泌的滑液主要是供给位于三角肌下面的、被覆于冈上肌表面的冈上肌筋膜，以及被覆于冈下肌和小圆肌表面的冈下肌筋膜和小圆肌筋膜，使三角肌和下边这些肌肉的腱部不会因摩擦而损伤（图4-1-4-1）。

**【病因】**

三角肌滑膜囊受到损伤（包括外伤和劳损），囊壁的膜性通道被修复而来的瘢痕组织所堵塞，囊内的滑液排不出去，使滑膜囊膨胀，造成酸、胀、疼痛。由于滑液失去供应，冈上肌、冈下肌、小圆肌筋膜得不到润滑。肩部肌肉活动失去灵活性而酸痛不适。

一旦三角肌滑囊因外伤而劳损，发生病变，这些肌肉的筋膜都将失去润滑，肩部就会出现严重不适感，且这些肌肉的活动就失去灵活性。

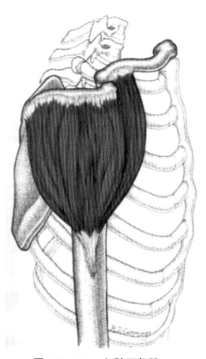

图4-1-4-1　上臂三角肌

**【临床表现】**

三角肌滑膜囊炎的患者均主诉肩部酸痛不适。三角肌滑膜囊外伤和劳损均可致病，肩周炎也可累及三角肌滑膜囊，临床也常将三角肌滑膜囊炎误诊为肩周炎。因该滑膜囊位于三角肌深面，痛点较深，患者主诉含糊，触诊不清楚，所以也有误诊为肩峰下滑囊炎的，上肢上举外展困难，患病日久者，患者自觉在活动上肢时，肩部有摩擦音或弹响声。三角肌滑囊炎，过去多数由于误诊而被忽视，即使诊断明确时，又缺乏有效治疗措施。用泼尼松龙局部注射，虽可取得临时效果，但几天后病情容易反复（图4-1-4-2A、B、C）。

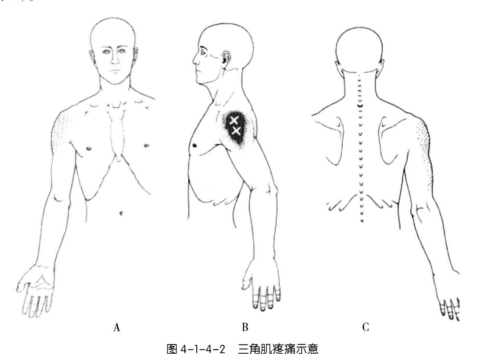

**图4-1-4-2　三角肌疼痛示意**
A. 三角肌疼痛前面观图；B. 三角肌疼痛侧面观图；C. 三角肌疼痛后面观图

**【诊断依据】**

1. 有肩部外伤史和劳损史。

2. 在肩峰下滑囊下缘，肩关节下缘有摩擦音或弹响声。

3. 肩关节下缘三角肌中上部位有轻度隆起，皮肤发亮。

4. 让患侧上肢主动外展上举，肩部疼痛加重，或患者拒绝做此动作。

## 二、射频治疗

**【术前准备】**

1. 术前签字：签署知情同意书。

2. 术前用药：微创治疗及体位不适均增加患者创伤，术前采用镇静镇痛类药物，术中结合静脉患者自控强化麻醉，以及良好的局部浸润麻醉。建议使用短效的利多卡因加用罗哌卡因长效局麻药。

3. 仪器与射频套针：准备好射频仪和5cm长、5mm裸露针尖的射频套针。

**【操作方法】**

1. 定位：在上臂三角肌区皮肤上做1.5～2cm间距的标记。

2. 痛点注射1%利多卡因1mL，直至骨面。

3. 射频套针垂直穿刺直至骨面，启动射频脉冲射频，每点42℃维持120s；或使用射频高温热凝，温度为75℃、15s；或50℃、60s。

【术后处理】

1. 术后继续服用非甾体类镇痛药7d。

2. 术后24h可行局部理疗。

3. 鼓励患者带痛运动，促进肌肉恢复。

（陈金生　刘晓明　吕亚楠）

# 第五节　肱二头肌短头肌腱炎射频治疗

## 一、疾病概述

### 【有关解剖】

肱二头肌是上肢屈肌，肱二头肌短头起自于肩胛骨喙突尖部，喙肱肌上面，胸小肌的外侧。在肱骨下1/3处与肱二头肌长头肌腹融合。主要功能是屈肘，并使前臂旋后（图4-1-5-1AB）。

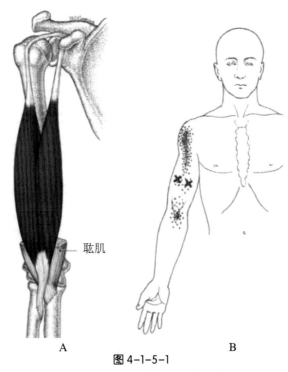

图4-1-5-1

A. 肱二头肌；B. 肱二头肌牵涉痛点

### 【病因】

肱二头肌短头和喙肱肌起始腱共同起于喙突，而肱二头肌短头和喙肱肌的作用和活动方向不同步、不一致。喙肱肌使肩关节屈肘和内收，而肱二头肌是屈肘，使前臂后旋。所以和喙肱肌腱经常交错摩擦而导致损伤。如遇突然的屈肘，前臂后旋的动作，也容易损伤肌腱。

另外，如喙突滑膜囊有病变而闭锁，使喙肱肌和肱二头肌短头失去润滑，肱二头肌短头就会因之迅速磨损而发病。肱二头肌短头损伤或劳损后，局部瘢痕粘连，导致局部血运和体液新陈代谢障碍，从而引起肌腱部位的变性。

**【诊断】**

1. 上肢后伸、摸背和上举受限。

2. 在体检时喙突处（在肩前偏内下方约 3cm 处）有疼痛和压痛。

3. 有劳损史，不一定有外伤史。

4. 注意和肩周炎及肩部其他软组织损伤疾患相鉴别。

5. 在压痛点试验性阻滞呈阳性结果。

## 二、射频治疗

**【术前准备】**

1. 术前签字：签署知情同意书。

2. 术前用药：微创治疗及体位不适均增加患者创伤，术前采用镇静镇痛类药物，术中结合患者自控强化麻醉，以及良好的局部浸润麻醉。建议使用短效的利多卡因加用罗哌卡因长效局麻药。

3. 仪器与射频套针：准备好射频仪及 5cm 长、5mm 裸露针尖的射频套针。

**【操作方法】**

1. 体位：患者仰卧，背部垫小枕或坐位挺胸，上臂贴身旁稍外展。

2. 定位与穿刺：

（1）定位：在喙突与肱骨结节间沟之间的行径上压痛点处做皮肤标记。

（2）穿刺：在皮肤标记点处用 1% 利多卡因做皮肤到骨面的局部浸润麻醉，射频套针与皮肤垂直进入至骨面。

3. 射频热凝：因为无重要神经，可不用神经刺激测试。直接启动加温至 75℃持续 15s。

4. 为增加准确率，建议在 B 超引导下进行。

**【术后处理】**

1. 术后继续服用非甾体类镇痛药治疗 7~14d。

2. 术后 24h 可行局部理疗。

3. 鼓励患者带痛运动，促进肌肉恢复。

（陈金生 何雁冰 翁景恩）

# 第六节 肱二头肌长头腱鞘炎射频治疗

**【有关解剖】**

肱二头肌长头附着于肩胛骨的盂上结节，有一个狭长的腱，被腱鞘包绕，经过肩关节与肱骨结节间沟。在上肢活动时，长头腱在鞘内上下滑动。

**【病因】**

在上肢活动时，肱二头肌长头腱除了在腱鞘内做上下滑动外，还在臂外展、内收时做横向移位运动。但由于腱鞘被固定在肱骨结节间沟内，两侧有肱骨结节的骨性突起阻止，使肱二头肌长头不会离开它的位置，但也因此常受到横向阻力的损伤。在上肢做频繁活动时引起急性发作，导致发生炎性反应。由于受到横向慢性损伤，腱鞘壁的脏层增厚结癜，和肌腱本身劳损变性，使腱鞘相对变窄，致使肌腱在腱鞘内活动受限而发病。反复急性损伤引起慢性炎症物质渗出，产生粘连后成为慢性疾病。

【临床表现】

肩部前面疼痛，可隐痛不适，上肢在提物和外展时加重。严重者疼痛明显，晚上或受凉时明显。局部按压有痛，理疗后疼痛减轻。有长时间固定动作如伸臂工作、卧床玩手机等，或明显急性损伤如打球前未做好准备运动，或摔伤史。

【诊断】

1. 肩前面内下方痛，约肩峰下3cm左右处，相当于肱骨结节间沟处隐痛不适，严重者疼痛明显。影响患侧上肢的提物和外展功能，且迁延难愈。

2. 体格检查上肢活动受限，外展、内旋时疼痛加剧，有时局部尚有轻度肿胀。在肩前偏内下方约3cm处结节沟有压痛，肩峰前外方肱骨结节间沟中有压痛或痛性硬索。

3. 有慢性损伤史或曾有严重急性损伤史。

4. B超检查或MRI检查发现局部肌腱形态学改变。

5. 痛点试验性阻滞阳性。

【术前准备】

1. 术前签字：签署知情同意书。

2. 术前用药：微创治疗及体位不适均增加患者创伤，术前采用镇静镇痛类药物，术中结合患者自控强化麻醉，以及良好的局部浸润麻醉。建议使用短效的利多卡因加用罗哌卡因长效局麻药。

3. 仪器与射频套针：准备好射频仪及5cm长、5mm裸露针尖的射频套针。

【操作方法】

1. 体位：患者仰卧，上背部垫小枕或坐位挺胸，上臂贴身旁稍外展。

2. 定位：在喙突与肱骨结节间沟之间的行径上的压痛点处做皮肤标记。

3. 穿刺：在皮肤标记点处用1%利多卡因加0.5%罗哌卡因混合液做皮肤到骨面的局部浸润麻醉，射频套针与皮肤垂直进入至骨面。

4. 射频热凝：因为无重要神经，可不用神经刺激。启动射频脉冲射频，每点42℃维持120s；或使用射频高温热凝50℃、60s；或75℃、15s。

【术后处理】

1. 术后继续服用非甾体类镇痛药治疗7d。

2. 术后24h可行局部理疗。

3. 鼓励患者带痛运动，促进肌肉恢复。肱二头肌长头肌腱解剖位置浅表，行B超检查时候容易定位，建议在B超引导下进行射频可增加疗效。

（陈金生　何雁冰　梁晓瑜）

# 第七节　肱骨外上髁炎射频治疗

【解剖】

肱骨外上髁是肱骨外上髁上缘的骨性突起，是伸肌总腱的起点。5块伸肌（即桡侧腕长伸肌、桡侧腕短伸肌、指总伸肌、小指固有伸肌、尺侧腕伸肌）的肌腱在环状韧带平面成为腱板样伸肌总腱，此处有微细的血管神经穿出。总腱起始部与肱桡关节和环状韧带等组织密切接触。肱桡肌起于肱骨外上髁嵴之上 1/3，其前外面有支配肱桡肌的桡神经第 1 分支，其下 1~2cm 处分出支配肱骨外上髁、环状韧带及肱桡关节面的第 2 分支，其下为支配桡侧伸腕肌的第 3 分支。肘桡侧副韧带起自肱骨外上髁，其纤维向下，与桡骨环状韧带的纤维相融合。伸腕、伸指动作，屈肘（肱桡肌收缩），前臂旋转及肘内翻（桡侧副韧带紧张），均有牵拉应力作用于肱骨外上髁。

【病因病理】

该病好发于经常做旋转前臂，伸屈肘关节工作或运动的人，大多是由积累性劳损引起，伸腕肌、伸指总肌、旋后肌附着点处肌腱内部轻度撕裂和局部轻微出血、机化，在自我修复过程中结了瘢痕，产生了粘连，挤压了该处的神经血管束，引起疼痛，妨碍了这些肌肉的功能活动，产生了手臂部的功能障碍。由于发病后患者往往还勉强用上肢去自理生活，而使该处诸肌腱撕裂加重，牵拉了与该处有牵连的神经支，致使与该处有牵连的肌肉痉挛、疼痛，而涉及前臂和肩前部。

【临床表现】

一般起病缓慢，因急性损伤而发病者较为少见。发病后痛及肩前部和前臂，局部有的轻度肿胀，活动前臂后疼痛加重，不能做握拳、旋转前臂动作，握物无力，严重者握在手中的东西会自行掉下来，如做端壶、扫地、拧毛巾等动作时，可诱发或加剧疼痛症状。

【诊断】

1. 肘关节外侧酸胀不适、钝痛，有时伴烧灼感，工作时出现举臂、持物、用力伸屈肘、伸腕关节或旋转前臂，诱发疼痛可波及到前臂外侧、上臂，甚至肩背部。患臂无力，持物不牢。

2. 体格检查肱骨外上髁及其前下方有局限、敏感的压痛点。旋臂屈腕试验阳性。

3. 手工作业或运动损伤史。如网球、羽毛球运动员等职业性劳损史。

4. X 射线检查骨质未见异常，B 超或 MRI 可见斜角肌肥大或萎缩。

5. 试验性阻滞阳性。

【术前准备】

1. 术前签字：签署知情同意书。

2. 术前用药：微创治疗及体位不适均增加患者创伤，术前采用镇静镇痛类药物，术中结合患者自控强化麻醉，以及良好的局部浸润麻醉。建议使用短效的利多卡因加用罗哌卡因长效局麻药。

3. 仪器与射频套针：准备好射频仪和 5cm 长、5mm 裸露针尖的射频套针。

【操作方法】

1. 体位：患者取仰卧位或坐位，前臂内收，暴露肘部外侧。

2. 定位：在肘部皮肤划出肱骨外上髁骨突起和最明显的压痛点，以及伸肌腱上的压痛点。

3. 在标记点上用 1% 利多卡因在皮肤至骨面的浸润麻醉，射频套针与皮肤垂直进入至骨面。

4. 射频套针垂直穿刺直至骨面，启动射频脉冲射频，每点 42℃ 维持 120s；或使用射频高温热凝，温度为 75℃，15s；或 50℃、60s。

【术后处理】

1. 镇痛：治疗后前 3~7d 给予止痛药口服。

2. 理疗：术后 24h 后，治疗区可予以微波、超声波或偏振红外热线理疗。

3. 防感染：治疗部位 48h 内避免污染。

4. 康复锻炼：治疗后 1 周开始行患病肌功能锻炼以巩固疗效。

（陈金生　梁晓瑜　肖源勋）

# 第二章　胸背部肌筋膜痛

## 第一节　胸背部肌筋膜痛概述

胸背部肌筋膜痛有很多原因，需排除一些心血管疾病及内脏痛后，方可准确并安全地治疗。医疗上诊疗原则是安全第一，所以诊断永远是最重要的。胸背部肌筋膜并不很复杂，但它邻近了胸腔器官及脊柱，在肌筋膜疼痛时还需考虑其是否伴有其他来源的疼痛并全面制定治疗方案，才能取得良好效果。肌筋膜治疗时也必须顾及并防治气胸等并发症。

**【有关解剖】**

胸背肌是位于躯干后面的肌群，分为浅、深两层。

1. 背浅层肌：有斜方肌、背阔肌、肩胛提肌和菱形肌。

（1）斜方肌：位于项、背部的浅层，一侧呈三角肌，两侧合起来为斜方形，起点很广，从枕外隆凸向下直达第12胸椎，上部肌束斜向外下，下部肌束斜向外上，中部横行，抵止于肩胛冈、肩峰和锁骨外端。

（2）背阔肌：为全身最大的扁肌，位于背下部、腰部和胸侧壁。起自第6胸椎以下的全部椎骨棘突和髂嵴后份，肌束向外上方集中，止于肱骨小结节嵴。

（3）肩胛提肌：呈带状，位于项部两侧，斜方肌深面。

（4）菱形肌：位于斜方肌深面，为菱形扁肌，起自第6、7颈椎和第1~4胸椎的棘突，止于肩胛骨的内侧缘。

2. 背深层肌：包括竖脊肌、夹肌。

（1）竖脊肌：为背肌中最长、最大的肌肉，纵列于躯干的背面，脊柱两侧的沟内，起自骶骨背面和髂嵴的后部，向上分出3群肌束，沿途止于椎骨和肋骨，向上达颞骨乳突。

（2）夹肌：位于斜方肌和菱形肌的深面，起自项韧带下部，第7颈椎棘突和上部胸椎，向上外止于颞骨乳突和第1~3颈椎横突。

（3）胸腰筋膜：包裹在竖脊肌和腰方肌的周围，在腰部筋膜明显增厚，可分为浅、中、深层3层筋膜。在腰方肌外侧缘会合，作为腹内斜肌和腹横肌的起始部。

该病大多数由于长期伏案工作、单上肢运动或肩背重物，或姿势不良等，或胸背部手术引起胸背肌筋膜损伤，失于治疗或治疗欠妥，日久导致此病。

1. 肌筋膜解剖特点：胸背肌筋膜群包括了自上而下，由体表至深部的斜方肌、肩胛提肌、冈下肌、冈上肌、菱形肌、肩胛下肌、竖脊肌、胸大肌、胸小肌、前后锯肌、肋间肌、腹肌的上部等。颈部病变包括颈椎肌筋膜损伤、颈椎小关节炎、颈椎间盘突出、椎体炎症，肩部或肩关节病变包括肩肘部肌筋膜急慢性损伤等。

2. 胸背神经特点：

（1）脊神经：每对脊神经都是由前根和后根在椎间孔内合并而成。脊神经的前根是运动性的，它除含有躯体运动、胸脊神经后根及后根节纤维外，在第 1 胸脊神经前根至第 3 腰脊神经前根，以及第 2 骶脊神经前根至第 4 骶脊神经前根内，还分别含有交感神经纤维和副交感神经纤维。脊神经的后根是感觉性的，它除含有躯体感觉纤维外，在胸和腰上部后根，以及骶 2~4 后根内，还含有内脏感觉纤维。每个脊神经因由前、后根合成，都含有运动纤维和感觉纤维，所以脊神经都是混合性的。

（2）脊神经纤维：胸脊神经纤维成分有以下 4 种。

1）躯体感觉纤维：分布于皮肤和运动系，将皮肤的浅感觉冲动和运动系的深感觉冲动传入中枢。

2）内脏感觉纤维：分布于心血管、胸腹腔内脏和腺体，传入来自这些机构的感觉冲动。

3）躯体运动纤维：分布于骨骼肌，支配其运动。

4）内脏运动纤维：支配平滑肌和心肌的运动，控制腺体的分泌。

（3）脊神经后支：胸脊神经干很短，出椎间孔后立即分为前、后两支，每支也都是混合性的。脊神经后支一般较相应的前支细而短，经椎骨横突之间向后穿行，按节段分布于枕、项、背、腰和骶臀部的深层肌和皮肤。胸段的脊神经后支与颈腰段的分布不同，尤其是支配小关节的脊神经后支的内侧支。在胸段，脊神经后支的内侧支不但支配该脊神经所在的小关节，还支配它下方的一个小关节。比如说，第 6、7 胸椎小关节的神经支配是由 $T_6$ 脊神经后支和 $T_5$ 脊神经后支共同支配的。在行第 6、7 胸椎小关节去神经术时，不但要毁损 $T_6$ 脊神经后支，还要毁损 $T_5$ 脊神经后支。而且，由于神经支配的交叉胸脊神经后支行径性及解剖变异性，临床上为了准确起见，需要同时行上下 3~4 个节段的去神经术。

（4）胸神经前支：共 12 对，除第 1 对胸脊神经的大部分参加臂丛，第 12 对胸脊神经的小部分参加腰丛外，其余皆不成丛。胸第 1 至第 11 对脊神经各自位于相应的肋间隙内，称为肋间神经，第 12 对胸神经前支位于第 12 对肋下方，故名肋下神经。肋间神经居肋间内、外肌之间，与肋间血管共同沿肋沟走行，自上而下按静脉、动脉、神经的次序并列。上 6 对肋间神经分支分布于肋间肌、胸壁皮肤和壁胸膜；下 5 对肋间神经及肋下神经斜向前下方进入腹内斜肌与腹横肌之间，分布于腹前外侧臂的肌肉和皮肤以及壁腹膜。

3. 胸椎 X 射线透视特点：

（1）肋骨：胸椎的解剖结构粗看上去与腰部的常见特征相同，但在 X 射线透视照片中由于有了肋骨的遮挡使辨认胸椎的结构有些困难。胸椎椎体、横突、小关节突和椎弓板均与腰椎的一样容易辨认。

（2）胸椎椎弓根：在射频治疗中的 X 射线透视下的胸段标志物与腰椎有很大差别，首先涉及的是椎弓根解剖。腰段椎弓根在 X 射线透视下是十分重要的标志物，表现为圆圈，典型地构成 Scotland 狗的眼而容易辨认。这是因为腰段椎弓根走向轻度向外，在前后位或侧位 X 射线透视时与球管投照几乎方向一致。但在胸段的解剖就完全不同了，胸椎椎弓根的走向是垂直向后和明显向上的，在治疗中这种方向与 X 射线透视的球管投照方向有很大差别，在 X 射线照片上许多患者的椎弓根的圆圈影较靠近椎体上终板的肋头关节而不容易辨别。腰椎椎弓根水平向后延伸，胸椎椎弓根向后上倾斜延伸。X 射线前后位透视胸椎椎弓根位于椎体上缘。

（3）胸椎横突：是一个与腰椎横突截然不同的真正意义的横突，在进化中胸椎横突几乎成了肋骨的一部分。胸椎横突是一个强有力的结构，与下关节突的连接部较宽平，轻度向头和明显向后伸展。在 X 射线透视斜位投照时的影像因为与同侧横突恰好呈"管状位"而比较难或几乎不能辨别，对侧横突则能比较好地显示。

（4）胸椎棘突：经常有某种程度的偏离中线，所以不能像腰椎棘突那样作为椎体的 X 射线投照斜位角度的依据。

4. 胸背 B 超特点：胸椎共 12 块，其棘突呈叠瓦状。横断面扫描时（即超声探头长轴与脊柱垂直），可见棘突、皮肤和椎旁肌群，在肌群深部可见关节突、横突及胸膜、肺部；内侧为横突，外侧斜坡样高回声声影为胸膜，并可见胸膜滑动征；应注意的是胸椎棘突比相应的横突低一个节段，即上一节段棘突和下一节段横突在一个水平上（例如：第 7 胸椎棘突和第 8 胸椎横突在一个水平上）；胸椎的关节突前后重叠，超声上显示是一平线。矢状面扫描时（即超声探头长轴与脊柱平行），超声影像可见皮肤和椎旁肌群，在肌群深部可见小关节、横突、肋横突上韧带、胸膜及胸膜下的肺组织，胸椎的关节突前后重叠，超声上显示像"小波浪"。

**【胸背痛相关疾病】**

该病在背部肌筋膜急性损伤后相当长一段时间才发病，患者初起感胸背部不适，麻痹胀感，逐渐出现疼痛，有时牵涉胸痛、胁痛；一侧上肢运动时，背痛加重。

1. 肌筋膜痛特点：胸背肌筋膜群包括了自上而下，由体表至深部的斜方肌、肩胛提肌、冈下肌、冈上肌、菱形肌、肩胛下肌、竖脊肌、胸大小肌、前后锯肌、肋间肌、腹肌的上部等。颈部病变包括颈椎肌筋膜损伤、颈椎小关节炎、颈椎间盘突出、椎体炎症，肩部或肩关节病变包括肩肘部肌筋膜急慢性损伤等。

2. 上胸段脊神经后支痛：支配胸背部肌筋膜的神经主要来自上胸段脊神经后支，前胸部来自脊神经前支组成的肋间神经，腋中线附近的胸壁有着一支特殊的肋间神经外侧支。胸背肌筋膜病变除了自身的神经末梢受刺激而局部疼痛以外，还会卡压脊神经后支或肋间神经致神经痛。

3. 胸内脏疾病痛：大多数的胸痛首先要常规排除心血管疾病，还有其他器官和组织结构的疾病引起的胸痛。胸部疼痛可能源于心肌心包膜的缺血性炎症，甚至肺部血管堵塞的缺血性炎症痛，还有肺炎胸膜炎症痛，上腹部器官的放散痛问题如胆囊炎、胰腺炎、胃炎或食管炎等，而下胸痛需要与肾脏疾病鉴别。尤其当内脏痛伴有胸背肌筋膜痛时，尤其复杂而且治疗上需慎重。

4. 脊柱相关痛：$C_5$以下的颈神经后支会向下延伸到高节段的前后胸壁胸背上，如常见的肩胛背神经痛。胸椎的解剖特点相当稳定，胸椎不能侧弯而仅仅能做前后屈伸10°以下，能在稍大范围内作旋转运动。但还是会发生各种类型的机械性或炎症性的脊柱相关性损伤。胸部的关节比颈腰椎多是因为多了肋骨，肋骨借助软骨会和胸骨形成胸肋关节，和横突形成肋横突关节，和椎体形成肋头关节。关节外面都有筋膜及肌肉，这些都是引起胸痛的潜在原因。40岁以上的人群中有超过40%的人出现退化改变，在强直性脊椎炎患者中较常见胸肋关节及肋椎关节病，胸椎退行性关节炎包括小关节、椎间盘等。胸椎前面的肺、胃、食管、胰等疾病也常因影响了脊柱骨膜的脊神经后支系统，而出现胸背痛。因为胸椎各关节的神经分布除了主要是后支之外，也都相邻着肋间神经，这些神经都靠近胸膜，所以胸痛的原因与治疗均需仔细。

5. 神经痛：肋横突关节、肋头关节周围分布的是脊神经后支外侧支，是局部疼痛。而肋椎关节紧邻的是交感神经链且受其支配，损伤时疼痛表现为单侧胸椎旁的烧灼痛，而且疼痛会覆盖数个胸椎节段。胸椎神经根痛也是常见的，虽然胸椎间盘突出没有颈腰椎间盘的多。但胸椎间盘突出症手术的难度较大，患者一般应首选射频治疗。胸椎神经根痛还见于骨质增生性椎管狭窄症、骨质疏松性椎体压缩性骨折和转移癌（如乳腺癌或多发骨髓瘤）等疾病，神经根痛在皮肤上有着清楚的神经支配区域，CT或MRI能显示神经根旁有着明显的病变。

6. 全身性痛：在一些患者中，胸痛是全身广泛疼痛的一个部位，尤其是合并有颈源性疼痛时，机制与腰部的$L_2$节段和颈部的$C_5$节段一样。$T_6$节段常被医学认为胸交感神经链传入纤维进入脊髓的部位，对所涉及的节段根性疼痛的患者适合作脊神经节脉冲射频治疗，镇痛效果非常好。而对那些疼痛定位比较模糊的患者，可能涉及了多节段的胸神经，射频镇痛的效果就令人失望。

7. 交感神经痛：有几种胸部疼痛进行胸交感神经阻滞有效，上肢疼痛如复杂性区域疼痛综合征（CRPS）、多汗症、雷诺综合征和胸部本身的交感介导性疼痛如烧灼性痛乳房疾病等，行第2、第3胸交感神经节阻滞均有明显效果。胸椎压缩性骨折后的顽固性背痛，可直接对所波及的节段进行交感神经链射频治疗。

8. 神经病理痛：有一些胸痛比较特殊，如开胸手术损伤了肋间神经引起的胸痛在术后第1年的发生率惊人地达到了61%，其中严重性疼痛占3%~5%，约一半多的患者被慢性胸痛干扰了日常生活。这是一种神经病理性疼痛，并可能在早期就形成了中枢性疼痛，有报道在术后8周就发现同侧丘脑供血不足现象。这种开胸术后疼痛的胸脊神经后根节射频治疗的镇痛效果不好，有采用脉冲射频多次调控治疗，但疗效报告不一致。

9. 痛性扳机点：有学者看到一些患者有一种连续几年的对多种治疗无效的顽固性胸部痛性扳机点，这是一种可持续数年的致残性疼痛。在胸部容易出现这样的痛性扳机点的原因尚不清楚，它应用胸脊神经节射频治疗的效果不佳，更麻烦的是它难以找到正确的致痛的脊神经节段。然而这些患者用局部脉冲射频比较有效，在治疗操作中发现局部感觉阈值非常低，这是一种与脊柱相关痛不同的而与肌筋膜疼痛有关的新概念。脉冲射频松解局部痉挛卡压的神经而解除全部疼痛约几个月，即使疼痛复发也容易施以重复治疗。

# 附：胸椎旁肌群射频镇痛治疗

【诊断】

1. 疼痛：慢性劳损致该病者，早期多为背部酸胀不适，后逐渐发展成持续性钝痛，并可向胸腹部放射，急性损伤者常以肩背部疼痛为主。活动受限：病情严重的病例因疼痛可导致肢体上举内收、弓背、挺胸活动受限。

2. 胸椎旁可触及条索状或硬结，伴有局部压痛。

3. 有长期伏案工作、单上肢运动或肩背重物，或姿势不良史等。

4. 超声或 MRI 可见局部肌肉信号异常。

5. 局部肌筋膜诊断性阻滞阳性。

【术前准备】

1. 术前签字：签署知情同意书。

2. 术前用药：微创治疗及体位不适均增加患者创伤，术前采用镇静镇痛类药物，术中结合静脉患者自控强化麻醉，以及良好的局部浸润麻醉。建议使用短效的利多卡因加用罗哌卡因长效局麻药。

3. 仪器与射频套针：准备好射频仪和 10～15cm 长、10mm 裸露针尖的射频套针，具有彩色多普勒的医学超声仪器。

【适应证】

1. 顽固的严重的胸背痛，影响生活。

2. 体格检查发现胸背部疼痛区有明确压痛点。

3. 影像学检查显示疼痛相关的肌筋膜有病变。

4. 诊断性阻滞阳性。

【禁忌证】

1. 凝血功能异常或电解质（血钾）明显异常。

2. 全身或椎管内外有急性感染性疾病。

3. 身体有严重疾病并不稳定期。

4. 精神障碍或严重心理疾病，患者不能很好合作。

5. 患者或家属不理解或对该治疗有分歧意见。

【术前准备】

1. 术前签字：特别告知可能发生气胸的问题。

2. 术前用药：注意给予镇痛镇静药物，或给予患者自控镇痛泵，减少患者治疗过程的疼痛与焦虑不适的程度。

3. 仪器与射频针：10cm 长、5mm 裸露针尖的射频套针。尽量准备 B 超仪。

【操作方法】

1. B 超引导下穿刺

（1）体位：患者采取俯卧位，胸前垫一薄枕，双手垂直置于身体双侧，患者自觉舒适位置；或取反骑坐位，双手向前抱胸，充分暴露病变部位。

（2）标记皮肤进针点：在胸椎旁检查压痛点皮肤做标记。

（3）超声检查：在各标记点用超声探查，了解痛点的皮肤至胸膜、骨面的距离，明确穿刺针到达骨面的深度，了解痛点穿刺路径上是否有重要神经及血管。

（4）引导穿刺：常规消毒，用 1% 利多卡因加 0.5% 罗哌卡因混合液 1mL 做皮下浸润麻醉。超声引导下穿刺时，在超声下调整针尖到横突根部或椎弓板骨面或肋骨骨面，回抽时无气无血、无脑脊液。固定射频针。

（5）射频电刺激测试：在电刺激为 2Hz 频率、1V 以上的电压下不出现肌肉搐动、痉挛，或在电刺激为 50Hz 频率、1V 以上的电压下无疼痛时方予以射频治疗。当各个方向均不能避开即抽动时，减少刺激电压至 0.7V，仍有抽动者采用脉冲射频模式。

（6）射频治疗：脉冲射频时为 42℃，持续时间为 120s；或加热温度为 50℃、持续时间为 50s；或 75℃、持续时间为 15s。

【术后处理】

1. 镇痛：给予消炎镇痛类药或弱吗啡类镇痛药 1 周。

2. 术后 24h，治疗区可予以微波、超声波或偏振红外热线理疗。

3. 治疗部位 72h 内避免污染。

4. 如果患者有胸闷、胸痛、咳嗽等要高度警惕发生气胸的可能，给予胸部 X 射线检查，有怀疑时请相关专科协助诊治。

【主要并发症与注意事项】

并发症主要有穿刺操作时的损伤，在胸背部脊柱旁穿刺可能损伤胸膜、脊神经、硬脊膜、蛛网膜等。要熟悉穿刺部位的局部解剖，注意穿刺针的穿刺方向和深度。因此建议用超声控制针尖深度，确认排除误穿内脏及大血管可能，才能启动加热功能。

（陈金生　何雁冰　吕亚楠）

# 第二节　斜方肌筋膜疼痛综合征射频治疗

## 一、疾病概述

【有关解剖】

斜方肌起自枕外隆凸、项韧带和全部胸椎棘突，止于锁骨外 1/3、肩胛冈和肩峰。由副神经支配，拉肩胛骨向中线靠拢，该肌肉瘫痪时，不能耸肩，不能将上肢抬高至头以上（图 4-2-2-1ABC）。

【病因】

头颈姿势或睡眠姿势不良，长期低头伏案工作，颈肩裸露着凉等所致。

【临床表现】

局部疼痛并向颈部牵涉痛，呈隐痛、酸痛、胀痛，可有肌肉紧张、痉挛和触及"扳机点"（图

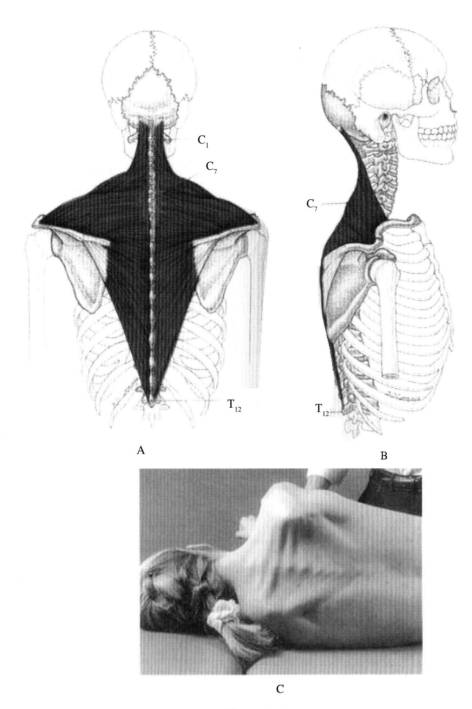

图 4-2-2-1

A. 斜方肌分布后面观图；B. 斜方肌分布侧面观图；C. 斜方肌分布体表观图

4-2-2-2）。

【诊断】

1. 有长期颈肩部姿势不正确或肩挎重物史。

2. 单侧或双侧肩项部酸胀痛，可牵涉至颈部或上臂。

3. 体征：可见患侧肩上肌肉隆起、僵硬，按压有明显疼痛时可放射至颈部或上臂部。

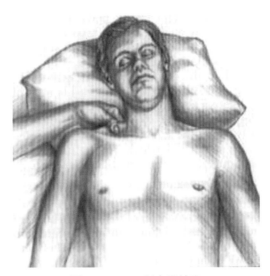

图 4-2-2-2　斜方肌检查

## 二、射频治疗

**【术前准备】**

1. 术前签字：签署知情同意书。

2. 术前用药：微创治疗及体位不适均增加患者创伤，术前采用镇静镇痛类药物，术中结合静脉患者自控强化麻醉，以及良好的局部浸润麻醉。建议使用短效的利多卡因加用罗哌卡因长效局麻药。

3. 仪器与射频套针：准备射频仪与 10cm 长、10mm 裸露针尖的射频套针。

**【操作方法】**

1. 体位：患者俯卧位或坐位屈颈，胸前垫一薄枕。双手屈曲置于前额，患侧自觉舒适位置。

2. 皮肤标记：常见在颈侧面至肩峰之间，颈、胸棘突与椎旁肌肉有固定压痛点，在皮肤标记压痛点。

3. 尽量在超声等影像介入引导下进行治疗。

4. 局麻与穿刺进针：常规消毒，用 1% 利多卡因局麻后，在痛点斜横向肩胛冈穿刺进针，回抽无血。注意针尖不要刺向肺尖方向和避免过深，在皮下 2cm 附近应能触及骨质。

5. 启动射频脉冲射频，每点 42℃ 维持 120s；或使用射频高温热凝，温度为 75、15s；或 50℃、60s。

**【术后处理】**

1. 治疗后 3d 内给予止痛药口服，对于治疗范围较大者，适当予以抗生素。

2. 术后 24h，治疗区可予以微波、超声波或偏振红外热线理疗。

3. 治疗部位 72h 内禁止污染，以避免感染。

4. 不同部位肌筋膜疼痛射频松解治疗可一次或隔数天后进行，同一部位的治疗需等待 1~2 周后才再次射频松解。治疗后 4 周开始行患病肌功能锻炼以巩固疗效。

**【并发症与注意事项】**

1. 穿刺操作时损伤：在颈后部脊柱旁穿刺可能损伤脊神经、穿破硬脊膜、蛛网膜、椎动脉、胸膜等重要组织。因此，要熟悉穿刺部位的局部解剖，注意穿刺针的穿刺方向和深度。

2. 射频热凝并发症：射频热凝对臂丛或肩胛下部神经的热损伤，导致局部皮肤感觉麻木等感觉异常表现。为减少并发症，建议在 B 超引导下进行。

（陈金生　罗秀英　翁景恩）

# 第三章　肩背部肌筋膜疼痛综合征的射频治疗

## 第一节　冈上肌肌筋膜疼痛综合征射频治疗

### 一、疾病概述

**【有关解剖】**

冈上肌起自冈上窝，止于肱骨大结节，作用是使上臂外展（图4-3-1-1）。支配冈上肌的神经为肩胛上神经。肩胛上神经起自臂丛神经的锁骨上支，受 $C_5$、$C_6$ 支配。所以 $C_5$、$C_6$ 受压迫，也可导致冈上肌疼痛不适。

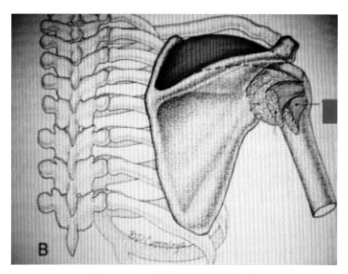

图4-3-1-1　冈上肌位于肩胛冈上

**【病因】**

多因摔跤、抬重物或其他体力劳动损伤，或感受风寒，或由于上肢突然猛力外展造成。严重者有的造成冈上肌断裂。损伤之后，日久损伤处结瘢粘连，上肢的外展活动，使结瘢处受到牵拉而引起急性发作。

**【临床表现】**

多有外伤史，男性多于女性。局部疼痛并向肩部、颈、前臂牵涉痛，呈隐痛、酸痛、胀痛，夜间疼痛加重，可有肌紧张、痉挛和触及压痛点。压痛多在肩外侧，肱骨大结节及其后、下缘，肩峰下、冈上肌，伴有肩关节活动受限、肌萎缩。影像学检查无明显异常。晚期可有肩关节骨质疏松，肌肉、肌腱钙化。因此损伤的部位大多在肌肉起点处。有的在肌腱处，也有在肌腹部位的。损伤在止点肱骨结节处，三角肌深面，常被误诊为肩周炎。损伤在肌腹，常被笼统诊断断为肩痛。损伤在冈上窝起点时，常被诊断为背痛（图4-3-1-2）。

【诊断】

1. 肩上酸胀痛，上臂放射，严重者夜间痛醒。患者自主外展患侧上肢，引起压痛点处疼痛加剧。

2. 在冈上肌两头肌腱或肌腹处有压痛点（图4-3-1-3）。

3. 有外伤史。

4. 试验性神经阻滞阳性。

## 二、射频治疗

【术前准备】

1. 术前签字：签署知情同意书。

2. 术前用药：微创治疗及体位不适均增加患者创伤，术前采用镇静镇痛类药物，术中结合静脉患者自控强化麻醉，以及良好的局部浸润麻醉。建议使用短效的利多卡因加用罗哌卡因长效局麻药。

3. 仪器与射频套针：准备射频仪与10cm长、10mm裸露针尖的射频套针，B超仪。

【操作方法】

1. 体位：患者采取俯卧位或侧卧位或颈前屈坐位，胸前冈上肌疼痛区垫一薄枕。双手屈曲置于大腿上，患者自觉舒适位置。充分暴露病变部位。

2. 皮肤标记：首先在患者肩部皮肤上画出肩胛冈。仔细检查患病肌群压痛点并在皮肤上标记。

3. 穿刺进针：常规消毒后，用0.5%利多卡因1mL做皮肤、皮下至骨面的局部浸润麻醉。用10cm长、10mm裸露针尖的射频套针在皮肤标记处垂直或斜向肩胛冈骨质穿刺，回抽无气、无血液。

4. B超引导下穿刺操作建议：因冈上肌前靠近肺尖，如误伤可引发气胸产生危险。使用B超引导可以选择线阵探头，明确肱骨大结节位置，确定冈上肌的附着点，胸膜及肺脏深度避免误伤。胸膜及肺的外形一般在超声下如同"沙滩上的海浪"，嘱咐患者进行深呼吸可增强成像及分辨。穿刺时候，患者取坐位，可使用平面外技术，定位需治疗的穿刺点后做好标记。标记点即为穿刺点，将标记点置于超声探头中点下缘见证，并逐步调整进针轨迹，到位后射频。如针尖触及骨质那么射频是可以安全进行的。

5. 建议在B超引导下穿刺操作，以提高安全性（图4-3-1-4）。

6. 射频热凝：射频针穿刺到位后，在每点注射1%利多卡因1mL。使用射频高温热凝，温度为75℃维持15s；或50℃维持60s。或启动射频脉冲射频，每点42℃维持120s。脉冲射频松解可保护运动神经。

【术后处理】

1. 镇痛：给予消炎镇痛类药或弱吗啡类镇痛药1周。

2. 术后24h，治疗区可予以微波、超声波或偏振红外热线理疗。

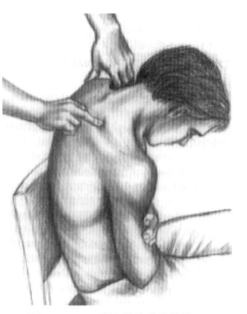

图4-3-1-2 冈上肌的体表触诊

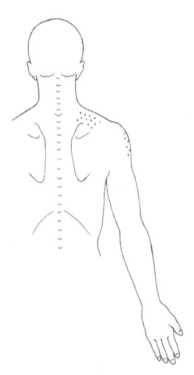

图4-3-1-3 冈上肌疼痛区

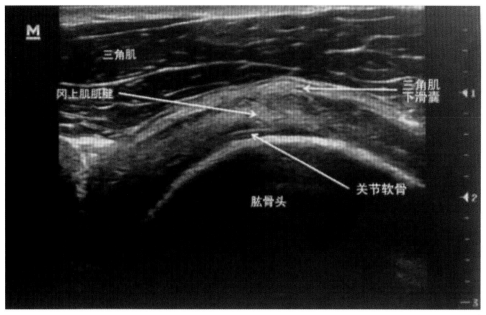

图 4-3-1-4 冈上肌肌腱典型冠状面超声表现

3. 治疗部位 72h 内避免污染。

4. 不同部位肌筋膜疼痛射频松解治疗可一次或隔天后进行，同一部位的治疗需等待 1 周后才再次射频松解。治疗后 4 周开始行患病肌功能锻炼以巩固疗效。

**【并发症与注意事项】**

并发症主要为穿刺操作时的损伤，在胸背部脊柱旁穿刺可能损伤脊神经、穿破硬脊膜、蛛网膜、胸膜。因此要熟悉穿刺部位的局部解剖，注意穿刺针的穿刺方向和深度。在 B 超引导下穿刺操作，可以提高安全性。

（陈金生　肖源勋　罗秀英）

# 第二节　冈下肌肌筋膜疼痛综合征射频治疗

## 一、疾病概述

**【有关解剖】**

冈下肌起于冈下窝，止于肱骨大结节。作用是使上臂内收和外旋。此肌的神经供给是肩胛上神经（图 4-3-2-1）。

**【病因】**

冈下肌深层与肩胛骨之间有丰富的血管神经，该肌肉受凉后易引起剧烈疼痛。冈下肌大多由于上肢突然过度外展、内旋而损伤，起始部的损伤多于起止端的损伤。起始部损伤初期，在冈下窝处，多有电击样疼痛连及肩峰的前方。若止端损伤，痛点在肱骨大结节，并且常在痛点下 1cm 左右还有一个明显压痛点，此痛点是冈下肌腱下滑囊炎，不是肌腱损伤的原因，有时两个痛点模糊不清，不易分开。

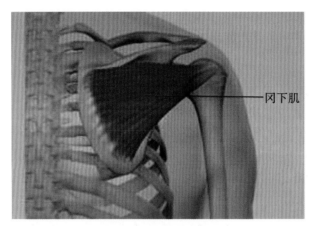

冈下肌

图 4-3-2-1　冈下肌

【临床表现】

1. 损伤初期，在冈下窝及肱骨大结节处多有明显胀痛，不敢自由活动上肢。

2. 损伤日久的，在冈下窝处不仅痛且有麻木感，有的局部皮肤感觉减退，胀的感觉减少，喜做肩胛骨上提的动作。

3. 上肢活动受限。偶尔不小心活动患侧上肢，可能会引起冈下肌痉挛性疼痛。

4. 若在冈下肌起始部损伤，冈下窝处常发作钻心样难忍的疼痛，患者常诉请医生将此处肌肉挖掉。

【诊断依据】

1. 表现肩背部上臂不适和疼痛，并有肩背部沉重或背部、上臂发凉或麻木。

2. 体格检查见：冈下窝可触及肌紧张、痉挛和触痛。肩外展、内旋牵拉冈下肌而使疼痛加重，内收外旋抗阻试验阳性（图 4-3-2-2AB）。

3. 多有劳损或受凉史。

4. 试验性神经阻滞阳性。

## 二、射频治疗

【术前准备】

1. 术前签字：签署知情同意书。

2. 术前用药：微创治疗及体位不适均增加患者创伤，术前采用镇静镇痛类药物，术中结合静脉患者自控强化麻醉，以及良好的局部浸润麻醉。建议使用短效的利多卡因加用罗哌卡因长效局麻药。

3. 仪器与射频套针：准备射频仪和 10cm 长、10mm 裸露针尖套针。尽量采用 B 超仪引导下治疗。

【操作方法】

1. 体位：患者采取俯卧位或侧卧位或颈前屈坐位，胸前垫一枕。双手屈曲置于大腿，患者自觉舒适位置，充分暴露病变部位。

2. 标记皮肤穿刺点：首先画出肩胛骨的轮廓线。按压冈下肌群，在压痛点皮肤上做好标记。

3. B 超仪引导下治疗：尤其是患者体型较肥胖，为保证治疗效果及安全，建议在 B 超引导下进行穿刺。可选择线阵探头，明确肱骨大结节位置，确定冈下肌的附着点，明确肩胛冈、肱骨大结节及冈下窝的解剖位置。穿刺时可使用平面外技术，定位需治疗的穿刺点后做好标记。标记点即为穿刺点，将标记点置于超声探头中点下缘见证，并逐步调整进针角度，针尖触及骨质即提示穿刺到位后可进行射频。

4. 穿刺进针：常规消毒后，用 0.5% 利多卡因 1mL 做皮肤、皮下至骨面的局部浸润麻醉。用 10cm 长、10mm 裸露针尖的射频套针在压痛点处垂直或斜穿刺刺向肩胛骨冈下窝触及骨质，回抽无气、无血液。因该处为肩胛骨后面，无重要神经血管，不需要电刺激而直接射频热凝治疗。

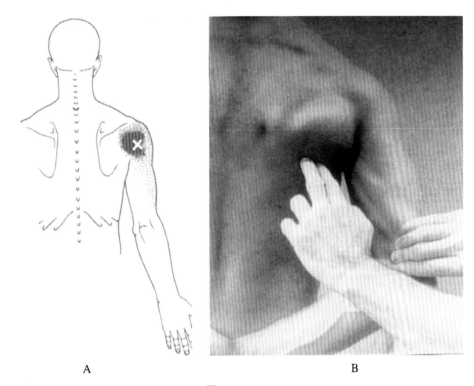

图 4-3-2-2

A. 冈下肌痛区；B. 冈下肌检查

5. 射频热凝治疗：射频针穿刺到位后，在每点注射 0.5% 利多卡因 1mL。启动射频脉冲射频，每点 42℃ 维持 120s；或使用射频高温热凝，温度为 75℃、15s；或 50℃、60s。

**【术后处理】**

1. 术毕用 75% 酒精消毒穿刺点，用纱布敷贴穿刺点。

2. 治疗后 3d 内给予止痛药口服。

3. 术后 24h，治疗区可予以微波、超声波或偏振红外热线理疗。

4. 治疗部位 2d 内避免污染，以避免感染。

5. 不同部位肌筋膜疼痛射频松解治疗可一次或隔天后进行，同一部位的治疗需等待 1 周后才能再次射频松解。治疗后 2 周开始行患病肌功能锻炼以巩固疗效。

**【并发症与注意事项】**

1. 穿刺操作时损伤胸膜导致气胸。因此，要熟悉穿刺部位的局部解剖，画出肩胛骨的轮廓线，注意穿刺针的穿刺方向和深度，避免穿刺误入胸腔。

2. 射频热凝时的并发症：主要是射频热凝对局部神经的热损伤，导致局部皮肤感觉麻木等感觉异常表现。为减少并发症，建议在 B 超引导下进行。

（陈金生　罗秀英　林楚妍）

# 第三节　菱形肌肌筋膜疼痛综合征射频治疗

## 一、疾病概述

**【有关解剖】**

大、小菱形肌在肩胛提肌的下方，位于同一层。小菱形肌呈窄带状，起自下第6、7颈椎棘突，附着于肩胛骨脊柱缘的上部，在大菱形肌上方，与大菱形肌之间隔以菲薄的蜂窝组织层。大菱形肌菲薄而扁阔，呈菱形，起自上位4个胸椎的棘突，向外下，几乎附着于肩胛骨脊椎缘的全长。大、小菱形肌能内收及内旋肩胛骨，并上提肩胛骨，使之接近中线（图4-3-3-1）。

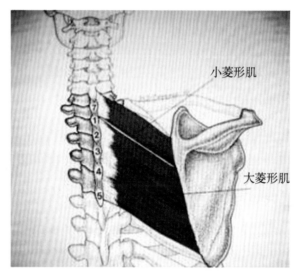

图4-3-3-1　菱形肌

**【病因】**

该病大多数由于上肢猛力掷物或摔跤，或上肢向后下方猛然用力引起急性损伤，失于治疗或治疗欠妥，日久导致此病。菱形肌为臂部内屈肌肉，与肋骨相邻，急性损伤出血，日久结瘢粘连，若伤处恰在肋骨上，便和肋骨粘连，影响菱形肌的伸缩运动而发病，当上肢用力活动时，牵拉到粘连处，就会引起新的损伤，而出现急性症状。

**【临床表现】**

该病都在菱形肌急性损伤症状缓和后，相当长一段时间才发病，这也是腰背四肢各处因软组织粘连而引起的顽固性痛点的一个共同特征。

**【诊断】**

1. 症状：慢性劳损致该病者，早期多为颈背部酸胀不适，后逐渐发展成持续性钝痛，并可向颈、腰部放射，致颈僵腰痛，急性损伤者常以肩背部疼痛为主。

2. 体检：

（1）活动受限，病情严重的病例因仰头、耸肩时疼痛加重而使活动受限，急性损伤者耸肩活动明显受限。

（2）局部有压痛和痛性条索：肩胛骨内侧缘和脊柱之间压痛，可触及硬性索条（图4-3-3-2A、

B）。

（3）耸肩抗阻试验阳性：患者取坐位，医生站于患者背后，将两手按在患者双肩稍加压力，让患者耸肩，肩背部出现疼痛。

（4）仰头挺胸试验：患者仰卧，双上肢置于身体两侧，让患者做仰头挺胸、双肩向后扩张的动作，肩背部出现疼痛。

（5）个别病例有轻微削肩。

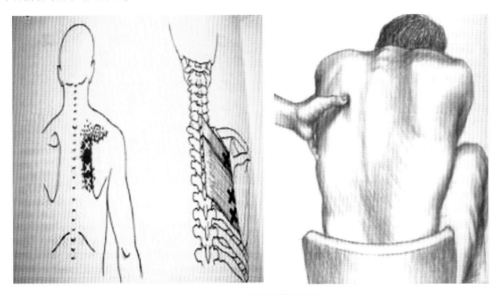

图 4-3-3-2　菱形肌常见压痛点

3. 多有肩挑、手抬、手提等长期负重的历史，亦有因穿厚棉衣，长时间伏在高桌上写字而致该病。

4. 诊断性神经阻滞阳性。

【术前准备】

1. 术前签字：签署知情同意书。

2. 术前用药：微创治疗及体位不适均增加患者创伤，术前采用镇静镇痛类药物，术中结合静脉患者自控强化麻醉，以及良好的局部浸润麻醉。建议使用短效的利多卡因加用罗哌卡因长效局麻药。

3. 仪器与射频套针：准备好射频仪和 10cm 长、10mm 裸露针尖的射频套针。尽量采用 B 超仪引导下治疗。

【操作方法】

1. 体位：患者采取俯卧位，胸前垫一薄枕。双手垂直置于身体双侧，患者自觉舒适位置。充分暴露背部。

2. 标记皮肤进针点：在双侧肩胛骨内缘至棘突之间的肋面上的压痛点上做标记（图 4-3-3-2）。

3. 尽量采用 B 超仪引导下治疗，以提高安全性。

4. 穿刺进针：常规消毒，用 0.5% 利多卡因 1mL 做皮下至骨面的局部浸润麻醉。B 超引导下穿刺操作，在标记点的肋面上穿刺，针尖在压痛点处垂直刺向肋骨，回抽时无气无血、无脑脊液。固定射频针（图 4-3-3-3）。

5. 射频热凝前测试：因此部位无重要神经经过，可不测试，针尖到骨面后可直接加温热凝。

6. 射频热凝：射频针穿刺到位后，在每点注射 1% 利多卡因 1mL。启动射频脉冲射频，每点 42℃ 维持 120s；或使用射频高温热凝，温度为 75℃ 维持 15s；或 50℃ 维持 60s。

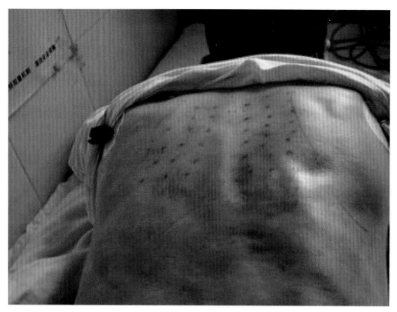

图 4-3-3-3　菱形肌射频治疗前体表定点

**【术后处理】**

1. 术毕用 75% 酒精消毒穿刺点。

2. 镇痛：给予消炎镇痛类药或弱吗啡类镇痛药 1 周。

3. 治疗部位 72h 内禁止污染，包括避免接触水，避免感染。

4. 如果患者有胸闷、胸痛、咳嗽等要高度警惕发生气胸的可能。立即给予胸部 X 射线检查以便即时处理。

5. 不同部位肌筋膜疼痛射频松解可一次同时或隔 1~2d 后进行，同一部位的治疗需等待 1~2 周后才再次射频松解。治疗后 4 周开始行患病肌功能锻炼以巩固疗效。

**【主要并发症与注意事项】**

并发症主要有穿刺操作时的损伤，在胸背部脊柱旁穿刺可能损伤脊神经、穿破硬脊膜、蛛网膜、胸膜。要熟悉穿刺部位的局部解剖，注意穿刺针的穿刺方向和深度。为减少并发症，强烈建议在 B 超引导下进行。

（陈金生　梁晓瑜　吕亚楠）

# 第四节　胸椎小关节痛射频治疗

## 一、概述

资料报告胸椎小关节痛可以表现为急性或慢性疼痛，与长期的退行性变或急性损伤有关。患者的 X 射线、MRI 和 CT 检查结果常常是正常的，症状表现为在颈项、胸背和腰背的脊椎旁有一种深部的疼痛感觉，往往会牵涉到肩胛区和背部。以脊椎旁 2~3cm 即小关节连线为界，脊神经后支的内侧支配靠近脊柱附近的感觉，背部外侧则由外侧支管理。在身体检查方面，常常在椎体旁 2cm 左右的组织发现明显的触痛点，深按压时出现该神经支配区域的牵涉痛，伸展脊柱关节和向患侧屈曲时常诱发疼痛，但患者的神经学检查常常是正常的。通过病史和体格检查一般就能做出小关节疼痛的诊断，应用该小关节的脊神经后支内侧支注射局麻药能有助于做出鉴别诊断。

小关节疼痛的患者常常是因为脊柱退行性变、椎骨骨质增生、骨质疏松、椎间盘变性或肌筋膜炎等导致小关节变形而牵拉压迫脊神经后支，即使原发病经过治疗而获缓解也不能改变解剖上的变化。早在1911年，Goldthwait就报道了小关节在慢性腰骶痛中的作用，20世纪30年代出现了"小关节综合征"的术语。Rees在1971年首先应用细长的小刀切断这些供应小关节的神经，阻断了小关节的感觉，成功地治疗了小关节综合征。1974年，Shealy应用射频热凝电极产生脊神经后支内侧支的毁损，使小关节综合征及射频热凝能够高度选择性地毁损支配小关节的脊神经后支的内侧支的镇痛观念被大家逐渐采用。20世纪80年代后期曾有报道在正确选择的患者中，射频热凝疗法解除机械性腰背痛的优良率接近66%。

2003年以后，作者探索了在许多的胸背痛患者中，射频治疗松解了胸椎旁的病变肌筋膜而不是毁损神经，能解决相当大部分患者的胸背痛。分析原因可能在解剖生理上的关节软骨是没有神经不会痛的，其疼痛感觉是来自其周围的骨膜、滑膜囊，更多的是附在关节周围的肌筋膜。关节活动靠肌筋膜的收缩与松弛，当肌筋膜病变时活动则会刺激肌筋膜上的感觉神经末梢引起疼痛。射频如果松解了肌筋膜的疤痕，改善了局部感觉神经末梢的缺血性或炎症性刺激，就能很好地解决小关节痛。以前的后支破坏性镇痛原理除了支配该关节的肌筋膜的神经失传导之外，还同时松解了局部肌筋膜的卡压与增加了血流。小关节痛是脊柱旁边2.5cm左右的软组织局部有压痛，也表明了局部的肌筋膜有病变而不是关节内的病变。许多影像学上显示小关节退变的患者基本没有疼痛。所以，我们更主张有小关节炎症痛的患者，在脊神经后支部位有卡压痛征象的同时，先松解局部卡压神经的肌筋膜病变，而不是毁损后支。

射频松解或毁损后支是一种很好的镇痛治疗方法，但解除了小关节疼痛后还需要继续原发病即肌筋膜的慢性损伤的康复治疗。为此在治疗之前应该做好整体诊断和治疗计划，让患者理解并具有心理和时间上的有关准备。

**【有关解剖】**

1. 小关节的神经：胸神经干很短，出椎间孔后立即分为前、后两支，每支也都是混合性的。脊神经后支一般较相应的前支细而短，经椎骨横突之间向后穿行，按节段分布于胸背部的深层肌和皮肤。胸段的脊神经后支与颈腰段的分布不同，尤其是支配小关节的脊神经后支的内侧支。在胸段，脊神经后支的内侧支不但支配该脊神经所在的小关节，还支配它下方的一个小关节。比如说，$T_{6\sim7}$小关节的神经支配是由$T_6$脊神经后支和$T_5$脊神经后支共同支配的。由于神经支配的交叉胸脊神经后支行径性及解剖变异性，临床上为了准确起见，治疗顽固胸背痛时需要同时行上下3~4个节段的去神经术。

2. 胸椎X射线透视特点：胸椎的解剖粗看上去与腰部的常见特征相同，但在X射线透视照片中由于有了肋骨的遮挡使辨认胸椎的结构有些困难。胸椎椎体、横突、小关节突和椎板均与腰椎的一样容易辨认。由于胸椎旁就是胸腔，靠着胸椎的除了胸膜，还有心、肺与大血管。为此，我们更主张采用CT引导穿刺甚至MRI下引导穿刺。X射线"C"型臂引导穿刺目前应用较少。

3. 胸椎小关节超声特点：胸椎共12块，其棘突呈叠瓦状。横断面扫描时（即超声探头长轴与脊柱垂直），可见棘突、皮肤和椎旁肌群，在肌群深部可见关节突、横突及胸膜、肺部。内侧为横突，外侧斜坡样高回声声影为胸膜，并可见胸膜滑动征。应注意的是胸椎棘突比相应的横突低一个节段，即上一节段棘突和下一节段横突在一个水平上（例如：$T_7$的棘突和$T_8$的横突在一个水平上）；胸椎的关节突前后重叠，超声上显示是一平线。矢状面扫描时（即超声探头长轴与脊柱平行），超声影像可见皮肤和椎旁肌群，在肌群深部可见小关节、横突、肋横突上韧带、胸膜及胸膜下的肺脏组织，胸椎的关节突前后重叠，超声上显示像"小波浪"。

## 二、射频治疗

**【适应证】**

1. 顽固的严重的胸背痛，影响生活。

2. 体格检查发现胸背脊柱旁边有明确压痛点。

3. 影像学检查显示疼痛相关的胸椎小关节及其周围肌筋膜有病变。

4. 诊断性阻滞阳性。

**【禁忌证】**

1. 凝血功能异常或电解质（血钾）明显异常者。

2. 全身或椎管内外有急性感染性疾病。

3. 身体有严重疾病并不稳定期。

4. 精神障碍或严重心理疾病，患者不能很好合作。

5. 患者或家属不理解或对该治疗有分歧意见。

**【术前准备】**

1. 术前签字：特别告知可能发生气胸的问题。

2. 术前用药：注意给予镇痛镇静药物，或给予患者自控镇痛泵，减少患者治疗过程的疼痛与焦虑不适的程度。

3. 仪器与射频针：10cm 长、5mm 裸露针尖的射频套针。尽量准备 B 超仪。

**【操作方法】**

1. B 超引导下穿刺：

（1）标记皮肤进针点：在胸椎旁检查压痛点皮肤做标记。

（2）超声检查：在各标记点用超声探查，了解痛点的皮肤至胸膜、骨面的距离，明确穿刺针到达骨面的深度，了解痛点穿刺路径上是否有重要神经及血管。

（3）穿刺：用 1% 利多卡因加 0.5% 罗哌卡因混合液 1mL 做皮下浸润麻醉。当采用横断面扫描时，上下移动探头，见上、下关节突之间的空隙即为靶点。采用矢状面扫描时，探头不动，稍向外侧扫描时可见"波浪"，再稍向内侧扫描，见另一个"波浪"时，垂直探头，该层面即为小关节层面，明确节段即可标记靶点。见针尖达靶点处，在超声下调整针尖到横突根部下滑 3mm，或到达椎弓板骨面或肋骨骨面，回抽时无气无血、无脑脊液，固定针头。

2. X 射线引导下穿刺：

（1）体位：取俯卧位，胸廓下垫枕，使胸椎变平。

（2）皮肤标记：X 射线透视下皮肤标记穿刺点。

1）X 射线"C"型臂的投照器稍微向患侧倾斜。

2）X 射线"C"型臂的投照器需要向头或向足倾斜成角以能分开显示横突及其附着的肋骨。X 射线正位透视，胸椎横突与肋骨重叠。X 射线斜位透视，头足与对侧斜位下胸椎同侧的横突与肋骨重叠。

3）穿刺靶点为上关节突与横突交接处，在相应的皮肤上做标记。

（3）穿刺：

1）局麻后射频套针顺着 B 超引导方向穿刺，注意密切监测针尖，从皮肤标记点推进，直到肌肉。

2）回抽无血液和异常液体，即可准备行感觉和运动刺激实验。

3. 射频电刺激：

（1）运动电刺激：若电阻在正常范围之内，则可进行运动刺激试验。

主张先进行运动测试，医生能看到并根据肌肉搐动情况判断针的位置，不需要患者体会和回答。

1）采用 2Hz、1~2V 电压的电刺激进行。按下刺激模式按钮，逐渐加大电压，直到 2V 电压还不能诱发患者出现运动。

2）询问患者是否感觉到肌肉搐动或疼痛感，以及它们的范围和强度。患者经常会感觉到背部出现节律性的敲击感或肌肉跳动感。手术医生应观察这种节奏性的收缩，这种节律性的感觉是由于多裂肌纤维收缩所致，而该肌是由脊神经后支支配的，这种收缩是正常的。

3）若出现肋间肌肉的收缩就不正常，这表明针尖离脊神经太近，需重新调整针尖的位置，测试电阻后必须重复进行运动测试。

4）运动刺激完成后，将电压调到0，并关闭刺激模式。

（2）感觉神经电刺激：运动测试正常，可用感觉刺激证明针尖位置的正确。

1）采用50Hz、0~1V电压的电刺激进行测试。按下刺激模式按钮，逐渐加大电压直到患者出现症状或者达到最大电压值。仔细询问患者出现的任何症状是否与平时疼痛的位置一致。

2）根据患者诉说的症状调整穿刺针的位置，直到诱发出与平时一致的疼痛或压迫感，并且不出现任何根性痛的症状。

3）诱发出现症状的电压越小，针尖离实际靶点的位置越近。感觉刺激试验完成后，将电压调到0，并关闭刺激模式。

4. 射频治疗：

（1）脉冲射频时为42℃，持续时间120s。或加热温度为50℃、持续时间为50s；或75℃、持续时间为15s。

（2）在射频过程中，要反复询问患者是否出现任何不适，尤其是呼吸困难、肋间肌肉疼痛或收缩，一旦出现应立即中止射频损伤过程，考虑重新调整针尖位置。

（3）用同样方法完成其他点的射频。

（4）术毕，穿刺点用敷料贴敷。

【术后处理】

1. 术毕用75%酒精消毒穿刺点。

2. 镇痛：给予消炎镇痛类药或弱吗啡类镇痛药1周。

3. 治疗部位72h内禁止污染，以避免感染。

4. 如果患者有胸闷、胸痛、咳嗽等要高度警惕发生气胸的可能。立即给予胸部X射线检查以便及时处理。

5. 不同部位肌筋膜疼痛射频松解可一次同时或隔1~2d后进行，同一部位的治疗需等待1~2周后才再次射频松解。治疗后4周开始行患病肌功能锻炼以巩固疗效。

【并发症及其防治】

与其他胸段穿刺一样，有可能会出现以下并发症。

1. 出血、感染：胸椎旁有众多血管，穿刺操作中穿刺针很有机会误伤血管。为此，要极为小心。X射线引导的射频要用正侧位控制针尖深度，针尖到位后注射造影剂，确认排除误穿血管的可能性，才能启动加热功能，或超声引导射频治疗。

2. 气胸：在X射线下穿刺，明确针尖接触横突骨面，且进针深度不是很深，发生气胸的概率是很小的。一旦有胸痛、干咳、胸闷或气短，听诊呼吸音减弱时即做X射线透视，肺压缩未超过10%而且临床症状稳定者可密切观察，暂不处理，否则应做抽吸排气，症状明显者需要做胸腔闭式引流。

3. 外周神经损伤：局麻后神经被阻滞时施行反复穿刺，可能会导致肋间神经或脊神经后支的损伤，造成该神经支配区域麻木及蚁咬感、烧灼感等神经病理性疼痛等异常。一般的后支及肋间神经均是外周神经，毁损后也在1~3个月会重新长起来，可使用普瑞巴林或阿米替林等治疗神经病理性疼痛的药物。

4. 误入蛛网膜下隙或损伤脊髓：这是灾难性的并发症，因为脊髓神经元损伤后不能再生，仅能在康复锻炼中由旁边的神经元功能代偿。要求胸椎部位的穿刺操作需要高年资的疼痛科医生，穿刺过程中除了影像学引导外，还需始终保持缓慢进针的原则，小心调整进针方向和进针深度，多可避免该并发症的发生。

（陈金生　林楚妍　罗秀英）

# 第五节　肋骨外肌与肋间肌射频镇痛治疗

## 一、疾病概述

### 【有关解剖】

肋骨外肌及肋间肌包括了胸大肌、胸小肌、前锯肌、肋间外肌、肋间内肌、肋间最内肌。

1. 胸大肌起自锁骨内侧半，胸骨和第 1~6 肋软骨，肌束向外侧集中，止于肱骨大结节嵴。

2. 胸小肌位于胸大肌深面，呈三角形。起自第 3~5 肋骨，止于肩胛骨的喙突。

3. 前锯肌以数个肌齿起自上 8 个或 9 个肋骨，肌束斜向后上内，经肩胛骨的前方，止于肩胛骨内侧缘和下角。

4. 肋间外肌起自上位肋的下缘，肌纤维斜向前下，止于下位肋的上缘，其前部肌束仅达到肋骨与肋软骨的结合处，在肋软骨间隙处移行为一片状结缔组织膜，称肋间外膜。

5. 肋间内肌方向与肋间外肌相反，从上一肋骨近胸骨处斜向下一肋骨，前部肌束达胸骨外侧缘，后部肌束只到肋角。

6. 肋间最内肌在肋间内肌的深层，肌束方向和肋间内肌相同。此外，需注意肋间神经的走行。肋间神经在肋间内、外肌之间，肋间血管的下方，沿各肋沟前行至腋前线附近离开肋骨下缘，继续前行，到达胸骨侧缘处。

### 【病因】

可因不正确姿势下转身、侧身，负重屏息，抬举或拾取重物时姿势不良，或胸部手术损伤肋间肌，或曾有肺挫伤、肋骨骨折等外伤史。

### 【临床表现】

可有胸肋部疼痛，常伴有局部压痛，咳嗽、深呼吸、活动上肢或特定体位时可促使疼痛加重。

## 二、射频治疗

### 【适应证】

1. 胸肋部位局部疼痛，并可向胸腹部放射，深呼吸、咳嗽可诱发疼痛，急性损伤者常以局部疼痛为主。病情严重的病例因疼痛可导致肢体活动受限。

2. 体检发现肋面或肋间有局部压痛。

3. 大多数可有长期伏案工作、单上肢运动或肩背重物，或姿势不良，或胸部手术病史。

4. 超声或 MRI 可见局部肌肉信号异常。

5. 局部诊断性阻滞阳性。

### 【禁忌证】

1. 凝血功能异常或电解质（血钾）明显异常。

2. 全身或椎管内外有急性感染性疾病。

3. 身体有严重疾病并病情不稳定期。

4. 精神障碍或严重心理疾病，患者不能很好合作。

5. 患者或家属不理解或对该治疗有分歧意见。

**【术前准备】**

1. 术前签字：特别告知可能发生气胸的问题。

2. 术前用药：注意给予镇痛镇静药物，或给予患者自控镇痛泵，减少患者治疗过程的疼痛与焦虑不适的程度。

3. 仪器与射频针：10cm 长、5mm 裸露针尖的射频套针。尽量准备 B 超仪。

**【操作方法】**

1. 穿刺：

(1) 体位：患者取侧卧位，充分暴露患侧。

(2) B 超探查：了解皮肤至肋骨、胸膜的距离，明确安全的穿刺深度，了解穿刺路径上是否有重要神经及血管穿行。

(3) B 超引导下穿刺：常规消毒铺巾后，打好皮肤局麻后，在超声引导下置入射频针，注意肋间肌深度较小，进针时需谨慎，仔细观察针尖，避免刺破胸膜；同时需注意射频针裸露端是否仍有部分在皮肤外，若如此，需斜刺如肋间肌内，使射频针裸露端全部在皮肤以下，以免射频时皮肤烧伤。

2. 射频电刺激：

(1) 运动电刺激：若电阻在正常范围之内，则可进行运动刺激试验。主张先进行运动测试，医生能看到并根据肌肉搐动情况判断针的位置，不需要患者体会和回答。

1) 采用 2Hz、1~2V 电压的电刺激进行。按下刺激模式按钮，逐渐加大电压，直到 2V 电压还不能诱发患者出现运动。

2) 询问患者是否感觉到肌肉搐动或疼痛感，以及它们的范围和强度。患者经常会感觉到背部出现节律性的敲击感或肌肉跳动感。手术医生应观察这种节奏性的收缩，这种节律性的感觉是由于多裂肌纤维收缩所致，而该肌是由脊神经后支支配的，这种收缩可以是正常的。

3) 若出现肋间肌肉的收缩也是正常的，这表明针尖离肋间神经较近，如果在 1h 内出现搐动就需稍外拔重新调整针尖的位置，再进行运动测试。

(2) 感觉神经电刺激：运动神经电测试正常后，可用感觉神经电刺激证明针尖位置的正确。

1) 采用 50Hz、0~1V 电压的电刺激进行测试。按下刺激模式按钮，逐渐加大电压直到患者出现症状或者达到最大电压值。仔细询问患者出现的任何症状是否与平时疼痛的位置一致。

2) 根据患者诉说的症状调整穿刺针的位置，直到诱发出与平时一致的疼痛或压迫感。

3) 诱发出现症状的电压越小，针尖离实际靶点的位置越近。感觉刺激试验完成后，将电压调到 0，并关闭刺激模式。

3. 射频治疗：

(1) 脉冲射频时为 42℃，持续时间 120s。或加热温度为 50℃、持续时间为 50s。或 75℃、持续时间为 15s。

(2) 在射频过程中，要反复询问患者是否出现任何不适，尤其是呼吸困难、肋间肌肉疼痛或收缩，一旦出现应立即中止射频损伤过程，考虑重新调整针尖位置。

(3) 用同样方法完成其他点的射频。

(4) 术毕，穿刺点用敷料贴敷。

**【并发症及其防治】**

与其他胸段穿刺一样，有可能会出现以下并发症。

1. 出血、感染：胸椎旁有众多血管，穿刺操作中穿刺针很有机会误伤血管。为此，要极为小心。

超声引导的射频要控制针尖深度，确认排除误穿胸膜、血管的可能性，才能启动加热功能。

2. 一旦有胸痛、干咳、胸闷或气短，听诊呼吸音减弱时即做 X 射线透视，肺压缩未超过 10% 而且临床症状稳定者可密切观察，暂不处理，否则应给抽吸排气，症状明显者需要做胸腔闭式引流。

3. 肋间神经损伤：局麻后神经被阻滞时施行反复穿刺，可能会导致肋间神经或脊神经后支的损伤，造成该神经支配区域麻木及蚁咬感、烧灼感等神经病理痛等异常。一般的后支及肋间神经均是外周神经，毁损后在 1~3 个月会重新长起来。可使用普瑞巴林或阿米替林类镇痛药。

（陈金生　刘少颜　翁景恩）

# 第六节　腹肌筋膜痛射频镇痛治疗

## 一、疾病概述

### 【有关解剖】

1. 腹外斜肌：位于腹前外侧的浅部，以 8 个肌齿起自下 8 个肋骨的外面，与前锯肌、背阔肌的肌齿相交错，肌纤维由外上斜向前下方，后部肌束向下止于髂嵴前部，上中部肌束向内移行为腱膜，经腹直肌的前面，参与构成腹直肌鞘的前层，至前正中线终于白线。

2. 腹内斜肌：在腹外斜肌深面，起始于胸腰筋膜、髂嵴和腹股沟韧带的外侧半，肌束呈扇形，即后部肌束几乎垂直上升止于下位 3 个肋骨，大部分肌束向前上方移行为腱膜，在腹直肌外侧缘分为前、后两层包裹腹直肌，参与构成腹直肌鞘的前、后两层，在前正中线终于白线。

3. 腹横肌：在腹内斜肌深面，起自下 6 个肋软骨的内面、胸腰筋膜、髂嵴和腹股沟韧带外侧 1/3，肌束横行向前移行为腱膜，腱膜经腹直肌后面参与腹直肌鞘后层组成，止于腹白线。

4. 腹直肌：位于腹前壁正中线的两旁，居腹直肌鞘中，起自耻骨联合和耻骨嵴，肌束向上止于胸骨剑突和第 5~7 肋软骨的前面。后群有腰大肌和腰方肌，这里暂不论述，详见腰部肌筋膜射频治疗部分。

### 【病因】

多因不正确姿势下弯腰、转身、侧身，屏息，抬举或拾取重物时姿势不良损伤肌肉，或因腹部手术、腹部外伤史等损伤肌肉，以后出现局部瘢痕形成。

### 【临床表现】

主要为腹部疼痛，常伴有局部压痛，咳嗽、深呼吸、弯腰等可使疼痛加重，女性月经期疼痛可能加重。

### 【诊断】

1. 腹壁疼痛深呼吸、咳嗽可诱发疼痛，急性损伤者常以局部疼痛为主。

2. 活动受限病情严重的病例因转身、咳嗽等导致疼痛加重。

3. 体检发现腹肌有局部压痛，压痛点固定。

4. 排除肝、胆、胃、肠、胰、脾、肾、子宫、输尿管、腹主动脉等器质性病变。

5. 超声或 MRI 检查可见局部肌肉信号异常。

6. 局部诊断性阻滞阳性。

## 二、射频治疗

**【术前准备】**

1. 术前签字：特别告知可能发生气胸的问题。

2. 术前用药：注意给予镇痛镇静药物，或给予患者自控镇痛泵，减少患者治疗过程的疼痛与焦虑不适的程度。

3. 仪器与射频针：10cm 长、5mm 裸露针尖的射频套针。务必准备 B 超仪。

**【操作方法】**

1. B 超引导下穿刺。

（1）体位：患者取平卧位，充分暴露患侧。

（2）标记皮肤进针点：在腹壁压痛点皮肤做标记。

（3）超声检查：在各标记点用超声探查，了解痛点的皮肤至腹膜的距离，需注意腹部较软，探查时勿用力按压腹部。明确穿刺针到达肌肉的深度，尤其到达腹膜的深度，作为术中不要超过的界限。

（4）穿刺：用 1% 利多卡因加 0.5% 罗哌卡因混合液 1mL 做皮下浸润麻醉。当采用横断面扫描时，上下移动探头，看见腹肌及腹膜；明确治疗的腹肌靶点，用平面内方法进针，注意一直跟踪着针尖，到达靶点即固定好射频针。如果针深已超过限定深度，需仔细用探头明确针尖的位置才能再调整针尖位置，回抽时应无气无血。

2. 射频治疗：

（1）因该部位无重要神经穿行不必神经刺激测试。

（2）脉冲射频时为 42℃，持续时间 120s。或加热温度为 50℃、持续时间为 50s。或 75℃、持续时间为 15s。

（3）反复询问患者在射频过程中是否出现任何不适，尤其是腹内疼痛等异常反应。一旦出现应立即中止射频损伤过程，B 超检查与调整针尖位置。

（4）用同样方法完成其他点的射频。

（5）术毕，穿刺点用敷料贴敷。

**【术后处理】**

1. 术毕用 75% 酒精消毒穿刺点。

2. 镇痛：给予消炎镇痛类药或弱吗啡类镇痛药 1 周。

3. 治疗部位 72h 内禁止污染，以避免感染。

4. 如果患者有腹痛、绞痛等要高度警惕发生脏器损伤的可能。密切观察，必要时立即给予腹部 B 超检查，以便及时处理。

5. 不同部位肌筋膜疼痛可一次射频松解，同时或隔 1~2d 后进行。同一部位的治疗需等待 1~3d 后才再次射频松解。治疗后 4 周开始行患病肌肉功能锻炼以巩固疗效。

**【并发症及其防治】**

最主要的并发症是穿刺到其他脏器、重要血管。因此建议用超声控制针尖深度，确认排除误穿内脏及大血管可能，才能启动加热功能。一旦怀疑有误穿到其他内脏，应请相关专科协助诊治。

（陈金生　林楚妍　罗秀英）

# 第四章　腰臀部肌筋膜射频镇痛治疗

## 第一节　腰臀肌筋膜疼痛概述

　　腰臀部疼痛是指腰背部十二肋以下、腋中线以后，坐骨结节以上的腰背、骶后、臀部等处的疼痛。本病在临床中比较常见，多与局部或脊柱相关的急慢性损伤、卡压、感染及无菌性炎症等有关。

### 一、疾病概述

**【有关解剖】**

　　1. 责任感觉神经：该部位的神经由椎管内的腰骶段脊髓发出的脊神经后支管理。

　　（1）脊神经后支：脊神经后支来自脊神经节，感觉支与运动支、交感支一起组成脊神经干，在椎间孔部位分为后支与前支。前支继续往前下方走行组成神经丛支配腿，后支向后外沿着小关节外侧行走，支配腰臀。每一部位的皮肤与肌肉都接受来自本节段的上与下一节段的后支管理。

　　（2）后支内侧支：后支总支沿着小关节外侧行走，在横突根部分为支配一侧腰骶内侧的内侧支，还分出小分支向上、向下管理相邻节段部位的感觉与运动。

　　（3）后支外侧支：在横突根部脊神经后支分出外侧支，沿着横突向外走行分布在外侧腰臀及大腿后部的皮肤与肌肉。

　　（4）窦返神经：脊神经后支在椎间孔还分出返回脊柱的窦椎神经，也有人称为窦返神经，支配本节段的椎间盘纤维环、椎体及椎管。

　　因此，凡腰臀部的肌筋膜、横突、椎间孔、椎旁、椎体、椎间盘、硬脊膜的炎症，大脑均感觉为腰臀痛。

　　2. 腰臀部的解剖结构：

　　（1）腰部：腰部由浅入深的层次为皮肤、浅筋膜、腰部筋膜后层、棘突上有棘上韧带、棘突间有棘间韧带、椎弓间有黄韧带、横突间有横突间韧带和横突间肌、椎管内椎体后面上下缘间有后纵韧带、椎管内有脊髓、第2腰椎以下的椎管内有马尾、椎体前面的上下缘间有前纵韧带、横突后侧有竖脊肌、横突前侧有腰大肌，并有腰神经丛和腰动、静脉走行。腰椎旁肌群主要包括腰大肌、竖脊肌、多裂肌、腰方肌。髂腰肌位于脊柱腰部两侧和骨盆内，由腰大肌和髂肌两部分组成。在腰椎的周围有很多短小的肌肉称为局部稳定肌，从一个椎体发出连接到下一个椎体上，这些肌肉中最重要的肌肉为多裂肌。

　　（2）臀部：臀部的立体解剖结构，臀区界定为髋骨后近似为四方形的区域，以臀沟与股后区分开。由浅入深的层次：第一层为皮肤、第二层为浅筋膜、第三层为深筋膜、第四层为臀大肌、第五层从上向下依次为臀中肌、梨状肌、闭孔内肌、股方肌、第六层从上向下依次为臀小肌、闭孔外肌、并有臀上动、静脉、臀上神经、坐骨神经、臀下动、静脉、臀下神经、股后皮神经走行。

**【病因】**

　　腰臀肌群是脊柱做屈伸、侧弯活动最频繁的部位，也是做这些运动时力量最集中的地方，它的损伤分为积累性劳损和突发暴力引发的牵拉伤两种情况，前者是人体持续过度牵拉，或肌纤维、肌腱受到附近骨突的摩擦而致的缓慢的损伤。后者是突然的暴力使腰部过度前屈，或人体欲努力将脊椎从屈曲位变为伸直位，而又受到暴力的阻止，肌肉、筋膜、韧带等本身结瘢而与周围组织器官粘连，使局部血运和体液代谢造成障碍和周围组织的动态关系受到破坏，腰部的屈伸和侧屈活动受到限制，有时勉强活动又可能导致进一步损伤，所以在临床上常出现反复发作，并有逐渐加剧的趋势。

**【诊断原则】**

1. 腰骶局部疼痛：弯腰困难，不能久坐久立，不能持续做脊柱微屈体位的工作。患者喜欢用手或桌子的一角顶压腰骶部的疼痛部位，寒冷环境可加重疼痛。严重者上下床均感困难，生活不能自理。

2. 体格局部压痛：检查腰椎旁肌肉、横突尖部或棘突下缘有固定疼痛和压痛，少数人可触及病理性结节。拾物试验阳性。

3. 腰骶部有劳损史，或暴力损伤史。

4. 影像学检查排除了脊柱源性疾病。

5. 局部治疗有效，试验性阻滞疼痛消失，或局部理疗也有镇痛效果。

## 二、射频治疗

1. 改善局部血流：消除局部神经末梢的炎症。

2. 松解局部粘连：减少局部感觉神经的卡压。

**【术前准备】**

1. 术前签字：签署知情同意书。

2. 术前用药：术前1h口服双氯芬酸钠缓释片75mg、羟考酮缓释片10mg、甲氧氯普胺片10mg。

3. 仪器与射频套针：射频仪要连接电源以及贴于患者身上的参考电极板。选用10cm长、10mm裸露针尖的射频套针。

**【操作方法】**

1. 体位：患者取俯卧位。

2. 体表标记：于腰椎棘突、椎旁压痛点做皮肤标记，每点相距1.5~2cm。

3. 穿刺进针：

（1）在皮肤标记点用0.5%利多卡因1.0mL做皮肤至骨面的局部浸润麻醉。

（2）用射频针穿刺直达骨面。

（3）建议在B超引导下操作，以提高安全性，减少并发症。

（4）启动射频热凝：加温至75℃，持续15s。

**【术后处理】**

1. 术后镇痛：口服非甾体类镇痛药如双氯芬酸钠缓释片75mg，每天2次，服用3d。

2. 穿刺部位48h内不能接触水。

3. 穿刺部位48h后可接受局部理疗。

4. 如果出现腰部皮肤麻木，肌肉乏力现象，可给予静脉滴注20%甘露醇250mL加地塞米松10mg连用7d。

（陈金生　罗秀英　吕亚楠）

## 第二节　髋关节射频镇痛治疗

### 一、疾病概述

**【有关解剖】**

髋关节囊厚而坚韧，上端附于髋臼的周缘和髋臼横韧带，下端前面附于转子间线，后面附于转子间嵴的内侧（距转子间嵴约1cm处），因此，股骨颈的后面有一部分处于关节囊外，而颈的前面则完全包在囊内。

髋关节周围有韧带加强，主要是前面的髂股韧带。髂股韧带可限制大腿过度后伸，对维持直立姿势具有重要意义。关节囊下部有耻股韧带限制大腿过度外展及旋外。关节囊后部有坐股韧带限制大腿旋内的作用。关节囊的纤维层呈环形增厚，环绕股骨颈的中部称为轮匝带，能约束股骨头向外脱出，此韧带不直接附在骨面上。股骨头韧带为关节腔内的扁纤维束，韧带有滑膜被覆，内有血管通过。

髋关节相关肌肉起自骨盆内外侧面，越过髋关节止于股骨近侧部，分为前、后两群。前群肌肉有髂腰肌，包括腰大肌、髂肌、腰小肌和阔筋膜张肌。后群肌肉有臀大、中、小肌，梨状肌，闭孔内、外肌，上、下孖肌和股方肌。

支配髋关节后面的神经主要是来自$L_2 \sim S_1$的脊神经后支，前面来自$L_1 \sim L_3$脊神经前支组成的腰丛分支。

**【病因】**

1. 体重增加：肥胖和髋关节炎及周围肌肉劳损的发病成正比关系，是病情加重的因素。

2. 软骨构造：当软骨变薄、变僵硬时，其承受压力的耐受性就减少，出现髋关节炎的几率就增多。

3. 外伤和外力的承受：正常的关节和活动甚至剧烈运动是不会出现髋关节炎的。当关节承受肌力不平衡并加上局部压力，就会出现软骨的退行性变。

4. 遗传因素：不同种族的髋关节受累情况不相同，在白种人多见，有色人种及国人中少见，女性较多见。

**【临床表现】**

髋关节炎表现为臀外侧、腹股沟等部位疼痛，可放射至膝部。髋关节疼痛、肿胀，髋关节内旋和伸直活动受限，甚至不能行走甚至卧床不起。

**【诊断】**

1. 症状：髋部疼痛，此处有固定疼痛和压痛，可触及病理性结节。有长期过久站立、行走工作史，或髋部暴力损伤史。

2. 体格检查：髋周围组织有固定压痛点，"4"字征阳性。

3. 影像学检查：红外热成像或MRI显示可见关节周围病变。

4. 痛点试验性阻滞阳性。

### 二、射频治疗

**【术前准备】**

1. 术前签字：签署知情同意书。

2. 术前用药：注意给予镇痛镇静药物，或给予患者自控镇痛泵，减少患者治疗过程的疼痛与焦虑不适的程度。

3. 仪器与射频套针：准备好射频仪和 10cm 长、5～10mm 裸露针尖的射频套针，推荐使用双极射频。推荐在 B 超引导下操作。

**【操作方法】**

1. 穿刺：

（1）体位：根据肌筋膜损伤的位置设计体位，前组肌肉选仰卧位，后组肌肉选俯卧位。

（2）标记穿刺点：在患侧髂后划出大转子，以骨性标记按压痛点每相距 1.5～2cm 做皮肤标记。如按压引出下肢麻木时为 Tinel 点要特别标注，穿刺时尤其小心和应用运动刺激监测下进针。前方划出股动脉，穿刺点需距离股动脉 2cm 以上。

（3）穿刺进针：常规消毒后，1%利多卡因加 0.5%罗哌卡因混合液 1mL 仅做皮下浸润麻醉。

（4）B 超引导下进针，明确进针路上没有血管与神经。

2. 神经电刺激测试：髋关节前后均有重要神经及血管，认真测试。

（1）针尖穿至皮下组织 1cm，开动射频仪的运动刺激功能，2Hz 频率和 1.5V 电压，根据患者反应状况小心推进针尖。

（2）在运动电刺激下无臀肌或下肢肌肉搐动时，可继续缓慢向肌肉深部推进针尖，直至针尖遇至骨质。

（3）有肌肉搐动时，则将针尖向上下左右方向倾斜，观察并寻找无搐动或搐动最弱的角度再进针。

（4）如果各方向均有明显的搐动，将刺激电减至 1V，再重复（1）（2）操作。

（5）当穿刺针触到骨质并在电刺激为 2Hz 频率、1V 以上的电压下不出现肌肉搐动、痉挛或疼痛时方予以射频治疗。

（6）当各个方向均不能避开即抽动时，减少刺激电压至 0.7V，仍有抽动者采用脉冲射频模式。

3. 射频热凝：

（1）每个穿刺点到位后启动射频热凝模式，启用脉冲射频，每点 42℃持续 120s。

（2）如果无脉冲射频功能，可加温至 50℃持续 60s。

（3）用同样方法完成其他点的射频。

**【术后处理】**

1. 术毕用 75%酒精消毒穿刺点。

2. 给予消炎镇痛类药或弱吗啡类镇痛药 1 周。

3. 治疗部位 48h 内禁止污染，以避免感染。

**【并发症及其防治】**

1. 神经损伤痛：如果神经变异或者针尖滑动离开了骨面，可能会伤及坐骨神经或股神经，会出现大、小腿或足踝皮肤麻木以及疼痛，甚至乏力。所以射频治疗时主张用脉冲射频，高温射频时需注意患者反应，一旦有怀疑时即停止加温。发生神经损伤后立即给予脱水及营养神经治疗。

2. 血管损伤：大腿前面有股动静脉。如果动脉血管变异或针尖松动错位未发现，高温射频会损害血管并造成大出血。防治方法是 B 超引导下穿刺，注意针尖务必不离开骨面。出血时加压包扎，使用止血药，并立即请相关科室协助处理。

（陈金生　黄俊伟　肖源勋）

# 第三节　腰椎小关节射频镇痛治疗

## 一、疾病概述

### 【有关解剖】

每个腰椎有 3 个关节即 3 点系统，两个后小关节（关节突关节）和 1 个椎体间关节（椎间盘），腰椎关节突关节面呈矢状位，第 5 腰椎后关节面接近呈冠状位。各小关节外由关节囊包绕，内衬以滑膜，有丰富的神经末梢。

### 【病因】

腰椎作屈伸运动时，小关节的关节囊亦随之作移动，腰椎前屈时关节囊紧张，后伸时松弛。当腰部在不正确的姿势下负重，或突然闪扭时，使脊柱后关节的关节突受到牵拉，而造成关节位置的移动失常，小关节间隙张开，在小关节腔内造成负压，使滑膜进入关节间隙，而出现剧烈疼痛。同时又造成腰背肌肉的反射性痉挛，使被嵌顿物受到更大的挤压，造成疼痛持续不断，也称为腰椎小关节综合征。曾有用脊神经后支毁损治疗疼痛，但作者在临床中用脉冲射频消炎、松解关节与后支周围的病变肌筋膜就能收到很好的效果。

### 【临床表现】

腰部在做前屈或旋转运动后伸直腰时，突然发生腰部疼痛，坐卧不安，稍一活动疼痛明显加剧。患者呈强迫体位，疼痛多局限于腰部，有时疼痛可向下肢放射，咳嗽或打喷嚏时疼痛加重。

### 【诊断依据】

1. 腰部疼痛，活动受限，活动时疼痛加重，患者多采取后突位，站立时髋、膝关节常取半屈位，两手扶膝以支撑。

2. 检查时在离脊柱旁开 2cm 左右的腰部肌肉压痛明显，按压时疼痛可放射至外下方。下肢后伸试验阳性。

3. 发病急骤，可能有明显的腰部突然扭伤史。

4. X 射线检查常未见异常，有时可见脊柱侧弯，棘突偏歪。

5. 诊断性阻滞阳性。

## 二、射频治疗

### 【术前准备】

1. 术前签字：签署知情同意书。

2. 术前用药：注意给予镇痛镇静药物，或给予患者自控镇痛泵，减少患者治疗过程的疼痛与焦虑不适的程度。

3. 仪器与射频套针：准备好射频仪和 10cm 长、10mm 裸露针尖的射频套针。尽量准备 B 超仪。

### 【操作方法】

1. 穿刺：

（1）体位：患者俯卧，腹下垫枕。

（2）穿刺点定位：在离脊柱旁开 2cm 左右，能引出深压痛的压痛点上做皮肤标记，每点相距 1.5～2cm。

（3）穿刺进针：可在 B 超或 X 射线引导下进针，更为准确。

1）用 1%利多卡因加 0.5%罗哌卡因混合液 1mL 做皮下浸润麻醉。肌肉层后局麻药的浓度减半，即 0.5%利多卡因加 0.25%罗哌卡因混合液 1mL。

2）射频针穿刺直至骨面，并从骨面向下滑进 3~5mm。

3）建议在 B 超引导下操作，以提高安全性，减少并发症。

2. 射频电刺激：

（1）运动电刺激：若电阻在正常范围之内，则可进行运动刺激试验。

主张先进行运动测试，医生能看到并根据肌肉搐动情况判断针的位置，不需要患者体会和回答。

1）采用 2Hz、1~2V 电压的电刺激进行。按下刺激模式按钮，逐渐加大电压，直到 2V 电压还不能诱发患者出现运动。

2）询问患者是否感觉到肌肉搐动或疼痛感，以及它们的范围和强度。患者经常会感觉到腰背部出现节律性的敲击感或肌肉跳动感。手术医生应观察这种节奏性的收缩，这种节律性的感觉是由于多裂肌纤维收缩所致，而该肌是由脊神经后支支配的，这种收缩是正常的。

3）若出现下肢肌肉的收缩就不正常，这表明针尖离脊神经前支太近，需外拔并重新调整针尖的位置，重复进行运动测试。

（2）感觉神经电刺激：运动测试正常，可用感觉刺激证明针尖位置的正确。

1）采用 50Hz、0~1V 电压的电刺激进行测试。按下刺激模式按钮，逐渐加大电压直到患者出现症状或者达到最大电压值。仔细询问患者出现的任何症状是否与平时疼痛的位置一致。

2）根据患者诉说的症状调整穿刺针的位置，直到诱发出与平时一致的疼痛或异常感，并且不出现任何根性痛的症状。

3）诱发出现症状的电压越小，针尖离实际靶点的位置越近。感觉刺激试验完成后，将电压调到 0，并关闭刺激模式。

【治疗】

1. 脉冲射频时为 42℃，持续时间 120s；或加热温度为 50℃、持续时间为 50s；或 75℃、持续时间为 15s。

2. 在射频过程中，要反复询问患者是否出现任何不适，尤其是下肢疼痛时应立即中止射频加温或拔出电极，重新影像下观察或外拔调整针尖位置。

3. 用同样方法完成其他点的射频。

4. 术毕，穿刺点用敷料贴敷。

【术后处理】

1. 术毕用 75%酒精消毒穿刺点。

2. 给予消炎镇痛类药或弱吗啡类镇痛药 1 周。

3. 治疗部位 72h 内禁止污染，以避免感染。

4. 如果患者有下肢痛或麻木等要高度警惕脊神经前支损伤的可能。立即采用甘露醇加地塞米松脱水处理。

5. 不同部位肌筋膜疼痛射频松解可一次同时或隔 1~2d 后进行，同一部位的治疗需等待 1 周后才再次射频松解。治疗后 4 周开始行患病肌功能锻炼以巩固疗效。

【并发症及其防治】

与其他神经支穿刺射频治疗，有可能会出现以下并发症。

1. 出血、感染：胸椎旁有众多血管，穿刺操作中穿刺针很有机会误伤血管。为此，要极为小心。X 射线引导射频治疗要用正侧位控制针尖深度，针尖到位后注射造影剂，确认排除误穿血管的可能性，才能启动加热功能。脊神经后支可用超声引导射频治疗，务必要仔细追踪针尖的位置，回抽无血无液体。

2. 外周神经损伤：局麻后神经被阻滞时施行反复穿刺或高温射频，可能会导致腰脊神经支的损伤，造成该神经支配区域麻木及蚁咬感、烧灼感等神经病理痛等异常。但一般的脊神经支是外周神经，毁损后也会在1~3个月重新长起来。可使用普瑞巴林或阿米替林类镇痛药。

3. 误入蛛网膜下隙或损伤脊髓：如果在第2腰椎平面以下，神经根的损伤还会再长，需给予脊髓神经刺激器治疗或神经营养药帮助神经恢复。在康复锻炼过程中注意保护下肢行走功能的正常。

（陈金生　薄存菊　罗秀英）

# 第四节　黄韧带肥厚的射频治疗

## 一、疾病概述

### 【有关解剖】

黄韧带含有弹力纤维，起自上位椎弓板下端的内表面，止于下椎弓体板上端的外表面，封闭连续椎弓板之间的间隙。这是一个很易于伸展的韧带，当腰椎前屈时可以拉伸。它由整齐的弹性蛋白组成，以至于当腰椎由屈曲位恢复到中立位时，黄韧带的特性使得神经组织总会面对一个平滑的表面（图4-4-3-1、图4-4-3-2）。

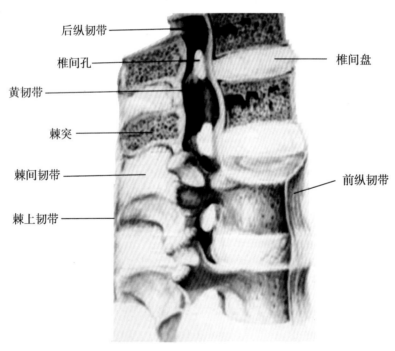

图4-4-3-1　图示，矢状位黄韧带位于上下椎弓板之间

### 【病因】

黄韧带肥厚是椎体退行性变过程中的一种病理表现，常与椎间盘突出、椎弓板及小关节增生肥大并存。黄韧带肥厚可达7~15mm，多伴有不同程度的钙化和骨化，黄韧带与棘间韧带与椎板常融合成一整块骨板，使椎板增厚可达30mm以上。黄韧带肥厚骨化可使椎管矢状径变小，产生椎管狭窄症。

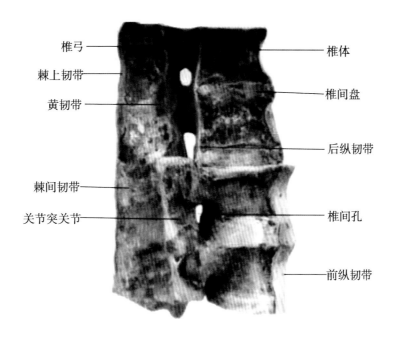

椎弓　　　　　　　　　　　　　　　　　椎体
棘上韧带　　　　　　　　　　　　　　　椎间盘
黄韧带　　　　　　　　　　　　　　　　后纵韧带
棘间韧带　　　　　　　　　　　　　　　椎间孔
关节突关节　　　　　　　　　　　　　　前纵韧带

图 4-4-3-2　矢状位黄韧带与棘间韧带

【临床表现】

黄韧带增厚仅仅是代偿性结构改变，一般无临床症状，只有在椎间盘突出时，黄韧带肥厚才是构成椎管狭窄患者疼痛的原因，在治疗上要予以处理。

【诊断依据】

1. X 射线表现：腰椎平片和体层片可观察到程度不同的腰椎退行性变征象和黄韧带钙化和骨化，表现为椎间孔区条状或结节状钙化影，以体层片更为明显。正位片椎弓板间隙变窄或模糊不清，密度增高。侧位片在椎板间隙可发现由椎管后壁凸向椎管内的三角形密度增高影，多发性黄韧带钙化、骨化时，椎管后壁呈大锯齿状改变，"锯齿"尖端处椎管狭窄最为严重。黄韧带钙化可发生于胸椎任何节段，但下胸椎发生率高且程度严重。

2. 脊髓造影表现：主要表现为腰椎硬膜外不全或完全梗阻及蛛网膜下隙腹、背侧受压变窄。除了椎间盘突出，椎体后缘骨质增生，后纵韧带骨化造成的造影剂柱前方形成压迹外，黄韧带钙化、骨化、椎弓板增厚、小关节增生肥大也可于其后缘形成压迹。当黄韧带骨化合并胸椎间盘突出时，造影剂柱受压呈"串珠样"改变。

3. CT 表现：CT 检查较平片能更好地发现腰椎退行性变的征象和腰椎黄韧带钙化、骨化的情况。黄韧带钙化、骨化的 CT 主要表现为椎弓板内缘长弧形密度增高影，多呈对称"山丘状"，厚度可达 5mm 以上，与椎弓板间通常可见一透亮线。黄韧带钙化、骨化可使椎管横径减小，脊髓受压明显。脊髓造影 CT 扫描检查可较好地显示出椎管内黄韧带肥厚和钙化。

4. MR 表现：矢状位 $T_1$ 加权像可显示韧带肥厚、钙化等改变，横轴位扫描可较好地显示出黄韧带肥厚的情况。

## 二、射频治疗

【术前准备】

1. 术前签字：签署知情同意书。

2. 术前用药：微创治疗及体位不适均增加患者创伤，术前采用镇静镇痛类药物，术中结合静脉患者自控强化麻醉，以及良好的局部浸润麻醉。建议使用短效的利多卡因加用罗哌卡因长效局麻药。

3. 仪器与射频套针：准备好 X 射线"C"型臂或 CT、射频镇痛仪，准备 10cm 长、10mm 裸露针尖的射频套针，针尖稍弯 5°。

【操作方法】

1. 体位：俯卧位，腹下垫枕，使腰部变平坦。

2. X 射线定位：

（1）X 射线前后位下根据第 3 肋或骶椎为准做靶节段椎间隙定位。

（2）将 X 射线投照器轴向调节使靶椎间隙上一椎体的下椎弓板前后缘重叠为一条线。

（3）左右调节 X 射线投照仪使靶椎间隙的棘突与位于左右椎弓根连线的中点。

（4）在靶椎的椎板间隙中点相应皮肤上做标记。

3. 穿刺进针：

（1）每点的皮肤和皮下组织用 1% 利多卡因加 0.5% 罗哌卡因混合液注射。但过了骨沿就不能注射局麻药，以免药物进入椎管内。

（2）射频针 5°~10° 向一侧椎弓板穿刺至碰到骨质，X 射线引导下针尖调节到椎弓板内侧。

（3）针尖滑过骨板，针尾接上玻璃注射器，推注空气时有阻力感，小心持针贴着骨板下缘向前推进。每 1~2mm 均测试注射器内的阻力，一旦阻力消失或患者下肢有异感立即停止进针（图 4-4-3-3）。

（4）X 射线投照仪改为侧位，看到针尖位于椎间孔后缘（图 4-4-3-4），将针尖稍微向后拔 2mm。

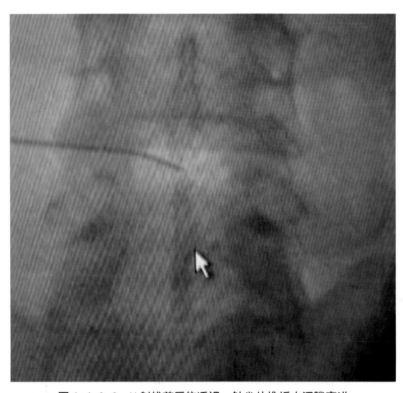

图 4-4-3-3　X 射线前后位透视，针尖从椎板内间隙穿进

4. 电刺激：启动运动刺激，2Hz 频率、1V 电压，观察患者腰臀和下肢肌搐动情况。如搐动明显，将针后退 1~2mm，直至肌搐动消失。启动感觉刺激 50Hz 频率、1V 电压时患者无腰臀或下肢异感。

5. 射频热凝：射频针穿刺到位后，在每点注射 0.9% 生理盐水 1mL。①每个穿刺点到位后启动射频热凝模式，启用脉冲射频，每点 42℃、持续 120s。②如果无脉冲射频功能，可加温至 50℃、持续 60s。③治疗中可旋转针尖扩大松解范围。

射频中密切观察患者反应，一旦诉下肢有异感或疼痛，立即拔出电极。将针尖外退 2mm 以上，再

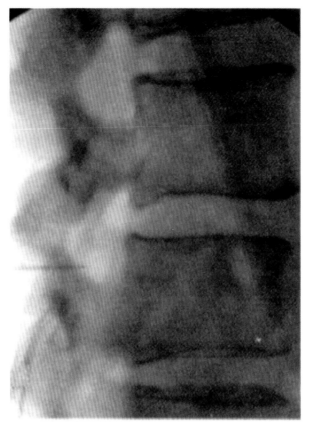

图 4-4-3-4　X 射线侧位透视，针尖位于椎间孔后沿

次 X 射线侧位透视及运动电刺激测试，防止针尖移位进入椎管内加温损伤神经。

**【术后处理】**

1. 术毕用 75% 酒精消毒穿刺点，用敷料敷贴。

2. 治疗后 3d 内给予止痛药口服。

3. 术后 24h，治疗区可予以微波、超声波或偏振红外热线理疗。

4. 治疗部位 2d 内避免污染，以避免感染。

5. 不同部位肌筋膜疼痛射频松解治疗可一次同时或隔天后进行，同一部位的治疗需等待 1 周后才再次射频松解。

6. 治疗后 2 周开始行患病肌功能锻炼以巩固疗效。

**【并发症与注意事项】**

1. 警惕腰椎管内脊神经误伤。因此，要熟悉穿刺部位的局部解剖，画出脊柱中线，穿刺时先遇骨面再慢慢前滑到靶点。尽量在 X 射线引导下穿刺。

2. 射频热凝并发症：主要是射频热凝对脊神经下行支的热损伤，导致局部皮肤感觉麻木甚至肌无力等异常表现。为减少并发症，强烈建议采用脉冲射频。一旦发生，需采用甘露醇加地塞米松脱水治疗，一般 1 个月内会恢复。

（陈金生　薄存菊　罗秀英）

## 第五节　骶棘肌下段肌筋膜疼痛综合征射频治疗

**【有关解剖】**

骶棘肌为腰部强有力的脊柱竖肌，起源于骶骨背部和髂骨后部，其纤维向上分为3列，外侧列止于肋骨，称为髂肋肌；中间列附于横突，向上达颞骨乳突，称为最长肌；内侧列附于棘突，称为棘肌。此肌的作用使脊柱后伸，其神经供应受颈、胸及腰神经后支支配。骶棘肌下段是指骶棘肌腰骶部分，因骶棘肌腰骶部分损伤最为常见，故单独叙述。骶棘肌的腰骶部最常见的损伤部位是腰椎横突，骶骨背面及髂骨后部内侧（图4-4-4-1）。

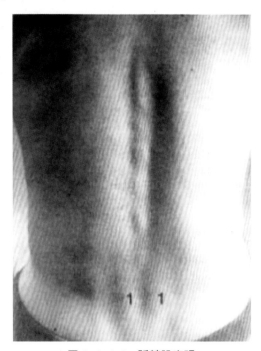

图 4-4-4-1　骶棘肌表观

**【病因】**

骶棘肌下段，处在人体腰骶部，是脊柱做屈伸、侧弯活动最频繁的部位，也是做这些运动时力量最集中的地方，它的损伤分为积累性劳损和突发暴力牵拉伤两种情况，前者是人体持续过度牵拉，或肌纤维、肌腱受到附近骨突的摩擦而致的缓慢的损伤。后者是突然的暴力使腰部过度前屈，或人体欲努力将脊柱从屈曲位变为伸直位，而又受到暴力的阻止，肌肉、筋膜、韧带等本身结瘢而产生与周围组织的粘连，使局部血运和体液代谢造成障碍和周围组织的动态关系受到破坏，腰部的屈伸和侧屈活动受到限制，有时勉强活动又导致进一步损伤，所以在临床上都出现反复发作，并有逐渐加剧的趋势。

**【临床表现】**

腰骶部疼痛，弯腰困难，不能久坐久立，不能持续做脊柱微屈体位的工作。患者喜欢用手或桌子的一角顶压腰骶部的疼痛部位，严重者上下床均感困难，生活不能自理（图4-4-4-2A、B、C）。

**【诊断】**

1. 腰骶部有劳损史，或暴力损伤史。

2. 腰骶部疼痛，弯腰时疼痛严重者转身也困难，寒冷环境可加重疼痛。

3. 体格检查：骶骨后面或髂骨背部骶棘肌附着点处，腰、骶椎横突尖部或棘突下缘有固定疼痛和压痛，少数人可触及病理性结节。拾物试验阳性。

4. 让患者主动弯腰会使上述一些痛点疼痛明显加剧。

5. 试验性阻滞疼痛消失。

6. 影像学检查：未见异常。

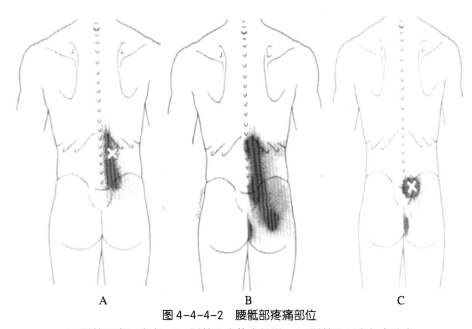

**图 4-4-4-2 腰骶部疼痛部位**

A. 骶棘肌痛压痛点；B. 骶棘肌痛体表投影；C. 骶棘肌压痛与牵涉痛

## 二、射频治疗

**【术前准备】**

1. 术前签字：签署知情同意书。

2. 术前用药：微创治疗及体位不适均增加患者创伤，术前采用镇静镇痛类药物，术中结合静脉患者自控强化麻醉药，以及良好的局部浸润麻醉药。建议使用短效的利多卡因加用罗哌卡因长效局麻药。

3. 仪器与射频套针：射频仪要连接电源以及贴于患者身上的参考电极板。选用 10cm 长、10mm 裸露针尖的射频套针。如有条件可采用在 B 超仪引导下治疗。

**【操作方法】**

1. 体位：患者取俯卧位。

2. 体表标记：于骶骨后面、腰椎棘突、椎旁和髂骨后内侧的压痛点做皮肤标记，每点相距 1.5～2cm。

3. 穿刺进针：

（1）在皮肤标记点用 0.5% 利多卡因 1.0mL 做皮肤至骨面的局部浸润麻醉。

（2）建议在 B 超引导下操作，以提高安全性，减少并发症。

（3）射频针穿刺直达骨面。

4. 启动射频热凝：在每点注射 0.5% 利多卡因 1mL。启动脉冲射频，每点 42℃维持 120s；或使用射频高温热凝，温度为 75℃、15s；或 50℃、60s。

**【术后处理】**

1. 镇痛：给予消炎镇痛类药或弱吗啡类镇痛药 3 周。

2. 穿刺部位 48h 内避免污染及清洗。

3. 穿刺部位 48h 后可接受局部理疗。

【并发症与注意事项】

1. 穿刺操作时损伤腰椎管内或外的神经出现新的腰腿痛。因此，要熟悉穿刺部位的局部解剖，画出腰椎中线，注意穿刺针的穿刺方向和深度。建议在 B 超引导下进行。

2. 射频热凝时的并发症：主要是射频热凝对局部神经的热损伤，导致局部皮肤感觉麻木等感觉异常表现。建议采用脉冲射频。

3. 如果出现下肢皮肤麻木，肌肉乏力现象，可给予静脉滴注 20% 甘露醇 250mL 加地塞米松 10mg 连用 7d。

（陈金生　薄存菊　吕亚楠）

# 第六节　腰方肌疼痛综合征射频治疗

## 一、疾病概述

【有关解剖】

腰方肌起自髂嵴后部，向上止于第 12 肋和第 1~4 腰椎横突。在诸腰椎横突中，第 3 腰椎横突最长。正常情况下第 3 腰椎是腰椎生理前凸的最高点，也是椎体前屈、后伸、左右侧弯和旋转的活动枢纽（图4-4-5-1ABC）。

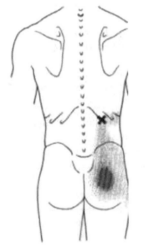 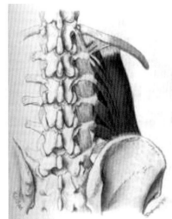 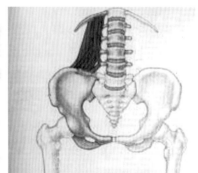

图4-4-5-1A　腰方肌牵涉痛图　　图4-4-5-1B　腰方肌后面观　　图4-4-5-1C　腰方肌前面观

【病因】

因为腰方肌跨越度大，当用力不当或长期姿势不正确时均会导致该肌肉疲劳、痉挛、水肿、渗出，反复损伤致瘢痕粘连。尤其会发生在肌肉起止点和中间附着处的横突尖上，也被称为腰三横突综合征。

【临床表现】

表现为一侧或两侧腰部酸胀、疼痛、乏力，休息后缓解，可向臀部、大腿后侧和内侧放射。

**【诊断依据】**

1. 病人多有急性损伤或长期习惯性姿势不良或长时间的超负荷劳动史。

2. 症状轻者表现为一侧或两侧腰部酸胀、疼痛、乏力，休息后缓解，劳累及受凉、潮湿时症状加重；症状重者呈持续性疼痛，可向臀部、大腿后侧和内侧放射，个别患者可放射至小腿甚或下腹部，腰部前屈和向健侧弯曲时症状加重。

3. 体格检查：患侧第3腰椎横突尖部有明显的压痛点，痛性硬结或条索，疼痛向臀部及大腿后侧放射，一般不过膝关节。有时伴有患侧臀上皮神经的压痛。在同侧髂嵴内缘或第12肋骨可有压痛（图4-4-5-2ABC）。

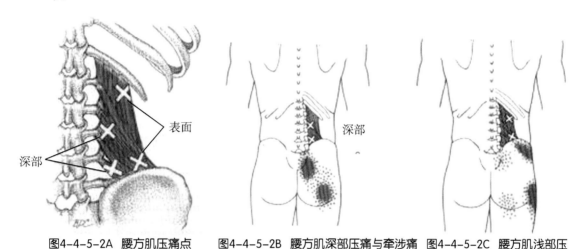

图4-4-5-2A　腰方肌压痛点　　图4-4-5-2B　腰方肌深部压痛与牵涉痛　　图4-4-5-2C　腰方肌浅部压痛与牵涉痛

4. X射线片有时可见第3腰椎横突过长，尖部有钙化影。

5. 实验性阻滞阳性：在压痛点注射1%利多卡因2mL，疼痛缓解超过50%。

## 二、射频治疗

**【术前准备】**

1. 术前签字：签署知情同意书。

2. 术前用药：微创治疗及体位不适均增加患者创伤，术前采用镇静镇痛类药物，术中结合静脉患者自控强化麻醉，以及良好的局部浸润麻醉。建议使用短效的利多卡因加用罗哌卡因长效局麻药。

3. 仪器与射频套针：准备好射频仪和10cm长、10mm裸露针尖的射频套针。尽量采用在B超仪引导下治疗。

**【操作方法】**

1. 体位：患者俯卧，腹下垫枕。

2. 穿刺点定位：在横突尖上，髂嵴或肋面上距离脊柱旁开5cm左右，能引出深压痛的压痛点上做皮肤标记，每点相距1.5~2cm（图4-4-5-3）。

3. 穿刺进针：

（1）用0.5%利多卡因做穿刺点的皮肤至骨面的局麻。

（2）尽量采用在B超仪引导下治疗。

（3）射频针穿刺直至骨面。因为正常下横突后方和髂嵴上均无重要神经，不必担心损伤神经。但要小心误穿肾脏。

4. 射频热凝：射频针穿刺到位后，在每点注射0.5%利多卡因1mL。启动脉冲射频，每点42℃维持120s；或使用射频高温热凝，温度为75℃维持15s；或50℃维持60s。

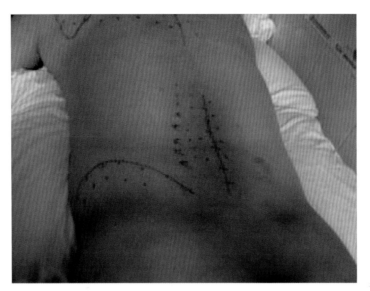

图 4-4-5-3　腰方肌射频治疗体表定点

**【术后处理】**

1. 术毕用 75%酒精消毒穿刺点，用敷料敷贴。

2. 镇痛：给予消炎镇痛类药或弱吗啡类镇痛药 1 周。

3. 术后 24h，治疗区可予以微波、超声波或偏振红外热线理疗。

4. 治疗部位 2d 内避免污染，以避免感染。

5. 不同部位肌筋膜疼痛射频松解治疗可一次同时或隔天后进行，同一部位的治疗需等待 1 周后才再次射频松解。治疗后 2 周开始行患病肌功能锻炼以巩固疗效。

**【并发症与注意事项】**

1. 警惕误伤肾脏、脾脏：第 3 腰椎横突旁或第 12 肋下腰方肌筋膜穿刺操作时有可能发生。因此，要熟悉穿刺部位的局部解剖，画出脊柱中线、第 12 肋与髂棘的轮廓线，穿刺时先遇骨面再到靶点。尽量在 B 超引导下使用穿刺针。

2. 射频热凝并发症：主要是射频热凝对脊神经后支的热损伤，导致局部皮肤感觉麻木等感觉异常表现。为减少并发症，建议采用脉冲射频较好。

（陈金生　邓铭锋　翁景恩）

# 第七节　梨状肌综合征射频治疗

## 一、疾病概述

梨状肌综合征是坐骨神经在梨状肌部位受到压迫而引起的一组以坐骨神经痛为主要临床表现的症候群，它是导致发生坐骨神经痛的常见疾病之一。梨状肌综合征和坐骨神经骨盆出口狭窄症一样，不是发生在骨性纤维管内的卡压，坐骨神经在其周围部位受到压迫，发生在坐骨神经自骶丛神经分开后，离开骨盆达臀部之前因局部病变所引起的卡压综合征。坐骨神经盆腔出口狭窄症的病变主要位于盆腔出口周围，而本病主要是梨状肌本身病变所致。两者在临床表现上有相似之处，应特别注意鉴别。

早在 1928 年，Yoeman 就提出坐骨神经痛可能与梨状肌有关。1937 年 Freiberg 首次应用梨状肌切断术治疗原因不明的坐骨神经痛 12 例，取得较好的疗效，12 例中 10 例有效。Robinson 于 1947 年也报道了类似的治疗效果。1958 年国内马景昆首先报道手术治疗 2 例，认为病因为梨状肌卡压。1985 年卢美源等报道采用大转子内侧小切口切断梨状肌肌腱，使梨状肌松弛以解除其对坐骨神经的卡压，报道 60 例，治愈率达 95%。

【应用解剖】

梨状肌大部起自第 2~4 骶前孔侧方的骨盆面上，还有一部分起自骶髂关节的关节囊前方骶棘韧带和骶结节韧带的骨盆部分的前面，肌束通过坐骨大孔，向外出骨盆成肌腱，略呈水平状抵达臀部，止于大转子尖后部。梨状肌呈三角形，似梨样外观，其内宽外窄，几乎完全充满坐骨大孔。也有约 1/4 的人，其梨状肌可出现异常型走行。该肌由第 1、2 骶神经支配，它的功能主要以髋关节伸展时外旋髋，当髋关节屈曲时外展，与上、下孖肌一同发挥作用（图 4-4-6-1）。

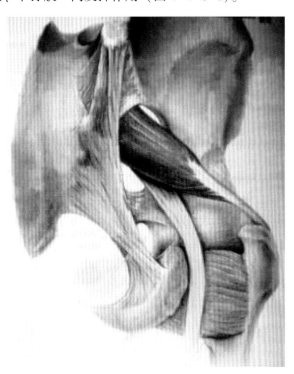

图 4-4-6-1 梨状肌与坐骨神经的关系

梨状肌的体表投影是从骶骨角向股骨大转子和股骨大转子顶点分别作连线，两条连线分别为梨状肌的上、下缘。梨状肌将坐骨大孔分为梨状肌上孔和梨状肌下孔（图 4-4-6-2AB）。前者介于坐骨大切迹与梨状肌上缘之间，有臀上神经、臀上动脉和臀上静脉穿出。后者位于坐骨棘韧带及梨状肌下缘之间，除臀下神经、动脉及静脉通过外，尚有坐骨神经、股后皮神经及阴部神经等穿出。坐骨神经沿骨盆后壁走行，离开坐骨大切迹后，一般在梨状肌深面的梨状肌下隐窝内下降，在梨状肌下缘与上孖肌之间的梨状肌下孔中穿出，并在闭孔肌和上、下孖肌的浅面继续下降。根据 2 000 多例尸体解剖观察结果，这种解剖关系占 89%。但梨状肌和坐骨神经的关系有很多变异。这些变异是梨状肌可有两个头，而坐骨神经也可在很高处分成胫神经和腓总神经。10% 的神经可在高处分成两股，其腓总神经股可穿越梨状肌；而 0.65% 的腓总神经股可在整块梨状肌的表面下降；还有 0.25% 的坐骨神经股是从分裂的梨状肌之间穿出下降。

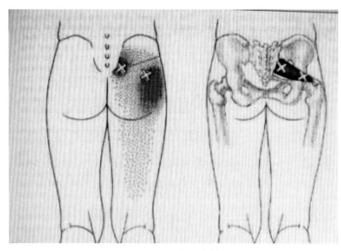

图 4-4-6-2　梨状肌痛体表投影

**【病理解剖】**

本病早期的病理改变，多是局部外伤后（以极度外展外旋的急性扭伤为多见，次为突然由蹲位站起时）的创伤反应，轻者表现为梨状肌纤维的水肿、渗血和毛细血管扩张；重者梨状肌可出现痉挛、出血和肿胀。如损伤轻微，或及时予以有效治疗，一般可恢复到正常状态。但损伤过重，或反复多次损伤，再加上其他可致病因素，如寒冷、潮湿等，则使此病理过程持续发展，形成慢性过程，并出现一系列继发性改变。本病后期主要病理改变是梨状肌本身的肥厚、挛缩、瘢痕及粘连形成，其病变范围视病情不同而长短不一，以局限性改变为多见，罕见有整条梨状肌出现瘢痕化者。

**【病因】**

1. 局部损伤：以极度的髋关节外展外旋的急性扭伤为多见，次为突然由蹲位站起时损伤；还有臀部的体育运动损伤或盆腔底部的肌肉损伤等。1947 年，Robinson 报道的病例中，大多数有臀部外伤史，外伤可直接或间接导致梨状肌损伤。1976 年，Pace 及 Nagle 报道的 45 例中，半数病例有外伤史，但都不严重，多为滑倒后臀部着地。

2. 慢性劳损：如骶髂关节劳损。

3. 关节疾患：如骶髂关节和髋关节疾患，骨盆底肌疾患。

4. 人工髋关节置换手术：Pace 及 Nagle 发现，行人工髋关节置换手术后有引发本病的病例。

5. 寒冷、潮湿等的刺激。

**【发病机制】**

真正因梨状肌本身肥厚或瘢痕组织压迫坐骨神经干者少见，多系挛缩之梨状肌造成对神经的压迫。本病的发病机制，目前尚无一致意见，主要有以下两种观点。

1. 一些学者认为，神经根周围有瘢痕或蛛网膜炎时（可能继发于椎弓板切除或神经根受压，如骨性关节炎的骨刺等），从椎间孔到臀部一段的坐骨神经发生粘连，其可移动范围变小，随之张力增大。患者行走时，髋关节由伸展到屈曲，滑动范围变小的坐骨神经，此时因受到牵拉而被梨状肌所压迫。由于反复牵拉而刺激坐骨神经产生症状，出现所谓的"坐骨神经性间歇性跛行"。

2. 一些学者认为，本病是由于梨状肌对局部的应激性增高，从而易在受刺激后发生痉挛、肥大，甚至挛缩。因此，在锐利和坚硬的肌缘之间压迫坐骨神经。特别是有变异的肌肉或神经，更易发生。而坐骨神经本身不一定有改变。造成梨状肌应激性增高的因素有很多，如腰椎间盘突出症可刺激支配梨状肌的神经纤维，使梨状肌发生痉挛；臀部体育运动损伤、骶髂关节劳损，或盆腔的肌肉损伤等都可使梨状肌发生痉挛或挛缩。

【临床表现】

患者一般为慢性起病，亦可有急性发作。患者主诉有臀部疼痛，部位一般在臀中部相当于梨状肌体表投影部位，并可向髋部与大腿后部，小腿外侧直至足趾放射。走路或活动时脊柱前屈时可加重，后伸腰时可减轻。约75%的患者有间歇性跛行。即行走一段时间后，需蹲位休息片刻后，疼痛方可减轻或消失。行走或卧床时，患肢多屈曲，活动大为受限，而坐下或卧床休息则减轻。一般为单侧患病，女性患者常有房事困难。

【体格检查】

1. 梨状肌肌腹部位有固定压痛，或伴有下肢放射痛，特别在肛门指诊、盆腔检查或指压坐骨切迹时，疼痛尤甚。

2. 直肠或阴道指检时可触及梨状肌（部位较高，在坐骨棘上方）紧张或变粗。此时若将其推向骨盆侧壁时，可有明显压痛，并引起坐骨神经痛的典型症状。

3. 局部触摸梨状肌，在急性期可找到某些肌纤维束痉挛，呈条索状；在慢性期则可摸到肌肉软弱、弹性韧性减低。

4. 臀部可见肌萎缩。

5. 以下几项梨状肌紧张试验均为阳性：

（1）腰伸屈试验：患者俯卧于检查床上，按压臀部痛点后，嘱患者支撑起上肢使脊柱过伸位，10s后改为胸部跪俯于床上，使脊柱屈曲位，10s后比较此两种姿势时臀部原压痛点的疼痛程度。过伸时减轻为梨状肌疾病。屈曲时减轻为椎管内疾病。

（2）直腿抬高试验（Laseque征）：在抬高60°以前疼痛较明显，但至60°以后，则疼痛减轻。

（3）Freiberg试验：患者伸髋时，用力被动内旋髋关节，可使梨状肌变紧张，从而压迫坐骨神经而产生症状。

（4）Thiele试验：内收、屈曲、内旋髋关节，可拉紧梨状肌而使疼痛等症状加重。

（5）Pace试验：患者坐位，双膝合拢后再分开，以用力对抗医生双手向内的推抗力（抗阻力的髋外展外旋活动），若医生仅用轻微的力挤压，就感觉疼痛者为阳性。

（6）诱发试验：骶管注射0.5%利多卡因20mL，冲击注射时诱发下肢疼痛反应为椎管内病变。梨状肌病变者反应为阴性。

【辅助检查】

1. 腰椎X射线摄片多无明显病变，骨盆摄片时有骶髂关节炎等表现。超声检查在梨状肌综合征诊断中有一定价值。谢雁翔（1990年）认为：①梨状肌横断径增大、形状异常；②梨状肌外膜粗糙增厚（≥3mm）；③梨状肌回声不均，光点粗强；④梨状肌下孔狭窄或消失（≤8mm）；④坐骨神经变异或显示不清。上述5条具有4条者，即可提示为梨状肌综合征。坐骨神经肌电图可有异常发现，如呈现纤颤电位或单纯相位等变化，神经传导速度可下降。CT检查一般认为无诊断价值。

2. 如坐骨神经受压引起损伤、变性时，肌电图可呈现震颤电位或单纯相位变化。但正常肌电图亦不能除外本病。

【诊断依据】

凡诉有臀痛或臀腿痛的患者，都应想到本病的可能。其诊断要点如下。

1. 患者感臀部及下肢坐骨神经分布区的放射痛。

2. 患侧臀部梨状肌部位有明显压痛，且有时可摸到变硬且弹性降低的条索状物。

3. Laseque征、Freiberg试验、Thiele试验、Pace试验均为阳性。

4. 臀部压痛点加强试验为脊柱过伸时压痛减轻，而屈曲时压痛加重；脊柱伸屈试验为前屈时下肢疼痛加重，后伸时则减轻或缓解；骶管冲击试验为阴性。

5. 试验性阻滞：即在梨状肌肌腹内注入1%利多卡因10mL，数分钟后，症状、体征可明显减轻或消失。

## 二、射频治疗

**【术前准备】**

1. 术前签字：签署知情同意书。

2. 术前用药：微创治疗及体位不适均增加患者创伤，术前采用镇静镇痛类药物，术中结合静脉患者自控强化麻醉药，以及良好的局部浸润麻醉。建议使用短效的利多卡因加用罗哌卡因长效局麻药。

3. 射频仪器与射频套针：准备的频率仪及 10~15cm、10cm 裸露针尖套针，针尖稍弯 5°。尽量准备 B 超仪。

**【操作方法】**

1. 患者取俯卧位。

2. 在患侧髂后上棘至大转子后上方和骶角后上棘突至大转子后外上方各画一连线。两条连线内为梨状肌体表投影。该区内的按压痛点每相距 1.5~2cm 做皮肤标记。如按压引出下肢麻木时为 Tinel 点要特别标注，穿刺时应尤其小心，应用运动刺激监测下进针（图 4-4-6-3）。

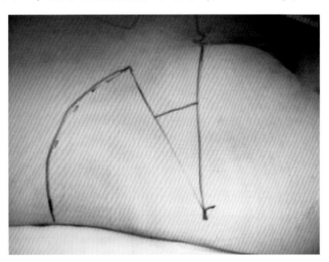

图 4-4-6-3　臀部皮肤上标记梨状肌投影区

3. 麻醉方法：每点的皮肤和皮下组织用 1%利多卡因加 0.5%罗哌卡因混合液注射。但过了皮下组织采用 0.5~0.25%利多卡因加 0.25%罗哌卡因混合液，以免影响坐骨神经的测试，肌肉内一般不用局麻药。

4. 穿刺进针：

（1）B 超引导下穿刺，根据进针点的特点，针尖分别向着骶骨、髂骨、大转子或坐骨结节的骨面穿刺直至遇到骨质。

（2）电刺激下穿刺：①针尖穿至皮下组织 2cm，开动射频仪的运动刺激功能，2Hz 频率和 1.5V 电压，根据患者反应状况小心推进针尖。②在运动电刺激下无臀肌或下肢肌肉搐动时，可继续缓慢向肌肉深部推进针尖，直至针尖遇到骨质。③有肌肉搐动时，则将针尖向上下左右方向倾斜，观察并寻找无搐动或搐动最弱的角度再进针。④如果各方向均有明显的搐动，将刺激电压减至 1V，再重复①②操作。⑤当穿刺针遇到骨质并在电刺激为 2Hz 频率、1V 以上的电压下不出现肌肉搐动、痉挛或疼痛时方予以射频治疗。⑥当各个方向均不能避开即抽动时，减少刺激电压至 0.7V，仍有抽动者采用脉冲射频模式。

5. 射频热凝：①每个穿刺点到位后启动射频热凝模式，加温至 50℃、持续 60s。②如果启用脉冲射频，42℃持续 120s。

**【注意事项】**

1. 因为担心影响电刺激的效果和误伤坐骨神经，避免在肌肉层与射频治疗点上给局麻药。患者穿刺点较多时可考虑分次治疗或给予浅静脉麻醉下治疗。

2. 如果条件允许，强烈建议在 B 超引导下进行穿刺操作。

3. 穿刺时应注意判断相关骨性标志的位置与深浅度。当穿刺针超过预计深度仍未遇到骨质时要退针并更换穿刺方向，避免穿刺针滑入过深误伤盆腔或股骨前方的组织。

**【术后处理】**

1. 术毕用 75% 酒精消毒穿刺点，用敷料敷贴。

2. 镇痛：给予消炎镇痛类药或弱吗啡类镇痛药 1 周。

3. 术后 24h，治疗区可予以微波、超声波或偏振红外热线理疗。

4. 治疗部位 2d 内避免污染，以避免感染。

5. 不同部位肌筋膜疼痛射频松解治疗可一次或隔天后进行，同一部位的治疗需等待 1 周后再次射频松解。

6. 治疗后 2 周开始行患病肌功能锻炼以巩固疗效。

**【并发症与注意事项】**

1. 警惕穿刺或热凝误伤坐骨神经。因此，要熟悉穿刺部位的局部解剖，画出梨状肌体表线，注意观察是否出现神经走行变异。

2. 尽量 B 超引导联合电刺激下明视穿刺。

3. 射频对坐骨神经或其分支的热损伤导致臀部或下肢局部皮肤感觉麻木甚至肌无力等异常表现。为减少并发症，强烈建议采用脉冲射频。一旦发生，需采用甘露醇加地塞米松脱水治疗，局部理疗等。一般 1 个月内会恢复。

4. 理疗：治疗结束 24h 后可以给予臀部治疗区物理治疗。选择微波、超声波或偏振红外线。

5. 再次射频：如果症状未完全消除，可给予补充穿刺射频松解治疗。同一部位可安排在 7h 后操作，不同部位可在次日操作。

（陈金生　黄俊伟　罗秀英）

# 第八节　骶髂关节痛射频治疗

## 一、疾病概述

**【有关解剖】**

骶髂关节由骶骨与髂骨的耳状关节面相对而构成，相对的关节面间隙很小，关节面粗糙不平。骶骨的关节面覆盖一层较厚的透明软骨，髂骨关节面上的透明软骨则极薄，仅为骶骨关节软骨面厚度的1/3，关节外面有关节韧带及滑膜囊。骶髂关节在结构上属滑膜关节，从运动方式上可看做屈戍关节或滑车关节，基本没有大的活动。其大小个体差异较大，即使在同一个人两侧也不尽相同。骶髂关节的后面附着有竖脊肌、臀大肌，前面有髂肌等。管理骶髂关节周围肌筋膜的感觉主要是第 4、5 腰神经与第 1、2、3 骶神经分支，后面是腰骶脊神经后支，前面是腰骶干神经。

**【病因】**

骶髂关节炎分为原发性和继发性两大类，疼痛是骨膜的炎症刺激了关节本身的滑膜以及前后面的肌筋膜所致。

1. 原发性骶髂关节炎：原发性骶髂关节炎的关节软骨细胞活性低下，髋部肌肉等软组织支持力量减弱，软骨呈退行性变。受年龄、体质、遗传等因素影响。免疫性疾病如血清阴性脊柱关节炎最早影响的就是骶髂关节。

2. 继发性骶髂关节炎：继发性骶髂关节炎的基础疾病，常见髋关节疾病损伤了骶髂关节，如髋发育不良，退行性、化脓性、结核性、神经性、糖皮质激素、缺血性、创伤性、痛风性髋关节炎等。基础疾病常见的有以下几种。

（1）髋臼发育不良可产生生物力学的不平衡，使承重区范围缩小，承重区关节软骨承受压力增加导致关节软骨磨损引起骨性关节炎。

（2）扁平髋、股骨头骨骺滑脱，关节面不平整，机械性磨损，可引起骨性关节炎。

（3）髋关节某些疾病损害关节软骨如化脓性髋关节炎、髋关节结核、血友病、神经性髋关节病等。

（4）医源性因素如长期使用糖皮质激素，引起软骨病变等。

（5）股骨头病变，股骨头缺血性坏死。

（6）髋关节创伤如脱位及股骨颈骨折处理不当。

（7）髋关节内结晶病变如焦磷酸盐关节病与痛风性关节炎等。

（8）内分泌异常和代谢障碍如糖尿病、肢端肥大症、黄褐病等。

【临床表现】

1. 臀骶部疼痛：疼痛是该病的主要症状，也是导致功能障碍的主要原因。为隐匿性、持续钝痛，多发生于启动活动时，随着病情进展关节活动可因疼痛而受限，甚至休息时也疼痛。睡眠时会疼醒。

2. 晨僵和黏着感：晨僵提示滑膜炎与关节周围肌筋膜挛缩，早上起来因肌筋膜血流不足而缺氧刺激了局部神经末梢而疼痛。随着病情进展，出现骶髂关节挛曲、固定，半夜休息时血流少了也会引起局部疼痛，负重时疼痛加重。由于关节表面吻合性差、肌肉痉挛和收缩、关节囊变硬以及局部炎症钙化形成骨刺等引起机械性闭锁，因为也逐渐影响到腰椎关节及髋关节，可发生活动功能障碍。

【诊断】

1. 腰骶部疼痛，弯腰时疼痛严重者转身也困难，寒冷环境可加重疼痛。

2. 体格检查，骶髂关节处有固定疼痛和压痛，少数人可触及病理性结节。"4"字征阳性，拾物试验阳性。

3. 腰骶部有劳损史，或暴力损伤史。

4. MRI 显示骶髂关节及骨膜上的病变，X 射线需在中期后才有典型改变。

5. 关节表面软组织试验性阻滞阳性。

## 二、射频治疗

【术前准备】

1. 术前签字：签署知情同意书。

2. 术前用药：注意给予镇痛镇静药物，或给予患者自控镇痛泵，减少患者治疗过程的疼痛与焦虑不适的程度。

3. 仪器与射频套针：准备好射频仪和 10cm 长、5～10mm 裸露针尖的射频套针，最好使用 4 根针行双极射频。

【操作方法】

1. 穿刺：

（1）体位：患者取抱枕俯卧位。

（2）体表标记：于骶髂关节附近压痛点做皮肤标记，每点相距 1.5～2cm。

（3）进针：

1）在皮肤标记点用1%利多卡因加0.5罗哌卡因混合液1mL做皮下浸润麻醉直至骨面。

2）射频针穿刺直至骨面，因为骨面紧邻皮肤，必要时可采用斜进针或捏起皮肤，使射频套针的活动端一定不接触皮肤，以免损伤皮肤。

3）建议在B超引导下操作，以提高安全性，减少并发症。

2. 射频：

（1）因为骶髂关节骨面除了后支分支之外，没有重要组织。可以不行神经电刺激。

（2）脉冲射频时的参数为42℃，持续时间120s。或加热温度为50℃、持续时间为50s。或75℃、持续时间为15s。

（3）在射频过程中，要反复询问患者是否出现任何不适，尤其是皮肤的疼痛时应立即中止射频加温，调整针尖位置注意皮肤的保护。

（4）用同样方法完成其他点的射频。

（5）术毕，穿刺点用敷料贴敷。

【术后处理】

1. 术毕用75%酒精消毒穿刺点。

2. 给予消炎镇痛类药或弱吗啡类镇痛药1周。

3. 治疗部位72h内禁止污染，以避免感染。

4. 穿刺部位48h后可接受局部理疗。

【并发症及其防治】

1. 出血、感染：该部位没有大血管基本没有出血问题，但因为骨面距离皮肤较近，不注意时容易发生皮肤被射频高温烧灼而发生炎症甚至溃烂，术中加温时需注意，发生了局部给予理疗换药。

2. 神经病理性疼痛：脊神经后支是混合神经，被消融破坏后容易发生交感紊乱型神经病理痛，即除了骶髂区的皮肤麻木之外，还出现蚁咬感、烧灼感等异常不适。可使用普瑞巴林或阿米替林类镇痛药镇痛，逐渐调整后再停药。

3. 骶部皮肤麻木，肌肉乏力：可给予静脉滴注20%甘露醇250mL加地塞米松10mg，连用7d。

（陈金生　黄俊伟　邓铭锋）

# 第九节　坐骨结节周炎射频镇痛治疗

## 一、疾病概述

【有关解剖】

人体臀部的骨骼主要是骨盆，其中坐骨是构成骨盆的重要组成部分，坐骨体与坐骨支移行处的后部有向后下凸起的粗隆，即坐骨结节，当人采取坐位姿势时，坐骨结节恰好与凳面接触。坐骨结节附着股二头肌、半腱肌、半膜肌、股方肌等，其顶端有一滑膜囊，滑膜囊能分泌液体，以减少肌肉与骨头间的摩擦与受压。

【病因】

坐骨结节滑囊炎其发病与长期过久地坐位工作及臀部脂肪组织缺失有关，特别是体质较瘦弱者。由于坐骨结节滑膜囊长期被压迫和摩擦，囊壁渐渐增厚或纤维化而引起症状。或因剧烈活动髋关节使附着在坐骨结节上的肌腱损伤，从而牵拉损伤滑膜囊或肌腱损伤处的瘢痕刺激周围滑膜囊所致。

**【临床表现】**

疼痛是该病的主要症状，多于久坐久卧，压迫臀部时加重。

**【诊断】**

1. 坐骨结节部疼痛，长期过久地坐位、蹲位工作史，或暴力损伤史。

2. 痛区有固定压痛点，一些人可触到肿大的滑膜囊。

4. B超或MRI检查可见局部肌筋膜炎或结节滑膜囊炎症改变。

5. 痛点试验性阻滞疼痛可消失。

## 二、射频治疗

**【术前准备】**

1. 术前签字：签署知情同意书。

2. 术前用药：注意给予镇痛镇静药物，或给予患者自控镇痛泵，减少患者治疗过程的疼痛与焦虑不适的程度。

3. 仪器与射频套针：准备好射频仪和10cm长、5~10mm裸露针尖的射频套针，B超仪。

**【操作方法】**

1. 穿刺：

（1）体位：患者下腹及耻骨下垫高枕或侧卧抱膝位。

（2）体表标记：于坐骨结节压痛处的皮肤做标记，每点相距1~1.5cm。

（3）进针：

1）在皮肤标记点用1%利多卡因加0.5%罗哌卡因混合液1mL做皮下浸润麻醉直至骨面。

2）射频针穿刺直至骨面，必要时可采用斜进针或捏起皮肤，使射频套针的活动端一定不接触皮肤，以免破坏皮肤。

3）B超引导下进针。

2. 射频：

（1）坐骨结节骨面的后面与下面没有重要组织，但其前外侧有坐骨神经通过。

（2）最好施行脉冲射频时的参数为42℃，持续时间120s。也可加热温度为50℃、持续时间为50s。或75℃、持续时间为15s。

（3）在射频过程中，要反复询问患者是否出现下肢疼痛，尤其是小腿的放射痛时应立即中止射频加温，调整针尖位置注意坐骨神经的保护。

（4）用同样方法完成其他点的射频。

（5）术毕，穿刺点用敷料贴敷。

**【术后处理】**

1. 术毕用75%酒精消毒穿刺点。

2. 给予消炎镇痛类药或弱吗啡类镇痛药1周。

3. 治疗部位72h内禁止污染，以避免感染。

**【并发症及其防治】**

1. 出血、感染：此处较接近会阴肛门区，注意感染问题，发生了局部给予理疗换药。

2. 坐骨神经损伤痛：如果坐骨神经变异或者针尖滑动离开了骨面过于向前向外，可能会伤及其前外面通过的坐骨神经，会出现小腿皮肤麻木以及疼痛，甚至乏力。所以射频治疗时主张用脉冲射频，高温射频时需注意患者反应，一旦有怀疑时即停止加温。发生神经损伤后立即给予脱水及营养神经治疗。

（陈金生　罗秀英　黄俊伟）

# 第十节　臀中肌综合征射频治疗

## 一、疾病概述

### 【有关解剖】

臀中肌起于髂骨翼外面臀前线或臀后线之间，止于股骨大粗隆尖部的外侧面。作用是外展大腿，并协助髋关节前屈内旋，后伸外旋（图4-4-9-1）。臀中肌为臀部的中层肌肉。臀部的中层肌肉由上往下分别是：臀中肌、梨状肌、闭孔内肌、股方肌。梨状肌和臀中肌相邻，而梨状肌起于坐骨大切迹及骶骨的前面，止于大转子的上缘，其止点和臀中肌紧密相邻。臀中肌病变后必然要波及梨状肌及和它紧密相连的神经血管。臀中肌受臀上神经支配（图4-4-9-1AB）。

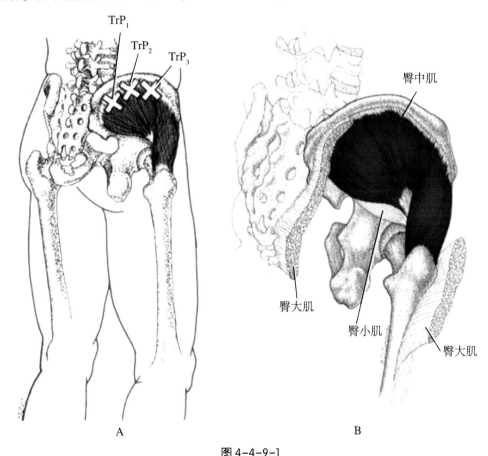

图4-4-9-1

A. 臀中肌疼痛压痛点；B. 臀中肌起止部

### 【病因】

1. 突然猛烈地外展大腿时可引起臀中肌的损伤。
2. 损伤日久，臀中肌结瘢、粘连、挛缩和附近软组织粘连。本身活动受限制的同时，挤压摩擦周围的软组织。

3. 挤压牵拉梨状肌就出现近似梨状肌综合征症状，挤压牵拉梨状肌上、下孔神经血管出现下肢疼痛麻木、发冷等症状。

**【临床表现】**

臀中肌慢性损伤出现的症状较为复杂，除局部痛麻外，还常常引起坐骨神经疼痛，行走活动受限。往往波及梨状肌，在实际临床工作中，被漏诊，误诊者极多。臀中肌损伤可根据臀中肌损伤波及的范围和病理变化，分为三型：臀中肌单纯型、臀梨肌综合型、混合型。

1. 臀中肌单纯型：主诉痛点局限，下肢有轻微疼痛麻木感。以症状为主。

2. 臀梨肌综合型：臀中肌本身有痛点，梨状肌上也有压痛点，但都较轻微。

3. 混合型：下肢行走，站立时有痛麻感，下肢发凉。

**【诊断】**

1. 有臀部损伤史。

2. 有外伤和劳累的病史。

3. 臀部及大腿外侧疼痛、麻木及发凉感，患肢负重或外展时疼痛加剧。

4. 臀中肌处有压痛，可向大腿外侧放射，梨状肌有压痛轻微（图4-4-9-2）。

5. 臀中肌紧张试验阳性，梨状肌牵拉引起臀中肌疼痛加重。

6. 臀上神经阻滞后疼痛消失，可确诊此病。

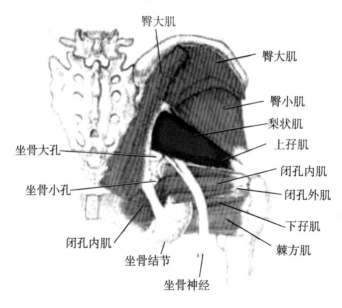

图4-4-9-2　臀中肌周围组织关系

## 二、射频治疗

**【术前准备】**

1. 术前签字：签署知情同意书。

2. 微创治疗及体位不适均增加患者创伤，术前采用镇静镇痛类药物，术中结合患者自控强化麻醉，以及良好的局部浸润麻醉。建议使用短效的利多卡因加用罗哌卡因长效局麻药。

3. 射频仪器与射频套针：准备的频率仪及10～15cm、1cm裸露针尖套针，针尖稍弯5°。有条件的单位准备B超仪，尽可能在B超引导下操作。

【操作方法】

1. 体位：患者取俯卧位。

2. 定位：在臀部后外上方，坐骨结节与髂后上棘之间的压痛点上做皮肤标记，每点相距 1.5～2cm。如按压引出下肢麻木时为 Tinel 点要特别标注。

3. 麻醉：

1）常规皮肤消毒铺巾。

2）每点的皮肤和皮下组织用 1% 利多卡因加 0.5% 罗哌卡因混合液注射。

3）根据进针点的特点，针尖分别向着骶骨、髂骨、大转子或坐骨结节的骨面穿刺直至遇到骨质。

4. 穿刺进针：

1）针尖穿至皮下组织 2cm，开动射频仪的运动刺激功能，2Hz 频率和 1.5V 电压，根据患者反应状况小心推进针尖。

2）在运动电刺激下：①无臀肌或下肢肌肉搐动时，可继续缓慢向肌肉深部推进针尖，直至针尖遇至骨质。②有肌肉搐动时，则将针尖向上下左右方向倾斜，观察并寻找无搐动或搐动最弱的角度再进针。③如果各方向均有明显的搐动，将刺激电压减至 1V，再重复①②操作。④当穿刺针遇到骨质并在电刺激为 2Hz、1V 以上的电压下不出现肌肉搐动、痉挛或疼痛时方予以射频治疗。

5. 射频热凝：臀中肌部一般没有坐骨神经，但有可能遇到骶神经后支的臀上皮神经或骶丛分支臀上神经。①每点穿刺到位后，可启用脉冲射频，每点 42℃ 持续 120s。②可启动高温射频，50℃、持续 60s；或 75℃、持续 15s

【注意事项】

1. 因为担心影响电刺激的效果和误伤坐骨神经，应避免在肌肉层与射频治疗点上给局麻药。患者穿刺点较多时可考虑分次治疗或给予浅静脉麻醉下治疗。

2. 要熟悉穿刺部位的局部解剖，牢记住很有可能神经走行变异。尽量 B 超引导联合电刺激下明视穿刺。

3. 穿刺时应注意判断相关骨性标志的位置与深浅度。当穿刺针超过预计深度仍未遇到骨质时要退针并更换穿刺方向，避免穿刺针滑入过深误伤盆腔或股骨前方的组织。

【术后处理】

1. 镇痛：给予消炎镇痛类药或弱吗啡类镇痛药 1 周。

2. 理疗：治疗结束 24h 后可以给予臀部治疗区物理治疗。选择微波、超声波或偏振红外线。

3. 如果症状未完全消除，可给予补充穿刺射频松解治疗。同一部位可安排在 7h 后操作，不同部位可在次日操作。

（陈金生　黄俊伟　罗秀英）

# 第五章　下肢肌

## 第一节　股四头肌射频镇痛治疗

### 一、疾病概述

**【有关解剖】**

股四头肌由四个头即起自髂前下棘的股直肌、股骨前面的股中间肌、股骨粗线外侧唇的股外侧肌和股骨粗线内侧唇的股内侧肌组成。四肢向下形成股四头肌腱向下附着在髌骨的上缘和内外侧缘，包绕髌骨并在髌骨下缘形成髌韧带，止于胫骨粗隆，髌韧带是股四头肌的延续部分。股四头肌的功能是伸膝关节和屈髋关节，并维持人体直立姿势。

股四头肌受股神经支配，主要来自第 2、3、4 腰神经前支。

**【病因】**

股四头肌腱是膝关节活动的主要组织，在髌骨上缘止点处容易遭受长期慢性劳损或急性损伤而致瘢痕粘连化出现疼痛或乏力症状。可由于运动、生活、职业的损伤或不良习惯等所致。

**【诊断】**

1. 膝关节前面疼痛，轻者仅跳跃时痛，重者上下楼，甚至走路时都痛。穿高跟鞋，引起膝微屈可使疼痛加重。或有轻微肿胀，主动被动活动时可闻捻发音或"握雪"感的摩擦音。多有下肢长期过久行走、劳累、暴力损伤史。

2. 体检：可在髌骨上缘股四头肌腱止点处有固定疼痛和压痛，可触及病理性结节。髌骨摩擦试验阳性。

3. 红外热成像、B 超、X 射线或 MRI 检查可显示髌骨周围的股四头肌有异常。显示髌骨上缘骨赘增生，甚至有骨赘撕脱分离可见，但股四头肌腱劳损临床症状与骨赘状况不成比例。

4. 压痛点诊断性阻滞阳性。

### 二、射频治疗

**【术前准备】**

1. 术前签字：签署知情同意书。

2. 术前用药：注意给予镇痛镇静药物，或给予患者自控镇痛泵，减少患者治疗过程的疼痛与焦虑不适的程度。

3. 仪器与射频套针：准备好射频仪和 10cm 长、5~10mm 裸露针尖的射频套针，推荐双极射频。推荐 B 超引导。

【操作方法】

1. 穿刺：

（1）体位：仰卧位，膝关节髌骨周围标记股四头肌压痛点，每点相距1~1.5cm。

（2）穿刺：

1）常规消毒，1%利多卡因加0.5%罗哌卡因混合液1mL做皮下浸润麻醉直至骨面。

2）B超引导下进针，明确进针路上没有血管与神经。

3）注意射频套针的活动端一定不接触皮肤，以免破坏皮肤。

4）回抽无血，固定射频针进行测试、调节射频穿刺针。

2. 神经电刺激测试：膝关节前面基本没有重要神经及血管，可不测试。

3. 脉冲射频：参数为42℃，每点持续时间120s。亦可加热温度为50℃、持续时间为50s；或75℃、持续时间为15s。注意保护皮肤勿接触裸露针尖。

4. 用同样方法完成其他点的射频。

【术后处理】

1. 术毕用75%酒精消毒穿刺点。

2. 给予消炎镇痛类药或弱吗啡类镇痛药1周。

3. 治疗部位48h内禁止污染，以避免感染。

【并发症及其防治】

1. 神经损伤痛：如果神经变异或者针尖滑动离开了骨面，可能会伤及股神经或胫神经，会出现膝或小腿皮肤麻木以及疼痛，甚至乏力。所以射频治疗时主张用脉冲射频，高温射频时需注意患者反应，一旦有怀疑时立即停止加温。发生神经损伤后立即给予脱水及营养神经治疗。

2. 血管损伤：大腿及筋膜间有股动静脉。如果血管变异或针尖松动错位未发现，高温射频会损害血管并造成大出血。防治方法是B超引导下穿刺，注意针尖务必不离开骨面。出血时加压包扎，使用止血药，并立即请相关科室协助处理。

（陈金生　黄俊伟　邓铭锋）

# 第二节　股二头肌射频镇痛治疗

## 一、疾病概述

【有关解剖】

股二头肌位于大腿后侧，长头起自坐骨结节，短头起自股骨粗线长短两个头分别止于膝后腓骨头。主要负责控制膝盖弯曲与大腿伸展的动作，基本功能是使小腿后屈。股骨内侧有股动静脉，腘窝中间有胫动静脉。

【病因】

由于外伤、运动或生活职业习惯等使股二头肌遭受急性损伤或长期慢性劳损而致病。

【临床表现】

大腿后侧疼痛，步态跛行，屈膝及小腿伸屈动作时疼痛加重。有急慢性损伤史。

【诊断】

1. 大腿后侧疼痛，步态跛行，屈膝及小腿伸屈动作时疼痛加重。多有运动损伤史。

2. 体检：在坐骨结节或腘窝两侧或大腿后侧股二头肌部位发硬、固定压痛，或有肿胀或痛性条索，小腿伸屈受限，重复伸屈动作疼痛加剧。肌肉抗阻力试验阳性。

3. 红外热成像、B超或MRI检查可显示病变侧股二头肌有异常。

4. 压痛点诊断性阻滞阳性。

## 二、射频治疗

### 【术前准备】

1. 术前签字：签署知情同意书。

2. 术前用药：注意给予镇痛镇静药物，或给予患者自控镇痛泵，减少患者治疗过程的疼痛与焦虑不适的程度。

3. 仪器与射频套针：准备好射频仪和10cm长、5~10mm裸露针尖的射频套针，推荐双极射频。因为有大血管与重要神经，强烈推荐B超引导。

### 【操作方法】

1. 穿刺：

（1）体位：俯卧位，标记痛点，每点相距1~1.5cm。注意只能在股胫骨的双侧靠骨面，避开中间的血管与神经。

（2）穿刺进针：常规消毒后，1%利多卡因加0.5%罗哌卡因混合液1mL做皮下浸润麻醉直至骨面。

1）B超引导下进针，明确进针路上没有血管与神经。

2）膝关节后面可采用斜进针或捏起皮肤，使射频套针的活动端一定不接触皮肤，以免破坏皮肤。

3）回抽无血，固定射频针进行测试、调节射频穿刺针，避开神经、血管等重要的组织器官。

2. 神经电刺激测试：坐骨结节、股骨后面、膝关节后面均有坐骨神经、胫神经及重要血管，避开了神经，原则上不会伤及血管。测试时用2Hz，大于1.0~1.5V电刺激不引起小腿神经支配区域的异感和肌肉的运动，认为射频穿刺针不靠近神经，对神经不造成损伤。

3. 脉冲射频：参数为42℃，每点持续时间120s，注意中间有大血管，一般不主张高温射频。明确无血管处可加热温度为50℃、持续时间为50s；或75℃、持续时间为15s。注意保护皮肤勿接触裸露针尖。

4. 用同样方法完成其他点的射频。

### 【术后处理】

1. 术毕用75%酒精消毒穿刺点。

2. 给予消炎镇痛类药或弱吗啡类镇痛药1周。

3. 治疗部位72h内禁止污染，以避免感染。

### 【并发症及其防治】

1. 神经损伤痛：如果神经变异或者针尖滑动离开了骨面，可能会伤及股骨或腘窝处通过的坐骨神经或胫神经，会出现小腿皮肤麻木以及疼痛，甚至乏力。所以射频治疗时主张用脉冲射频，高温射频时需注意患者反应，一旦有怀疑时即停止加温。发生神经损伤后立即给予脱水及营养神经治疗。

2. 血管损伤：股骨内侧有股动静脉，腘窝后面有腘动、静脉。如果动脉血管变异或针尖松动错位未发现，高温射频会损害血管并造成大出血。防治方法是在B超引导下穿刺，注意针尖务必不离开骨面。出血时加压包扎，使用止血药，并立即请相关科室协助处理。

（陈金生　罗秀英　黄俊伟）

# 第三节　髂胫束综合征射频治疗

## 一、疾病概述

### 【有关解剖】

髂胫束为股部阔筋膜的一部分，其上端借臀肌筋膜连于髂嵴，经股外侧肌表面向下止于股骨外侧髁。阔筋膜张肌肌腹位于髂胫束的上部两层阔筋膜之间。

髂胫束主要的功能有：①对膝盖的外部方面提供静态稳定性。②控制内收运动和大腿的减速作用。③阻碍胫骨内旋。④伸直膝关节和使髋关节外展。

### 【病因】

长期跑跳劳损、受寒潮等造成慢性粘连、瘢痕挛缩。髂胫束综合征（iliotibial band syndrome，ITBS）是跑跳运动员常见的运动损伤，也是老年人尤其是膝关节痛患者常见的肌筋膜损伤部位。

### 【诊断】

1. 有慢性下肢用力不当或损伤史。

2. 股骨外髁附近疼痛，跳跃、跑步使症状加剧，尤其下坡时更为明显。

3. 体检时有髋关节外展肌力不足，髂胫束伸展性不足。

4. 在臀部大腿外侧区域可以发现压痛点（图4-5-3-1）。

5. 下肢 X 射线无异常表现。

6. 试验性阻滞阳性：压痛点注射局麻药后下肢疼痛缓解 50%以上，走路轻松。

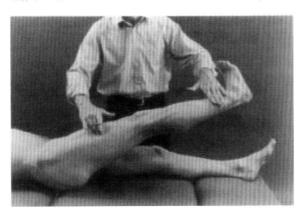

图 4-5-3-1　股骨下外侧部髂胫束体表检查

## 二、射频治疗

### 【术前准备】

1. 术前用药：签署知情同意书。

2. 术前用药：微创治疗及体位不适均增加患者创伤，术前采用镇静镇痛类药物，术中结合静脉患者自控强化麻醉，以及良好的局部浸润麻醉。建议使用短效的利多卡因加用罗哌卡因长效局麻药。

3. 仪器与射频套针：准备好射频仪和 10cm 长、10mm 裸露针尖的射频套针。

4. 标记皮肤穿刺点：仔细检查患病侧自髂嵴至大腿外侧膝关节外侧的腓骨小头途径上，按压找出压痛点并在皮肤上标记，每点相隔 1.5~2cm。

【操作方法】

1. 体位：可以采取侧卧、仰卧位。

2. 穿刺进针：常规消毒后，各个标记点的皮肤和皮下组织用 1% 利多卡因加 0.5% 罗哌卡因混合液注射局部浸润麻醉。用 10cm 长、5~10mm 裸露针尖的射频套针在压痛点处垂直或斜穿刺至股骨，注意皮肤不能接触射频针的裸露针尖。回抽无血，固定射频针进行测试，这里正常无神经、血管等重要的组织器官（图 4-5-3-2）。

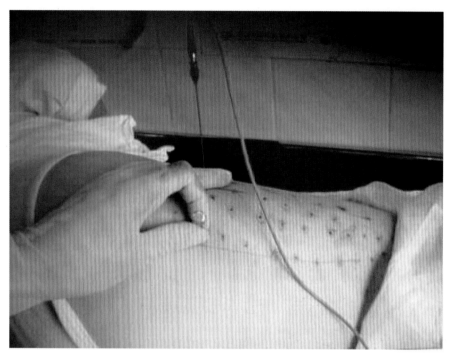

图 4-5-3-2　髂胫束射频治疗

3. 射频热凝：射频针穿刺到位后，调节加热温度为 75℃、持续时间 15s；或 50℃、持续 60s。亦可启用脉冲射频，每点 42℃持续 120s。

【术后处理】

1. 术毕用 75% 酒精消毒穿刺点。

2. 镇痛：给予消炎镇痛类药或弱吗啡类镇痛药 1 周。

3. 治疗部位 72h 内禁止冲洗，以避免感染。

4. 不同部位肌筋膜疼痛射频松解治疗可一次或隔 1~2d 后进行，同一部位的治疗需等待 1~2 周后才再次射频松解。治疗后 4 周开始行患病肌功能锻炼以巩固疗效。

（陈金生　黄俊伟　罗秀英）

# 第四节　膝关节周围软组织射频镇痛治疗

## 一、疾病概述

**【有关解剖】**

膝关节周围肌肉韧带丰富，膝关节由股骨髁、胫骨平台、髌骨及其周围滑膜、关节囊、韧带、半月板和膝周围的肌筋膜等组织共同构成（图4-5-4-1AB）。

内：前、后交叉韧带。

后面：有股二头肌腘肌。

前面：有股四头肌腱、髌骨及髌韧带。

内侧：第一层是包裹缝匠肌的深筋膜，第二层是胫侧副韧带，第三层是关节囊。

外侧：第一层是筋膜层，第二层是腓侧副韧带，第三层是关节囊。

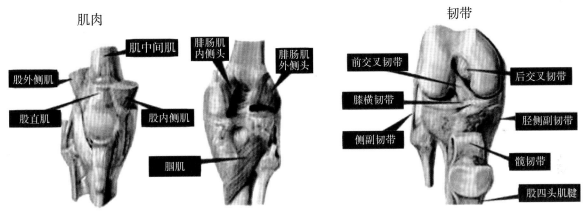

图4-5-4-1A　膝周围肌肉　　　　　图4-5-4-1B　膝关节相关韧带

**【病因】**

1. 年龄增长：膝关节在人体中负重大，随年龄增大，膝关节囊及周围肌肉韧带的萎缩、变性和纤维化，关节变得僵硬而不灵活，滑液分泌异常，引起软骨细胞营养不足，容易受到磨损而破碎。

2. 肥胖负荷：超体重使膝关节负荷加重，膝关节面磨损更明显，更年期妇女体重增加是促使骨性关节炎高发生率的时期。

3. 创伤：膝关节周围肌筋膜急性或慢性损伤，青少年、中青年膝关节运动伤，老年人跌伤等，造成膝关节周围肌筋膜或关节内韧带损伤断裂，骨折、脱位等，其后的瘢痕性修复皆可造成膝关节不稳定，继发性膝关节继续的磨损即骨性关节炎。

4. 关节力学异常：是老年人骨性膝关节的主要原因，腰腿的疾病如椎间盘突出症、小儿麻痹症等一侧或某群肌肉无力，走路姿势的异常使膝关节力学改变，时间长了发生膝关节内翻与外翻畸形。

5. 骨质疏松：软骨或肌筋膜均附在骨面上，当骨质疏松时均容易发生肌筋膜附着面的损伤和力学异常，软骨营养不足而易磨损。

6. 炎症：全身的疾病反复攻击膝关节如免疫性风湿、类风湿、强直性脊柱炎、痛风，以及感染性疾病如化脓或结核等，均容易发生膝关节变形，随后继发骨性关节炎。

**【临床表现与诊断】**

1. 膝关节久蹲坐后起动时痛，活动后能缓解，受凉或天气变化易发。上下楼梯时痛，尤其是下楼时为甚，极少数患者可出现交锁现象或膝关节积液。呈单侧或双侧交替出现，慢性者关节活动时可有弹响。

2. 检查关节周围肌筋膜有压痛，部分患者关节肿胀，髌骨磨擦征阳性，半月板检查征阳性，或关节畸形。

3. 红外热成像、X 射线、MRI 均可显示膝关节有异常。

4. 有损伤、骨质疏松、腰腿痛、更年期或免疫代谢疾病史。

5. 关节周围压痛点诊断性阻滞阳性。

## 二、射频治疗

**【术前准备】**

1. 术前签字：签署知情同意书。

2. 术前用药：注意给予镇痛镇静药物，或给予患者自控镇痛泵，减少患者治疗过程的疼痛与焦虑不适的程度。

3. 仪器与射频套针：准备好射频仪和 10cm 长、5～10mm 裸露针尖的射频套针，推荐双极射频。如果有关节内软骨问题，进行关节内脉冲射频，能有 B 超更为准确。

**【操作方法】**

1. 穿刺：

（1）体位：仰卧位，标记双侧膝眼，膝周压痛点，每点相距 1～1.5cm。

（2）穿刺进针：常规消毒后，1% 利多卡因加 0.5% 罗哌卡因混合液 1mL 做皮下浸润麻醉直至骨面。

关节内：射频针从双侧膝眼进入关节内，施行脉冲射频。

关节外肌筋膜：射频套针在压痛点处垂直或斜穿刺至股骨或胫骨或髌骨下面。必要时可采用斜进针或捏起皮肤，使射频套针的活动端一定不接触皮肤，以免损伤皮肤。回抽无血，固定射频针进行测试、调节射频穿刺针，避开神经、血管等重要的组织器官。

2. 射频热凝前测试：膝关节除了后面有胫神经之外，其他部位基本不需测试。测试时用 50Hz，大于 1.0～1.5V 电压，2Hz，大于 1.0～1.5V 电刺激不引起小腿神经支配区域的异感和肌肉的运动，认可射频穿刺针不靠近神经，对神经不造成损伤。

3. 主张施行脉冲射频：参数为 42℃，持续时间 120s，注意关节内不行高温射频。关节外肌筋膜处可加热温度为 50℃、持续时间为 50s；或 75℃、持续时间为 15s。注意保护皮肤勿接触裸露针尖。

4. 用同样方法完成其他点的射频。

**【术后处理】**

1. 术毕用 75% 酒精消毒穿刺点。

2. 给予消炎镇痛类药或弱吗啡类镇痛药 1 周。

3. 治疗部位 72h 内禁止污染，以避免感染。

**【并发症及其防治】**

1. 神经损伤痛：如果神经变异或者针尖滑动离开了骨面，可能会伤及其胫骨附近通过腓肠神经或胫神经，会出现小腿皮肤麻木以及疼痛，甚至乏力。所以射频治疗时主张用脉冲射频，高温射频时需注意患者反应，一旦有怀疑时即停止加温。发生神经损伤后立即给予脱水及营养神经治疗。

（陈金生　黄俊伟　郭佳妮）

# 第五节　腓肠肌射频镇痛治疗

## 一、疾病概述

**【有关解剖】**

腓肠肌以两个头分别起自股骨的内、外上髁。比目鱼肌在腓肠肌的深面，起于胫、腓骨上端的后面。两肌在小腿中部结合，向下移行为粗壮的跟腱止于跟骨结节。

**【病因】**

由于运动、生活、职业损伤等使腓肠肌长期慢性劳损变化或急性损伤后瘢痕性变化而致病。

**【临床表现】**

腓肠肌肌腱炎时小腿后侧疼痛，步态跛行，受损伤部位疼痛、肿胀、发硬，小腿不能伸屈，重复动作疼痛加剧。

**【诊断】**

1. 小腿后侧疼痛，步态跛行，屈膝及小腿伸屈动作时疼痛加重。多有运动损伤史。

2. 体检可发现在小腿后或胫腓骨侧的肌筋膜部位发硬、固定压痛，或有肿胀或痛性条索，小腿伸屈受限，重复伸屈动作疼痛加剧。肌肉抗阻力试验阳性。

3. 红外热成像、B 超或 MRI 检查可显示腓肠肌有异常。

4. 压痛点诊断性阻滞阳性。

## 二、射频治疗

**【术前准备】**

1. 术前签字：签署知情同意书。

2. 术前用药：注意给予镇痛镇静药物，或给予患者自控镇痛泵，减少患者治疗过程的疼痛与焦虑不适的程度。

3. 仪器与射频套针：准备好射频仪和 10cm 长、5~10mm 裸露针尖的射频套针，推荐双极射频。因为有大血管与重要神经，强烈推荐 B 超引导。

**【操作方法】**

1. 穿刺：

（1）体位：仰卧位，标记痛点，每点相距 1~1.5cm。注意只能在胫、腓骨的两侧靠骨，避开小腿中间的血管与神经。

（2）穿刺进针：常规消毒后，1% 利多卡因加 0.5% 罗哌卡因混合液 1mL 做皮下浸润麻醉直至骨面。

1）B 超引导下进针，明确进针路上没有血管与神经。

2）注意射频套针的活动端一定不接触皮肤，以免破坏皮肤。

3）回抽无血，固定射频针进行测试，调节射频穿刺针，避开神经、血管等重要的组织器官。

2. 神经电刺激测试：膝关节与小腿的后面有胫、腓神经与动、静脉血管，避开了神经，原则上不会伤及血管。测试时用 2Hz，大于 1.0~1.5V 电刺激不引起足踝区域的异感和肌肉的运动，认可射频穿刺针不靠近神经，对神经不造成损伤。

3. 脉冲射频：参数为 42℃，每点持续时间 120s，注意中间有大血管，一般不主张高温射频。明确无血管处可加热温度为50℃、持续时间为50s；或75℃、持续时间为15s。注意保护皮肤勿接触裸露针尖。

4. 用同样方法完成其他点的射频。

**【术后处理】**

1. 术毕用75%酒精消毒穿刺点。

2. 给予消炎镇痛类药或弱吗啡类镇痛药1周。

3. 治疗部位72h内禁止污染，以避免感染。

**【并发症及其防治】**

1. 神经损伤痛：如果神经变异或者针尖滑动离开了骨面，可能会伤及神经，会出现小腿或足踝皮肤麻木以及疼痛，甚至乏力。所以射频治疗时主张用脉冲射频，高温射频时需注意患者反应，一旦怀疑有不良反应时立即停止加温。发生神经损伤后立即给予脱水及营养神经治疗。

2. 血管损伤：小腿及腘窝后面有腘动静脉。如果动脉血管变异或针尖松动错位未发现，高温射频会损害血管并造成大出血。防治方法是在B超引导下穿刺，注意针尖务必不离开骨面。出血时加压包扎，使用止血药，并立即请相关科室协助处理。

（陈金生　黄俊伟　郭佳妮）

## 第六节　踝关节周围炎射频镇痛治疗

### 一、疾病概述

**【有关解剖】**

踝关节由胫、腓骨下端的关节面与距骨滑车构成，故又名距骨小腿关节。当足背屈时，较宽的前部进入窝内，关节稳定；但在跖屈时，如走下坡路时滑车较窄的后部进入窝内，踝关节松动且能做侧方运动，此时踝关节容易发生扭伤，其中以内翻损伤最多见，因为外踝比内踝长而低，可阻止距骨过度外翻。

关节囊前后较薄，两侧较厚，并有韧带加强。内侧韧带为一强韧的三角形韧带，又名三角韧带，位于关节的内侧。起自内踝，呈扇形向下止于距、跟、舟三骨。由于附着部不同，内侧韧带由后向前可分为四部：距胫后韧带、跟胫韧带、胫舟韧带和位于其内侧的距胫前韧带。三角韧带主要限制足的背屈，前部纤维则限制足的跖屈。外侧韧带位于关节的外侧，由从前往后排列有距腓前、跟腓、距腓后三条独立的韧带组成，连结于外踝与距、跟骨之间。距腓后韧带可防止小腿骨向前脱位。当足过度跖屈内翻时，易损伤距腓前韧带及跟腓韧带。

**【病因】**

由于生活、运动、职业的损伤或不良习惯等使踝关节遭受长期慢性劳损，或急性损伤后遗留瘢痕而致病。踝关节疼痛主要来源于以下几个方面的关节外软组织：①踝后下方胫后肌腱鞘。②外踝后下方腓骨肌腱鞘炎。③跗骨窦脂肪垫损害。④踝前方关节囊附着处损害。⑤踝后（即跟后）脂肪垫。

**【临床表现】**

常见症状为踝关节局部肿胀、疼痛、瘀斑，踝部活动受限等。起动、走路活动时疼痛加重，休息时稍缓解。

**【诊断】**

1. 踝部固定部位疼痛，起动、走路活动时疼痛加重，休息时稍缓解，可见局部肿胀，有长期过久站立、行走工作史，或踝部暴力损伤史。

2. 体检踝关节痛处有固定压痛，有肿胀、或可触及病理性结节。

4. 红外热成像、B 超、X 射线或 MRI 都会有损伤性改变。

5. 痛点或踝关节处试验性阻滞疼痛消失。

## 二、射频治疗

**【术前准备】**

1. 术前签字：签署知情同意书。

2. 术前用药：注意给予镇痛镇静药物，或给予患者自控镇痛泵，减少患者治疗过程的疼痛与焦虑不适的程度。

3. 仪器与射频套针：准备好射频仪和 10cm 长、5mm 裸露针尖的射频套针。推荐 B 超引导穿刺。

**【操作方法】**

1. 穿刺：

（1）体位：仰卧位，标记痛点，每点相距 1~1.5cm。注意避开内踝下方要贴着骨面，避开足底内侧神经。

（2）穿刺进针：常规消毒后，1%利多卡因加 0.5%罗哌卡因混合液 1mL 做皮下浸润麻醉直至骨面。

1）B 超引导下进针，明确进针路上没有血管与神经。

2）注意射频套针的活动端一定不接触皮肤，以免损伤皮肤。

3）回抽无血，固定射频针进行测试、调节射频穿刺针。

2. 神经电刺激测试：测试时用 2Hz，大于 1.0~1.5V 电刺激不引起足底区的异感和肌肉的运动。

3. 脉冲射频：参数为 42℃，每点持续时间 120s。明确无血管处可加热温度为 50℃、持续时间为 50s；或 75℃、持续时间为 15s。注意保护皮肤勿接触裸露针尖。

4. 用同样方法完成其他点的射频。

**【术后处理】**

1. 术毕用 75%酒精消毒穿刺点。

2. 给予消炎镇痛类药或弱吗啡类镇痛药 1 周。

3. 治疗部位 72h 内禁止污染，以避免感染。

**【并发症及其防治】**

1. 神经损伤痛：如果神经变异或者针尖滑动离开了骨面，可能会伤及神经，会出现足底皮肤麻木以及疼痛，甚至乏力。所以射频治疗时主张用脉冲射频，高温射频时需注意患者反应，一旦有怀疑时即停止加温。发生神经损伤后立即给予脱水及营养神经治疗。

2. 血管损伤：如果足部血管变异或针尖松动错位未发现，高温射频会损害血管并造成大出血。防治方法是在 B 超引导下穿刺，注意针尖务必不离开骨面。出血时加压包扎，使用止血药。

（陈金生　罗秀英　翁景恩）

# 第七节　跟痛症射频治疗

## 一、疾病概述

### 【有关解剖】

踝关节远部为足，足背由跗骨、趾骨、跖骨等组成，共26块骨。跖腱膜是足底筋膜的浅层部分和足底深筋膜增厚部分，由白色纤维纵行组成。足底筋膜起自跟骨结节内侧，在足底前部侧边相当于跖骨颈部分为深、浅两层，深层较发达而坚韧，向前分为5束止于趾垫（图4-5-7-1）。

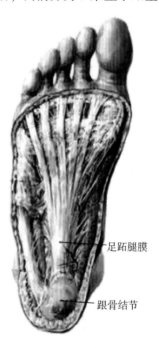

足跖腱膜

跟骨结节

图4-5-7-1　足底跖筋膜

### 【病因】

跖筋膜是维持足纵弓的纤维结构，起自跟骨结节，止于跖骨。维持肌肉，筋膜牵拉，特别是长期站立、步行都可引起附着部病变者。引起疼痛的原因如下：

1. 步行时跖关节背伸，牵拉跖腱膜，从而牵拉跟骨结节，随年龄增大，足部肌肉、韧带力量减弱，跖腱膜牵拉跟骨结节的力量增大，长期反复牵拉使跖腱膜起点部发生微小撕裂，继发炎症，引起疼痛。

2. 跖腱膜跟骨止点处的骨膜炎和跟骨内侧结节的疲劳骨折。

3. 屈趾短肌止点炎症和水肿及其增生的骨刺导致足底外侧神经第一支神经卡压。

4. 外伤、劳损或寒冷潮湿可能是诱因，平足或足外翻者尤易患此病。

### 【诊断】

1. 患者站立或行走时足跟及足心疼痛，足底有胀裂感，在不平路面行走更明显。表现为晨起或最初迈步时跟部僵硬疼痛，行走数步后有所缓解，休息时疼痛可减轻或消失。但随着步行距离或站立时间的增加而疼痛加剧。其临床表现与病因联系紧密，主要是慢性劳损和退行性病变。有足跟损伤史。

2. 体格检查：在跟骨跖面内侧有局限性压痛。

3. 红外热成像或 B 超检查有异常改变，X 射线可发现约 50% 有跟骨结节或跖侧骨刺。MRI 检查可见跖腱膜增厚。

4. 在跟周压痛点诊断性阻滞疼痛缓解>80%。

**【术前准备】**

1. 术前签字：签署知情同意书。

2. 术前用药：微创治疗及体位不适均增加患者创伤，术前采用镇静镇痛类药物，术中结合静脉患者自控强化麻醉，以及良好的局部浸润麻醉。建议使用短效的利多卡因加用罗哌卡因长效局麻药。

3. 仪器与射频套针：准备好射频仪和 5~10cm 长、10mm 裸露针尖的射频套针。

4. 皮肤清洁：术前泡脚 1h 以清洁皮肤。

**【操作方法】**

1. 体位：可以采取俯卧或仰卧位。

2. 穿刺进针：常规消毒后，各个标记点的皮肤和皮下组织用 1% 利多卡因加 0.5% 罗哌卡因混合液局部浸润麻醉，用 10cm 长、5mm 裸露针尖的射频套针在压痛点处垂直或斜穿刺至足跟骨，注意皮肤不能接触射频针的裸露针尖。回抽无血，一般可不测试（图 4-5-7-2）。

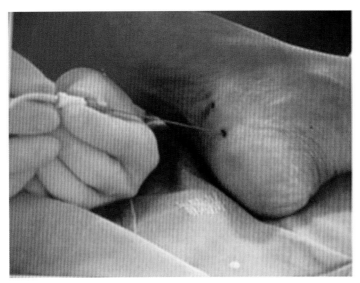

图 4-5-7-2　足底跖筋膜射频治疗

3. 射频热凝：每点穿刺到位后，可启用脉冲射频，每点 42℃ 持续 120s。或高温射频，50℃、持续 60s；或 75℃、持续 15s。

**【术后处理】**

1. 术毕用 75% 酒精消毒穿刺点。

2. 给予消炎镇痛类药或弱吗啡类镇痛药 1 周。

3. 治疗部位 24h 最好静卧休息，尽量不做室外站立行走工作，避免针口感染。

**【并发症及其防治】**

1. 神经损伤痛：如果神经变异或者针尖滑动离开了骨面，可能会伤及神经，会出现足底皮肤麻木以及疼痛，甚至乏力。所以射频治疗时主张用脉冲射频，高温射频时需注意患者反应，一旦有怀疑时即停止加温。发生神经损伤后立即给予脱水及营养神经治疗。

2.48h 后可行局部理疗或冲击波治疗，2 周后开始行患足肌功能锻炼以巩固疗效。

（陈金生　薄存菊　罗秀英）

# 第八节　跖趾关节射频镇痛治疗

## 一、疾病概述

### 【有关解剖】

跖趾关节由各跖骨小头与各趾的近节趾骨底构成。关节囊松弛，上面较薄，下面较厚，在跖侧及两侧有韧带加强。跖趾关节属椭圆关节，可作屈伸及轻微的收展运动。

### 【病因】

跖趾关节半脱位致疼痛常见于：锤状趾畸形，空凹足或高弓形足，距下关节过度外翻，踝向内转即旋前，以及跨外翻畸形（跨囊炎）。由于趾重叠于其他趾的结果，跨囊炎的患者常有外伤性半脱位与第2跖趾关节疼痛。

### 【临床表现】

跖趾关节疼痛主要表现为足前部疼痛，可伴肿胀及关节变形，行走则疼痛加重，休息可稍缓解。

### 【诊断】

1. 跖趾关节部疼痛，此处有固定疼痛和压痛，可触及病理性结节，有长期过久站立、行走工作史，或足部暴力损伤史。

2. 跖趾关节或趾间隙组织压痛明显。

3. 红外热成像、B超或MIR影像学检查可见异常改变。

4. 痛点试验性阻滞疼痛消失。

## 二、射频治疗

### 【术前准备】

1. 术前签字：签署知情同意书。

2. 术前用药：注意给予镇痛镇静药物，或给予患者自控镇痛泵，减少患者治疗过程的疼痛与焦虑不适的程度。

3. 仪器与射频套针：准备好射频仪和10cm长、5mm裸露针尖的射频套针，推荐B超引导穿刺。

### 【操作方法】

1. 穿刺：

（1）体位：仰卧位，标记痛点，每点相距1～1.5cm。注意只能在跖趾骨的间隙痛点靠骨面治疗。

（2）穿刺进针：常规消毒后，1%利多卡因加0.5%罗哌卡因混合液1mL做皮下浸润麻醉直至骨面。

1）B超引导下进针，明确进针路上没有血管与神经。

2）射频套针的活动端一定不接触皮肤，以免损伤皮肤。

3）回抽无血，固定射频针进行测试、调节射频穿刺针，避开神经、血管等重要的组织器官。

2. 神经电刺激测试：测试时用2Hz，大于1.0～1.5V电刺激不引起足趾异感和肌肉的运动，认为射频穿刺针不靠近神经，对神经不造成损伤。

3. 脉冲射频：参数为42℃，每点持续时间120s，注意保护皮肤勿接触裸露针尖。

4. 用同样方法完成其他点的射频。

**【术后处理】**

1. 术毕用 75% 酒精消毒穿刺点。

2. 给予消炎镇痛类药或弱吗啡类镇痛药 1 周。

3. 治疗部位 72h 内禁止污染，以避免感染。

（陈金生　黄俊伟　罗秀英）

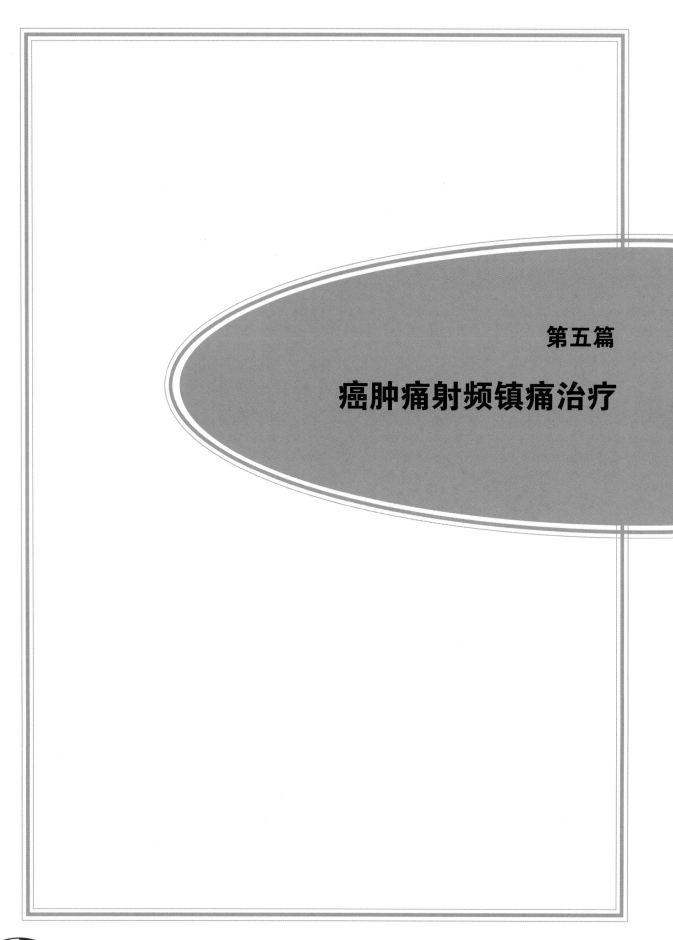

第五篇

癌肿痛射频镇痛治疗

# 第一章　概　述

癌症肿瘤本身无序快速的膨胀性、转移性生长，首先是局部组织导致所生长浸润部位组织的炎症、坏死，该部位组织的感觉神经末梢受肿瘤组织的膨胀性刺激与损伤，通过相应支配区的感觉神经传递到脊髓，然后再上传至大脑皮质产生疼痛。部分癌症侵犯或压迫到神经时合并的神经病理性疼痛成为了难治性癌痛。而绝大部分患者会因为对癌症的恐惧忧虑及疼痛对人精神生理的刺激而伴有抑郁或焦虑等心因性疼痛，一些人为此选择了轻生。理论上阿片类镇痛药对人体脏器无损害，使用量可随癌痛的程度而增加，其最大副作用是胃肠道和泌尿道蠕动缓慢致大、小便不畅。当使用大量阿片类药物镇痛效果也不佳时，称为"顽固性癌痛"。

1. 癌症需不痛：数据显示，全世界每年新发癌症患者 1 000 余万，其中我国有 400 多万。每年至少有 500 万癌症患者正在遭受疼痛的折磨，晚期癌症 70% 以疼痛为主要症状，30%~45% 为难以忍受的剧烈疼痛。疼痛本身会使全身血管收缩、血压升高、血糖升高、睡眠不佳、食欲很差，机体免疫力下降，会引起患者恐惧不安。因此，癌痛严重影响患者生活质量和生存期，影响患者的睡眠和食欲，常常造成患者抵抗力下降，不能耐受抗癌治疗，更加速了肿瘤的进展。当剧烈疼痛得不到缓解时本身就是一种疾病，对患者及家属造成巨大的精神折磨，甚至引发患者自杀行为。2016 年美国国家癌痛综合网（NC-CN）指出，癌症晚期的最主要治疗就是镇痛。作者提出"癌症需不痛"，不痛能保持患者的生活及精神，帮助坚持或接受其他治疗；不痛甚至能帮助患者忘却癌症，积极生活调动人免疫能力；不痛能保持患者做人的最基本尊严，不给亲人或社会留下长久的心理阴影。疼痛科能应用药物帮助癌症患者实现"不痛"，使用微创治疗减少甚至停用镇痛药，减少药物副作用。射频镇痛治疗技术，就是加强镇痛效果减少镇痛用药的重要工具之一。

2. 癌痛的分类：2008 年以来，大家特别认可根据感觉神经系统的解剖生理将疼痛分为的三大类，包括癌痛治疗的用药原则与阶梯。首先癌肿侵犯压迫周围软组织，感觉神经末梢的伤害感受器最有效的就是消炎镇痛类药与吗啡类药，列为了第一与第二阶梯镇痛措施。一旦椎骨转移痛会因身体的生理动作引起暴发痛，癌肿侵犯了神经会发生癫痫样痛，以及肿瘤对器官或腔道的严重压迫或膨胀所引起的疼痛，均对阿片类药物不敏感成为难治性癌痛，需联合用钠通道或钙通道抑制药镇痛，还常需联合三环类抗精神类镇痛药。

3. 镇痛需对因诊断：疼痛原因是医生的基本功，包括用镇痛药与射频消融治疗都需首先明确诊断。医生寻找引起疼痛的主要原因，当致痛的肿瘤位置以及患者情况允许的前提下，对躯体肿瘤施行射频消融治疗可缩小肿瘤体积，减轻或消除对感觉神经的刺激或压迫，明显减少镇痛药量。医生还需注意到不是所有癌症患者的疼痛都是癌肿本身引发的问题，常见肿瘤治疗过程中的外科手术瘢痕、放射治疗路径上的软组织瘢痕等均可产生卡压神经现象引发顽固性疼痛。疼痛科医生需认真判断感觉神经被刺激或被卡压的部位，方能用好射频镇痛技术帮助患者缓解疼痛。

## 一、射频治疗癌痛

经正规 WHO 药物三阶梯治疗后约 80% 的癌症患者能缓解疼痛。但药物难以控制的中重度癌痛称为"难治性癌痛"，约占 10%~20% 癌痛患者，成为医生和患者需共同面对的棘手问题。治疗癌痛的首选技术应是射频消融缩小瘤体，实在无办法时可通过脊髓置管泵注阿片类镇痛药，或破坏支配病灶区的神经镇痛等，达到明显减少或停止用镇痛药，减少镇痛药引起胃肠道不适等副作用的目的。

1. 射频高温消融肿瘤：缩小肿瘤的体积，减少甚至消除肿瘤对组织神经末梢或神经本身的刺激与压迫，是有效减少癌痛的有效方式。42℃的温度能有效破坏肿瘤细胞的细胞膜，使细胞器外漏、细胞崩解而死，腹腔恶性肿瘤热灌注治疗也采用 42℃ 的温度。所以我们在脊髓、大血管旁等重要部位可采用脉冲射频有效杀灭肿瘤细胞而减少治疗副作用。射频消融肿瘤本身或毁损神经镇痛均需准确到达靶点才能有效，需在 B 超、X 射线、CT 或 MRI 等影像引导下操作。因为针尖的消融面积约为 5~7mm，需尽量使用双极射频甚至多极射频，常需联合使用神经破坏性药物如乙醇、阿霉素、苯酚等加强疗效。

2. 神经消融镇痛：射频镇痛技术具有精准靠近包括外周神经、脊神经节、脊髓甚至垂体的射频消融等技术，能阻止癌肿病灶对感觉神经的强烈刺激信号上传至大脑，有效帮助患者缓解剧烈疼痛。

3. 骨转移癌：治疗中联合射频在临床上治疗骨转移癌痛时发现，42℃ 的脉冲射频能破坏肿瘤细胞，缩小椎体向椎管内突出的肿瘤体，但不影响脊髓正常功能，脉冲射频联合冷冻及椎体成形技术可有效帮助伴有椎体转移癌向椎管内生长的患者镇痛。

## 二、重视家属沟通

顽固癌痛者经常已是多学科帮助也难以控制的疾病晚期，常合并着的明显或潜在的全身其他部位转移病灶，例如大血管或生命中枢中的病灶会如同定时炸弹那样随时危及生命。疼痛科医生帮助癌痛患者实现无痛是神圣职责，但对癌痛患者施行治疗前应充分告知患者家属癌症突变性的特点，告知国际上公认的对晚期癌痛患者的安宁治疗原则并取得充分理解，共同帮助癌痛患者。作者病区对入院患者均执行知情同意书告知及签署手续，取得了很好的效果。

附：广州医科大学附属第二医院疼痛科癌痛家属知情同意书

**（一）请患者家属认真阅读内容如下：**

癌症是世界上仍未攻克的疾病之一，癌细胞有可能已转移到身体多部位。癌性疼痛是癌肿与其相关性病变或抗癌治疗所导致的问题，严重影响了患者的精神和生活质量。医护人员及家属有义务帮助患者镇痛，以利其更好地战胜疾病，或安静地、有尊严地走完最后一程。

1. 疼痛会影响情绪、睡眠和抵抗力，如有明显疼痛要及时告知医护人员并积极配合治疗。

2. 癌痛治疗中的药物可能引起消化与中枢系统等的副作用，请多食用水果、粗粮帮助大便通畅。一旦出现呕血、黑色大便、神志不清、呼吸过慢等异常情况，立即告知医生。

3. 积极乐观的情绪有利于提高机体抗癌免疫力，请多鼓励患者，勿讨论或诉说悲观或不利病情恢复的内容，镇痛完善后需回家休养，有利病情恢复。

4. 患者病情随时可有突变，请家属保持电话开通，随时能回到患者身边。

患者一旦出现心跳呼吸骤停情况，医生将给予静脉性药物抢救。

**（二）特别说明：**

1. 出于保护患者需要，暂时不把癌症诊断告诉患者本人，请家属签字：

2. 患者一旦出现心跳呼吸骤停情况，如果家属要求积极的创伤性治疗（如人工呼吸，心脏按压等），请立即告知医生，以便及时转送到医院中心重症监护室治疗，请家属签字：

## 三、肿瘤体射频治疗

**【适应证】**

1. 诊断明确：

（1）晚期肿瘤痛：相关专业医生诊断已无法根治或患者及家属选择了姑息治疗者。

（2）肿瘤部位致痛：肿瘤的主要部位包括四肢、颈、背、腰、臀部，包括肌筋膜或脊柱椎体或椎旁，是致痛的主要原因。

（3）影像学显示肿瘤位置局限，肿瘤周边无重要血管或脏器。

2. 患者与家属理解并同意：

（1）该治疗仅为镇痛的目的，任何治疗措施都不能逆转疾病的进程，为此镇痛成为晚期癌症患者最重要的治疗。良好镇痛有利于患者的免疫力恢复或病情的恶化速度，以助抵抗癌肿病情。

（2）理解并愿意承担治疗的风险：包括术中随时发生病情突变的情况。

3. 患者身体状态可接受治疗：心肺功能尚可，凝血功能正常，能耐受微创介入手术及特殊体位要求，如俯卧位等。

4. 具备安全治疗的条件：掌握了合适的射频治疗技术，具备影像引导穿刺设备。

**【禁忌证】**

1. 病情不适宜微创治疗：

（1）血液检查明显异常：凝血功能严重异常，或电解质严重紊乱者。

（2）全身状况不稳定：严重心肺功能疾患或衰竭者。

（3）治疗部位不安全：治疗部位有重要血管或脏器。

2. 患者或家属不配合：

（1）患者不能沟通：语言不通、无法交流或不配合治疗，或坚决抵触治疗者。

（2）患者或家属不理解或者对该治疗或相关风险有意见分歧。

（3）没有签署知情同意书。

（卢振和 万 丽 刘晓明）

# 第二章　肿瘤射频镇痛治疗

## 一、概述

　　"癌症"泛指所有恶性肿瘤。癌指起源于上皮组织的恶性肿瘤呈浸润性生长，速度快，易发生出血、坏死、溃疡及远处转移。癌肿的生长除了造成人体消瘦、无力、贫血、食欲减退、发热之外，还常引起疼痛及严重的脏器功能受损，最终造成死亡。癌肿的膨胀、压迫造成局部组织炎症或缺血性炎症，炎症的酸性物质刺激其中的感觉神经末梢，经感觉神经传导到大脑产生痛觉。消除或缩小肿瘤可根治或明显减少疼痛，但当肿瘤浸润性生长与周围重要脏器或血管神经融合在一块时，患者失去外科手术时机，药物镇痛成为主要治疗措施。癌痛治疗的第一阶梯镇痛药物是消炎镇痛类药，但当药量达到其规定上限或因身体原因不能服用消炎镇痛类药时，启用弱阿片类药镇痛甚至强阿片类等第二、三阶梯镇痛药。

　　医师寻找引起疼痛的主要原因，当致痛的肿瘤位置以及患者情况允许的前提下，对躯体肿瘤施行射频消融治疗可缩小肿瘤体积，减轻或消除对感觉神经的刺激或压迫，明显减少镇痛药量。

## 二、肿瘤体射频治疗

### 【适应证】

　　1. 诊断明确：

　　(1) 晚期肿瘤痛：相关专业医生诊断已无法根治或患者及家属选择了姑息治疗者。

　　(2) 肿瘤部位致痛：肿瘤的主要部位包括四肢、颈、背、腰、臀部，包括肌筋膜或脊柱椎体或椎旁，是致痛的主要原因。

　　(3) 影像学：显示肿瘤位置局限，肿瘤周边无重要血管或脏器。

　　2. 患者与家属理解并同意：

　　(1) 该治疗仅为镇痛的目的，任何治疗措施都不能逆转疾病的进程，为此镇痛成为晚期癌症患者最重要的治疗。良好镇痛有利于患者的免疫力恢复或病情的恶化速度，以助抵抗癌肿病情。

　　(2) 理解并愿意承担治疗的风险：包括术中随时发生病情突变的情况。

　　3. 患者身体状态可接受治疗：心肺功能尚可，凝血功能正常，能耐受微创介入手术及特殊体位要求，如俯卧位等。

　　4. 具备安全治疗的条件：掌握了合适的射频治疗技术，具备影像引导穿刺设备。

### 【禁忌证】

　　1. 病情不适宜微创治疗：

　　(1) 血液检查明显异常：凝血功能严重异常，或电解质严重紊乱者。

　　(2) 全身状况不稳定：严重心肺功能疾患或衰竭者。

　　(3) 治疗部位不安全：治疗部位有重要血管或脏器。

　　2. 患者或家属不配合：

　　(1) 患者不能沟通：语言不通无法交流或不配合治疗，或坚决抵触治疗者。

（2）患者或家属不理解；或者对该治疗或相关风险有意见分歧。

（3）没有签署知情同意书。

【射频治疗】

1. 术前准备：

（1）术前签字：告知可能发生的并发症，如可能发生附近的神经消融，或随时出现意外或生命体征变化等。

（2）术前用药：根据患者的状态，考虑术前加强安定或异丙嗪类镇静药物。建议给予患者自控镇痛泵，减少患者治疗过程焦虑不适的程度。局麻建议使用短效的利多卡因加长效罗哌卡因，以延长创口无痛的时间。

（3）计划进针点：根据肿瘤的位置及影像学证据，在皮肤上做射频穿刺入针点的布阵及标记，并准备相应数量的射频穿刺套针。

（4）仪器与射频针：10cm 或 15cm 长、10mm 裸露针尖的射频套针，根据肿瘤情况需准备多根套针。准备 CT 仪或 B 超仪。

（5）执行核对制度：从病房运送、治疗前到穿刺前，需认真执行三方核对制度，以保证治疗部位的正确。

（6）无菌操作：癌痛患者多数身体抵抗力差，注意遵守治疗环境、器械、布类、消毒铺巾等无菌原则。

2. 穿刺操作：

（1）体位：根据治疗部位及患者状况采用相应体位，尽量在满足治疗的前提下使患者自觉舒适。

（2）监测生命体征：晚期癌痛患者身体状况各异，随时可能发生病情变化，必须专人监测患者生命体征，包括心电图、血氧饱和度与血压，常规给予鼻导管吸氧，并备有常用的急救药品。

（3）影像学引导下穿刺：

1）明确肿瘤体四肢及躯干的表浅位置：可用超声引导下进行穿刺；横突或椎弓板部位的肿瘤射频治疗需在 CT 引导或 MRI 引导下穿刺，尤其是对胸段的穿刺治疗需注意避免对胸膜、肺组织及大血管的误穿。策划好一批射频穿刺的进针点数与做好相应皮肤标记。

2）分次穿刺到位：用 1% 利多卡因加 0.5% 罗哌卡因混合液 1mL 做每进针点的皮下及肌肉的浸润麻醉后，可一次性或分批进入所计划的射频套针数，根据治疗部位的解剖安全性，CT 引导下每次进针深度不超过 3cm，直至到达肿瘤的最深部边沿。

3）神经刺激测试：肿瘤体内一般不需行神经刺激，但针尖到达计划治疗的肿瘤边沿担心有重要神经（如椎体后沿）时，可给予运动神经电刺激测试即 2Hz、1.5V，如证明邻近重要神经时该电极给予脉冲射频。

（4）射频治疗：

1）高温射频针尖到位，可启动双极或多极射频高温消融治疗，每点 70~75℃ 持续加温 30~60s。

2）脉冲射频担心瘤外邻近重要神经如脊髓等，而希望避开重要组织时可启动脉冲射频。每穿刺针注射 1mL 生理盐水，启动脉冲射频参数为 42~45℃、120s。

3）双极或多极射频每针与相邻针间进行双极连接加温，提高治疗范围或体积，疗效缩短治疗时间。

3. 术后处理及注意事项：

（1）伤口处理：治疗部位局部轻按压 10min，用 75% 酒精消毒，贴敷料。术后冷敷 2h，72h 内禁止污染。

（2）治疗后用药：术后如果疼痛消失或意识模糊，说明射频镇痛效果良好，原镇痛药需减量。必要时予以抗生素或 $O_3$ 大自血。

【并发症及其防治】

1. 并发症：最主要并发症是穿刺到其他脏器、重要血管。常见的局部肿胀不需做特殊处理。

2. 注意生命体征：因晚期癌痛患者病情随时会有变化，术后12h更需密切观察生命体征。

（万　丽　刘少颜　卢振和）

# 第三章 癌痛相关神经痛射频消融治疗

## 一、概述

肿瘤患者的疼痛大部分是肿瘤的直接压迫或浸润所致，当肿瘤直接刺激或破坏到感觉神经组织时，出现的剧烈神经病理性疼痛使患者饱受折磨，并对常用的阿片类镇痛药不敏感，成为"难治性癌痛"。神经病理性疼痛的特征是神经支配区的阵发性或持续性的针刺样痛、闪电样痛、刀割样痛或烧灼样痛，静息时则更明显影响睡眠，常使患者承受生不如死的折磨甚至导致自杀行为。当多种联合用药不能很好镇痛时，医生可考虑阻断支配该疼痛部位的神经，使肿瘤刺激感觉神经的强烈电冲动不再上传至大脑，达到快速镇痛并能显著减少镇痛药物的使用，从而帮助患者有尊严地安宁地抗癌或度过余生。疼痛科医生需告诉患者，良好的镇痛可帮助机体维持生理功能，更好地抵抗肿瘤疾病。

射频热凝镇痛技术是运用超高频电流使针尖周围组织蛋白质凝固变性，可用电流刺激及辨别针尖与神经的距离及神经的类型。当准确到达神经时发出高温热凝神经组织，物理性阻断神经传导的功能，达到快速镇痛。

但外周神经破坏后的缺点也很明显，尤其外周的感觉神经均伴有运动神经及交感神经走行，消融神经时三者同时受损，会引发其他的混乱症状即并发症。如感觉神经毁损后其支配区的皮肤麻木、肌肉无力，少数会出现交感神经紊乱的烧灼痛、超敏痛等。医生在决定毁损神经前首先需明确诊断，认真考虑破坏神经的部位及利弊。射频消融神经镇痛的特点虽然是靶点穿刺，但也属于创伤性治疗会发生一定的并发症。尤其是患者已处于癌症晚期身体状况较差，须经仔细权衡患者的施行该治疗的利弊，并与家属充分沟通取得充分理解同意的前提下，还需科室医生讨论并一致同意。所有的神经毁损治疗均要求在影像引导下进行，包括浅表组织穿刺时超声引导，深部组织的 X 射线透视或 CT 引导，还需结合射频所特有的神经刺激功能监测下进行穿刺。

本章仅介绍癌痛相关神经射频毁损镇痛的治疗原则，相关神经的射频消融破坏治疗具体操作请参看本书的神经射频镇痛篇里的相关章节。

## 二、神经射频毁损镇痛治疗

【适应证】

1. 诊断明确：

（1）神经病理性疼痛症状：局部的剧烈疼痛，表现为持续性或阵发性的放射状、阵发性针刺样痛、闪电样痛、刀割样痛、烧灼样痛，严重影响睡眠、休息或活动。

（2）癌症治疗史：疼痛与肿瘤有明确关系，是在肿瘤发生后逐渐出现，并越来越重。

（3）体格检查：疼痛部位有肿瘤体征，或相关支配神经的上行途中有肿瘤生长的征象，如局部肿胀肤色变化等。

（4）MRI（加强）明确疼痛相关的神经区域证明有肿瘤的生长或转移性病灶。

（5）诊断性阻滞行疼痛相关的上行支配神经诊断性局麻药阻滞，疼痛区的皮肤麻木后疼痛缓解大于50%。

2. 患者与家属理解并同意：

（1）该治疗仅为镇痛的目的，良好镇痛有利于患者的生活质量及继续抗癌治疗，并不是逆转癌症病情。

（2）理解并愿意承担微创治疗的风险。

3. 患者身体状态可安全接受治疗。

**【禁忌证】**

1. 病情不适宜微创治疗：

（1）血液检查明显不正常：凝血功能严重异常，或电解质严重紊乱者。

（2）全身状况不稳定：严重心肺功能疾患或衰竭者。

（3）治疗部位不安全：有重要血管或脏器。

2. 患者或家属不配合：

（1）患者不能沟通：语言不通无法交流，或坚决抵触治疗者。

（2）患者或家属不理解；或者对该治疗有意见分歧。

（3）没有签署知情同意书。

**【操作方法】**

1. 术前准备：

（1）术前签字：告知可能发生的并发症，如麻木无力，以及可能发生附近的神经或脏器消融或治疗过程中随时可能出现生命体征意外变化等。

（2）术前用药：根据患者的状态，可以考虑术前应用安定或氯丙嗪类镇静药物。建议给予患者自控镇痛泵，减少患者治疗过程的疼痛与焦虑不适的程度。建议使用短效的利多卡因加罗哌卡因长效局麻药。

（3）准备仪器与射频针：10~15cm 长、10mm 裸露针尖的射频套针，根据肿瘤情况需准备多根套针。准备 CT 仪或 B 超仪。

（4）执行核对制度：从病房运送、治疗前到穿刺前，需认真执行三方核对制度，以保证治疗部位的正确。

（5）无菌操作：癌痛患者多数身体抵抗力差，注意遵守治疗环境、器械、布类、消毒铺巾等无菌原则。

2. 穿刺操作：

（1）体位：根据治疗部位及患者状况采用相应体位，尽量在满足治疗的前提下使患者自觉舒适。

（2）监测生命体征：晚期癌痛患者身体状况各异，随时可能发生病情变化，必须专人监测患者生命体征，包括心电图、血氧饱和度与血压，常规给予鼻导管吸氧，并备有常用的急救药品。

（3）影像学引导下穿刺：

1）体位：根据治疗病灶及患者状况采用相应体位，尽量在满足治疗的前提下使患者自觉舒适。

2）计划进针点：根据疼痛的位置及影像学证据，在皮肤上做射频穿刺入针点的布阵及标记，以准备相应数量的射频穿刺套针。

3）影像学引导下穿刺：四肢及躯干的表浅位置用超声引导，横突或椎弓板的部位需在 X 射线引导下，最好能在 CT 引导下穿刺，尤其是针对胸段神经的穿刺治疗。根据治疗部位的解剖安全性，每次进针深度不超过 3cm，直至到达预定位置。

4）注射造影剂：射频套针针尖到达在骨以下的预定位置时，需常规从穿刺针注射造影剂，以排除穿刺针所在治疗部位没有重要血管或脏器。

3. 射频治疗：

（1）神经刺激测试：针尖到达计划治疗的神经周围时，每根射频穿刺套针给予 2Hz、0.2~1.0V 以内的 50Hz、0.2~0.5V 运动神经或感觉神经测试，毁损神经要求感觉刺激阈值在 0.3V 以内为最好，不超过 0.5V。采用弯针技术者可选择针尖寻找最佳位置。如果不理想时可采用双极射频，提高组织消融范围及神经毁损镇痛的成功率。

（2）射频热凝治疗：

1）高温射频消融：如果射频针的电刺激测试成功，启动高温射频消融治疗。射频前需对穿刺针注射局麻药 1% 以上浓度利多卡因 0.5mL，给予以 65℃ 开始加温 30s，每次提高 5℃ 重复热凝，直到 85℃ 持续加温 120s。阶跃式加温能使神经组织充分变性坏死，镇痛效果稳定不容易复发。

4. 肿瘤神经射频毁损镇痛治疗注意：

（1）脊神经节射频消融：神经射频毁损镇痛首选脊神经节射频消融，达到充分镇痛而不会肌肉无力。

（2）外周神经射频消融：神经支、神经干或神经丛射频消融操作较为简单，但缺点是运动神经将同时破坏及术后的神经病理性疼痛发生率高，神经易再生，产生复发痛。

（3）肿瘤包绕神经：外周或脊髓周围的肿瘤，如果穿刺针需经过肿瘤部位进入神经节时，需准备数根射频套针，并在影像技术引导下用一根穿刺针进入神经节，其他穿刺针进入肿瘤体，同时进行神经与肿瘤体的消融（图 5-3-1ABC）。

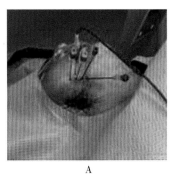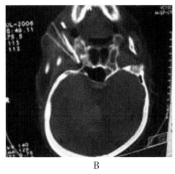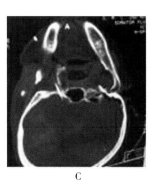

A                    B                    C

**图 5-3-1 肿瘤射频**

A. 腮腺癌肿瘤严重痛射频；B. 肿瘤消融；C. 联合三神经毁损

（4）疼痛涉及的神经节段较复杂者，经仔细权衡后，可慎重考虑进行脊髓射频消融镇痛。如盆腔癌巨大转移双下肢剧烈神经痛，其大、小便已在腹壁造瘘引出的患者可考虑施行该治疗方法。

3. 术后处理及注意事项：

（1）伤口处理：治疗部位局部轻按压 10min，用 75% 酒精消毒，贴敷料。72h 内禁止污染。对于治疗范围较大者，适当予以抗生素。

（2）治疗后用药：术后如果疼痛消失或意识模糊，说明射频镇痛效果良好，原镇痛药需减量。适当予以抗生素。

**【并发症及其防治】**

1. 并发症：最主要的并发症是穿刺到其他脏器、重要血管。常见的局部肿胀可不做特殊处理。

2. 注意生命体征：因晚期癌痛患者病情随时会有变化，术后更需密切观察生命体征至少 12h 以上。

（万　丽　卢振和　肖源勋）

# 第四章　椎体转移癌射频镇痛治疗

## 一、疾病概述

骨骼血运丰富并缓慢，是恶性肿瘤细胞最常见的转移部位。资料显示，中国每年新增数百万癌症患者中有 100 万骨转移癌患者，尸检也证实 50% 的癌症患者伴有骨转移。转移癌破坏了骨的完整性，其中约 20%～40% 病人出现骨折。骨的表面都黏附着筋膜与肌肉，任何动作都需肌肉活动，骨折时，骨膜受牵扯时会引起剧烈疼痛，尤其是椎体转移癌者转身挺腰都易暴发疼痛。椎体骨膜属于脊神经后支管理，患者多以胸、背、腰、臀痛为主，但涉及脊神经支时也会影响到患椎节段的胸腹或四肢的神经病理性疼痛。椎体转移癌痛严重影响并降低了患者的生活质量，常用的阿片类药物镇痛治疗不完全缓解。医生需注意到疼痛的程度也预示了疾病的严重程度，即随时会出现生命危险，有效缓解疼痛是帮助延长生命的必要措施。

早期的椎体转移小病灶，可采用药物镇痛联合局部放射治疗或化疗。一旦发生较大的椎体转移病灶甚至出现病理性骨折时，镇痛的最佳方法是采用椎体病灶冷冻或射频加骨水泥注射固定椎体，消除活动时病灶对感觉神经的刺激。当椎体转移癌向后浸润生长，靠近椎体后缘、脊神经根甚至突入了椎管时，容易出现脊髓、马尾神经受压或神经根症状。在该部位行冷冻或注射骨水泥均有较高的神经根或脊髓损伤甚至截瘫的危险。

射频技术能靠近脊神经或脊髓，脉冲射频能破坏肿瘤细胞而不破坏神经或脊髓。射频消融缩小瘤体和凝结肿瘤血管，增加椎体注射骨水泥的安全性与镇痛效果。

## 二、射频治疗

**【适应证】**

1. 诊断明确：

（1）脊柱相关性痛：早期表现为酸痛、钝痛、间歇性痛，转身或起动活动时加重，难以承重，休息后减轻。后期表现为难以忍受的、持续性疼痛，休息和制动均不能减轻疼痛，并在夜间明显，胸椎椎体转移癌则影响患者呼吸等。严重的疼痛使患者常需要镇痛药物治疗。

（2）活动疼痛加重：椎体骨质破坏发生骨折时，患者转身、起床，甚至大小便活动都诱发剧烈疼痛，不敢活动。

（3）MRI 显示椎体转移病灶：椎体有肿瘤，或肿瘤突破了椎体骨膜（图 5-4-1）。

2. 患者与家属理解并同意：

（1）该治疗仅为镇痛的目的：良好镇痛有利于患者的继续抗癌治疗，但不能完全逆转癌症病情。

（2）理解并愿意承担治疗的风险。

3. 治疗基本安全的条件：

（1）患者身体状态可以耐受治疗。

（2）可联合治疗能够进行椎体冷冻治疗和（或）椎体成形治疗。

4. 椎体肿瘤体射频禁忌证：

（1）不适宜穿刺性微创治疗的患者：

1）血液检查明显异常：凝血功能严重异常，或电解质严重紊乱者。

2）全身状况不稳定：严重心肺功能疾患或衰竭者。

3）治疗部位风险高：有重要血管或脏器。

4）患者不能配合治疗：不能俯卧或侧卧者，语言不通无法交流，或坚决抵触治疗者。

（2）家属不配合：

1）不能理解治疗风险。

2）家属中对该治疗有意见分歧。

3）没有签署知情同意书。

**【椎体肿瘤射频镇痛治疗技术】**

1. 术前准备：

（1）执行核对制度：从病房、治疗前室到穿刺针前，需认真执行三核对制度，以保证治疗部位的正确。

（2）体位：俯卧位，胸前抱枕，额头垫枕，使颈胸椎位置尽量正常。在满足治疗的前提下尽量使患者自觉舒适。

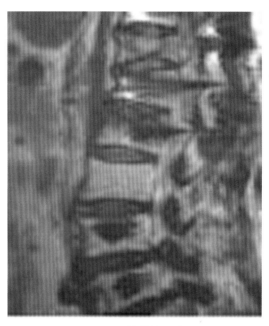

图 5-4-1　椎体转移癌

（3）计划进针点：根据疼痛的位置及椎体转移癌的影像学位置，计划在射频穿刺进入椎体后缘治疗点的布阵，单侧椎弓根或双侧椎弓根穿刺，相应数量的椎体穿刺套针及射频穿刺套针。

（4）监测生命体征：晚期癌痛患者身体状况各异，随时可能发生病情变化，必须给予鼻导管高流量（4L/min）吸氧，有专人监测患者的生命体征和处理病情。监测包括心电图、脉搏、血氧饱和度与血压等。

（5）注意镇痛：因为多数肿瘤病灶治疗都需多针双极射频，因此在治疗中穿刺或加温均会引发患者新的疼痛。根据各医院的具体情况，采用静脉强化麻醉联合局部浸润麻醉，建议使用短效的利多卡因加罗哌卡因长效局麻药。

（6）无菌操作：癌痛患者多数身体抵抗力差，注意严格遵守无菌治疗环境、器械、布类、消毒铺巾等原则。

2. 穿刺操作：

（1）影像学引导下穿刺：X 射线或 CT 引导下穿刺，定位病变椎体和该椎体计划穿刺侧的椎弓根位置。调节 X 射线球管清楚显示椎弓根内外缘，从椎弓根外上侧相当于时钟的 10 点钟或 1 点钟位置入针。将 3.5mm 直径、10cm 长的椎体穿刺套针从外上方向内下方进入椎弓根。穿刺过程中分次正侧位透视，监视穿刺针始终保持在椎弓根内进入椎体后缘，避免误伤胸膜、脊神经或进入椎管伤及脊髓。到达椎体后沿，再将 1mm 直径、10mm 裸露针尖的射频套针前端弯曲 5°，2~4 根射频套针分别通过椎体穿刺套针进入椎体后缘，调整射频穿刺套针裸露端伸出套针口 2cm 以上，位于或包含了椎体后缘的肿瘤病灶。调整两针尖的弯曲方向相反，可加大射频治疗面积。

（2）神经刺激测试：在肿瘤周边的射频穿刺套针分别给予 2Hz、1.5V 以上的运动神经测试，注意有否附近肢体或远端神经如背、腰、骶、会阴部等远端神经支配区的肌肉运动或皮肤异感，以排除针尖治疗周边过于靠近脊髓或脊神经后根。如果有可疑神经刺激症状，将射频针往前推进 2mm，可使针尖距离椎体后沿邻近的神经更远，以测安全。

（3）射频加温治疗：如果电刺激 1.5V 以上没有出现重要神经活动时，可启动 60℃、65℃各 60s，70℃加温 240s 连续射频，70℃加温 60s 后可缓慢转动针尖的方向加大毁损范围。一旦出现可疑的神经刺激征象如患者诉有异感或肢体活动时，即停止加温。将毁损神经功能改为脉冲射频功能，启用 42℃脉冲射频治疗 240s。

（4）椎体成形治疗：射频结束后拔出射频针，从套针中伸进冷冻电极或骨水泥推杆，进行椎体肿瘤冷冻治疗，或椎体前中部分的骨水泥注射，实现脊柱力学稳定性治疗（图5-4-2）。

3. 术后处理及注意事项：

（1）拔针：局部按压5min，一般可不做皮肤缝线或仅缝1针。治疗部位用75%酒精消毒贴敷料。72h内禁止污染。

（2）检查双下肢活动情况：包括肌力、肌张力等。

（3）治疗后用药：3d内继续口服以前止痛药，对于身体状况较差者可适当予以抗生素。怀疑有神经刺激或损伤症状者可静脉注射甘露醇加地塞米松消炎脱水。

（4）注意观察：生命体征观察2h以上，因晚期癌痛患者病情随时会有变化，术后更需密切观察。单纯椎体转移癌患者术后完全不痛时注意及时减停镇痛药。

（卢振和　万　丽　方泽臧）

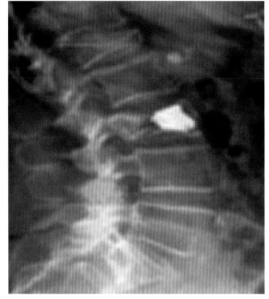

图5-4-2　骨水泥椎体成形术

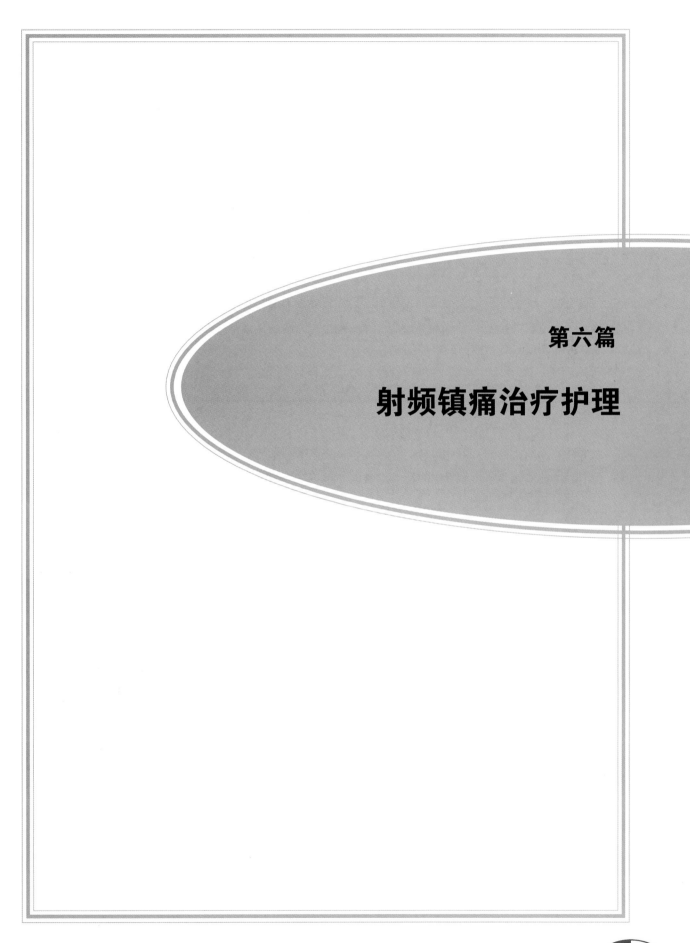

第六篇

射频镇痛治疗护理

# 第一章　三叉神经痛射频护理

## 一、术前护理

1. 心理护理：耐心开导患者，使其心情舒畅，树立治疗疾病的信心。对初次治疗者，向其说明手术过程与配合事项。解除患者顾虑，调节情绪保持心理健康，使其安心接受手术。

2. 基础护理：

（1）关注疼痛程度：注意倾听患者述说，入院患者必须给予良好镇痛，疼痛评分4分的中度以上疼痛报告医生及时调整用药。教育患者转移对疼痛的注意力，利用谈话、听音乐、阅读书报等方式，减少不必要的噪声干扰，创造良好的环境氛围。

（2）加强口面护理与教育：疼痛发作时，患者常揉搓患侧面颊部，易导致皮肤破损。嘱患者勿用力揉搓皮肤，常剪指甲，用温水洗脸，保持皮肤完整、清洁，防止感染。患者由于疼痛不敢漱口、刷牙，口腔卫生差，每日早晚、饭后给予生理盐水或朵贝尔氏漱口液，防止口腔感染和溃疡。

（3）注意营养状况：鼓励患者在三叉神经痛发作间歇期进食，增强体质。应选择质软、易咀嚼的食物，以清淡、易消化为宜，避免过冷、过热饮食，避免辛辣刺激食物。因咀嚼诱发疼痛患者要进流质饮食，不可进油炸、生硬、刺激性及热性食物等，以免诱发疼痛发作。

（4）关注睡眠：教育患者生活饮食要有规律，保证足够睡眠和休息，入睡困难者及时报告医生给予安眠药帮助。

（5）全身护理：按医嘱给予穴位刺激、物理治疗等辅助治疗。

3. 术前准备：协助医生完成术前检查与准备

（1）指导患者：对三叉神经第2、3支痛患者进行张口和鼓腮锻炼，每次10~30s，每天3~4次，可帮助防止神经毁损术后咀嚼肌肉萎缩。

（2）落实辅助检查：询问药物过敏史，如患者有发热、感冒、女患者月经期间、皮肤有损伤或感染等，及时报告医生，考虑停止手术。术前禁饮食指导患者8h禁食不禁药，目的预防治疗过程中出现呕吐时污染穿刺部位和引起窒息。

（3）做好皮肤准备：教育患者提早一天洗头、备皮，换内衣。

（4）落实手术前治疗：术前上午按医嘱予建立静脉通道，静脉留置针接三通、延长管，镇痛药物及辅助治疗如穴位电刺激治疗等。

（5）送介入室前：测量生命体征，给予术前用药，核对手术部位标识，记录，带MRI或CT等照片。有异常情况及时报告医生。

（6）准备好急救物品和急救器械，做好意外情况的抢救复苏准备。

## 二、术后护理

1. 严密观察：

（1）血压：术后常因应激反应而血压增高，持续血压监测至病情稳定。观察患者手术部位有无红肿、麻木、疼痛，敷料有无渗血、渗液等情况并记录。

（2）生命体征：注意术后患者神志、瞳孔、生命体征的变化以及有无面瘫等。因为三叉神经节射频热凝毁损术治疗过程中可能因神经变异等会发生损害脑神经或（和）三叉神经节内侧邻近的海绵窦或颈内动脉等，引起颅内血肿或面瘫。如发现异常应及时通知医生处理。

（3）手术后反应：如头痛、头晕、恶心、呕吐等，需观察。大部分系手术中麻醉药物反应，一般平卧1~2h症状可缓解或消失，必要时可给予穴位电刺激治疗。卧床休息：待麻醉药反应消失后即可进温凉流质和软饮食。严重者报告医生给予药物治疗。

2. 并发症的观察和处理：

（1）面颊部血肿：明显者局部可用冷敷，必要时报告医生使用止血药。

（2）脑神经损伤：如出现上睑下垂、复视及瞳孔散大，应通知医生，按医嘱予甘露醇静脉滴注，减轻水肿。

（3）颅内压增高或颅内感染：如出现头痛、呕吐、发热等，及时报告医生，按医嘱予抗感染、脱水药物对症治疗。绝对卧床休息。

（4）面部感觉减退：因神经传导阻断会出现面部麻木。三叉神经第2、3支射频患者面部会出现面部皮肤及口咽黏膜麻木，指导患者使用温水洗脸，进软食餐前、餐后漱口，保持口腔清洁。向患者解释麻木的原因，注意保护面部皮肤，防止冷、热刺激。

（5）咀嚼无力：手术一侧咀嚼无力，牙齿咬合不紧，告知患者为神经消融后正常反应，数月后会逐渐好转，减轻不良情绪。指导患者使用健侧牙齿咀嚼，每天睡前、醒后坚持做30~50次张口鼓腮锻炼，每天3~4次。健侧进食，应清淡勿食辛辣刺激、过硬、过烫食物。

（6）注意患者疼痛反应询问痛觉、触觉情况，每天记录患者疼痛评分的变化。因国际标准做到皮肤无痛而保留触觉时，术后常1~2周内疼痛才逐渐消失。需向患者及家属做好解释工作，这是神经变性的过程，可提高术后的生活质量，消除其不必要的思想顾虑。

（7）三叉神经第1支射频患者要注意医生手术记录。如果记录角膜反射消失者，嘱患者佩戴平光眼镜，避免揉搓眼睛，保护角膜。若眼部出现不适时不准摩擦眼睛。

（8）眼部球结膜充血或疼痛：多是术中消毒液流入眼睛刺激结膜而致，报告医生给予消炎眼液滴，给予消炎镇痛药。嘱患者勿用手揉搓眼睛，数天会消失。

## 三、出院指导

1. 保持良好心情。告诉患者及家属防治动脉硬化，保持情绪稳定的重要性，应心胸开阔、避免紧张、激动、生气等不良情绪刺激，忌熬夜、抽烟、酗酒，适当体育锻炼，积极配合医生控制高血压、高血糖。

2. 避免面部寒冷刺激。

3. 饮食宜进温软，保持大便通畅。

4. 正确的洗漱方法用温盐水漱口。保持口腔清洁，以防止口腔感染。

5. 嘱1周、1个月、3个月和半年后定期门诊复查，若有疼痛加剧时应随时就诊。

（冯素琴　刘雅针　黄少媚）

# 第二章　舌咽神经射频镇痛护理

## 一、术前护理

1. 心理护理：耐心开导患者，使其心情舒畅，树立治疗疾病的信心。对初次治疗者，向其说明手术过程与配合事项。解除患者顾虑，调节情绪保持心理健康，使其安心接受手术。

2. 基础护理：

（1）关注疼痛程度：注意倾听患者述说，入院患者必须给予良好镇痛，疼痛评分4分的中度以上疼痛报告医生及时调整用药。

（2）指导患者：缓慢喝水与进食，平静呼吸。以减少疼痛发作及术后喉返神经麻木后的声嘶时的不适。疼痛发作时，患者常揉搓患侧面颊部，易导致皮肤破损。嘱患者勿用力揉搓皮肤，常剪指甲，用温水洗脸，保持皮肤完整、清洁，防止感染。患者由于疼痛不敢漱口、刷牙，口腔卫生差，每日早晚、饭后给予生理盐水或朵贝尔氏漱口液，防止口腔感染和溃疡。

（3）注意营养状况：鼓励患者在舌咽神经痛发作间歇期进食，增强体质。应选择质软、易咀嚼的食物，以清淡、易消化为宜，避免过冷、过热饮食，避免辛辣刺激食物。因咀嚼诱发疼痛患者要进流质饮食，不可进油炸、生硬、刺激性及热性食物等，以免诱发疼痛发作。

（4）关注睡眠：教育患者生活饮食要有规律，保证足够睡眠和休息，入睡困难者及时报告医生给予安眠药帮助。

（5）注意保暖：防止感冒，避免咳嗽时引起颈部压力的增高，不利于术后的恢复。吸烟者要戒烟，避免术后感染。

（6）全身护理：按医嘱给予穴位刺激、物理治疗等辅助治疗。

## 二、术前准备

### （一）落实术前检查项目

发现执行过程中有异常及时报告医生。

1. 落实辅助检查：询问药物过敏史，如患者有发热、感冒、女患者月经期间、皮肤有损伤或感染等，及时报告医生，考虑停止手术。术前禁饮食指导患者8h禁食禁饮不禁药，目的预防治疗过程中出现呕吐时污染穿刺部位和引起窒息。

2. 做好皮肤准备：教育患者提早一天洗头、备皮，换内衣。送入手术室前排大小便。

3. 落实手术前治疗：术前上午按医嘱予建立静脉通道，静脉留置针接三通、延长管，镇痛药物及辅助治疗如穴位电刺激治疗等。

4. 禁食8h，以免术中误吸。

### （二）术前训练

1. 体位训练：指导患者进行头偏向健侧位训练，以适应手术卧位。

2. 呼吸道指导：学会扩胸运动、深呼吸、有效咳嗽及咳痰方法，预防术后坠积性肺炎等并发症的发生，控制吞咽动作，以利于术中配合。

（三）送介入室前

1. 测量生命体征出现明显异常及时报告医生。

2. 执行术前用药。

3. 核对手术部位标识，记录。

4. 带特殊用药、MRI 或 CT 照片等。

5. 准备好急救物品和急救器械：床边备监测仪、输液架、气管切开包，吸氧用物，按病情需要备急救药品和器械，做好心搏骤停急救的准备，包括药物、心电监护及除颤仪常规准备物品。

## 三、术后护理

1. 病情观察：患者回到病房，监测患者生命体征，前两小时应每30min观察一次，特别血压、心律的频率、节律，并做好记录。观察穿刺点有无渗血、渗液，颈部有无肿胀，有无声音嘶哑及呼吸困难，注意保持呼吸通畅。

2. 术后卧位：患者回病房后取平卧位，以利呼吸。保持头颈部中立位，防止颈部左右移动。手术回病房 2h 后可协助患者坐起，术后当天尽量卧床休息，术后第二天可指导患者缓慢下床活动。

3. 观察患者：发音情况，有无声带麻痹发生的可能。

4. 观察患者：舌咽部及耳深部疼痛情况较术前有无改善。每天定时进行疼痛评分并做好记录。

5. 指导患者：手术后 2h 可进食无刺激、少渣的流质饮食，进食速度宜慢，食物温度宜温和，避免进食过硬过热食物，病情稳定后可改为普通饮食。

6. 保持穿刺点：敷料清洁及干燥 3d，预防感染。

7. 注意口腔卫生：做好口腔护理，每次进食后进行漱口。

8. 出现咽部不适：可使用雾化吸入治疗，指导患者正常发音，避免声带受损。

## 四、并发症的观察和处理

1. 心动过缓、心脏停搏：术中、术后 2h 连接心电监护，密切观察心跳情况。备好心搏骤停急救药物、除颤器、呼吸囊、氧气。询问患者有无心前区不适，出现迟发的迷走神经反应立即通知医生，积极做好抢救工作。病情不稳患者嘱其绝对卧床休息24h，给予舒适卧位，暂停进食，病情稳定后可以下床活动。

2. 咽喉麻痹：观察患者有无咳嗽，喝水时有无呛咳，有无声音嘶哑等现象。若出现以上症状，通知医生，并嘱患者进食糊状食物，进食时速度要慢，少食多餐，细嚼慢咽，进食可采用健侧进食，饮食后可予半卧位，防止误吸，必要时床边备吸痰用物及气管切开等物品。

3. 反应性局部肿痛：观察患者面部疼痛，面部感觉异常等不适，若存在异常应立即通知医生，给予相应的处理，局部使用面部冰敷减轻肿胀及缓解疼痛。

## 五、出院健康宣教

1. 加强营养，增强机体抵抗力，并保持良好心境。

2. 饮食护理：患者饮食宜清淡，多吃易消化食物，忌吃油腻、辛辣、刺激性食物。忌食过硬食物，避免用力咀嚼，刺激舌咽神经痛复发。

3. 纠正生活中的不良行为：戒烟、戒酒，注意休息，保持大便通畅，防止血压升高及腹压增高引发疼痛出现，保持良好心态，生活避免劳累。

4. 康复锻炼：在运动锻炼时，注意要慢，可选择散步、打太极拳等方式，防止头晕、头痛。颈部肌肉要放松，并且要坚持颈部肌肉静力锻炼，每天做 3 次。增加工作之间的休息时间，来增强全身的血液循环，消除局部肌肉疲劳。

5. 给予出院指导并嘱1周后定期门诊复查，如出现舌咽部及耳深部疼痛情况，应及时回医院复查。

出院后定时电话随访，了解患者的情况及功能锻炼方法的正确性，确保治疗的效果。

（冯素琴　骆敏玲　陈剑毅）

# 第三章　翼腭神经痛射频治疗护理

一、术前护理

1. 心理护理：耐心开导患者，使其心情舒畅，树立治疗疾病的信心。对初次治疗者，向其说明手术过程与配合事项。解除患者顾虑，调节情绪保持心理健康，使其安心接受手术。

2. 基础护理：

（1）关注疼痛程度：注意倾听患者述说，入院患者必须给予良好镇痛，评分 4 分的中度以上疼痛报告医生及时调整用药。教育患者转移对疼痛的注意力，利用谈话、听音乐、阅读书报等方式，减少不必要的噪声干扰，创造良好的环境氛围。

（2）加强口面护理与教育：疼痛发作时，患者常揉搓患侧头面部，易导致皮肤破损。嘱患者勿用力揉搓皮肤，常剪指甲，用温水洗脸，保持皮肤完整、清洁，防止感染。

（3）注意营养状况：鼓励患者在头痛发作间歇期进食，增强体质。

（4）关注睡眠：教育患者生活饮食要有规律，保证足够睡眠和休息，入睡困难者及时报告医生给予安眠药帮助。

（5）全身护理：按医嘱给予穴位刺激、物理治疗等辅助治疗。

3. 术前准备：

（1）指导患者：体位训练仰头平卧，平静呼吸，不做大的吞咽咳嗽动作等。

（2）落实辅助检查：询问药物过敏史，如患者有发热、感冒、女患者月经期间、皮肤有损伤或感染等，及时报告医生，考虑停止手术。术前禁饮食指导患者 8h 禁食不禁药，目的预防治疗过程中出现呕吐时污染穿刺部位和引起窒息。

（3）做好皮肤准备：教育患者提早一天洗头、备皮，换内衣。

（4）落实手术前治疗：术前上午按医嘱予建立静脉通道，静脉留置针接三通、延长管、镇痛药物及辅助治疗如穴位电刺激治疗等。

（5）送介入室前：测量生命体征，给予术前用药，核对手术部位标识与患者、家属核对，携带 MRI或 CT 等照片。有异常情况及时报告医生。

（6）准备好急救物品和急救器械：做好意外情况的抢救复苏准备。

## 二、术后护理

1. 严密观察：

（1）血压：术后常因应激反应而血压增高，持续血压监测至病情稳定。观察患者手术部位有无红肿、麻木、疼痛，敷料有无渗血、渗液等情况并记录。

（2）生命体征：注意术后患者神志、瞳孔、生命体征的变化以及有无面瘫等。因为翼腭神经节射频热凝毁损术治疗过程中可能因神经变异等会发生损害脑神经或海绵窦或颈内动脉等，引起颅内血肿或面瘫。如发现异常应及时通知医生处理。

（3）手术后反应：如头痛、头晕、恶心、呕吐等，需观察。大部分系手术中麻醉药物反应，一般平卧 1~2h 症状可缓解或消失，必要时可给予穴位电刺激治疗。卧床休息：待麻醉药反应消失后即可进温凉流质和软饮食。严重者报告医生给予药物治疗。

（4）观察患者头颈面部变化：重点观察有无头痛、头晕、鼻塞流涕、眼部球结膜充血情况、上颌部皮肤感觉、运动情况及面部肿胀情况。

2. 并发症的观察和处理：

（1）面颊部血肿或鼻流血：明显者局部可用冷敷，必要时报告医生使用止血药。病情稳定后可以下床活动，避免过度咳嗽咳痰，以免再次引发出血。

（2）脑神经损伤：如出现上睑下垂、复视及瞳孔散大，应通知医生，按医嘱予甘露醇静脉滴注，减轻水肿。

（3）颅内压增高或颅内感染：如出现头痛、呕吐、发热等，及时报告医生，按医嘱予抗感染、脱水药物对症治疗。绝对卧床休息。

（4）面部感觉减退：因神经传导阻断会出现口腔上腭或上颌面部麻木。向患者解释麻木的原因，注意保护面部皮肤，防止冷、热刺激。指导患者使用温水洗脸，软食餐前餐后漱口，保持口腔清洁。

（5）注意患者疼痛反应：询问痛觉、触觉情况，每天记录患者疼痛评分的变化。需向患者及家属做好解释工作，神经变性有个过程，消除其不必要的思想顾虑。

（6）眼部球结膜充血或疼痛：多是术中消毒液流入眼睛刺激结膜而致，报告医生给予消炎眼液滴，给予消炎镇痛药。嘱患者勿用手揉搓眼睛，数天后会消失。

## 三、出院指导

1. 保持良好心情：告诉患者及家属防治动脉硬化，保持情绪稳定的重要性，应心胸开阔、避免紧张、激动、生气等不良情绪刺激，忌熬夜、抽烟、酗酒，适当体育锻炼，积极配合医生控制高血压、高血糖。

2. 避免面部寒冷刺激。

3. 饮食宜进温软，保持大便通畅。

4. 正确的洗漱方法用温盐水漱口。保持口腔清洁，以防止口腔感染。

5. 嘱1周、1个月、3个月和半年后定期去门诊复查，若有疼痛加剧时应随时就诊。

（冯素琴　骆敏玲　黄蘋）

# 第四章　面肌痉挛射频治疗护理

## 一、术前护理

1. 心理护理：不自主的面容严重妨碍患者的社交生活和心理健康，加上病程迁延，辗转求医使部分患者长期处于精神高度紧张和情绪烦躁状态，对手术效果存在疑虑，渴望诉说、被理解和关心。另对新技术缺乏了解而存在疑虑。我们可详细向病人及家属介绍面肌痉挛射频治疗的手术方法、优点、安全性、可靠性、手术目的、手术过程和预后情况等，通过与患者的沟通和交流，消除疑虑，树立信心。

2. 注意保暖：防止感冒，吸烟者要戒烟，避免术后感染。

3. 每天疼痛评分：并记录面部感觉、肌肉跳动情况，利于与术后进行对比。

4. 落实医嘱：给予止痛治疗，改善微循环的物理治疗。

5. 执行术前相关检查：血常规、尿常规、胸透、心电图、血糖、肝功能、肾功能和 CT 或 MRI 检查。

## 二、术前训练

1. 指导患者体位训练：平静呼吸，不做大的吞咽咳嗽动作等。

2. 有特殊及时报告：询问药物过敏史，如患者有发热、感冒、女患者月经期间、皮肤有损伤或感染等，及时报告医生，考虑停止手术。术前禁饮食指导患者 8h 禁食禁饮不禁药，目的预防治疗过程中出现呕吐时污染穿刺部位和引起窒息。

3. 做好皮肤准备：教育患者提早一天洗头、备皮、换内衣。

4. 落实手术前治疗：术前上午按医嘱予建立静脉通道，静脉留置针接三通、延长管，镇痛药物及辅助治疗如穴位电刺激治疗等。

5. 送介入室前：测量生命体征，给予术前用药，核对手术部位标识，与患者、家属核对，携带 MRI 或 CT 等照片。有异常情况及时报告医生。

6. 准备好急救物品和急救器械：做好意外情况的抢救复苏准备。

## 三、术后护理

1. 严密观察：

（1）血压：术后常因应激反应而血压增高，持续血压监测至病情稳定。观察患者手术部位有无红肿、麻木、疼痛，敷料有无渗血、渗液等情况并记录。

（2）生命体征：注意术后患者神志、瞳孔、生命体征的变化以及有无面瘫等。因为面神经射频热凝毁损术治疗过程中可能因神经变异等会发生损害附近的重要组织如颈动静脉、椎动脉、腮腺等。如发现异常应及时通知医生处理。

（3）手术后反应：如头痛、头晕、恶心、呕吐等，需观察。大部分系手术中麻醉药物反应，一般平卧 1~2h 症状可缓解或消失，必要时可给予穴位电刺激治疗。卧床休息：待麻醉药反应消失后即可进温凉流质和软饮食。严重者报告医生给予药物治疗。

（4）观察患者头颈面部变化：重点观察有无头痛、皮肤感觉减退、颈面部肿胀情况。包括面部肌肉抽搐感情况较术前有无改善。及时评估面肌痉挛的频率、强度及持续时间，并记录面肌痉挛停止抽搐的时间。面肌痉挛严重的患者，术后即可见到患侧眼裂较术前增大，此乃病因解除后原先紧张的面肌松弛所致，而非面神经损伤所致，是手术成功的第一征兆。

2. 术后指导：患者手术后2h可进食无刺激、少渣的流质饮食，进食速度宜慢，食物温度宜温和，避免进食过硬过热食物，病情稳定后可改为普通饮食，以营养丰富、粗纤维的食物为主，多饮水，每日1 500~2 000mL，多吃蔬菜和水果。

3. 进食：使用健侧进食，注意口腔卫生，预防感染。

4. 加强面部肌肉锻炼，每次30~50次，每天3~4次。运动时应缓慢进行，以感不疲劳、眩晕为度。

5. 天气寒冷时注意保暖：指导患者外出时均应佩戴围巾及帽子，避免寒冷剧烈刺激引起面部血管及神经、肌肉刺激。

6. 并发症的观察和处理：

（1）穿刺点局部疼痛：观察术后疼痛情况，及时进行疼痛评估，按医嘱使用止痛药物。

（2）穿刺点出血及血肿：使用局部冰敷，减少肿胀及皮下瘀斑。

（3）面瘫：安慰患者，告知4周或3个月后症状会缓解，减轻心理负担。

## 四、出院健康宣教

1. 生活护理：多食新鲜蔬菜，水果，粗粮，豆类等，患者的饮食宜清淡、少盐；禁烟酒及刺激性食品；保持心情的愉悦，适当的晨练，有充足的睡眠，减少外界（如：手机、电脑）的刺激，注意面部的保暖。

2. 眼部护理：由于眼睑闭合不全或不能闭合，易导致眼内感染，损害角膜，因此减少用眼动作。在睡觉或外出时应佩戴眼罩或有色眼镜，并用抗生素滴眼，眼膏涂眼，以保护角膜及预防眼部感染。

3. 加强面部咀嚼肌锻炼及口腔卫生，每次进食后用温开水漱口。

（冯素琴　骆敏玲　何丽菊）

# 第五章　垂体射频镇痛护理

## 一、术前护理

1. 心理护理：多数是晚期癌痛患者，长期受病痛折磨而需此治疗。对治疗效果存有顾虑，且对手术感到恐惧、紧张，甚至对疾病治疗缺乏信心。为此，要求护士重视患者心理护理，针对不同年龄、性别、性格、文化程度患者采取相应的方式介绍垂体射频术这一新疗法具有安全微创、痛苦小等特点，消除恐惧心理。耐心细致地讲解操作过程及如何配合等，开导、消除患者精神紧张、焦虑、情绪不稳造成的心理障碍，使患者心情愉快地接受治疗。

2. 基础护理：

（1）关注疼痛程度：注意倾听患者述说，入院患者必须给予良好镇痛，评分 4 分的中度以上疼痛报告医生及时调整用药。教育患者转移对疼痛的注意力，利用谈话、听音乐、阅读书报等方式，减少不必要的噪声干扰，创造良好的环境氛围。

（2）加强口面护理与教育：疼痛发作时，患者常揉搓患侧头面部，易导致皮肤破损。嘱患者勿用力揉搓皮肤，常剪指甲，用温水洗脸，保持皮肤完整、清洁，防止感染。

（3）注意营养状况：鼓励患者在头痛发作间歇期进食，增强体质。

（4）关注睡眠：教育患者生活饮食要有规律，保证足够睡眠和休息，入睡困难者及时报告医生给安眠药帮助。

（5）全身护理：按医嘱给予穴位刺激、物理治疗等辅助治疗。

## 二、术前训练

1. 训练床上排便：术后需卧床 6h，术前可练习在床上使用尿壶、便盆进行大小便，防止手术后不习惯床上排便引起尿潴留和便秘。

2. 指导患者术前练习张口呼吸。

## 三、术前准备

1. 术前 1d 做好清洁：因穿刺部位在鼻腔内且较深，术后要保持穿刺部位干洁，术前 1d 使用氯霉素眼药水滴鼻腔，修剪鼻毛，男性脸部剃须，做好全身清洁、洗头、剪指甲、更衣。

2. 胃肠道准备：禁食禁饮 8h，因手术使用静脉麻醉。

3. 术前监测生命体征，并书写护理记录，如发现患者有发热、感冒、女患者月经期间、皮肤有损伤或是感染等，应及时报告医生，停止手术。

4. 治疗准备：高血压患者控制好血压，糖尿病患者控制好血糖，以保证手术顺利进行。按医嘱予术前抗生素、止痛、止呕等用药，穴位电刺激治疗，建立术前输液通道和接三通管道。

5. 严格执行查对制度：携带病历、影像学资料（如 MRI、CT 等照片），并协同运送人员车床送患者到介入室。

## 四、术后护理

1. 术后监测：返病房每4h密切监测血压、心率、呼吸和瞳孔变化，至4次监测稳定后停，观察穿刺点处有无渗血、渗液及头痛等情况。

2. 协助患者取头高卧位，6h后无不适可轻微下床活动，进食温凉流质。

3. 遵医嘱使用抗生素及止痛药物，每天进行疼痛评分并记录。

4. 术后24~48h无不适可拔出鼻腔内填塞的纱条，术后3d内记录24h出入量，按医嘱监测血糖变化。

5. 并发症的观察及处理：

（1）一过性头痛、兴奋、食欲亢进：观察患者病情，若出现上述情况，及时通知医生，遵医嘱给予阿普唑仑口服。

（2）尿崩症：准确记录24h出入量，如每小时尿量大于250mL则及时通知医生，遵医嘱给予垂体后叶素静滴，加强补液和电解质治疗。

（3）高血糖：监测血糖变化，血糖高及时通知医生对症处理。

（4）感染：观察患者有无脑脊液漏，监测体温，及时记录，出现感染及早使用抗生素治疗。

（5）动眼神经损伤：观察患者有无复视、眼位偏斜、眼球运动障碍等眼外肌麻痹症状，及时通知医生，安慰患者数日后可好转。

## 五、出院健康宣教

1. 注意休息，保持情绪稳定，饮食宜高蛋白、高维生素，清淡易消化，多进食新鲜蔬菜水果，避免咀嚼硬物，保持大便通畅。

2. 注意视力：若患者有视力视野障碍，外出时需有专人陪伴。

3. 按医嘱服药：避免自行减药、停药，定期门诊复诊。若出现疼痛加剧等症状及时复诊。

（冯素琴　梁建平　黄少媚）

# 第六章 脊神经节脉冲射频手术护理

### 一、术前护理

1. 每天及时准确对患者进行疼痛评分。
2. 针对患者的心理状态，给予关心和指导，消除患者精神上的压力，使其更好地配合治疗和护理。
3. 保证充足睡眠，必要时给予口服安眠药。

### 二、术前训练

1. 胸、腰脊神经节手术者需指导俯卧位训练。
2. 颈部、胸部手术指导屏气方法（吸气末或呼气末屏气），以利于术中配合。

### 三、术前准备

1. 根据手术部位做皮肤准备。
2. 按医嘱予术前止痛、止呕等用药，穴位电刺激治疗。术前建立静脉通道和接三通管道。
3. 监测患者生命体征并书写护理记录，如发现患者有发热、感冒、女患者月经期间、手术部位皮肤有损伤或是感染等，应及时报告医生，酌情停止手术。
4. 送介入室前认真核对术前备药，手术部位标识，记录。
5. 携带病历、影像学资料（如 MRI、CT 等照片），备枕头两个，协同运送人员用床送患者到介入室。

### 四、术后护理

1. 严密监测生命体征，密切观察神志变化等。
2. 观察穿刺点敷料有无渗血、渗液或皮下血肿，观察肢体感觉及运动情况，发现异常，及时报告医生。
3. 术后 2h 无不适可指导侧身起床，避免突然起床，防止体位性低血压。
4. 24h 及时准确进行患肢疼痛评分，并记录。
5. 饮食指导：进食高蛋白、高维生素、粗纤维食物，严格控制高脂肪、辛辣刺激食物。

### 五、并发症的观察和处理

1. 低血压：行手术后开放神经支配区域血管，血液向开放血管处流，可致心脑血管供血不足。按医嘱予扩容治疗，指导患者起床方法，做好安全护理。
2. 气胸：胸脊神经节术后注意观察患者有无胸闷、胸痛、呼吸困难，若出现以上症状，立即通知医生予处理。
3. 出血：密切观察穿刺处有无渗血、渗液，渗血、渗液多时要及时更换敷料，必要时使用止血药物。
4. 感染：观察切口边缘皮肤有无坏死、感染和皮下血肿，有无剧烈腰痛、发热等出现，若出现上述情况及时报告医生，尽早使用抗生素治疗。

## 六、出院指导

1. 保持心情愉快，情绪稳定，适当锻炼，增强体质，预防感冒。

2. 生活要有规律，劳逸结合，家务工作应量力而行。

3. 饮食要多样化，进食高钙、高蛋白、易消化、富含维生素饮食，多食蔬菜水果，防止便秘，导致腹压增高。

4. 按时服药，定期门诊复诊。

（冯素琴　刘雅针　黄少媚）

# 第七章　周围神经卡压射频治疗护理

## 一、术前护理

1. 心理护理：针对患者的心理状态，给予关心、同情、体贴，请治疗效果良好的患者现身说法，消除患者精神上的压力，增强他们对治疗的信心，使其密切配合治疗和护理。

2. 评估患者病情：意识状态、用药史、过敏史、家族史、凝血功能检查情况、心理状态。

3. 饮食指导：指导患者进食清淡、易消化饮食，多食用粗纤维食物，避免辛辣及产酸、产气的食物，防止引起便秘及腹胀。

4. 肢体疼痛和功能评分：每天进行疼痛评分和评估肢体感觉活动肌力情况，利于与术后进行对比。

5. 遵医嘱：给予止痛，物理治疗。

6. 完善相关生化检查：血常规、尿常规、胸透、心电图、血糖、肝功、肾功、出凝血时间和 CT 或 MRI 等检查。

## 二、术前训练

1. 指导患者行功能锻炼：上肢神经卡压综合征患者可指导行颈椎操及肩关节锻炼，下肢神经卡压综合征患者可指导行腰背肌、直腿抬高、踝泵锻炼。每天 3 次，每次 15min。

2. 卧位训练：肩胛上神经卡压综合征、干性坐骨神经痛、臀上皮神经卡压综合征射频的患者指导行俯卧位训练，以利于术中配合。

## 三、术前准备

1. 术前监测：生命体征并书写护理记录，如发现患者有发热、感冒、女患者月经期间、皮肤有损伤或感染等，应及时报告医生，停止手术。

2. 术前应做好局部清洁，减少感染的可能。协助患者做好全身清洁、洗头、剪指甲，需穿患者服。

3. 药物及治疗：按医嘱予术前止痛、止呕等用药，穴位电刺激治疗，利多卡因软膏外涂做皮肤麻醉，建立术前输液通道和接三通管道。

## 四、术后护理

1. 密切观察穿刺点：敷料有无渗血、渗液或皮下血肿，观察肢体感觉及运动情况，发现异常，及时通知医生。术后患者无不适可协助缓慢下床活动。

2. 注意防感染：上肢神经卡压综合征射频患者嘱其穿刺点处 24h 内勿接触水，下肢神经卡压综合征射频患者 48h 内勿接触水。术后第 1 天予去除敷料，穿刺点处消毒。

3. 遵医嘱：予消炎镇痛药口服和局部理疗，每天进行疼痛评分，评估患者肢体感觉、活动、肌力情况，与术前对比。

4. 功能锻炼：上肢神经卡压综合征射频患者可指导行颈椎操和肩关节功能锻炼，下肢神经卡压综合征射频的患者可指导行腰背肌、直腿抬高、踝泵锻炼，每天 3 次，每次 15min。运动时应缓慢进行，以感不疲劳为度。

5. 并发症的观察及处理：

（1）气胸：行肋间神经外侧皮支卡压综合征射频患者观察有无胸闷、胸痛、咳嗽等症状，若出现上述症状，立即通知医生，予胸部 X 射线检查并处理。

（2）神经损伤：出现局部皮肤或神经支配区域肢体感觉麻木，乏力或疼痛加剧，及时通知医生进行治疗。

（3）出血：观察穿刺点周围有无肿胀、渗血，若出现上述症状及时通知医生并处理。

（4）感染：观察穿刺点周围有无红肿热痛，出现感染及早使用抗生素治疗。

## 五、出院健康宣教

1. 加强营养，增强机体抵抗力，并保持良好心境，生活要有规律，保证足够的睡眠和休息，避免外伤和过度劳累。

2. 纠正生活中的不良姿势，保持正确坐姿、站姿，避免长时间伏案工作，避免弯腰提重物，坚持行颈椎操、肩关节、腰背肌或踝泵锻炼。

3. 饮食宜清淡易消化，富含维生素，多进食新鲜蔬菜水果，保持大便通畅。

4. 按医嘱服药，切记自行减药、停药，定期门诊复诊。若出现疼痛麻木加剧、肢体乏力等症状及时复诊。

（冯素琴　梁建平　钟丽）

# 第八章　下肢神经射频镇痛护理

## 一、术前护理

1. 心理护理：一些患者对治疗效果存有顾虑，且对手术感到恐惧、紧张，甚至对疾病治疗缺乏信心。为此，要求护士重视患者心理护理，针对患者不同年龄、性别、性格、文化程度患者采取相应的方式介绍射频镇痛术疗法具有安全微创、痛苦小等特点，消除恐惧心理。耐心细致地讲解操作过程及如何配合等，开导、消除患者精神紧张、焦虑、情绪不稳造成的心理障碍，使患者心情愉快地接受治疗。

2. 基础护理：

（1）关注疼痛程度：注意倾听患者述说，入院患者必须给予良好镇痛，评分 4 分的中度以上疼痛报告医师及时调整用药。

（2）注意营养状况：鼓励患者在头痛发作间歇期进食，增强体质。

（3）关注睡眠：教育患者生活饮食要有规律，保证足够睡眠和休息，入睡困难者及时报告医生给予安眠药帮助。

（4）全身护理：按医嘱给予穴位刺激、物理治疗等辅助治疗。

## 二、术前训练

1. 指导患者下肢功能锻炼：每天 3 次，每次 15min。

2. 卧位训练：术中需要俯卧位的患者术前指导患者行俯卧位训练，以利于术中配合。

## 三、术前准备

1. 询问药物过敏史，如患者有发热、感冒、女患者月经期间、皮肤有损伤或感染等，及时报告医生，考虑停止手术。

2. 术前应做好局部清洁，减少感染的可能；术野备皮，护士协助患者做好全身清洁、洗头、剪指甲、更衣。

3. 药物及治疗准备：按医嘱予术前止痛、止呕等用药，及消炎镇痛，穴位电刺激治疗，建立术前输液通道和接三通管道。

## 四、术后护理

1. 严密观察病情：注意穿刺处有无渗血、渗液，嘱患者穿刺点处 3d 内勿接触水，避免感染，术后第 1 天予去除敷料，穿刺点处消毒。

2. 观察下肢感觉及运动恢复情况：出现疼痛加剧，肢体感觉减退，应及时报告医生。每天进行疼痛评分并记录。

3. 指导活动：术后患者无不适可指导缓慢下床活动。

4. 并发症观察及处理：

（1）下肢麻木：术后一些患者会出现神经支配区域的麻木，一般程度较轻，告知患者会在 1~3 个月内恢复，无需特别处理，予心理支持。

（2）局部血肿：观察穿刺点处有无肿胀，若有局部血肿及时通知医生，行局部压迫止血，必要时行热敷或理疗。

（3）感染：术后遵医嘱予抗生素口服，监测患者体温，观察穿刺点有无红肿热痛等情况，若局部有感染及时通知医生，可予局部理疗，全身应用广谱抗生素。

## 五、出院健康宣教

1. 康复护理：加强营养与锻炼身体，增强机体抵抗力，并保持良好心境，生活要有规律，保证足够的睡眠和休息，避免过度劳累。

2. 康复锻炼：在运动锻炼时，注意要慢，可选择散步、打太极拳等方式。若出现下肢剧烈疼痛、麻木、无力等及时复诊。

3. 指导患者：出院后应按医嘱服药，切不能自行停药、减药，定期门诊复诊调整药物用量。

（冯素琴　梁建平　陈剑毅）

# 第九章　腰交感神经射频术围手术期护理常规

## 一、术前护理

1. 心理护理：一些患者对治疗效果存有顾虑，且对手术感到恐惧、紧张，甚至对疾病治疗缺乏信心。为此，要求护士重视患者心理护理，针对患者不同年龄、性别、性格、文化程度采取相应的方式，介绍射频术这一新疗法具有安全微创、痛苦小等特点，消除恐惧心理。耐心细致地讲解操作过程及如何配合等，开导、消除患者精神紧张、焦虑情绪不稳造成的心理障碍，使患者心情愉快地接受治疗。

2. 基础护理：

（1）关注疼痛程度：注意倾听患者述说，入院患者必须给予良好镇痛，评分4分的中度以上疼痛报告医生及时调整用药。教育患者转移对疼痛的注意力，利用谈话、听音乐、阅读书报等方式，减少不必要的噪声干扰，创造良好的环境氛围。

（2）注意营养状况：教育患者生活饮食要有规律，预防便秘，增强体质。

（3）关注睡眠：保证足够睡眠和休息，入睡困难者及时报告医生给予安眠药帮助睡眠。

（4）全身护理：按医嘱给予穴位刺激、物理治疗等辅助治疗。

## 二、术前训练

根据患者病情给予相应肌筋膜力量锻炼。

## 三、术前准备

1. 手术皮肤准备：按医嘱予术前止痛、止呕等用药，穴位电刺激治疗，术前建立静脉通道和接三通管道。

2. 术前监测：观察生命体征并书写护理记录，如发现患者有发热、感冒、女患者月经期间、皮肤有损伤或是感染等，应及时报告医生，停止手术。

3. 送介入前：认真核对术前准备药物，手术部位标识，医嘱。携带病历、影像学资料（如MRI、CT等照片），并协同运送人员用床送患者到介入室。

## 四、术后护理

1. 严密监测：观察生命体征变化，密切观察血压和神志变化。

2. 观察穿刺点：敷料有无渗血、渗液或皮下血肿，穿刺点3d不能接触水，术后第一天予去除敷料并消毒穿刺点。观察双下肢感觉及运动情况，发现异常，及时报告医生。

3. 指导：侧身缓慢起床，稍坐一会再下地行走。避免突然起床，防止体位性低血压的发生。

4. 疼痛评分：24h及时准确进行患肢疼痛评分，并做好记录。

5. 观察双下肢：感觉、活动和足背皮肤温度、肤色变化。注意患肢保暖，保持室内温度适宜，防止冻伤或烫伤。

6. 术后康复指导：患者行相应肌肌筋膜功能锻炼，以改善下肢血供情况。

7. 并发症的观察和处理：

（1）出血：密切观察腹部症状，警惕术中因穿刺损伤腹主动脉引起损伤性出血，出现腹胀、腹痛及时报告医生，评估腹胀、腹痛的性质、部位、范围、持续时间等症状，及早发现异常予以处理。

（2）体位性低血压：如患者突然出现面色苍白、出冷汗、低血压等症状，应立即就地平卧，取头低脚高位，检查血压、脉搏，报告医生，给予吸氧、输液等对症治疗。

## 五、出院指导

1. 心情：保持愉快，情绪稳定，适当锻炼，增强体质，预防感冒。

2. 生活：要有规律，劳逸结合，家务工作应量力而行，避免长时间弯腰、扭腰和搬运重物，提取物品时应取下蹲位。

3. 饮食：要多样化，进食高钙、高蛋白、易消化、富含维生素食物，多食蔬菜水果，防止便秘，导致腹压增高。

4. 特别指导：注意患肢保暖，保持室内温度适宜，防止感冒。坚持行股四头肌锻炼、踝泵锻炼、腰背肌锻炼。

（冯素琴　梁建平　黄蘋）

# 第十章 肌筋膜射频围手术期护理常规

## 一、术前护理

1. 加强心理护理：做好术前解释工作，消除恐惧心理。慢性疼痛的患者长期受病痛折磨，且经过长期的正规保守及其他方法治疗效果不佳，对治疗效果存有顾虑，且对手术感到恐惧、紧张，甚至对疾病治疗缺乏信心。为此，要求护士重视患者心理护理，通过各种途径介绍肌筋膜射频术这一新疗法具有安全微创、痛苦小等特点，耐心细致地讲解操作过程及如何配合等，开导、消除患者精神紧张、高度焦虑、情绪不稳造成的心理障碍，使患者心情愉快地接受治疗。同时，护士必须因人而异，针对患者不同年龄、性别、性格、文化程度采取相应的教育方式。请术后效果良好的患者现身说法，增加他们对治疗的信心，解除心理压力。

2. 评估：患者病情、意识、用药史、过敏史、家族史及凝血功能检查等情况。

3. 注意休息：预防感冒，给予富含营养、清淡易消化饮食，多食用粗纤维食物，避免辛辣及产酸、产气的食物，防止引起便秘及腹胀。

4. 药物治疗及物理治疗：可使用消炎止痛药物、物理治疗。使用消炎止痛药物应注意观察胃肠道不良反应及大便潜血情况。

5. 介绍表述疼痛及缓解疼痛的方法：放松治疗方法及心理暗示治疗方法。每天进行疼痛评分并做好记录，观察肢体感觉肌力活动等情况。

6. 术前做好常规检查：如心电图、胸透、CT、血、尿常规、肝功能、肾功能、出凝血时间等。

## 二、术前训练

1. 指导患者行肌肉及关节功能锻炼：颈臂肩背部行颈椎操和肩关节锻炼，腰部和下肢行腰背肌、直腿抬高和踝泵锻炼，每天 3 次，每次 15min。

2. 指导患者行相应体位练习，以利于术中配合。斜角肌射频行仰卧位，头偏向健侧，斜方肌射频行俯卧位或坐位屈颈，肱二头肌、三角肌、肱骨外上髁、下肢肌筋膜射频行仰卧位，肩背部及腰背部射频行俯卧位练习。

## 三、术前准备

1. 监测生命体征并书写护理记录，如发现患者有发热、感冒、女患者月经期间、皮肤有损伤或是感染等，应及时报告医生，停止手术。

2. 术前备皮，协助患者做好全身清洁、洗头、剪指甲、更衣（需穿患者服）。

3. 按医嘱予术前消炎镇痛、护胃药物口服，穴位电刺激治疗，利多卡因乳膏外涂做皮肤麻醉，建立术前静液通道和接三通管道。

## 四、术后护理

1. 严密观察病情：注意穿刺处有无渗血、渗液，嘱患者穿刺点处 48h 内勿接触水，避免感染，术后第一天予穿刺点处消毒。

2. 遵医嘱：予消炎镇痛药口服和局部理疗，及时进行疼痛评分，观察患者肢体感觉、活动、肌力情况并记录。

3. 术后患者无不适可协助缓慢下床活动。肱二头肌、三角肌、肱骨外上髁肌筋膜射频术患者指导带痛锻炼，促进肌肉恢复，其余射频术患者指导治疗 4 周后行功能锻炼以巩固疗效。

4. 指导患者术后多进食营养丰富食品，适当增加粗纤维食品。多饮水、多食蔬菜、水果，以保证大便通畅，避免进食辛辣、刺激性食物。

5. 并发症的观察及处理：

（1）局麻药中毒：监测患者生命体征，若出现血压和心率大幅度波动，意识丧失，全身抽搐等情况，立即进行急救。

（2）气胸：颈肩背部肌筋膜射频术后要注意观察患者有无胸闷、胸痛、咳嗽等症状，若出现上述症状，立即通知医生，予胸部 X 射线检查并处理。

（3）神经损伤：出现局部皮肤或神经支配区域肢体感觉麻木，乏力或疼痛加剧，及时通知医生进行治疗。

（4）出血：观察穿刺点周围有无肿胀、渗血，若出现上述症状及时通知医生并处理。

（5）感染：观察穿刺点周围有无红肿热痛或脓点，出现感染可加强换药，每天予超激光照射穿刺点。

## 五、出院健康宣教

1. 保持心情愉快，情绪稳定，适当锻炼，增强体质，注意保暖，避免受寒，预防感冒。

2. 饮食宜清淡，多吃易消化食物，多食含钙、硒类食物，如黄豆制品、动物肝脏、鸡蛋、鱼，多吃蔬菜类如蘑菇、芦荟、胡萝卜、山药，多吃应季的新鲜水果，忌吃油腻、辛辣、刺激性食物。

3. 纠正生活中的不良姿势，保持正确坐姿、站姿，避免长时间伏案工作，避免弯腰提重物，坚持行颈椎操、肩关节、腰背肌或踝泵锻炼。

4. 指导患者出院后按时服药，切勿自行减量、停药，分别于 1 周后、2 个月后、3 个月后和半年后到门诊定期复查。若出现肢体疼痛、麻木加剧及时复诊。

（冯素琴 梁建平 钟丽）

# 第十一章　颈椎间盘靶点射频手术前后护理常规

## 一、术前护理

1. 心理护理：患者因病程长且经多方求医，长期遭受病痛折磨，对新技术缺乏了解尤其对颈部治疗存在顾虑。可详细向患者及家属介绍颈椎间盘射频治疗的手术方法、优点、安全性、可靠性、手术目的、手术过程和预后情况等，通过与患者的沟通和交流，消除顾虑，树立信心。

2. 教育：保暖，防止感冒，避免咳嗽时引起颈部压力的增高，不利于术后的恢复。吸烟者要戒烟，避免感染。

3. 评估：每天进行疼痛评分和评估四肢感觉、活动、肌力情况并记录，利于术后对比。

4. 遵医嘱给予止痛，改善微循环治疗。可配合超激光、中药封包、SSP、针灸、牵引等理疗辅助治疗。

5. 颈围使用指导：患者选用合适的颈托，颈前托有凹槽，下颌部置于凹槽内，用小毛巾或海绵垫垫在颈托与下颌及耳郭接触部位，以防压疮发生，利于术后习惯颈围固定颈部。

6. 枕头使用指导：指导患者使用合适的颈椎枕，枕头高度以患者拳头为参考标准。推荐使用凹型枕头以承托颈椎生理弧度，保持颈部不悬空，以免长时间肌肉痉挛，引起颈椎病病情加重。

7. 睡眠姿势指导：颈椎病患者平时应注意卧位的姿势及枕头的高度，教育患者睡觉时保持颈胸椎为直线，避免前倾、过曲或偏歪。

8. 完善相关生化检查：尤其注意凝血功能、感染、血钾及血沉等关键数据。

## 二、术前训练

1. 指导患者进行头颈后伸位训练，以适应手术卧位。

2. 呼吸道训练：训练患者自己用手指从右向左挤推气管，以更好适应并配合手术操作时的刺激。学会扩胸运动、深呼吸、有效咳嗽及咳痰方法，预防术后坠积性肺炎等并发症的发生，控制吞咽动作，以利于术中配合。

3. 指导进行颈部肌肉肌力锻炼，增强颈部肌肉支撑力。

4. 术前指导患者行翻身训练，侧卧时注意将头垫高，保持头、颈、肩、躯干纵轴一致，避免颈部悬空。

## 三、术前准备

1. 协助患者做好各种辅助检查，询问药物过敏史，卫生宣教，如患者有发热、感冒、女患者月经期间、皮肤有损伤或感染等，及时报告医生，酌情停止手术。

2. 术前保证患者充足的睡眠，必要时给予口服安眠药。指导患者家属准备颈托术后用。

3. 术前手术部位备皮，男士应剃胡须，并洗净擦干。送入介入室前排大小便。

4. 左手留置针接三通接头，遵医嘱术前使用药物，予抗生素防感染，止痛、止呕治疗，穴位电刺激治疗。

5. 送介入室前测量体温、脉搏、呼吸、血压，检查手术部位备皮和标识情况。

6. 备齐病历、MRI、CT片、特殊用药、枕头等用物随患者一起送介入室。

7. 患者送往介入室后，根据麻醉、病种、手术方式做好病室用物准备。病床边备输液架、气切包、吸氧用物、负压吸引器装置备48~72h，按病情需要备急救药品和器械。

## 四、术后护理

1. 病情观察：患者回到病房，监测患者生命体征，前两小时应每30min观察一次，特别是呼吸的频率、节律，并做好记录。观察穿刺点有无渗血、渗液，颈部有无肿胀，有无声音嘶哑及呼吸困难，注意保持呼吸通畅，若患者出现呼吸困难、烦躁不安、手术部位疼痛、颈部紧缩感、发绀时，应警惕血肿形成，立即通知医生，积极做好抢救工作。

2. 术后卧位：患者回病房后取平卧位，不需戴颈托，以利呼吸。保持头颈部中立位，纵轴翻身，保持头、颈、肩、躯干纵轴一致，避免颈部悬空，防止颈部左右转动。

3. 起床戴颈围指导患者站立和坐起时均应佩戴颈围，避免颈部剧烈活动。

正确佩戴颈围可协助颈椎关节的稳定性，因手术后患者由于颈椎纤维环创伤水肿，应避免颈部不留意转头，动作过大牵扯肌肉或颈椎关节会影响颈椎间隙的稳定性与愈合速度。术后回病房2h后，患者可戴颈围坐起，缓慢下床活动。

3. 观察患者头痛、头晕、颈肩背疼痛、四肢感觉运动及肌力情况较术前有无改善。每天定时进行疼痛评分并做好记录。

4. 指导患者手术后可进食无刺激、少渣的流质饮食，进食速度宜慢，食物温度宜温和，避免进食过硬、过热食物，病情稳定后可改为普通饮食，以清淡、营养丰富、粗纤维的食物为主，多饮水，多吃蔬菜和水果。

5. 遵医嘱静脉滴注抗生素3d，预防感染。

6. 功能锻炼指导：术后可在佩戴颈围下，行颈前、颈后、颈侧肌群的肌筋膜静力对抗功能锻炼，每次30~50次约1min，每天5~10次。行动时应缓慢进行，以感不疲劳、不眩晕为宜。

## 五、并发症的观察和处理

1. 创口出血、血肿和呼吸困难：应立即建立静脉通道及保持呼吸通畅，密切监测血压及血氧饱和度，并积极配合医生查找原因，进行止血。按医嘱使用止血药物并观察疗效，再次检查与落实气道紧急处理设备情况，做好积极抢救工作。出血患者嘱其绝对卧床休息24h，协助予舒适卧位，暂停进食，病情稳定后可以下床活动，避免过度咳嗽咳痰，以免再次引发出血。

2. 喉返神经或交感神经节损伤：观察患者有无咳嗽，喝水时呛咳、声嘶等现象。若出现以上症状，通知医生，并嘱患者进食时速度要慢，少食多餐，细嚼慢咽。饮食后可予半卧位，防止误吸，必要时备齐吸痰、气管切开等物品。还应观察患者有无视物模糊等交感神经节损伤的现象，可安慰患者1周或1月后症状会缓解，减轻心理负担。

3. 椎间隙感染：观察患者有无颈痛、发热等不适，注意血沉的生化值，若存在异常应立即通知医生，给予相应的处理。嘱患者绝对卧硬板床休息，协助落实生活护理。

## 六、出院健康宣教

1. 加强营养，增强机体抵抗力，保持良好心境。

2. 指导立位和坐位佩戴颈围并坚持2周，护士指导落实功能锻炼方法，医生检查患者掌握锻炼方法的熟悉程度。

3. 饮食护理：颈椎病患者饮食宜清淡，多吃易消化食物，多食含钙、硒类食物，忌吃油腻、辛辣、刺激性食物。

4. 纠正生活中的不良姿势：由于不良姿势可诱发颈椎病或使颈椎病症状加重，对患者日常生活活动的指导，就成为治疗颈椎病不可缺少的内容。如坐位工作尽量避免驼背低头，保持某一种姿势或体位过久。保持正确的书写姿势，尽量将书和眼睛保持平行。操作电脑时，注意显示屏与视线的高度相称，同时应避免长时间坐在电脑前，一般 50~60min 做 1~2min 的头颈部活动或改变一下姿势。以缓解颈肌紧张。不要靠在扶手或床栏看书、看电视，避免由此造成屈颈屈背扭腰等不准确姿势。做家务劳动或其他手工劳作时不要过分低头，时间不可过久，要经常改变姿势。伏案工作应定时改变头部位置，做颈按摩及上肢伸展、扩胸等运动。注意颈肩部保暖，保健应贯穿于整个康复护理的全过程，乃至终生。

5. 康复锻炼运动：可选择散步、打太极拳等方式，防止头晕、头痛。颈部肌肉要放松，并且要坚持颈部肌肉肌力锻炼，每天做 3 次。增加工作之间的休息时间，增强全身的血液循环，消除局部肌肉疲劳。

6. 给予出院指导：嘱 1 周后定期门诊复查，如出现颈部疼痛加剧、头痛、头晕、肢体麻木情况，应及时回医院就诊。出院后定时电话随访，了解患者的情况及功能锻炼方法的正确性，确保治疗的效果。

（冯素琴　林有群　黄少媚）

# 第十二章　腰椎间盘射频热凝术围手术期护理常规

## 一、术前护理

1. 加强心理护理：做好术前解释工作，消除恐惧心理。多数患者长期受病痛折磨，且经过长期的正规保守及其他方法治疗效果不佳，对治疗效果存有顾虑，且对手术感到恐惧、紧张，甚至对疾病治疗缺乏信心。为此，要求护士重视患者心理护理，通过各种途径介绍腰椎间盘射频术这一新疗法具有安全微创、痛苦小等特点，耐心细致地讲解操作过程及如何配合等，开导、消除患者精神紧张、高度焦虑、情绪不稳造成的心理障碍，使患者心情愉快地接受治疗。同时，护士必须因人而异，针对患者不同年龄、性别、性格、文化程度采取相应的教育方式。请术后效果良好的患者现身说法，增强他们对治疗的信心，解除心理压力。

2. 生活指导：预防感冒，给予富含营养、易消化饮食，多食粗纤维食物，避免辛辣及辛酸、产气的食物，防止引起便秘及腹胀。

3. 特殊指导：腰部制动，减少腰部受力和腰部弯曲。予患者卧硬板床休息，以保持脊柱生理弯曲度，减轻体重对椎间盘的压力，说明卧床休息减少下床活动的重要性。

4. 指导使用腰围：教育评估患者的掌握情况。

5. 观察：腰腿痛和感觉活动情况，详细记录，以便于术后对比。

6. 执行治疗：可使用消炎止痛药物及舒筋活血中药封包治疗腰部肌肉劳损萎缩，SSP 经皮药物导入治疗，超激光治疗，腰部牵引治疗。使用消炎止痛药物应注意观察胃肠道不良反应及大便潜血情况。

7. 疼痛评分：介绍表述疼痛及缓解疼痛的方法，放松治疗方法及心理暗示治疗方法。每天进行 24h 最高值疼痛评分并做好记录。

8. 落实术前检查：如心电图、胸透、CT、血、尿常规、肝功能、肾功能、出凝血时间等常规检查。

## 二、术前训练

1. 指导腰背肌功能锻炼：直腿抬高锻炼和股四头肌等长舒缩锻炼，根据患者的年龄和耐受能力，以五点式较易接受，避免弯腰动作和用髋关节弯曲下蹲，背前屈拣地下物品，以促进术后恢复，增加腰背肌力量，改善腰腿功能，活动量由小到大。

2. 练习并掌握轴线翻身法：首先协助患者向对侧平移身体，保持头、颈、肩、腰、臀在同一条水平翻转至适当卧位。训练俯卧位以配合手术体位。

3. 训练床上大小便：术后回病房后要求卧床休息，尽量在床上使用便器大小便，2h 后麻醉药效应基本消除后可上厕所，但还需防止因双下肢乏力引起跌倒。

## 三、术前准备

1. 备皮：护士协助患者做好全身清洁、洗头、剪指甲、更衣。

2. 执行医嘱：予术前止痛、止呕等用药，穴位电刺激治疗，利多卡因乳膏外涂做皮肤麻醉，建立术前静脉通道和接三通管道。

3. 术前监测：监测生命体征并书写护理记录，如发现患者有发热、感冒、女患者月经期间、皮肤有损伤或是感染等，应及时报告医生，停止手术。

4. 术前护送：携带病历、影像学资料（如 MRI、CT 等照片），备枕头两个，并协同运送人员用床送患者到介入室。

## 四、术后护理

1. 密切观察：生命体征变化，观察病情，密切观察穿刺点敷料有无渗血、渗液或皮下血肿，保持穿刺点 3d 内不接触水，术后第一天穿刺点消毒，观察双下肢感觉及运动情况，发现异常，及时通知医生。

2. 术后教育：卧硬板床，指导患者轴式翻身，翻身时动作轻柔、协调，两手用力要均匀，肩、胸、腰、臀一致。术后第 1 天可佩戴腰围起床活动，并应强调患者每次起床前佩戴腰围，躺下床后，方可解除腰围，起床时应以手为支撑力，侧身起床，躺下时也是同样的方法。下床活动要循序渐进，逐渐增加活动量。

3. 术后评估：每天定时对患者疼痛部位进行疼痛评分，观察疼痛减轻程度。

4. 康复训练：

（1）术后第 1 天：指导患者在床上行股四头肌功能锻炼及踝关节伸屈运动，每次 5~10min，每天 3 次。

（2）术后第 3 天：指导患者行直腿抬高练习，可防止神经根粘连，由 30°开始逐渐加大抬高幅度，每天 3 次，锻炼时间为 5~10min。三天后鼓励患者自己练习，并在护士协助下做压髋等被动运动。

（3）术后第 7 天：开始腰背肌功能锻炼，提高腰背肌肌力，增强脊柱的稳定性。坚持每日 3~4 次，每次 50 下，循序渐进，逐渐增加次数，即使痊愈出院，也应坚持锻炼半年以上。对腰椎有破坏性改变、感染性疾患、年迈体弱、心肺功能不佳、内固定物植入及手术后早期者不宜进行。另外，锻炼后症状加重者应中止进行，待症状消失或减轻后方可进行锻炼。颈椎有病变者不宜采用三点法。

5. 饮食指导：指导合理饮食，早期少吃糖类、奶类食品以防腹胀，中后期及时增加营养。术后饮食应给予高蛋白、高维生素食物，并适当增加粗纤维食物，以保证大便通畅。

6. 并发症观察和处理

（1）感染：观察患者伤口敷料情况，若出现红、肿、热、痛及时通知医生，尽早使用抗生素治疗，严重者行手术治疗。

（2）出血：观察穿刺点周围有无肿胀，及时通知医生并处理。

（3）神经损伤：出现下肢疼痛麻木症状加重，浅感觉消退应立即通知医生进行治疗。

## 五、出院护理

1. 心理教育：保持心情愉快，情绪稳定，适当锻炼，增强体质，预防感冒。

2. 生活教育：要有规律，劳逸结合，家务工作应量力而行，避免长时间弯腰扭腰和弯腰搬运重物，提取物品时应取下蹲位。

3. 饮食教育：要多样化，进食高钙、高蛋白、易消化、富含维生素饮食，进食蔬菜水果，防止便秘。

4. 活动注意：佩戴腰围时间 1 个月，保持腰椎间隙相对固定，夜间睡眠时可不戴腰围。注意腰部保暖防止受凉，1 月内起床、下床活动及功能锻炼时均需戴带腰围。熟练掌握并习惯轴式翻身的患者，1 个月后视情况在散步或轻度活动可不戴腰围，有利于腰部肌肉群力量锻炼。

5. 特殊教育：卧硬板床，保持腰椎正常曲度，防止病情加重。避免久坐、久站、久行，减轻腰部负担，促进恢复，以防复发。适当控制体重，减轻腰部负重。

6. 执行医嘱教育：继续正确按时服药，分别于 1 个月、3 个月和半年后到门诊复诊定期复查，若出现腰痛、下肢痛、无力等症状应立即就诊。

（冯素琴　林有群　何丽菊）